핵심

임상 혈액학

Essential CLINICAL HEMATOLOGY

| 박상묵 지음 |

범문에듀케이션

머리말

Preface

사람의 신체에서 중요하지 않은 부위는 없습니다.
순환기계를 구성하는 심장과 혈관 그리고 림프절 및 혈액 또한 그러할 것입니다.

처음으로 혈액학을 마주한 것이 임상병리학과 학생 때였으니 40년을 훌쩍 넘겼고 임상에서 그리고 대학 교수로 혈액학만 30여 년을 해왔지만 지금도 혈액학에 대한 호기심은 여전합니다.

혈액학 교재를 만든다는 것이 보건 의학 계열의 공통점이기도 하지만 연구 논문을 작성하는 결과와는 다르게 완전히 새로운 내용이라기보다는 현재 표준에 맞는 용어 사용과 새로운 질환 및 학문적 견해들을 추가하여 보기 쉽게 정리했다는 표현이 옳을지도 모르겠습니다.

이 책의 구성은 크게 적혈구, 백혈구, 거대핵세포와 혈소판, 혈액응고 및 섬유소용해 그리고 그에 따른 질환으로 구성하였으며 특히 백혈구 질환은 프랑스-미국-영국(FAB) 분류와 세계보건기구(WHO) 분류를 분리하여 정리하였고 용어는 2024년 임상병리사 국가시험부터 적용될 의학용어집 제6판(대한의사협회 편저)을 인용하여 저술하였습니다.

논문 작성이나 교재를 만들다 보면 몇 번씩 교정과 검토 과정을 거쳤음에도 프린트 후에 오류가 발견되듯 핵심 임상혈액학 또한 그러할 것인데 독자들께서 오·탈자뿐만 아니라 학문적 틀림에 대해서도 지적해 주신다면 바로잡아서 좀 더 좋은 책이 완성되도록 하겠습니다.

바람으로 이 책이 임상병리학과 학생들을 포함하여 혈액학을 공부하는 사람들에게 조금이라도 도움이 될 수 있다면 기쁨이겠습니다.

출판에 도움 주신 범문에듀케이션 이재선 이사님과 이경민 부장님 그리고 교정 및 편집 과정에 애쓰신 여러 선생님들께 마음 깊은 감사의 말씀을 드립니다.

그리운 인산댁 인산양반 그리고 두 분께서 끔찍이도 아끼셨던 에미 소희, 강생이 광렬, 작은박사 경렬...
제 삶의 버팀목이였음에 고맙습니다.

2024년 겨울 들어서면서
박상묵

차례
Contents

CHAPTER 25 비정상 혈색소에 의한 빈혈 *239*

CHAPTER 26 면역용혈빈혈 *251*

CHAPTER 27 적혈구파괴증후군 *255*

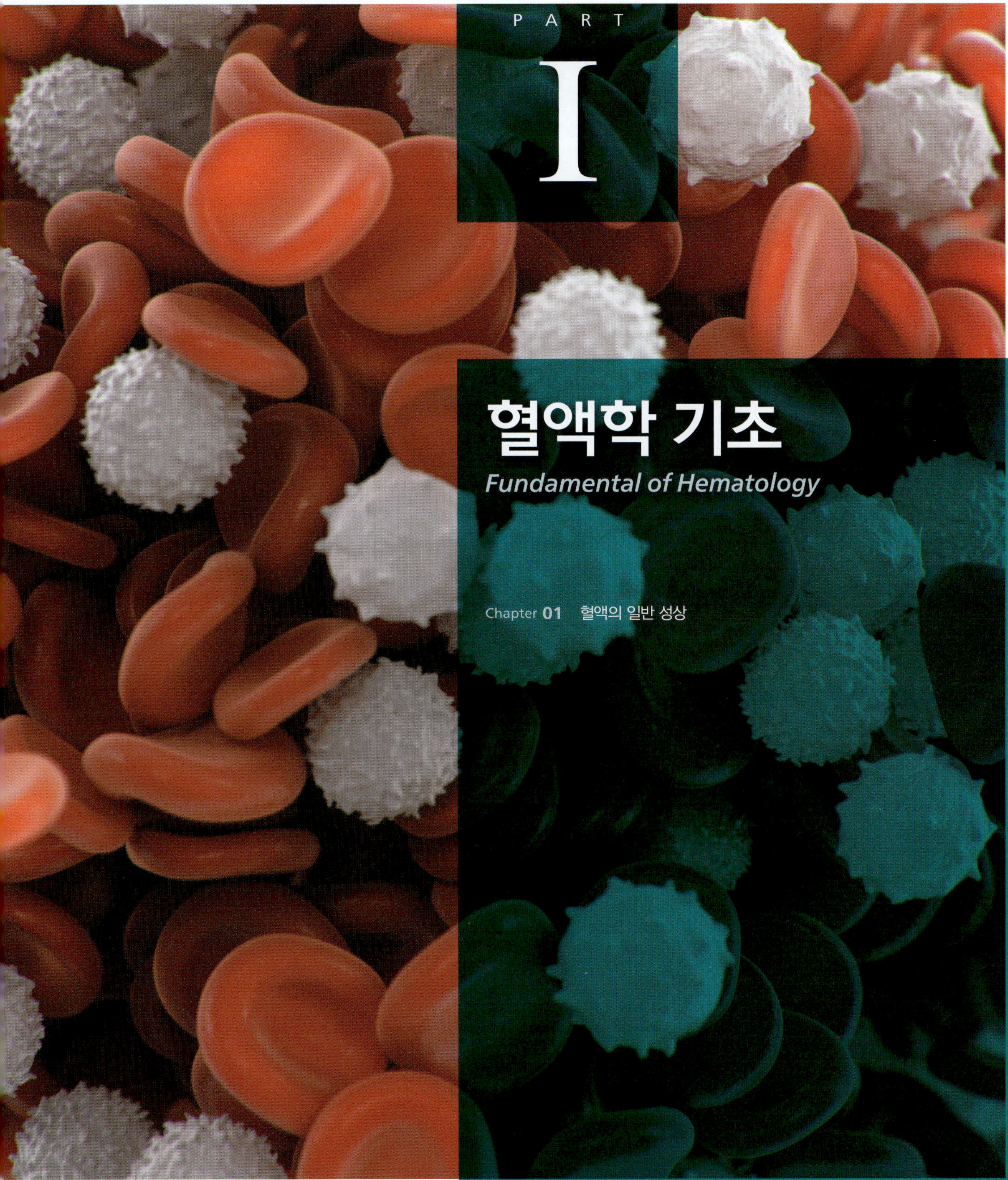

PART

I

혈액학 기초

Fundamental of Hematology

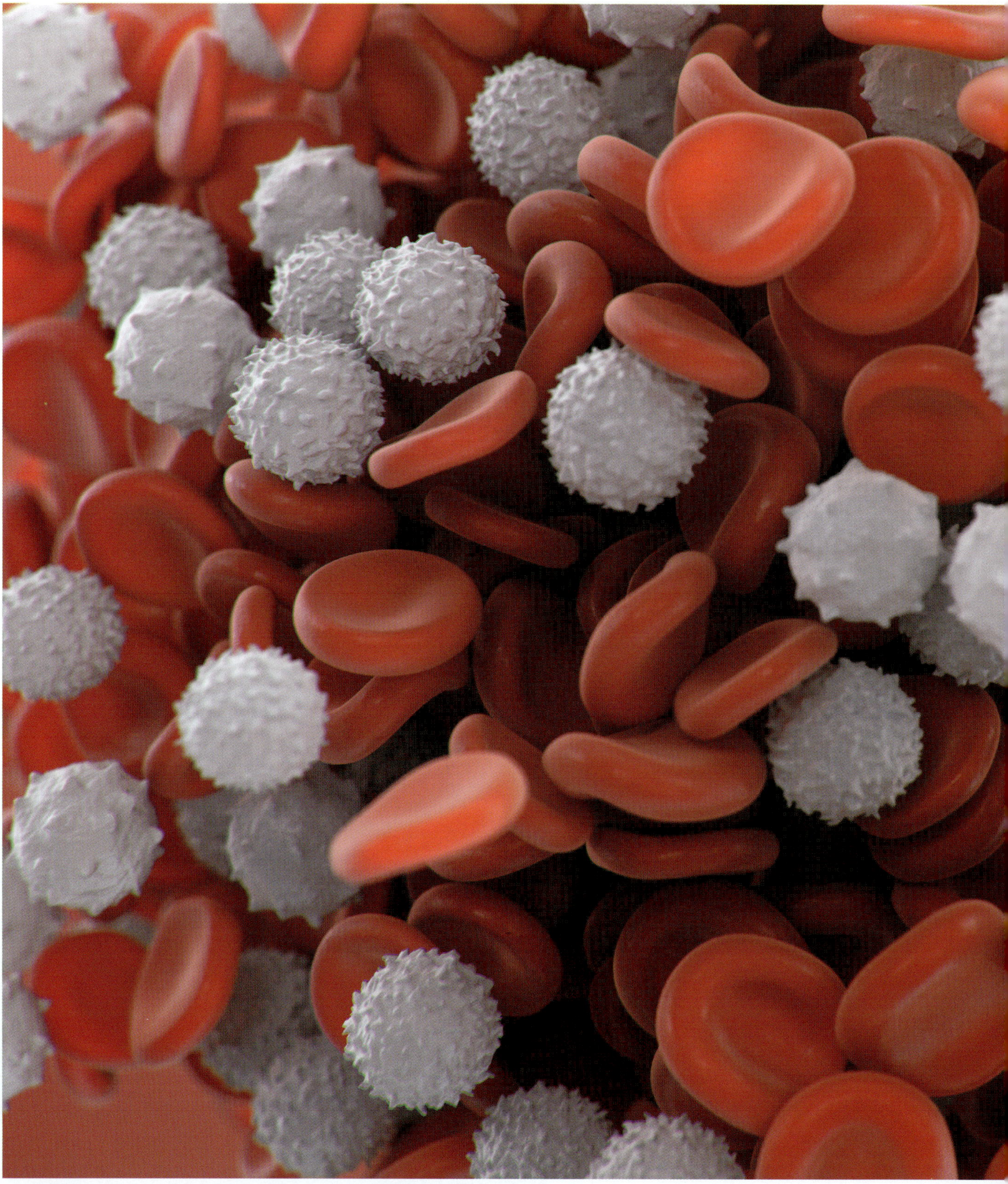

01

혈액의 일반 성상

General Hematology

혈액(blood)은 심장, 혈관[동맥(artery), 정맥(vein), 모세혈관(capillary)] 그리고 림프관과 함께 순환기계를 구성하는 중요 요소이다. 혈관의 경우 성인에서 그 길이가 120,000 Km정도이며 95% 이상 대부분은 모세혈관이다. 혈관을 따라 순환하는 비중 1.052~1.063, pH7.4 (±0.05) 정도의 액체이며, 성인 체중의 약 1/12~1/13 (6~8%)을 차지하고 있다.[1] 인체 내 대부분의 장기와 조직 사이에는 지름이 작은 모세혈관(3~4 μm)이 세포에 닿을 수 있을 정도로 넓게 분포되어 있어 순환혈액은 조직세포와 접촉하면서 수많은 기능을 수행하고 있다.

혈관을 순환하는 혈액은 전혈(whole blood)이며, 혈구(적혈구; erythrocyte, 중성구; neutrophil, 호산구;

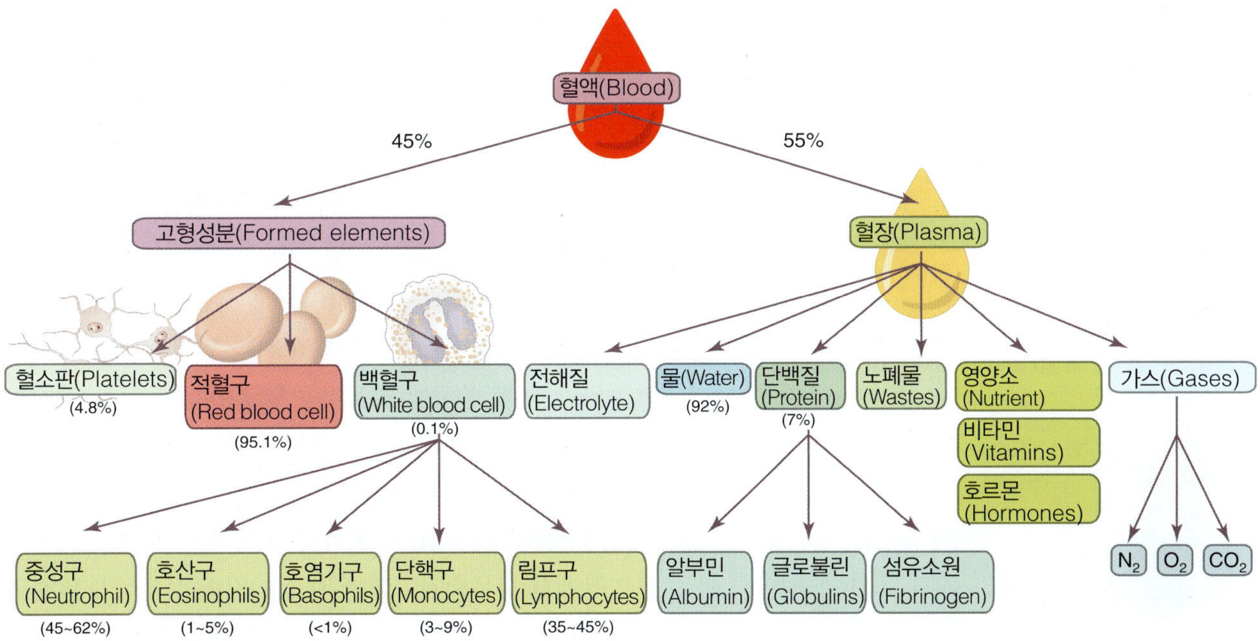

그림 1-1 전혈의 성분

eosinophil, 호염기구; basophil, 림프구; lymphocyte, 단핵구; monocyte, 혈소판; thrombocyte)와 수분, 단백질, 탄수화물, 전해질, 영양소, 비타민, 호르몬, 노폐물과 가스 등 많은 물질들을 포함하고 있는 혈장(plasma)으로 구성되어 있다[그림 1-1].[1] 항응고 처리한 전혈을 원심분리하면 가장 무거운 적혈구가 맨 아래층에 위치하고 그 위에 백혈구(leukocyte)와 혈소판(thrombocyte)을 포함한 백혈구연층(buffy coat) 그리고 상층에 혈장이 존재한다[그림 1-2].

혈액학(hematology)은 조혈기관과 혈구형성(조혈, hematopoiesis) 과정 그리고 혈구형태와 지혈 및 혈액응고를 중심으로 한 이론과 관련 질병 및 혈액학적 검사기술들을 연구하는 학문이다. 기본적으로는 혈액을 대상으로 하고 있으나 혈액학에서 취급하지 않는 검사분야는 혈장 내 전해질을 비롯한 각종 화학물질을 측정하는 임상화학(clinical chemistry)과 항원(antigen) 항체(antibody)의 반응특성을 주로 연구대상으로 하는 면역혈청학(immunoserology) 등이 있다. 최근에는 의학과 생명과학의 눈부신 발전으로 학문의 분야적 경계가 없는 크로스오버(cross-over)가 가능해졌다.

예를 들면, 조혈줄기세포(조혈모세포; hematopoietic stem cell, HPSC)를 이용하여 특정 기능을 갖는 세포로

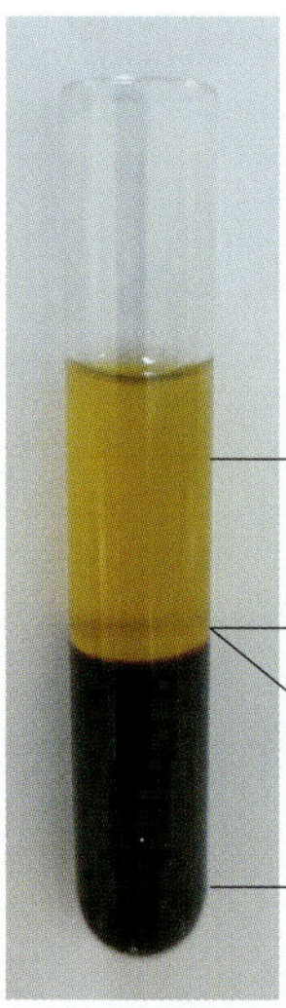
혈장[Plasma (S.G 1.0200~1.025)]
혈소판[Platelet (S.G 1.040)]
백혈구(WBC)
림프구(S.G 1.070)
단핵구(S.G 1.080)
과립구(S.G 1.087~1.092)
적혈구[RBC (S.G 1.093~1.096)]

그림 1-2 전혈 원심분리 후 분포

의 분화(differentiation)와 분리기술의 개발이나, 면역반응에 림프구가 주체적으로 작용한다는 사실이 밝혀지면서 림프구를 중심으로 한 면역학의 발전 등이 그것이다. 혈액학에서 주된 연구대상이 되는 혈액질환은 혈구를 생성하는 조혈기관의 이상(abnormality) 그리고 성숙혈구의 비정상을 동반하는 질환과 지혈 및 혈액응고기전 이상질환으로 나눌 수 있다.

1.1 혈액의 구성

Composition of Blood

혈액은 액체성분(humoral elements)인 혈장(plasma)과 세포성분(cellular elements)인 7종류의 혈구들이 포함되어 있다[그림 1-1].

혈액 내 세포인 혈구(blood cell)들은 혈장에 부유된 상태로 순환하며, 성인 1인당 혈액세포 수는 수십조 개가 넘는다.[2]

항응고제(anticoagulant)를 첨가한 정상성인의 전혈을 원심분리하면 [그림 1-2]와 같이 세포성분과 액체성분으로 분리되는데 이는 내용물질의 비중 차이에 의해 나누어진 것이다. 아래층은 비중이 가장 무거운 적혈구층으로 평균 약 44%, 중간층에는 백혈구와 혈소판이 모여 있는 크림색의 백혈구연층(buffy coat)이 1% 정도, 그리고 위층은 담황색(늙은 호박색)의 액체인 혈장이 55%를 차지하고 있다.[1] 채혈한 혈액에 항응고제를 혼합하지 않고 시험관에 넣어 두면 얼마 후 혈액은 응고(coagulation)되면서 유동성이 없어지고 시간이 지나면 섬유소그물과 혈구들이 엉킨 응괴(clot)와 담황색의 액체로 분리된다. 이때 응고된 덩어리는 혈병(blood clot), 액체를 혈청(serum)이라 한다. 혈액의 응고는 혈장성분 중에 있던 섬유소원(fibrinogen)이 겔(gel) 상태로 변하여 불용성의 섬유소(fibrin) 덩어리로 전환된 상태이다. 혈청은 혈장에서 섬유소원이 제거된 것이지만 정확하게 말하면 응고과정 중에 단백질로 이루어진 응고인자들이 소모되어 존재하지 않거나 응고인자의 구조가 변화된 상태의 단백

질이 포함되어 있다.

1 혈구

혈구는 적혈구(red blood cell, RBC, erythrocyte), 백혈구(white blood cell, WBC, leukocyte) 및 혈소판(platelet, thrombocyte)으로 분류된다. 백혈구는 세포질에 과립의 존재 유무에 따라 과립구(granulocyte)와 비과립구(agranulocyte)로 분류하며 과립구는 중성구(neutrophil), 호산구(eosinophil), 호염기구(basophil) 3종류이고, 일반적으로 세포질에 과립이 존재하지 않는 비과립구는 림프구(lymphocyte)와 단핵구(monocyte)이다. 림프구는 성숙 장소와 기능에 따라 T-림프구(T-lymphocyte, T-cell)와 B-림프구(B-lymphocyte, B-cell) 및 자연살해세포(natural cell, NK-cell)로 분류하고 있다. 순환혈액의 이들 세포들은 출생 직후 가장 높은 수치를 보이

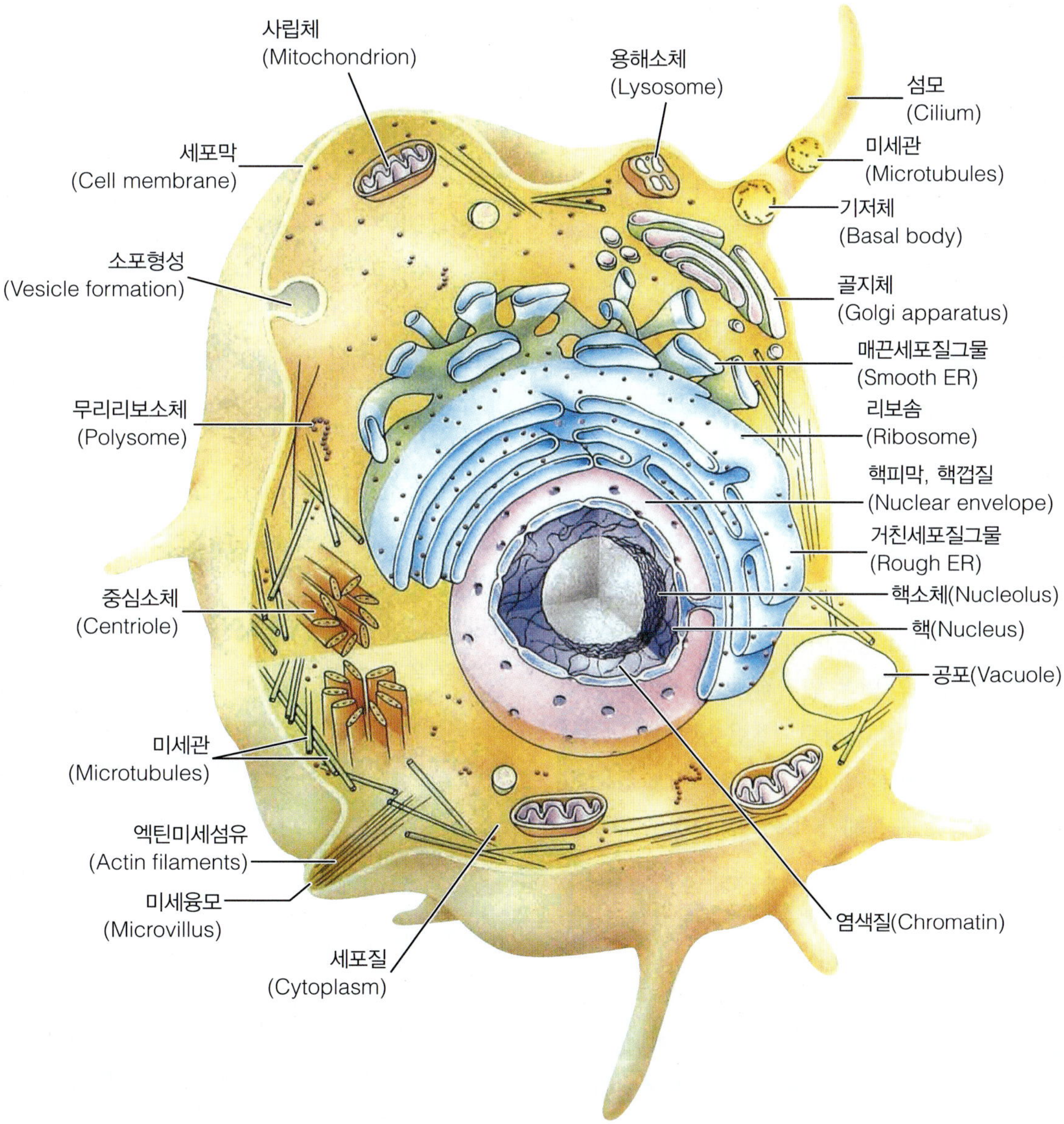

그림 1-3 동물세포의 구조

고 연령, 성별에 따라 분포와 수가 변하며 참고범위를 벗어나면 병적(diseases)인 상태일 수 있다.

혈구는 인체 내 다른 세포와 마찬가지로 크게는 세포막(cell membrane)과 세포질(cytoplasm) 그리고 핵(nucleus)으로 이루어져 있다[그림 1-3]. 순환혈구의 대부분을 차지하는 성숙한 적혈구와 혈소판은 핵이 없다(무핵). 혈구의 형태를 관찰하는 방법으로는 말초혈액도말표본(peripheral blood smear, PBS)을 만들고 라이트(Wright) 또는 김사 염색(Geimsa stain)을 실시한 후 광학현미경을 이용해 혈구 형태를 관찰하는 방법이 일반적이다.

위상차현미경(phase microscope)으로 살아 있는 세포를 관찰하거나, 배율을 높여 세포 소기관의 형태를 관찰하기 위해 고안된 전자현미경(electron microscope)을, 그리고 세포 소기관의 초미세구조를 관찰하기 위해서는 투과전자현미경(transmission electron microscope)이 사용되며 세포표면의 입체적 형태를 관찰할 때는 주사전자현미경(scanning electron microscope)이 사용된다.

1) 세포막

세포막(plasma membrane)은 세포 바깥쪽 경계면으로 주위 환경과 분리하고 세포 내·외를 구분 지어 주는 반투과성 막으로 두께 8 nm 정도이며 세포 내부 환경을 유지해 준다. 지질 이중층인 막은 인지질, 콜레스테롤 등의 지질과 단백질이며 당지질과 당단백질은 당질층을 형성한다. 막 표면에는 탄수화물이 세포막의 2~10% 정도 차지하며 막에는 다양한 수용체가 있어서[3] 적혈구 막에는 ABO 혈액형을 구분하는 항원 그리고 백혈구 막에는 조직적합성 여부를 결정하는 사람백혈구항원(human leukocyte antigen, HLA)이 존재한다.

2) 세포질

세포질(cytoplasm)은 형질막과 핵막 사이에 존재하고, 많은 화학반응이 세포질 안에서 일어나며 특수한 구조를 갖고 있는 세포 소기관들(micro organelle)이 있어서 세포에 에너지를 공급하고 새로운 물질들을 합성하며, 세포질 안으로 물질의 운반과 세포 밖으로 내보내는 기능 및 세포의 구조를 유지하는 기능 등을 하고 있다. 전자현미경으로 보면 무구조물의 기질 외에 많은 소기관들이 관찰된다.

(1) 기질

각종 구조물 사이의 투명한 균질액 성분으로 수분과 단백질이 대부분이다.

(2) 리보솜

1~10개 정도의 작은 입자가 모인 약 150 Å의 공모양 과립으로 리보핵산(RNA) 단백질이 주성분이다. 리보핵산 단백질은 RNA 63%, 단백질 37%로 구성되어 있고, 단백질의 합성장소이며, 라이트염색(Wright stain)에서 리보핵산이 호염기성(basophilic)을 나타내는 것은 RNA를 많이 함유하고 있기 때문이다.

(3) 골지체

골지체(golgi apparatus)는 핵과 세포질그물 근처에 위치하고 있다. 매끈한 막으로 둘러싸인 크고 작은 기포나 주머니 모양이 모여 이루어진 공모양(round)의 형태로 판판한 과립이 여러 겹으로 겹쳐서 모인 소포(vesicle)로 쌓여 층을 형성하고 있다. 리보솜에서 합성된 단백질을 저장하거나 구분 및 농축하는 세포소기관이다. 그리고 새로 합성된 신호펩티드(signal peptide)를 포함하고 있는 거친세포질그물이다.

(4) 중심체

중심체(centrosome)는 유사분열 시 4개로 분열하고 직경이 0.15 μm, 길이 0.3 μm 정도의 가운데가 뚫린 원통형으로 보통 2개가 각각 직각으로 위치하며 핵 근처에서 세포의 운동중심 역할을 하고 있다. 유사분열 때는 양극으로 분리되고 염색체 이동의 중심이다.

(5) 사립체

사립체(mitochondria)는 공 모양이거나 막대 모양 과립 형태로 세포질 안에 불규칙하게 존재하며 내부는 주름이 잡힌 격벽(크리스테, cristae)을 이루고 있다. 안쪽 공간 벽에 과립이 붙어 있고 이 과립은 아데노신삼인산염(ATP)을 합성하는 데 필요한 효소를 지니고 있다. 바깥쪽은 단위막으로 덮여 있으나 안쪽은 판모양의 주름을 형성하고 있는 능선(cristae)이 있어 안쪽공간을 복잡하게 구분하고 있다. 적혈모구의 헴(heme)대사 중 아미노레불린산(ALA) 합성이 사립체에서 이루어지며 성숙한 적혈구에는 사립체가 존재하지 않는다.

(6) 거친세포질그물

표면에 리보솜이 부착되어 있는 것을 조면소포체라 하는데 통모양(tubular) 구조를 하고 있다. 강한 호염기성을 나타내며 분비단백질을 대량으로 생산하는 이자, 유방, 간세포에서 매우 발달되어 있다. 리보솜에서 합성한 단백질을 운반하는 통로 역할을 한다.

(7) 매끈세포질그물

표면에 리보솜이 부착되어 있지 않은 분지, 연결(anatomosis)된 통모양 구조를 하고 있으며 활면소포체라고도 한다. 지질의 합성이나 이온의 능동수송에 관여하는 부신겉질, 고환, 간세포 및 가로무늬근세포 등에서 많이 발견된다.

(8) 용해소체

용해소체(lysosome)는 작은 주머니 구조를 이루고 있는 소기관으로 이 소포는 골지체의 한 부분이 떨어져 나와 형성된 것이다. 거대분자(macromolecule)와 세포의 일부도 소화시키는 작은 주머니로 세포 내 소화기관(intracellular digestive system)의 역할을 한다. 외부로부터 섭취된 불용성(insoluble) 물질이나 세균과 같은 것들을 가수분해시키는 기능을 가지고 있다. 세포의 종류마다 용해소체의 크기는 다양하고 전형적인 지질 이중층막에 싸여 있으며 내부는 작은 과립들로 채워져 있고 과립에는 가수분해효소가 존재한다.[4]

3) 핵 *Nucleus*

정상인의 말초혈관을 순환하고 있는 혈구 중에 핵을 갖고 있는 세포는 백혈구뿐이고 적혈구나 혈소판에는 없다. 핵은 내막과 외막으로 된 2층의 인지질 막으로 이루어진 핵막에 싸여 있고, 핵막은 세포질과 핵 사이의 물질교환이 이루어지도록 많은 구멍이 있는데, 이것을 핵구멍(nuclear pore)이라고 한다. 핵구멍은 DNA가 mRNA로 전사되어 핵에서 세포질로 나오는 통로이다.[5] 그 속에는 염색질(chromatin)이라는 물질이 그물구조(net structure)를 하고 있다. 염색질은 DNA와 염기성단백질인 히스톤으로 구성되어 있고, 이 DNA를 주형으로 DNA를 복제시키는 역할과 mRNA에 전사된 후 단백질이 합성되도록 하는 역할을 한다. 라이트 염색을 실시했을 때 세포질 내에서 RNA가 합성이 되지 않는 이질염색질(heterochromatin) 부분은 염기성색소에 진하게 염색되고 RNA 합성이 왕성하게 이루어지는 부분은 엷게 염색되는 진정염색질(euchromatin)이 관찰된다. 핵속에는 한 개에서 수 개의 핵소체(nucleolus)가 나타나기도 한다.

(1) 염색질

핵염색질(chromatin)은 뉴클레오솜(nucleosome)이 기본 단위이며 이중나선 구조로 된 한 가닥의 긴 DNA가 히스톤단백질과 비히스톤단백질을 싸고 견고하게 접혀진 모양이다.[6] 실제로는 핵속에 다수의 염색질이 모여서 그물(net)구조를 하고 있는데, 미성숙세포는 섬세(fine)하고 성숙되어 갈수록 거칠어(coarse)진다. 이질염색질(heterochromatin)은 DNA가 히스톤과 결합되어 있어 유전자발현과 같은 기능은 없으나 대사활동, 전사, 세포분열의 기능은 갖고 있다. 진정염색질(euchromatin)은 DNA가 히스톤과 결합이 되어 있지 않아 전사(transcription)작용이 활발히 일어나 RNA의 합성이 왕성하게 일어나고 있다. 염색질은 분열기에 2중, 3중 나선을 만들어 크고 짧은 염색체(chromosome)로 된다.

(2) 핵소체

핵소체(nucleolus)는 핵안에 한 개 또는 여러 개가 존재한다. r-RNA와 r-DNA 및 단백질을 주성분으로 하고 있다. 세포질에 있는 r-RNA는 이 핵소체에서 합성되어 전달되는데 단백질이 왕성히 합성될 때는 핵소체가 커져 있는 것을 볼 수 있다. 전자현미경에서 검게 보이고 일반 염색에서는 진한 청색으로 염색된다. 미성숙한 혈구에서는 선명하게 보이는데 성숙하면서 없어진다.

2 혈장

혈장(plasma)은 전체혈액(whole blood)의 약 55%를 차지하고 대부분 수분으로 91% 정도 그리고 단백질이 약 8% 정도이며 그 외 탄수화물, 지질, 비타민, 전해질(Na^+, K^+, Ca^{++} 등) 및 미량의 무기질(Mg, Cu, Fe, P...)로 구성되어 있다[표 1-1]. 정상 혈장이 담황색(늙은호박색)으로 보이는 것은 수명을 다한 적혈구의 파괴로 인하여 생성된 빌리루빈(bilirubin) 때문이다. 혈장단백질은 알부민(albumin), 글로불린(globulin) 및 섬유소원(fibrinogen)이며 알부민이 가장 많다. 알부민은 혈장삼투압(osmotic pressure)을 유지하는 데 중요한 기능을 하며, 그 외에도 헴이나 간접빌리루빈(indirect bilirubin)과 유리지방산 같은 물질을 수송하는 데도 중요한 역할을 한다. 단백질은 전기영동을 이용하면 종류별로 분리할 수 있는데 이는 단백질이 가지고 있는 전하나 단백질 구조 차이에 따라 단백질의 이동도가 다르게 나타나기 때문에 가능하며 순서는 이동속도가 빠른 것부터 알부민, α_1, α_2, β, γ 글로불린 순으로 나타난다.[7] 혈장 내 섬유소원은 혈장단백의 7% 정도이며, 혈장단백전기영동에서는 β-글로불린과 γ-글로불린 사이에(Ψ 분획) 나타나고[그림 1-4], 혈청을 이용한 전기영동에서는 이 분획이 나타나지 않는다. γ-글로불린은 항체활성을 갖는 Ig G, Ig A, Ig M, Ig D, Ig E를 포함하는 5종의 면역글로불린(immunoglobulin, Ig)과 미량의 각종 효소, 호르몬, 비타민, 무기질 등이 포함되어 있다.

표 1-1 혈액 내 이온 분포

이온	적혈구(mmol/L)	혈장(mmol/L)
Na^+(sodium)	5.4~7.0	135~145
K^+(potassium)	98~106	3.6~5.0
Ca^{++}(calcium)	0.0059~0.019	21.0~26.5
Mg^{++}(magnesium)	3.06	0.065~1.05

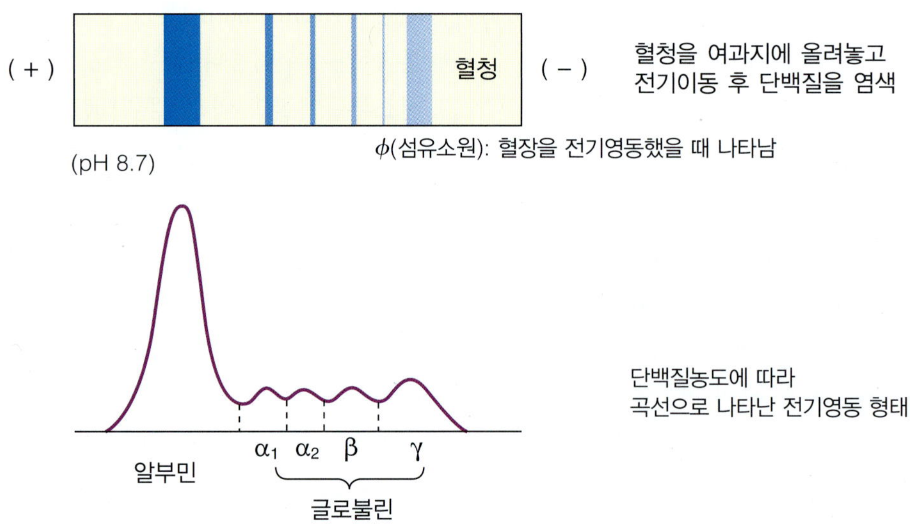

그림 1-4 혈청 단백 전기영동

그 외 글로불린에 속하는 특수단백질로는 철과 결합하는 트랜스페린(transferrin)과 혈색소와 결합하는 합토글로빈(haptoglobin) 그리고 적혈구의 분화와 성숙을 촉진하는 적혈구형성호르몬(erythropoietin, EPO) 등이 있다.

1.2 혈액의 기능

Function of Blood

혈액에 포함되어 있는 각종 성분은 생명현상을 유지하기 위하여 각각 고유의 기능들을 수행하고 있으며 정상 성인의 전체 혈액량은 체중의 6~8% (1/12~1/13) 정도이고 평균 4.5~5 L이다.[1]

1 물질의 이동[그림 1–5]

1) 가스운반

적혈구 내 혈색소에 의한 내호흡(internal respiration) 기능으로 들숨(inhalation)을 통해 흡입된 산소는 폐포(alveolus)에 도달하고 폐포의 모세혈관에 있는 적혈구 안으로 확산된다. 산소의 대부분은 적혈구 안에 있는 혈색소와 결합하여 운반되며 일부는 혈장 중에 용해된 상태로 운반된다. 폐모세혈관과 폐포 사이는 거리가 매우 짧아 산소는 모세혈관 안으로 확산되어 들어가고, 폐모세혈관까지 수송된 정맥혈 내 이산화탄소(CO_2)는 폐포 안으로 확산되었다가 날숨(exhalation) 때 배출(expiration)된다. 따라서 이 과정을 가스교환(gas exchange)이라고도 한다. 이때 산소의 유입과 이산화탄소의 배출은 주로 분압의 차이에 의해 이루어진다. 호흡을 통해 1분당 약 250 mL의 산소가 들어오고 200 mL 정도의 이산화탄소가 배출된다.

폐 pO_2 : 100 mmHg. pCO_2 : 40 mmHg

조직 pO_2 : 40 mmHg. pCO_2 : 46 mmHg

2) 영양물질운반

창자에서 흡수된 탄수화물, 지방, 비타민, 무기질 등의 영양물들은 창자점막세포(endomucosal cell)를 통해 흡수되어 문맥(portal vein; 상대적으로 산소를 적게 포함한

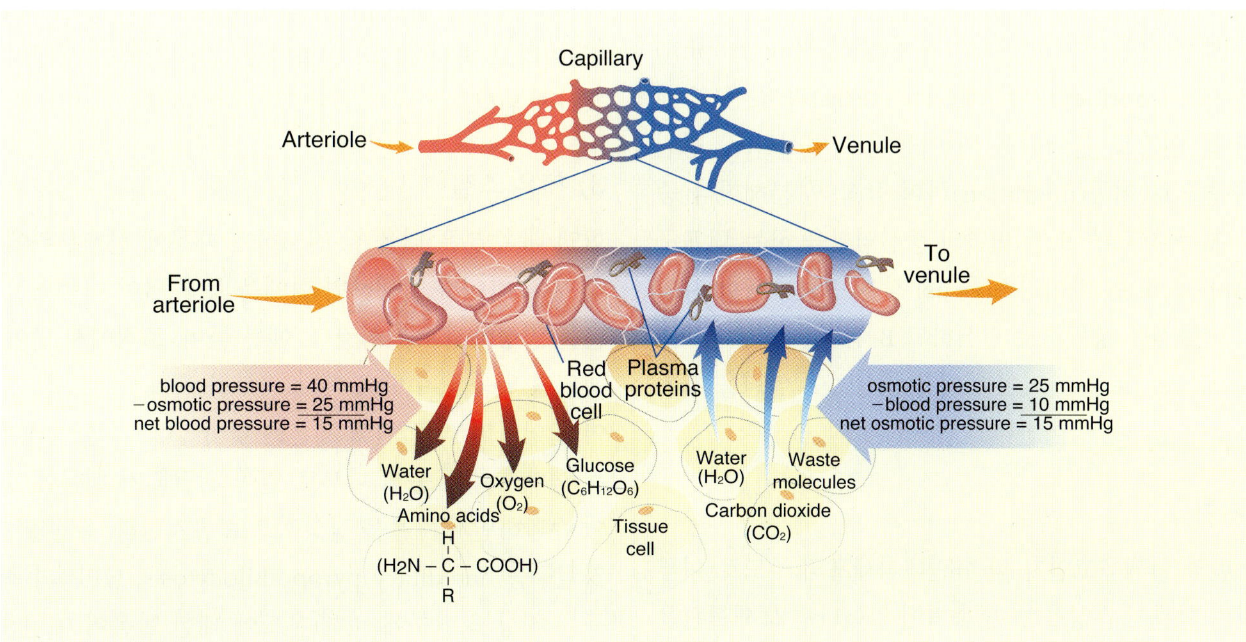

그림 1-5 말초혈관에서의 물질이동

혈액을 위, 지라, 이자 등으로 운반하는 큰 정맥)을 거쳐 간으로 운반된 다음, 간에 저장되거나 혈액을 통해 각 조직이나 장기로 운반되고 남은 영양물질은 저장조직에 저장된다. 저장되어 있던 영양물질은 혈관 내로 유입되어 순환을 통해 필요기관으로 들어가 이용된다.

3) 호르몬운반

내분비장기에서 생성, 분비된 각종 호르몬은 혈액으로 방출되어 전신의 표적조직(target tissue)으로 운반된 후 호르몬 고유의 생리기능을 조절한다.

4) 노폐물운반

각 조직에서 생성된 요소(urea), 요산(uric acid), 암모니아(ammonia) 등의 대사분해산물 혈액을 통해 간으로 운반되고 간에서 배설되기 쉬운 형태로 분해된 후 콩팥(kidney)이나 담도(biliary track) 또는 피부(skin)를 통해 체외로 배설된다.

2 생체방어

1) 이물질 제거

주로 백혈구에 의해 이루어지는데 중성구(neutrophil)나 단핵구(monocyte)는 세균(bacteria)과 같은 병원체가 몸 안으로 들어왔을 때 이물질로 인식하고, 병원체 주변으로 이동(migration)하여 탐식 후 분해한다(중성구 기능 참고).[8] 또한 면역의 중심역할을 하는 림프구(lymphocyte)는 바이러스(virus) 같은 병원체 등에 감염되면 이물질을 항원으로 인식하고 B-림프구가 형질세포(plasma cell)로 분화되어 항체를 생성하여 항원을 제거함으로써 생체를 방어한다.

2) 지혈

혈소판과 혈액응고인자 및 혈관내피세포의 주도로 이루어지며 혈관이 손상을 받아 출혈이 일어나면 모세혈관은 순간적으로 수축하며, 혈소판은 활성화되어 손상부위에 부착하고 동시에 과립성분을 분비하여 응집함으로써 지혈마개를 형성(1차 지혈)하는 한편, 혈장 내 응고인자들이 연쇄적으로 활성화되어 섬유소를 형성(2차 지혈)하여 지혈을 완성한다.[9]

3 항상성 조절

1) 삼투압 유지

혈장단백질, 특히 알부민과 염분이 혈장삼투압(290 mOsm/L)을 일정하게 유지하는 역할을 한다. 혈액과 조직액 사이에는 삼투압평형이 유지되고 있으나, 혈장알부민이 감소하여 삼투압이 낮아지게 되면 수분평형(water balance)을 유지하기 위하여 혈관 내 수분이 모세혈관을 통해 조직으로 이동하게 되고, 그 결과 부종(edema)이 발생한다.

2) pH 유지

혈액의 pH는 7.4(±0.05)로 약알칼리성[1]이며 단백질이나 전해질 등의 완충작용에 의하여 일정하게 유지되고 있다. 질병으로 pH가 7.4보다 낮아지면 산혈증(acidosis)이 나타나고 반대로 pH가 높아지면 알칼리혈증(alkalosis)이라고 하며 pH의 변화가 ±0.2 이상되면 생명이 위험하게 된다.

3) 체온 조절

혈액 내 수분은 열을 잘 전도하기 때문에 신체부위에 따라 온도 차이가 발생하면 혈액을 통해 열이 이동되어 체온을 일정하게 유지시킨다. 예를 들어, 조직에서 열이 발생되면 열을 흡수하고 폐나 피부를 통해서는 수분 증발이 일어나며 이로 인해 체온은 낮아진다. 저온 상태에서는 혈액흐름을 통해 피부로 열이 전달되기 때문에 혈액이 순환하면서 체온을 정상적으로 유지한다. 유전열변형적혈구증(hereditary pyropoikilocytosis, HPP)의 적혈구는 정상 적혈구에 비해 온도에 대한 반응이 예민해서 혈액을 41~45°C로 가열하면 적혈구가 조각난다.[10]

핵심

- 혈액은 비중 1.052～1.063, pH7.4(±0.05) 정도의 액체, 성인 체중의 약 1/12~1/13 (6～8%)을 차지한다.
- 항응고 처리한 전혈을 원심분리하면 맨 아래 약 44%의 적혈구층, 중간에 1%정도의 백혈구연층(백혈구+혈소판) 그 위에 55%의 혈장층이 위치한다.
- 약 44%의 적혈구층은 적혈구용적률(Hematocrit, Hct.)로 전혈에서 적혈구가 차지하는 용적백분율이다.
- 백혈구연층의 구성은 아래서부터 과립구, 단핵구, 림프구, 혈소판 순서로 위치한다.
- 혈장의 중요 단백질은 알부민, 글로불린, 섬유소원이며, 전해지질은 적혈구보다 Na가 20배 정도 많고, K는 적혈구 내에 20배 정도 많이 존재한다.
- 혈액의 기능은 크게 운반, 방어, 조절로 나눌 수 있고, 특히 적혈구는 폐의 산소를 조직에 공급하고, 조직의 이산화탄소를 폐로 가져와 배출하는 가스교환의 운반 기능을 수행한다.

참고문헌

1. Shirlyn B. McKenzie, *Textbook of Hematology. (2nd ed.)*, WILLIAMS & WILKINS, 1996, pp. 2-3.
2. 대한혈액학회, *혈액학. (제3판)*, 범문에듀케이션, 2018, pp. 4.
3. Mescher, A. L., The cytoplasm. In Mescher, A.L.,(Eds.), *Junqueira's Basic Histology.* (*13th ed.*), New York, Mcgraw-Hill, 2013.
4. Pollard, T. D., Earnshaw, W. C., Introduction to cells. *In Cell Biology. (2nd ed)*, Philadelphia, Saunders, An imprint of Elsevier, 2008.
5. 고선근 외, *생명과학*, 의학서원, 2015, 68.
6. 조경진 외, *Rodak 혈액학. (제5판)*, 범문에듀케이션, 2019, pp. 70.
7. 문인경, *임상화학총론*, 신광출판사, 2005, pp. 233.
8. Elaine M. Keohane, et al., *RODAK'S Hematology (5th ed.)*, ELSEVIER, 2016, pp. 154-155
9. 조경진 외, *Rodak 혈액학.* (*제5판*), 범문에듀케이션, 2019, pp. 665.
10. Gallagher, P. G., Red blood cell membrane disorders, In Hoffman, R., et al., *Hematology: Basic Principles and Practis. (6th ed.)*, Philadelphia, Sanunders, an imprint of Elsevier, 2013.

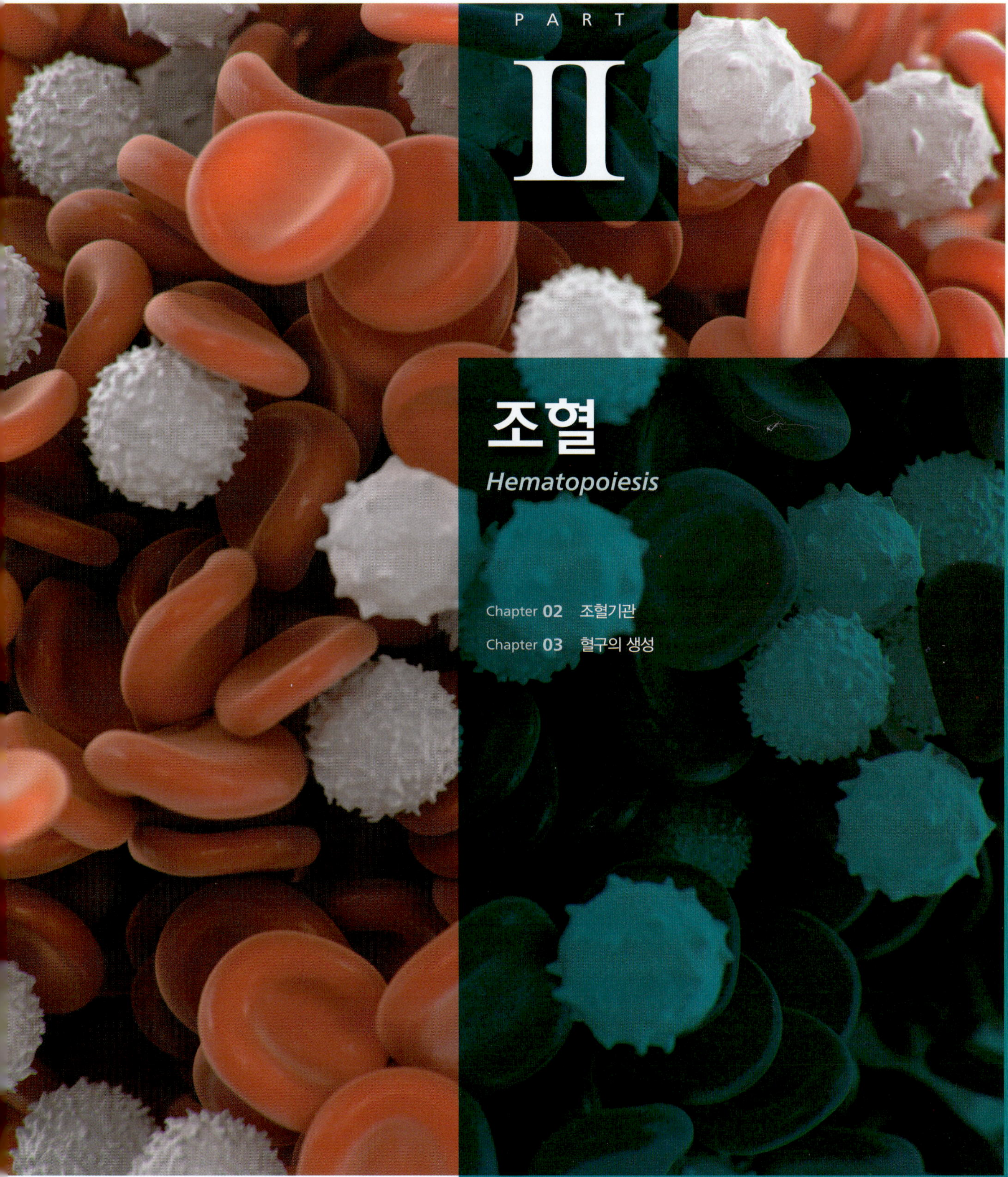

PART II

조혈
Hematopoiesis

핵심 **임상 혈액학**
Essential CLINICAL **HEMATOLOGY**

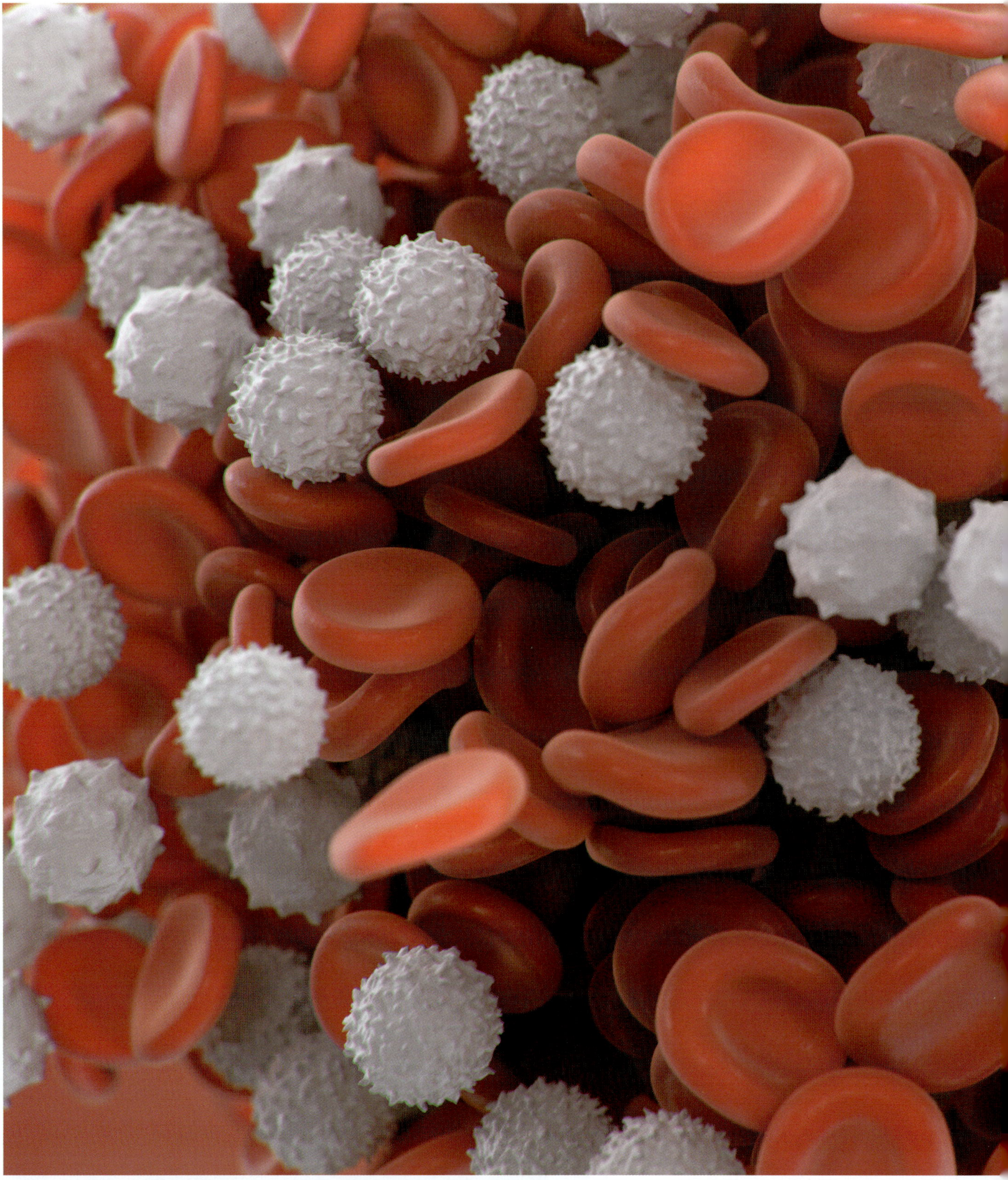

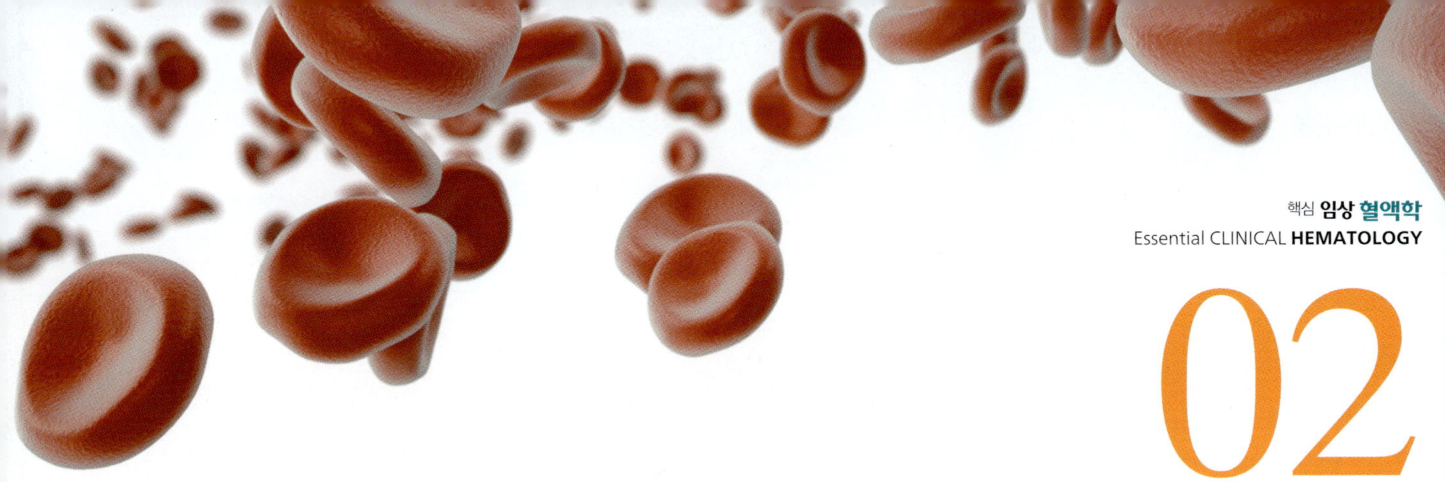

02

조혈기관

Hematopoietic Organ

혈구형성(조혈, hematopoiesis)이 이루어지는 기관은 1차 림프기관인 골수(bone marrow)와 가슴샘(thymus) 그리고 2차 림프기관인 림프절(lymph node), 비장(spleen), 점막관련 림프조직(lymphatic tissue) 등이다.[1] 조혈 장기는 태생기와 출생 후로 구분할 수 있는데 태생기에는 난황주머니(yolk sac), 간(liver), 비장, 골수, 림프절, 가슴샘 등 모든 조혈기관(hematopoietic organ)에서 혈구를 생성하고 출생 후에는 골수가 주된 조혈장기로서 적혈구계, 과립백혈구계, 단핵구계(대식세포) 및 거대핵세포계(혈소판) 세포들이 이곳에서 생성되며 분화의 초기 단계에는 림프구계도 만들어진다[표 2-1, 2]. 성인에서 질병에 따라 비장과 간에서 골수계 세포를 생성하는 경우가 있는데 이를 골수외조혈(extramedullary hematopoiesis)이라고 한다.[2]

2.1 골수

Bone Marrow

1 구조

골수는 겉질뼈(피질골, cortical bone)로 둘러싸인 기둥뼈(trabecular bone) 사이의 골수공간(bone marrow cavity) 안에 위치한 조혈조직으로, 조혈줄기세포(조혈모세포, hematopoietic stem cell)의 증식환경(supporting tissue)을 만들어 주고 있다[그림 2-1].[3] 버팀질(기질, stroma)은 주로 대식세포(macrophage), 그물세포(reticular cell) 및 지방세포(adipocyte)들로 이루어져 있으며 조혈증식인자 등을 분비하기도 한다. 성인의 경우 전신의 골수 중량은 체중의 약 3.4~5.9% 정도로 체중 Kg당 30~50 mL이다(총 1,600~3,700 g).[4] 골수는 조혈세포로 구성된 적골수(red marrow)와 지방세포인 황골수(yellow marrow)로 나누는데 염색 후 관찰에서 황골수는 염색되지 않은 공간으로 보인다[그림 2-2].[5] 골수에서의 조혈은 태생 4개월부터 조혈이 시작되고, 6개월경에는 골수와 간에서 50:50으로 혈구를 생산하며 이후에는 골수가 주된 조혈기관이다.

적골수(약 1,000 g)는 조혈모세포가 대부분으로 붉은색을 나타내며, 황골수는 지방세포(adipocyte)가 많아서 지방골수(fat marrow)라고도 한다. 적색골수의 조직학적 구조는 ① 조혈모세포(45~65%) ② 지방세포(28%) ③ 뼈(26%), 혈관계(5%) 및 ④ 버팀질로 이루어져 있다.

표 2-1 정상과 질환의 골수 내 혈구분포(%)

단위 : %

	정상		급성 백혈병	만성 골수세포 백혈병	만성 림프구 백혈병	다발 골수종	악성 빈혈	용혈 빈혈	철결핍 빈혈	출혈성 자색반
	평균	범위								
골수모세포 (Myeloblast)	0.9	0.2~1.5	50[a]	4.0	0.0	0.5	0.8	0.8	0.5	0.0
전골수구 (Promyelocyte)	3.3	2.1~4.1	10	0.8	1.8	2.7	3.0	2.0	1.5	
중성골수구 (Myelocyte.neut)	12.7	8.2~15.7		26.0	1.5	1.8	7.7	8.0	9.0	8.0
호염기골수구 (Myelocyte bas.)	0.3	0~0.5	0.4	0.2	0.0	0.3	0.0	0.0	0.0	
후골수구 (Metamyelocyte)	17.1	10~26.8		22.0	8.0	3.3	14.5	18.0	15.0	15.3
다핵중성구 (Poly. M.N neu.)	19.8	15.5~27.3		29.0	8.56	2.0	14.5	9.0	28	31.0
다핵호산구 (Poly.M.N.eos)	1.4	0.2~3.7		0.8	1.0	3.5	0.5	0.6	0.2	0.5
다핵호염기구 (Poly. M.N. bas)	0.20	0~0.7	0.4	3.0	1.2	0.2	0.0	0.0	0.2	
림프구 (Lymphocyte)	16.2	11.1~23.2		1.4	60.0[b]	13.0	9.5	10.0	1.	2.5
형질세포 (Plasma cell)	1.3	0.4~3.9		0.0	0.0	4.5[c]	0.2	0.4	0.7	0.8
단핵구(Monocyte)	0.3	0~0.8	0.2	0.0	0.2	0.3	0.0	0.0	0.0	
그물세포 (Reticulum cell)	0.3	0~0.9	0.2	0.5	1.0	2.0	2.6	0.8	0.0	
분열세포 (Mitotic cell)	0	0~2.0	0.2	0.3	0.0	2.7	1.0	0.0	0.0	
거대핵세포 (Megakaryocyte)	< 0.1	0.03~3.0		0.0	0.0	0.0	0.0	0.0	0.0	0.2
전적혈모구 (Pronormoblast)	0.6	0.2~1.3		0.0	0.2	0.0	0.0	5.0	0.0	4.0
적혈모구 (Normoblast)	25	18.8~36.2		2.4	14.3	9.0	3.0	43.0	40.3	36.0
거대적혈모구 (Megaloblast)	0	0	0.0	0.0	0.0	40.0	0.0	0.0	0.0	
골수구계 : 적혈구계 (M:E ratio)	2.3	1.5~3.3		40:1	1.5:1	8:1	1:1	1:1	1.4:1	1.5:1

* a 림프모세포를 포함하고 있다.
b 림프모세포가 포함되어 있다.
c 골수종세포(myeloma cell)는 포함되지 않았다.

표 2-2 골수검사와 질환

적용	질환
신생물의 진단	급성백혈병
	만성백혈병, 골수섬유증 등의 골수증식종양
	불응빈혈 등의 골수형성이상 종양
	급성림프구백혈병 등의 림프증식 질환
	형질세포골수종, 고분자글로불린혈증 등의 면역글로불린 질환
	전이 종양
신생물의 진단과 질병단계	호지킨, 비호지킨 림프종
골수기능상실: 혈구감소증	저형성 또는 무형성 빈혈
	적혈구계 무형성
	특이 약물에 의한 골수억제
	불응빈혈 등의 골수형성이상증후군
	종양에 따른 이차적인 골수 괴사
	파르보바이러스 B19 감염 등의 심각한 감염에 따른 이차적인 골수 괴사
	무거대핵세포혈소판감소증에 대한 면역반응
	1) 급성낫적혈구 통증 2) 낫적혈구혈증
	거대적혈모구빈혈, 철결핍빈혈, 철적혈모구빈혈, 용혈빈혈, 출혈빈혈의 감별
	철 부족을 평가하는 등의 철저장능의 평가
	침윤화과정이나 섬유증
대사성 질환	고쉐병
	비만세포병
감염	육아종병
	좁쌀결핵
	진균감염
	혈구포식증후군
처치 후의 모니터링	화학요법이나 방사선요법으로 질병을 치료한 후
	줄기세포이식 후

2 분포

출생 직후부터 수년간은 대부분 적색골수이지만 연령이 높아지면 지방골수의 양이 점차 증가한다. 골수공간(bone marrow cavity)에서 적골수가 차지하는 비율을 세포충실성(cellularity)이라고 하며, 정상 성인의 경우 40~60%로 평균 50%이다[그림 2-2]. 골수의 조혈기능이 항진되면 세포충실성이 증가하여 과다세포충실성(hypercellularity) 골수가 되고[그림 2-3], 재생불량빈혈(aplastic anemia) 같은 질환에서는 반대로 세포충실성이 감소하여 저세포충실성(hypocellularity) 골수가 된다[그림 2-4]. 저세포충실성 골수생검(bone marrow biopsy) 검체[그림 2-5]를 파라핀 블록으로 절편을 제작 후 염색해서 현미경으로 관찰해 보면 증가한 황골수(지방)로 인해 빈 공간이 많이 보인다.[5] 골수세포충실성은 골수에서 적골수가 차지하는 부분으로 조혈세포 백분율이라고 할 수 있다. 골수세포충실성은 70세 이후에는 10년에 약 10% 정도씩 적골수가 감소하여 조혈기능이 저하된

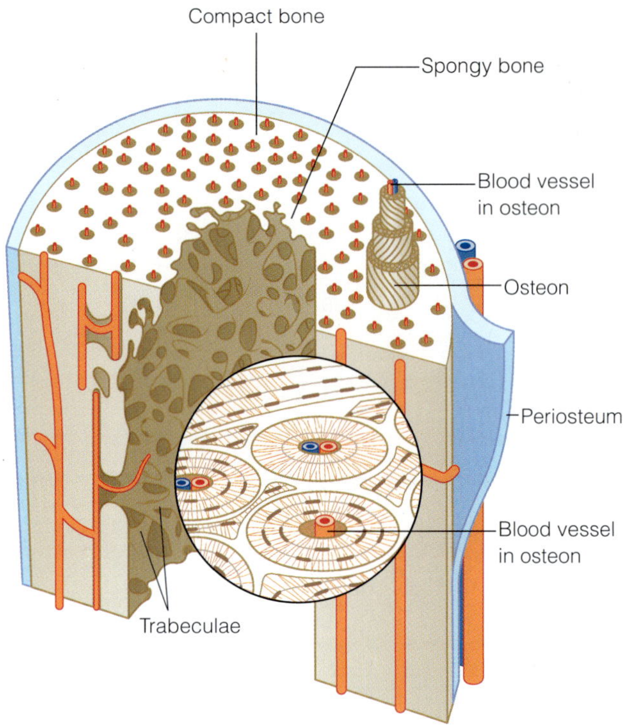

그림 2-1 골수의 구조

다.[6] 5세 정도 되면 정강뼈(tibia) 같은 긴뼈(long bone)의 중간부까지 지방골수의 출현이 나타나며 빠른 속도로 증가되어 성인이 되면 적골수는 긴뼈의 말단부에서만 나타난다. 성인에서 혈구형성(조혈)은 엉덩뼈(iliac), 갈

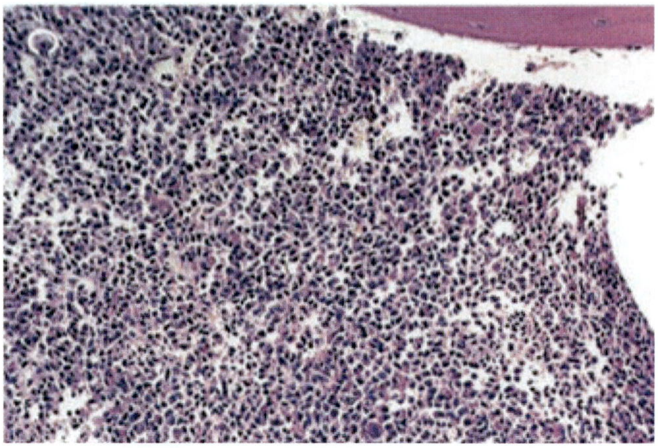

그림 2-3 **과다세포충실성 골수**, 생검조직, H-E염색, 200X

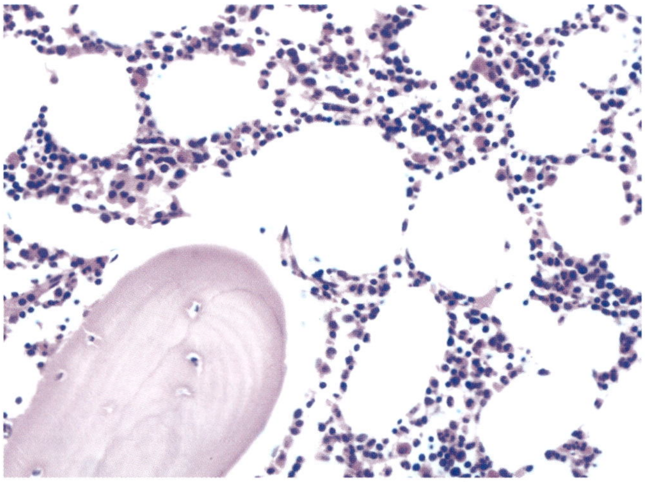

그림 2-4 **저세포충실성 골수**, 생검조직 H-E염색, 200X

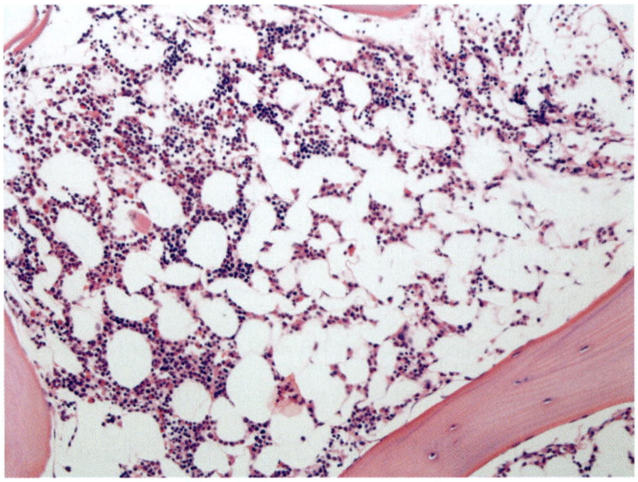

그림 2-2 **정상세포충실성 골수**, 생검조직, H-E 염색, 200X

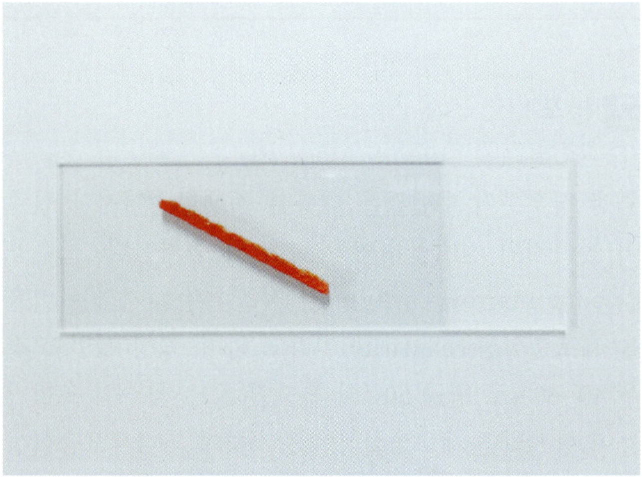

그림 2-5 **골수생검조직**, 뒷엉덩뼈능선

비뼈(rib), 복장뼈(sternum), 어깨뼈(scapular), 머리뼈(skull), 척추(vertebrae) 그리고 넙다리뼈(femer)와 정강뼈(tibia) 등의 주로 편평뼈(flat bone)나 긴뼈말단부위(proximal ends of long bone)에서 이루어진다.

3 혈구의 이동

뼈 속으로도 영양동맥(nutrient artery)과 골막동맥(periosteal artery)이나 혈관들이 분포되어 있어서 영양물질 등을 공급하고 혈구들도 골수와 말초혈관의 이동이 이루어진다[그림 2-1].[7] 골수공간에는 조혈모세포를 비롯해서 모든 계열 성숙단계의 미성숙 세포와 성숙한 혈구까지 준비되어 있고 말초혈관의 혈구 수 유지를 위해 필요한 만큼 방출이 이루어진다. 혈관 밖에서 증식한 혈구가 순환 혈중으로 방출되기 위해서는 굴(sinus) 사이의 틈을 빠져나오지 않으면 안 된다. 굴의 벽은 바깥막(외막)세포, 바닥막(basement membrane), 굴내피세포(sinusoid endothelial cell)로 되어 있다. 일반적으로 조혈줄기세포가 성숙하게 되면 외막세포에 접근하여(성숙한 과립백혈구나 단핵구는 스스로 운동능력이 있다) 내피세포 사이를 빠져나오고, 적혈구는 운동능력이 없으나 적혈모구(erythroblast)의 무리가 압박하므로 굴내피세포의 틈 사이가 확장되면 그 사이를 통해 말초혈관으로 이동한다. 혈소판은 바깥막 세포에 접하여 있는 거대핵세포(megakaryocyte)의 세포질이 내피세포 사이로 돌기를 내고 그 일부가 떨어져 혈소판(thrombocyte)이 되어 말초혈관을 순환하는 것으로 알려져 있다.[8] 정상 상태에서는 성숙된 혈구만이 방출되기 쉽다(조직배양 소견). 중심정맥굴에 모인 세포들은 이끌정맥(emissary vein)을 거쳐 골수 밖으로 방출된 후 말초혈관으로 유입된다[그림 2-6].

성인의 경우 골수에 존재하는 세포 중 아직 골수계나 림프구계로 분화가 결정되지 않은 원시세포인 조혈모세포(CD34+, 33-, 38-)[9]는 말초혈액을 순환하다가 케모카인수용체 CXCR4와 기질세포유도인자-1(stromal cell derived factor-1, SDF-1)이라는 케모카인 등의 작용에

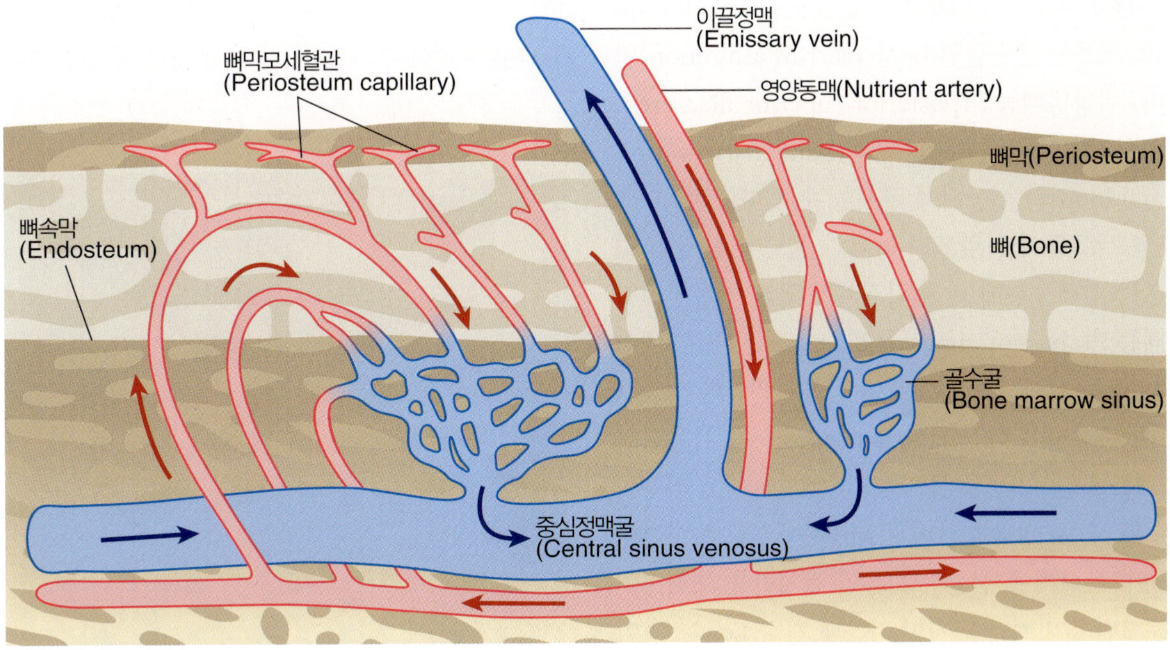

그림 2-6 골수에서 말초혈관으로 혈액 이동

의해 골수로 돌아오는 귀향(homing) 기능이 있으며,[10] 골수구계나 림프구계 어느 쪽으로든 일단 분화가 이루어진 후에는 골수에서 머무르며 성숙한 세포만 말초혈관으로 이동한다. 그러나 말초를 순환하는 조혈줄기세포의 수는 성숙혈구 100만 개당 1개 정도여서 일반적인 말초혈액 도말표본 염색에서는 관찰되지 않는다. 혈액질환 환자에게 말초혈액에 있는 조혈모세포를 이식하기 위해서는 공여자에게 과립구-집락자극인자(G-CSF) 같은 조혈자극인자를 투여 후에 조혈모세포채집기를 이용하여 조혈모세포를 모은 후 처리과정을 거쳐 이식을 한다.

4 골수검사

골수검사(bone marrow study)는 혈액질환의 진단, 치료효과 판정, 질병의 경과 관찰 및 악성종양의 골수 내 전이 유·무 등을 판단하기 위해 시행한다. 연령에 따라 조혈부위가 다르기 때문에 골수천자(bone marrow puncture) 부위를 달리해야 한다. 유아기(2세 이하) 때는 대부분의 뼈 골수에서 조혈하기 때문에 모든 곳이 천자 부위가 될 수 있으나 주로 정강뼈 앞쪽 안측면(anterior medial surface of tibia)에서 일리노이 바늘(Illinois needle)을 이용해 골수흡인(bone marrow aspiration)만 실시한다. 뒤엉덩뼈능선(posterior superior iliac crest, PSIC)은 성인에서 골수흡인과 생검(bone marrow aspiration and biopsy)을 동시에 실시할 수 있다[그림 2-7]. 그러나 옆으로 눕기나 엎드려 눕기가 불편한 환자의 경우에는 뒤엉덩뼈능선에 비해 겉질뼈가 두껍기는 하지만 앞엉덩뼈능선(anterior superior iliac crest, ASIC)에서 흡인과 생검을 실시하며 엉덩뼈에서 골수흡인과 생검을 시행할 때는 잠시디 바늘(Jamshidi needle)을 사용한다[그림 2-8]. 또한 성인에서는 복장뼈(sternum), 척추돌기(spinous of vertebra), 갈비뼈(rib) 등에서도 실시한다[그림 2-9]. 복장뼈에서는 주로 흡인 검체만을 채취하며 양쪽으로 3번 갈비뼈가 위치한 가운데 지점(Lewis 각 아래 복장뼈)이 흡인 부위이다. 정강뼈와 복장뼈에서 골수흡인을 실시할 경우에는 일리노이 바늘을 사용하는데 뼈의 두께에 따라 바늘의 길이를 조절하여 원하는 부위까지만 바늘이 들어갈 수 있게 한다[그림 2-10].[11]

골수검사 때 흡인과 생검을 동시에 실시할 경우 흡인을 먼저하고 생검 검체를 채취하면 생검조직 내의 세포 구성이 흐트러질 수 있으므로 먼저 생검을 시행한 다음 흡인 검체를 채취해야 한다. 그리고 생검 검체는 고정액에 넣기 전에 유리슬라이드 2장을 이용해서 굴림도말(touch print)을 몇 장 만들어 놓으면 건성천자(dry tap; 골수흡인이 안 되는 경우)로 인해 흡인 검체를 채취하지 못했을 때 염색하여 골수세포 평가를 위해 유용하게 사용할 수 있다.[11] 한편 골수 내 유핵세포 중에 골수구계(myeloid)와 적혈모구계(erythroid) 세포분포 비율을 이용하여 특정 질환진단에 이용하고 있다. 정상적인 경우는 골수계:적혈모구계 비율(M:E ratio)이 2:1~4:1 정도이다.[12] 골수공간 내에는 과립구계 세포가 적혈구계 세포보다 2~4배 정도 많이 있다. 만성골수세포백혈병(chronic myelocytic leukemia, CML) 등에서는 골수계:적혈구계 비율이 증가하고, 골수형성이상증후군(myelodysplastic syndrome, MDS)에서는 반대로 감소하는 경향을 보인다. 골수흡인 검체를 항응고제(K3EDTA)와 혼합한 후 2,500 g로 10분 동안 원심분리하면 4개

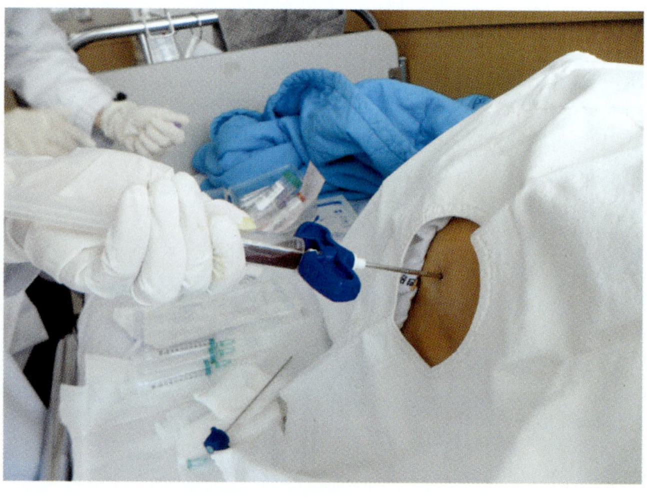

그림 2-7 **골수흡인**, 뒤엉덩뼈능선

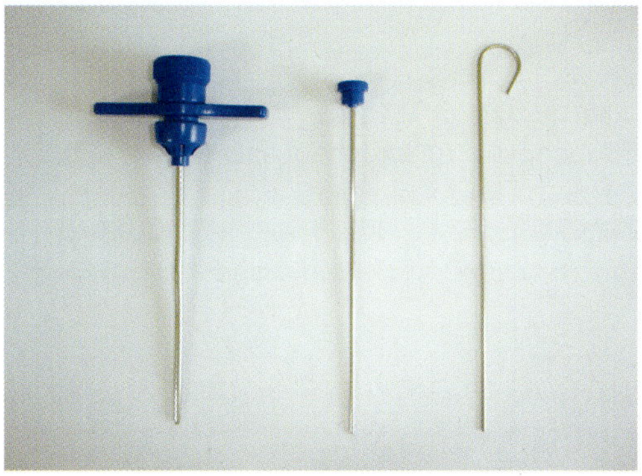
그림 2-8 잠시디 바늘

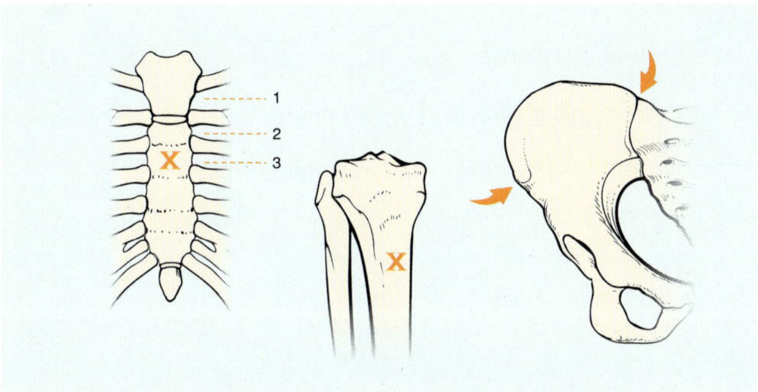

그림 2-9 **골수천자 부위**; 복장뼈, 정강뼈, 엉덩뼈

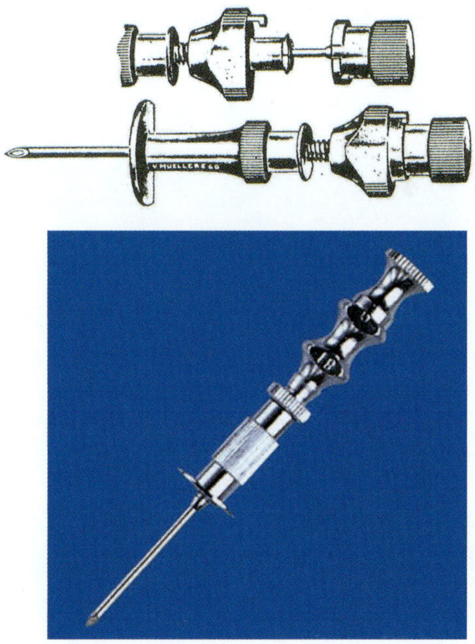
그림 2-10 일리노이 바늘

의 층으로 나누어지는데 맨 아래층에 적혈구(약 40%)가 위치하고 그 위로 유핵세포(약 5~8%), 혈장(약 50%) 그리고 비중이 가장 낮은 지방(약 1~3%)이 맨 위층으로 분리된다.[13]

2.2 림프절
Lymphnode

림프조직(lymphatic tissue)은 림프구계(lymphoid) 세포로 주로 구성되어 있는 조직으로 그물내피세포계(reticuloendothelial system)에서도 분화(differentiation) 및 성숙(maturation)하는 경우가 많아서 이 모두를 림프그물내피계라고 부르고 있다.

1 구조

림프관을 따라 존재하는 림프절(lymph node)은 직경 1~5 μm의 콩팥모양으로 겉질(cortex)과 속질(medulla)로 구분하고 있으며 겉질은 겉질막 가까이로부터 바깥겉질, 종자중심(germinal center), 속겉질로 구성되어 있다. 속겉질은 곁겉질층(paracortex layer)이라고도 부른다. 여기에는 주로 T-세포와 대식세포(macrophage)가 분포되어 있어 가슴샘의존성영역라고도 부른다. 또 다른 겉질이나 속질에는 주로 B-세포와 형질세포(plasma cell)가 분포되어 있어 가슴샘비의존성영역이라고 부른다. 림프관 안에서 흐르고 있는 림프액은 몇 가닥의 들(수입)림프관이 겉질막을 통과하여 림프절로 들어오고 걸러진 림프는 날(수출)림프관을 통해 나간다.[14] 림프절 내에는 림프관이 그물(network)을 형성하고 있으며 중심에 있는 속질을 경유하여 외부로 유출된다[그림 2-11].

2 분포

림프조직은 태생기에는 난황주머니(yolk sac), 간(liver), 비장(spleen)이 1차 림프기관이고, 출생 후에는 골수와

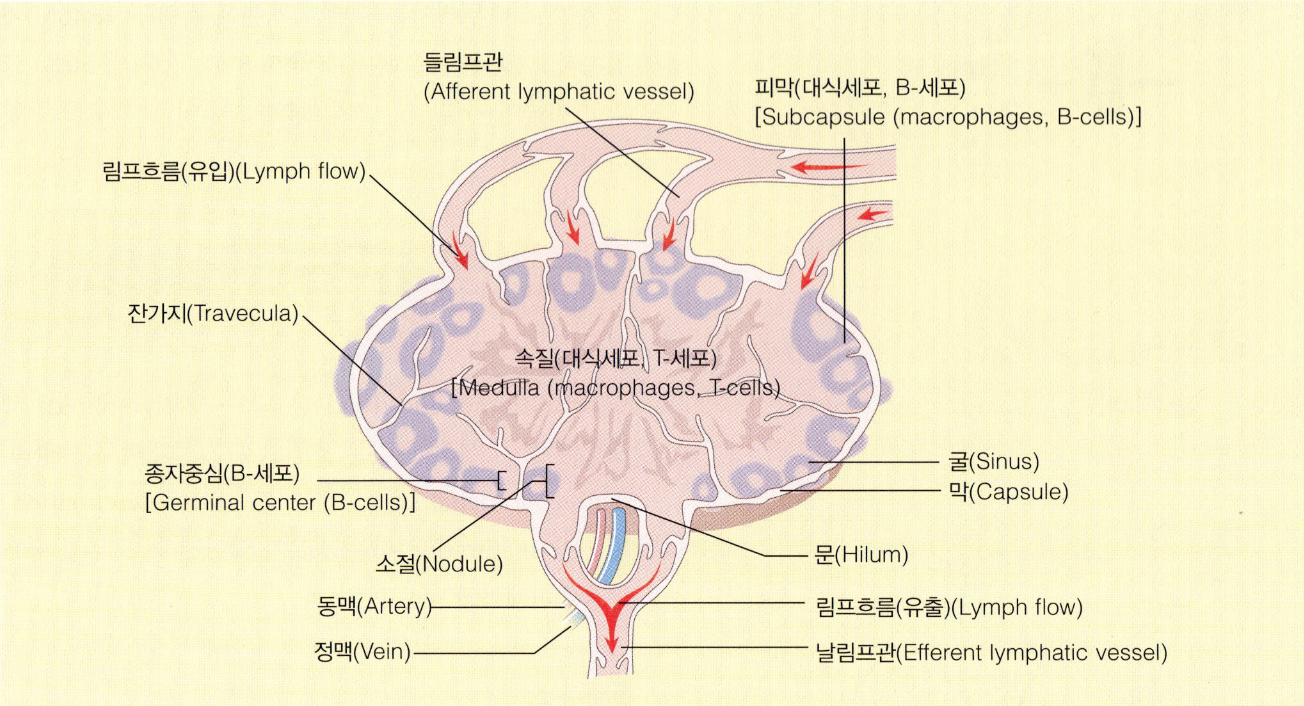

그림 2-11 림프절 구조

가슴샘(thymus)이 1차 림프기관이다. 골수에서는 B-림프구가 성숙하고(조혈모세포 – B-림프모세포 – B-전림프구 – B-림프구) 가슴샘은 조혈모세포가 T-림프모세포 수준에서 이동하여 T-전림프구를 거쳐 T-림프구로 성숙한다.[15] 그리고 림프절과 비장, 작은창자의 파이어판(Peyer's patches), 충수(appendix), 편도(tonsil) 등이 2차 림프조직이다.

3 기능

가슴샘으로부터 이동해온 T1-세포는 가슴샘의존곁겉질층(thymus dependence paracortex layer)에서 분열하여 T2-세포로 성숙한다. 골수로부터 이동해 온 B1-세포는 가슴샘비의존영역의 종자중심, 종자겉질, 속질에서 분열하여 B2-세포로 성숙한다.[16] 성숙된 림프구는 림프굴(lymph sinus)로 이동 후 림프액 중에 섞여 림프관을 통해 정맥으로 들어온다. 림프절에서 림프구의 생성은 출생 후 점점 증가하여 사춘기에 최고가 되었다가 나이가 들어가면서 차츰 감소하는 경향을 보이며 림프조직은 위축된다. 그리고 바이러스감염 때 바이러스와 접촉하면 자극을 받아 림프구가 증가하기 때문에 림프절비대(adenia)가 나타난다.

2.3 비장

Spleen

비장(spleen)은 성인에서 가장 큰 림프기관으로 복부의 왼쪽 윗부분 가로막(diaphragm) 바로 아래에 있으며 콩팥과 비슷한 형태를 하고 있다. 표면은 복막으로 둘러싸여 있고, 무게는 약 100 g 정도 된다. 육안적으로 백색의 반점모양을 보이는 백색속질(white pulp)과 붉게 보이는 적색속질(red pulp)로 구분된다. 백색속질은 림프구, 대식세포, 가지세포(dendritic cell)가 모여서 종자중심으로 된 소포(follicle)를 형성하고 있고 적색속질은 비장굴

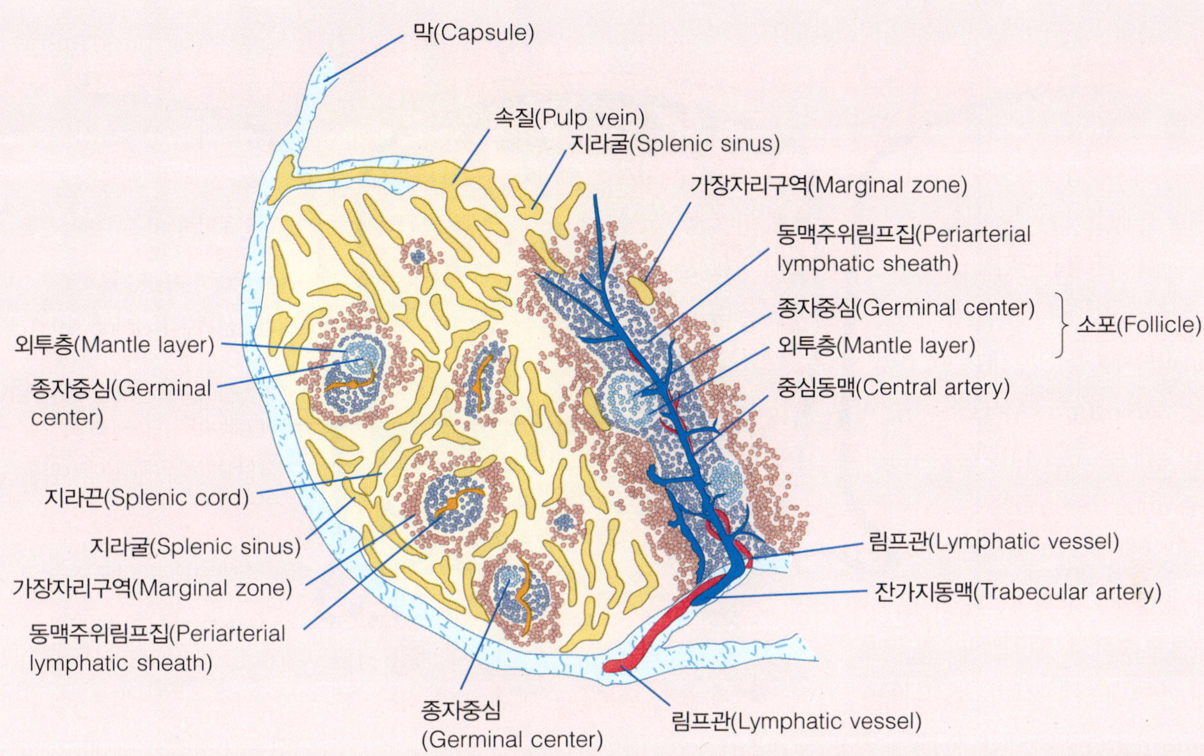

그림 2-12 비장 구조

(splenic sinus)은 일종의 혈관이 된다[그림 2-12]. 출생 전까지는 중요한 조혈조직으로 기능을 하다가 출생 후에는 조혈기능이 없지만 혈액질환의 경우 다시 활발한 조혈, 즉 골수외조혈(extramedullary hematopoiesis)이 가능하며 림프조직 중에서 가장 왕성한 골수외조혈 기관이 비장이다. 백색속질에 있는 B-림프구는 혈액을 통해 들어온 항원과 접촉하여 자극을 받으면 형질세포로 분화한 후 항체를 생성한다. 정상 성인의 비장에는 항상 약 350 mL 정도의 혈액이 체류(sequestration)하고 있으며,[17] 혈소판을 많이 저장하는 장기로 전체 혈소판의 1/3 정도가 비장에 있다.[18] 비장비대(splenomegaly)가 있으면 보다 많은 양의 혈소판을 비장에 가두어 둠으로 인해 말초혈액에 혈소판감소(thrombopenia)가 나타난다.

2.4 가슴샘

Thymus

가슴샘(thymus)은 심장의 앞면 대혈관 부분의 위쪽 가슴 앞세로칸(anterior mediastinum)에 위치하는 0.5~2 cm의 장기로 편평한 삼각형 모양이며 좌엽과 우엽으로 구성되어 있고 다시 작은 소엽(lobule)으로 나누어지지만 좌 · 우 모양이 같지는 않다. 태생기에는 크기가 작지만 출생(12~15 g) 후에는 점차 커져서 사춘기 때 최대 크기(30~40 g)가 된다. 그 후에는 다시 10~15 g으로 작아지고 노인이 되면 위축되어 거의 지방에 쌓여 흔적만 남는다. 사춘기 때 가슴샘의 구조를 보면 다른 림프조직이 그렇듯이 겉질(cortex)과 속질(medullary)로 구분되고 겉질에는 T-림프구가 모여 있는데 골수로부터 이동해온

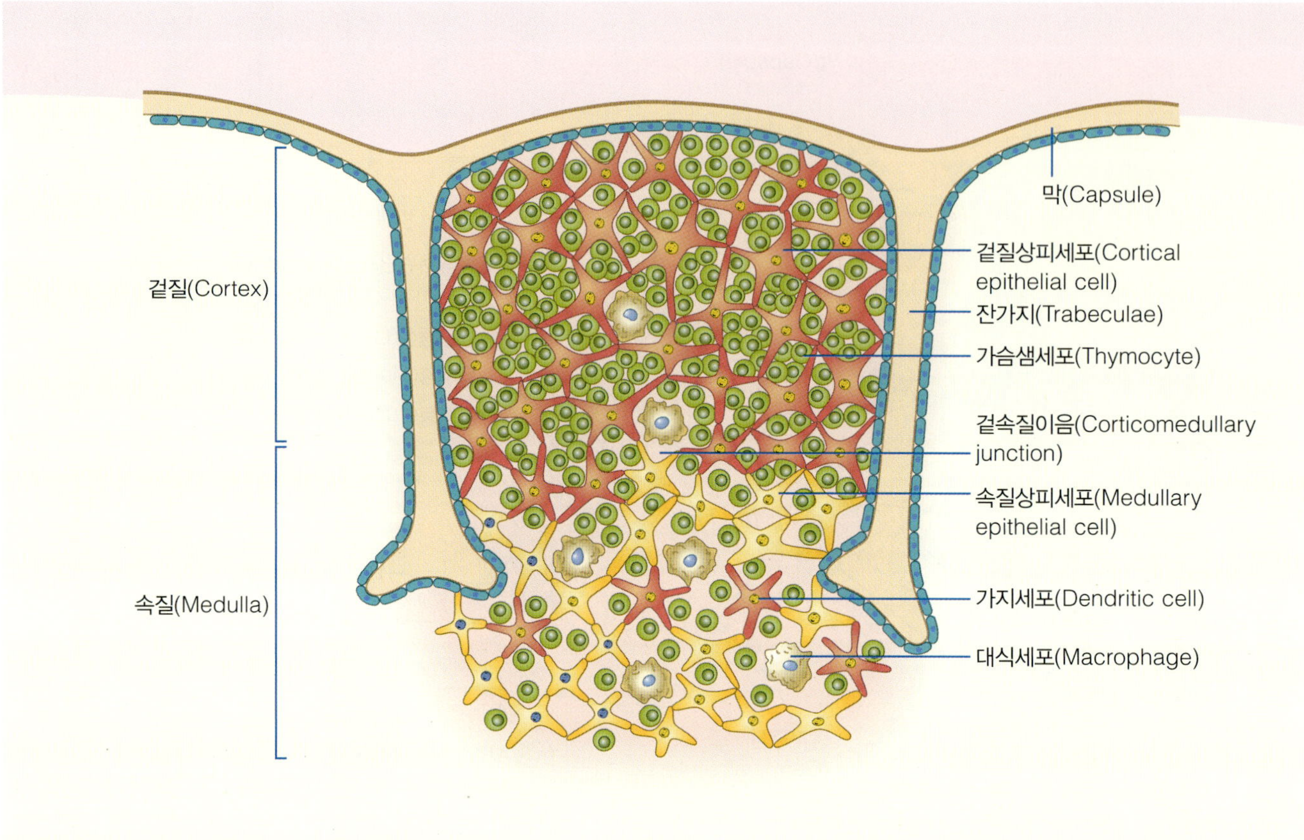

그림 2-13 가슴샘 구조

To-림프구가 여기서 T1-림프구로 분화하여 전신 림프 조직으로 순환한다. 속질에는 림프구가 적고 그물구조가 발달되어 있다[그림 2-13].

2.5 골수외조혈

정상의 경우 출생 후 골수계세포는 골수에서 그리고 림프계세포는 골수와 가슴샘에서 분화와 증식 및 성숙을 하지만 병적인 상태에서는 골수외조직에서도 골수계세포의 조혈이 이루어지는데 이를 골수외조혈(extramedullary hematopoiesis)이라고 하며, 주요 골수외조혈 장기는 비장, 간 등이다.[19] 이들 조직도 태생기에는 모두 조혈조직으로 기능을 하였던 조직이지만 출생 후 병적으로 다시 조혈 기능을 하게 되는 경우이다. 그 외 림프절이나 부신 및 콩팥 등에서도 골수외조혈을 할 수 있다. 골수외조혈이 왕성한 일반 장기(organ)는 간이며, 림프조직(lymphatic tissue)은 비장이다. 골수외조혈 혈구가 한 종류만의 경우와 2~3종류(적혈구, 과립백혈구, 혈소판)의 경우가 있는데 한 종류만의 경우는 적혈구의 생성이 주를 이루며 만성빈혈(용혈빈혈)의 원인이 된다. 2~3종류가 조혈되는 경우는 골수섬유증(myelofibrosis)에서 주로 나타난다. 골수외조혈이 있으면 비장비대(splenomegaly)를[20] 보이기도 하며 말초혈액에서 미성숙 혈구가 많이 출현한다.

핵심

- 조혈모세포는 CD 34+ 세포이다.
- 골수 중 조혈세포를 적골수, 지방세포는 황골수라고 한다.
- 적골수, 즉 조혈세포가 차지하는 양이 세포충실성이다.
- 정상 성인 골수세포충실성은 50 (40~60)%이며 세포충실성이란 골수에서 조혈세포의 백분율이다.
- 성인에서 잠시디 바늘을 이용해 골수흡인과 생검이 동시에 가능한 부위는 뒤엉덩뼈능선이다.
- 골수 유핵세포 중 적혈구계:과립구계 비율(M:E ratio)은 평균 3:1 (2:1~4:1)로 과립구계가 많다.
- 항응고 처리한 골수흡인 검체를 원심분리하면 아래부터 적혈구–유핵세포–혈장–지방으로 분리된다.
- 골수외조혈이 왕성한 장기는 간이며 골수외조혈 림프조직은 비장이다.

참고문헌

1. 조경진 외, *Rodak 혈액학. (제5판)*, 범문에듀케이션, 2019, pp. 80.
2. Elaine M. Keohane, et al., *RODAK'S Hematology* (5th ed.), ELSEVIER, 2016, pp. 578-579.
3. 대한혈액학회, *혈액학. (제3판)*, 범문에듀케이션, 2018, pp. 3.
4. Shirlyn B. McKenzie, *Textbook of Hematology (2nd ed.)*, WILLIAMS & WILKINS, 1996, pp. 15.
5. Elaine M. Keohane, et al., *RODAK'S Hematology (5th ed.)*, ELSEVIER, 2016, pp. 79.
6. Silberstein, L., Scadden, D., Hematopoietic microenvironment. In Hoffman, R., Benz, E. J., Silberstein, L., et al. (Eds.), *Hematology Basic and Practice. (6th ed.)*, St. Louis, Elsevier, 2013.
7. Ross, M. H., Pawlina, W., *Histology a Text and Atlas with Correlated Cell and Molecular Biology. (5th ed.)*, Philadelphia, Lippincott Williams & Wilkins, 2006.
8. Mescher, A.L., *Junqueira's Basic Histology. (12th* ed.), Stamford, Conn, Applrton & Sange, 2010
9. Larochelle A, Vormoor J, Hanenberg H, et al., Identification of primitive human hematopoietic cells capable of repopulating NOD/SCID mouse bone marrow: implications for gene therapy. *Nat Med* 2, 1996, 1329-1337.
10. Aiuti A, Webb IJ, Bleul C, et al., The chemokine SDF-1 is a chemoattractant for human CD34+ hematopoietic progenitor cells and provides a new mechanism to explain the mobilization of CD34+ progenitors to peripheral blood. *J Exp Med* 185, 1997, 111-120.
11. Elaine M. Keohane, et al., *RODAK'S Hematology (5th ed.)*, ELSEVIER, 2016, pp. 255-257.
12. Shirlyn B. McKenzie, *Textbook of Hematology (2nd ed)*, WILLIAMS & WILKINS, 1996, pp. 152-153.
13. 조경진 외, *Rodak 혈액학. (제5판)*, 범문에듀케이션, 2019, pp. 265.
14. Kipps, T. J., The organization and structure of lymphoid tissue. In Prchal, J. T., Kaushansky, K., Lichtman, M. A., et al. (Eds.), *Williams Hematology (8th ed.)*, New York, McGraw-Hill, 2010.
15. 대한혈액학회, *혈액학. (제3판)*, 범문에듀케이션, 2018, pp. 7.
16. 조경진 외, *Rodak 혈액학. (제5판)*, 범문에듀케이션, 2019, pp. 85.
17. Thibodeau, G. A., Patton, K. T., *Anatomy and Physiology. (5th ed.)*. St Louis, Mosby, 2003.
18. Warkentin, T. E., Thrombocytopenia caused by platelet destruction, hypersplenism, or hemodilution. In Hoffman, R., Benz, E. J., Silberstein, L. E., et al. (Eds), *Hematology Basic Principles and*

Practice. (6th ed.) Philadelphia, Saunders, Elsevier, 2013.

19. Wang, J. C., Cheung, C. P., Fakhiuddin, A., et al., Circulating granulocyte and macrophage progenitor cella in primary and secondary myelofibrosis. *Br J Hematol*, 54, 301-307, 1983.

20. Elaine M. Keohane, et al., *RODAK'S Hematology. (5th ed.),* ELSEVIER, 2016, pp. 578.

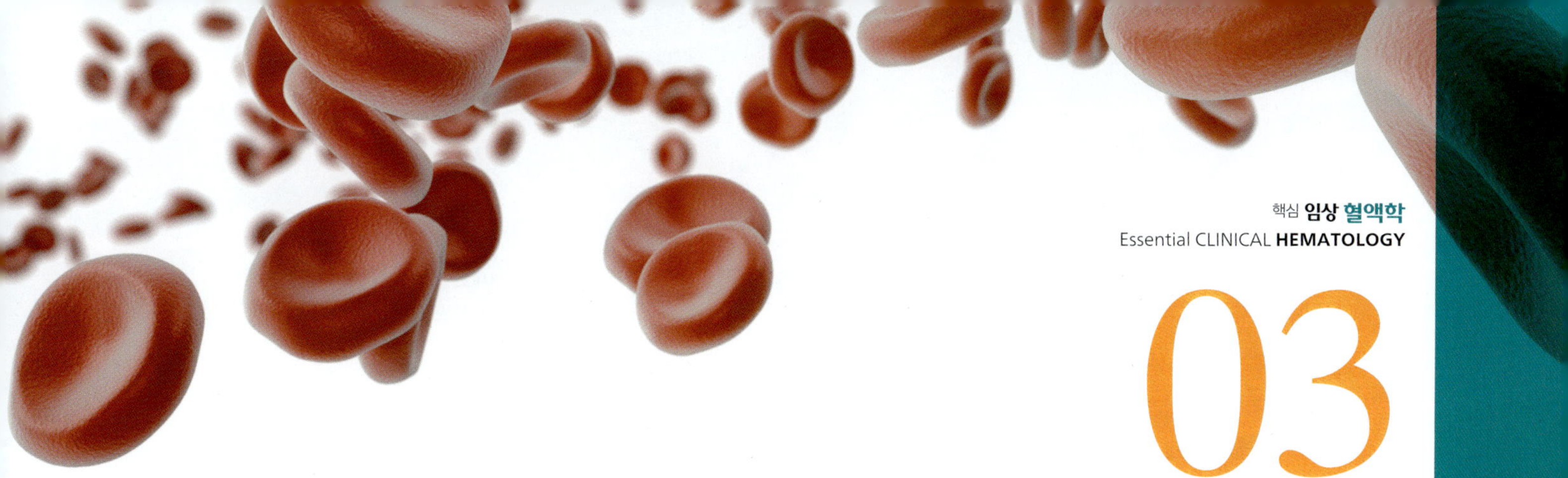

03

혈구의 생성

Production of Blood Cell

3.1 줄기세포

Stem Cell

조혈모세포(조혈줄기세포, 혈구형성줄기세포; hematopoietic stem cell, HPSC)와 다능모세포(다능줄기세포; pluripotential stem cell, PSC)는 모두 같은 개념의 용어이다. 최근 혈액학 분야에서 눈에 띄게 발달된 것 중의 하나는 혈구의 생성기전이 밝혀진 것이라고 할 수 있다. 모든 혈액세포는 하나의 조상세포에서 형성이 시작되고, 이러한 세포는 여러 종류의 세포로 분화가 가능하기 때문에 이를 다능줄기세포, 혈구형성줄기세포 또는 조혈모세포라고 한다.[1] 혈구형성줄기세포는 ① 분화(differentiation) ② 분열(mitosis) · 증식(proliferation) ③ 성숙(maturation) 과정을 거쳐 말초혈액에 출현하게 된다[그림 3-1].

분화는 골수의 다능줄기세포가 말초혈관을 순환하는 7종류의 혈액세포 중 어떤 혈구로 성숙될 것이냐가 결정되는 과정으로 일단 분화가 시작되면 다시 되돌아갈 수는 없다. 성숙과정에서는 분열을 거치면서 세포 수가 증가되는데, 일반적으로 미숙한 세포는 왕성한 분열능력을 가지고 있기 때문에 DNA를 합성하여 보통 2배체(diploid)로부터 4배체(tetraploid)로 분열이 일어난다. 조혈모세포 한 개는 약 20회의 분열 결과 100만 개 정도의 성숙된 혈구를 생산한다.[2] 성숙은 그 혈구가 본래의 기능을 발휘할 수 있게 되는 과정을 말하며 분열증식을 반복하면서 세포는 성숙한다.

조혈을 담당하는 줄기세포, 즉 조혈모세포의 세포표면항원(cell surface marker, CD maker)의 발현 양상은 CD+, CD33-, CD38-, Lin-, HlA-DR 음성이며[3,4] 중간 정도 크기의 림프구 모양으로 알려져 있으며 ① 미분화, 즉 어떤 계열의 혈구로 될 것인지 결정되지 않은 상태의 세포이고, ② 분열했을 때 똑같은 딸세포(daughter cell)를 만드는 능력(self renewal, 자기복제)을 가지고 있다.

골수 안에서 하나의 다능줄기세포(multipotentic stem cell)는 일차적으로 골수계줄기세포(myeloid stem cell)와 림프계줄기세포(lymphoid stem cell)로 각각 분화한다. 골수계줄기세포는 CFU-GEMM(과립구, 적혈구, 대식세포, 거대핵세포-집락형성단위)로 분화한 다음;

① 적혈구 선조세포(progenitor cell)인 적혈구-폭발형성단위(burst forming unit-erythrocyte, BFU-E)가 된 후 적혈구-집락형성단위(colony forming unit-erythrocyte, CFU-E)로 분화 후 적혈구를 생산한다.[5]

② 혈소판 선조세포인 거대핵세포-집락형성단위(colo-

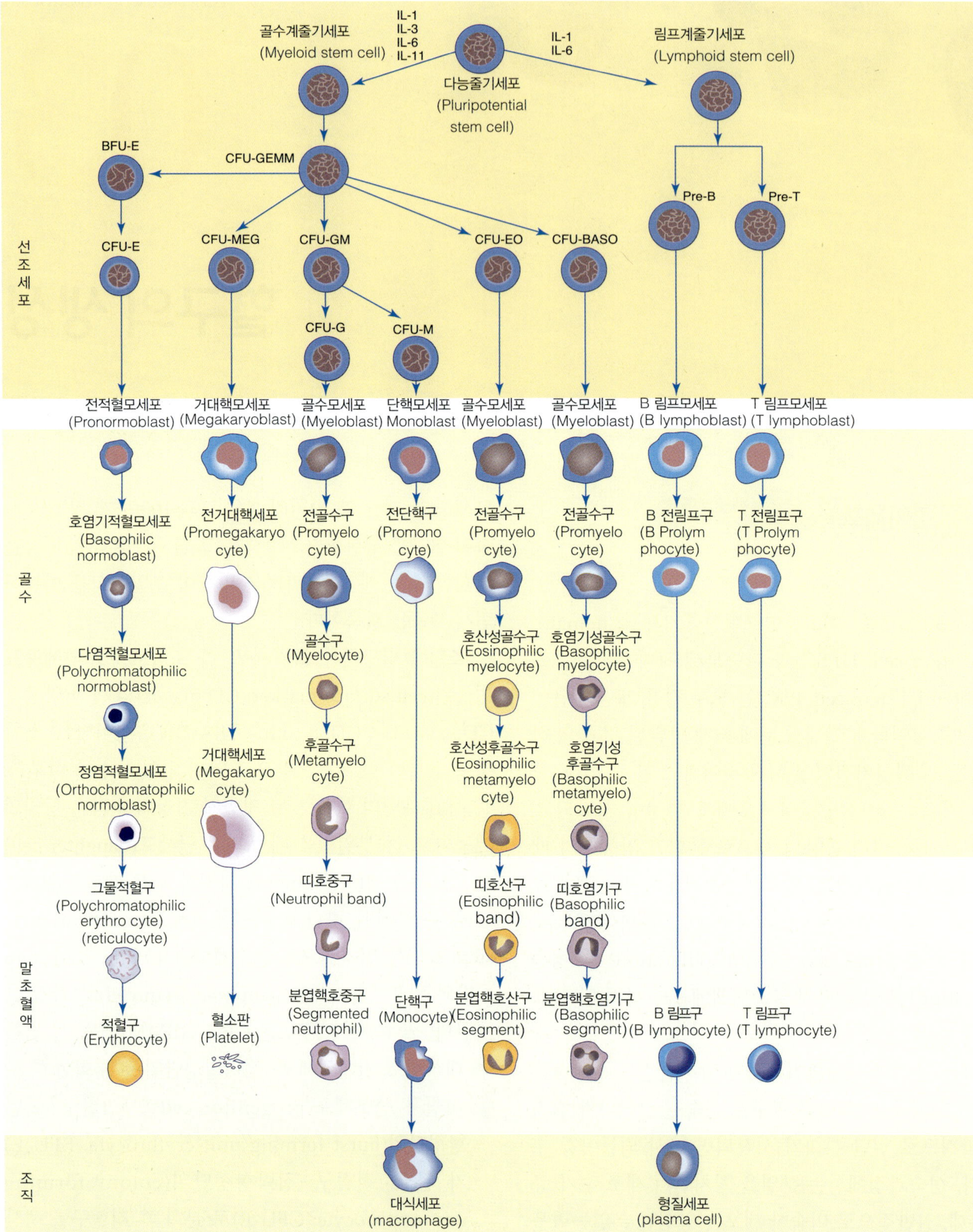

CFU-GEMM [colony forming unit granulocyte, erythroid, monocyte (macrophage), megakaryocyte]: 과립구, 적혈구, 단핵구(대식세포) 및 거대핵세포-집락형성단위. / BFU-E (burst forming unit erythroid): 적혈구 돌발형성단위. / CFU-E (colony forming unit erythroid): 적혈구 집락형성단위. / CFU-Meg [(MK) colony forming unit megakaryocyte]: 거대핵세포-집락형성단위. / CFU-GM [colony forming unit granulocyte, monocyte (macrophage)]:과립구 및 단핵구(대식세포) 집락형성단위. / CFU-G (colony forming unit granulocyte): 과립구 집락형성단위. / CFU-M (colony forming unit macrophage): 대식세포 집락형성단위. / CFU-EO (colony forming unit eosinophil): 호산구 집락형성단위. / CFU-BASO (colony forming unit basophil): 호염기구 집락형성단위.

그림 3-1 다능줄기세포(조혈모세포)의 분화 및 성숙

ny forming unit-megakaryocyte, CFU-Meg)로 분화 후 혈소판을 생산한다.

③ 중성구 선조세포인 과립구, 대식세포(단핵구)–집락형성단위(colony forming unit-granulocyte, macrophage, CFU-GM) 그리고 과립구–집락형성단위(colony forming unit-granulocyte, CFU-G)로 분화 후 중성구를 생산한다.

④ 단핵구 선조세포인 과립구, 대식세포(단핵구)–집락형성단위(colony forming unit-granulocyte, macrophage, CFU-GM) 그리고 대식세포–집락형성단위(colony forming unit-macrophage, CFU-M)로 분화 후 단핵구를 생산하고 성숙한 단핵구는 다시 대식세포로 분화한다.

⑤ 호산구 선조세포인 호산구–집락형성단위(colony forming unit-eosinophil, CFU-EO)로 분화 후 호산구를 생산한다.

⑥ 호염기구 선조세포인 호염기구–집락형성단위(colony forming unit-basophil, CFU-BASO)로 분화 후 호염기구를 생산한다. 따라서 CFU-GEMM은 림프구를 제외한 모든 혈구의 생산이 가능한 최초의 원시세포라고 할 수 있다.

⑦ 한편 림프계줄기세포는 B-림프구와 T-림프구의 전구세포(precursor cell)로 분화여 림프구를 생산한다[그림 3-1].[5] 이러한 분류는 세포배양(cell culture)과 세포표면표지자(CD maker)를 이용해야 하고, 라이트염색(Wright stain)이나 김사염색(Giemsa stain)으로는 불가능하다.

최근에는 조혈모세포 이식을 위하여 골수이식(bone marrow transplantation, BMT)뿐만 아니라 조혈모세포채집기를 이용하여 말초혈액조혈모세포(peripheral blood stem cell, PBSC)를 채집하거나 제대혈액(umbilical cord blood, UCB)에서도 분리해 내고 있다.[6]

3.2 혈구형성자극인자

Blood Cell Production Stimulating Factor

모세포나 전구세포(progenitor cell)는 인터루킨(IL-1, 3, 6, 7, 11 등)이나 집락자극인자(colony stimulating factor, CSF)와 적혈구형성호르몬(erythropoietin, EPO) 및 혈소판형성호르몬(thrombopoietin, TPO) 같은 증식인자(당단백질)들의 자극에 의해 분열하여 수가 늘어나면서 차츰 성숙한다.[7] 완전히 성숙하여 기능을 발휘할 수 있게 된 혈구는 골수를 빠져나와 말초혈액으로 이동하는데 이 같은 골수계모세포로부터 만들어진 적혈구, 과립구, 단핵구 및 혈소판을 골수계열세포(myeloid cell)라고 통칭하여 부른다.

혈구가 골수에서 말초혈관으로 유입되는 과정에 대해서는 완전히 규명되지는 않았으나, 골수에서 형성된 혈액세포들은 혈관외다발 안에 있는 특정 장소에서 발달되고 골수굴 안쪽공간(luminal side) 내피세포 세포질의 작은 구멍을 통과하여 중심정맥굴(central sinus)을 거쳐

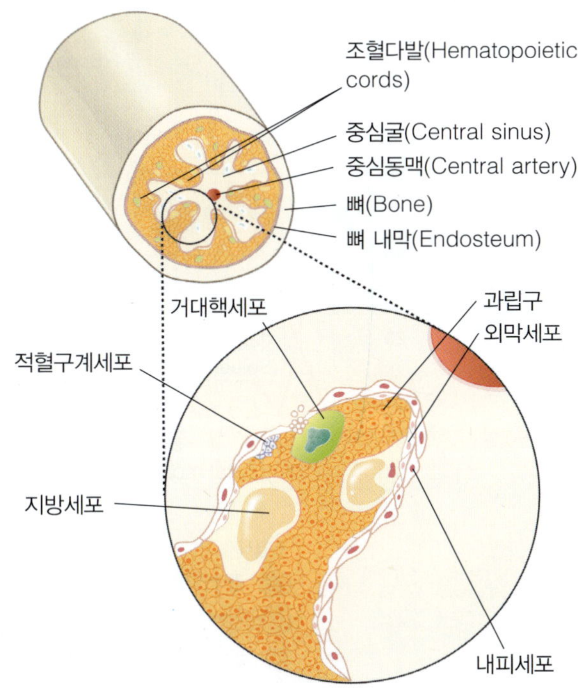

그림 3-2 조혈조직 모식도

중심정맥을 통해 말초혈관으로 방출되는 것으로 알려져 있다[그림 3-2].[8]

정상인에서는 완전히 성숙된 세포만이 골수에서 말초혈액으로 이동하는데, 림프구계세포는 골수 내에서 림프계전구세포로 분화된 다음 T-세포와 B-세포로 다시 분화되어 T-세포는 골수 조혈모세포에서 기원하여 림프모세포 수준에서 가슴샘(thymus)으로 이동 후 전가슴샘세포(prothymocyte) 단계를 거쳐 성숙된 다음 말초혈액으로 나오게 되고, B-세포는 골수와 림프절에서 성숙한 후 말초혈액으로 이동하여 순환한다.[9] 성숙 림프구도 항원자극을 받으면 다시 증식한다. 항원자극과 보조 T-세포의 도움을 받은 B-세포는 증식과 동시에 형질세포(plasma cell)로 분화하며 형질세포는 정상적으로 말초혈액에서는 관찰되지 않는다.

3.3 혈구의 생성

Production of Blood Cell

혈구형성(조혈, hematopoiesis) 중 태아의 조혈은 난황주머니(yolk sac), 간(liver), 비장(spleen), 골수(bone marrow), 림프절(lymph node)의 순으로 이루어지며 난황주머니에서 최초 조혈은 적혈모구(normoblast)이다.

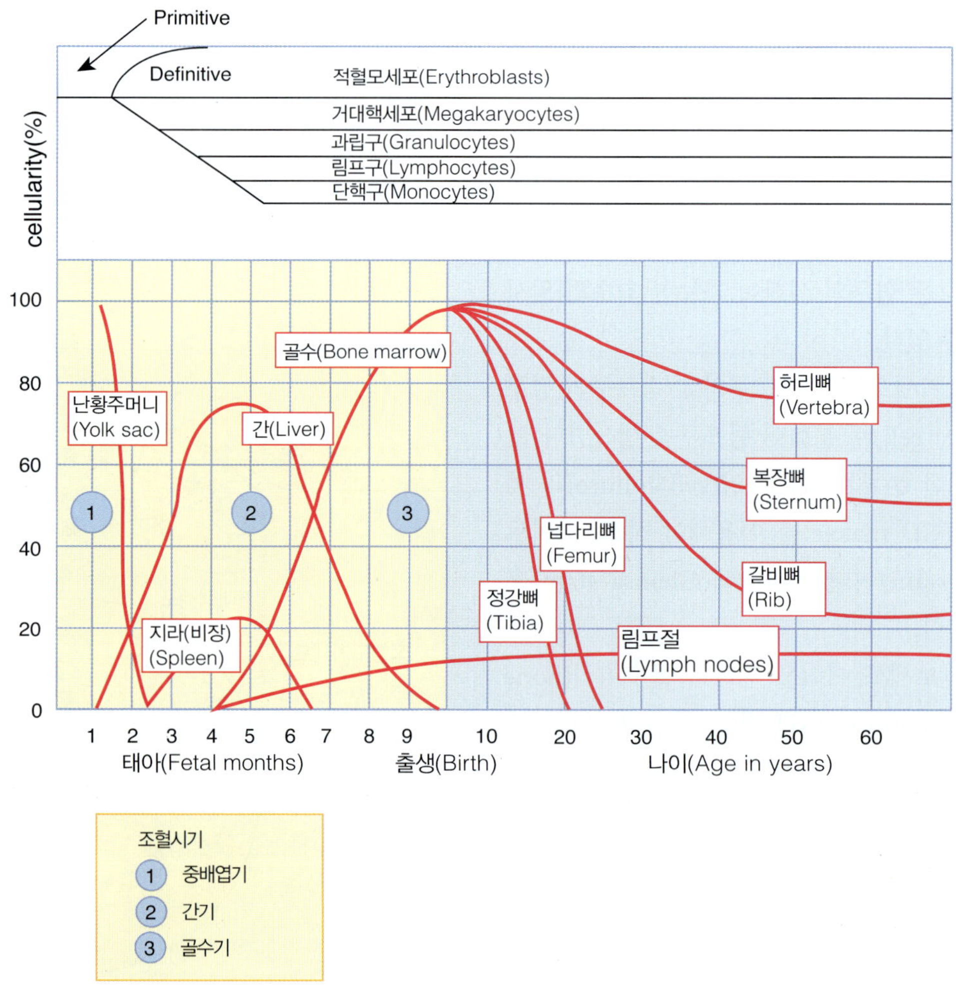

그림 3-3 시기별 조혈

태생(fetus) 19일 정도에 중배엽 세포는 난황주머니로 이동하고 이 세포의 일부가 적혈모구를 생성하며,[10] 다른 세포들은 난황주머니를 둘러 쌓아 혈액섬이 형성되며 혈액섬 바깥쪽의 혈관생성모세포들이 혈관계를 이루는 혈관내피세포로 분화된다.[10] 한편 혈액섬 안쪽의 원시적혈모구(primitive erythroblast)들은 혈액 중으로 유입되는데, 심장이 형성되고 기능을 하게 되면 혈관계로 연결되어 혈구의 순환이 시작된다. 원시적혈모세포 단계에서 나타나는 혈색소는 그 구조가 출생 후와는 다르며, 이 시기에 거대핵세포(megakaryocyte)도 생성된다. 난황주머니에서의 조혈은 간에서 조혈이 이루어지기 시작하면서 점차 감소하여 임신 11주 정도 되면 멈추게 된다.

태생 3~4개월쯤 되면 간과 비장(spleen)에서 왕성한 적혈구조혈이 이루어진다. 이 적혈구는 출생 후의 것과 차이가 없으나, 혈색소는 태아혈색소(Hb-F)가 대부분이다.[11] 그 외 적은 양이지만 림프절(lymph nodes)에서도 조혈이 이루어지며 과립구(granulocyte) 조혈은 간실질(parenchyma)세포와 결합조직(connective tissue)에서 나타난다.

태생 4개월 후반기에는 골수(bone marrow)에서 조

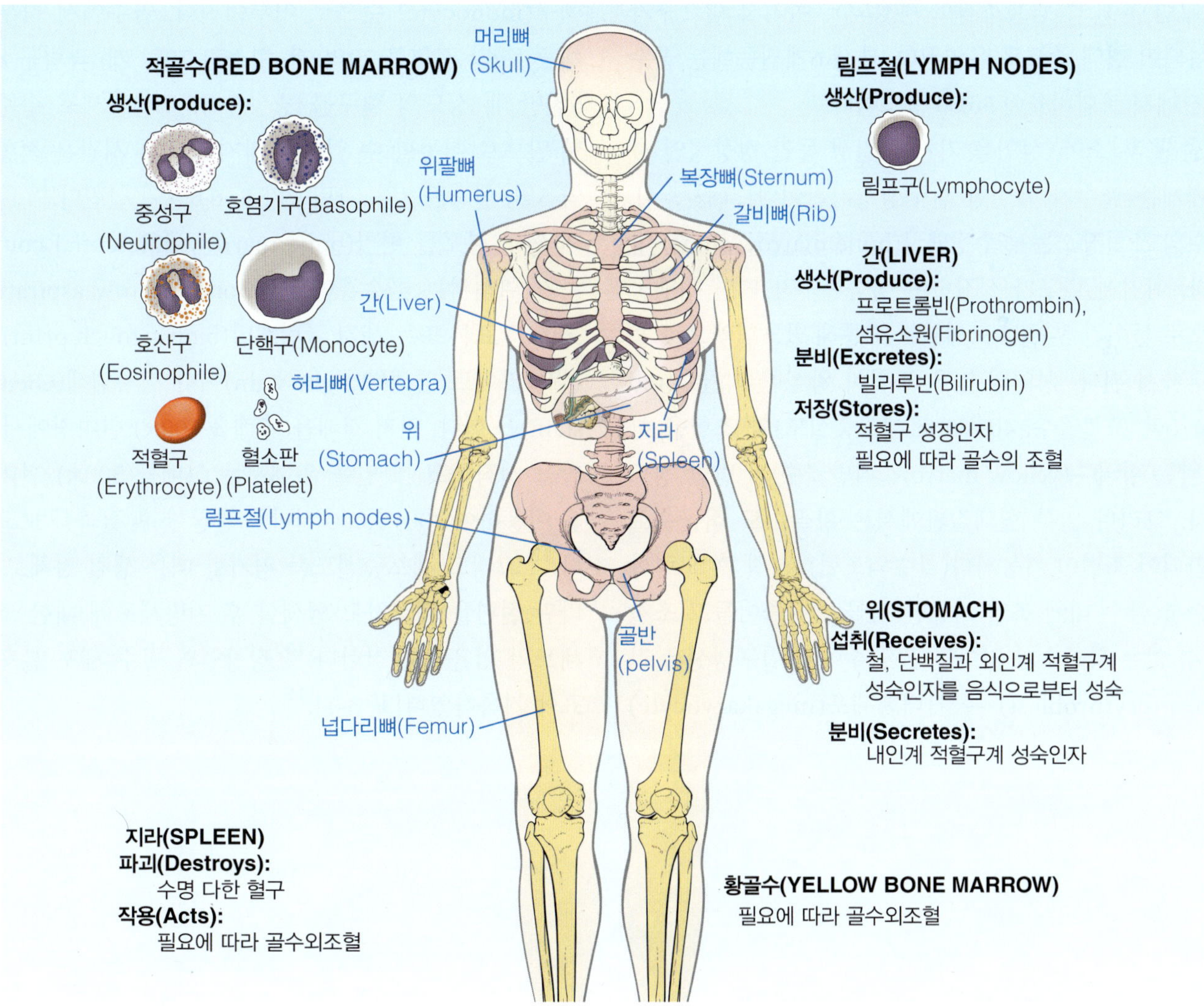

그림 3-4 성인의 조혈 골수

표 3-1 정상 성인 골수의 혈구 분포

세포	분포(%)	세포	분포(%)
골수모세포	0~3	전적혈모구	0~1
전골수구	1~5	호염기적혈모구	1~4
골수구	6~17	다염적혈모구	10~20
후골수구	3~20	정염적혈모구	6~8
밴드중성구	9~32	림프구	5~18
분엽중성구	7~30	형질세포	0~1
호산구 및 전구세포	0~3	단핵구	0~1
호염기구와 비만세포	0~1	조직구	0~1
거대핵세포	저배율(100X)에서 2~10개	M:E 비율	1.5:1~3.3:1

혈이 시작되면서 간과 비장에서의 조혈은 서서히 줄어든다[그림 3-3].[10] 림프조직도 형성되고 여기서 림프구가 생성되어 혈액 중으로 유입된다. 태생 6개월쯤에는 골수와 간에서 조혈비율이 50:50 정도이다.

출생 후 소아, 성인을 거치는 일생 동안 정상적인 사람에게는 골수가 유일한 혈구생성기관이다[그림 3-4]. 골수의 조혈장소는 골수정맥굴(bone marrow sinus) 밖이다. 여기서 혈구가 성장하여 성숙혈구가 되면 정맥굴 안으로 들어간 후 골수모세혈관을 통해 말초혈액으로 흘러나가게 된다. 성인의 경우 조혈이 왕성한 적골수(red marrow, 조혈골수; 40~60%: 세포충실도)와 조혈을 하지 않는 황골수(yellow marrow, 지방골수)가 반반 정도이다. 그러나 일부 혈액질환에서는 황골수도 적골수로 전환되어 조혈이 가능하다(골수외조혈). 성장 후 노령화될수록 골수 내에 조혈 가능한 적골수가 줄어들고 조혈할 수 없는 황골수가 많아진다. 골수에서 혈구생성은 적혈모구(erythroblast) → 거대핵세포(megakaryocyte) → 과립구(granulocyte) → 림프구(lymphocyte) → 단핵구(monocyte) 순으로 이루어진다. 골수에서 하루에 체중 Kg당 적혈구 20억 개, 혈소판 70억 개, 과립구 8억 5천만 개 정도의 혈구를 생성한다. 조혈모세포 수준에서 말초로 이동할 수 있을 때까지 걸리는 시간은 적혈구 약 5일, 혈소판 7일, 과립구가 5~6.6일이 걸린다.[13] 골수의 혈구 분포를 평가(bone marrow differential count)하기 위해서는 골수흡인도말(bone marrow aspiration smear) 표본 또는 생검 굴림도말(biopsy touch print) 표본을 라이트 염색(Wright stain)이나 김사염색(Giemsa stain)을 한다. 먼저 저배율(총배율 100×) 현미경에서 관찰을 시작하고, 확인을 위해서는 고배율(500×) 현미경을 이용하여 300~1,000 시야를 관찰한 후 결과를 보고한다.[12] 그리고 세포충실도를 평가할 때는 생검 검체로 파라핀 절편을 제작하고 염색한 후 지방세포에 대한 조혈세포의 비율을 관찰한다.[14] 정상인의 골수 세포 분포는 표에 기록하였다[표 3-1].[15]

핵심

- 조혈모세포의 세포표면항원(cell surface marker, CD maker)의 발현 양상은 CD+, CD33-, CD38-, Lin-, HlA-DR 음성.
- CFU-GEMM은 림프구를 제외한 모든 혈구의 생산이 가능한 최초의 원시세포다.
- 태생 19일쯤 난황주머니에서 최초의 조혈(적혈모구)이 이루어진다.
- 태생 3~4개월쯤에는 간과 비장이 왕성한 조혈장기.
- 태생 4개월에 골수조혈이 시작되며, 6개월쯤에는 골수와 간에서 50:50 정도로 조혈하고, 출생 후에는 골수가 유일한 조혈기관이다.
- 혈구생성은 적혈모구(erythroblast) → 거대핵세포(megakaryocyte) → 과립구(granulocyte) → 림프구(lymphocyte) → 단핵구(monocyte) 순서다.

참고문헌

1. Orkin, S., Diversification of hematopoietic stem cells to specific lineages. *Nat Rev Genet*, *1*, 2000, 57-64.
2. 권현영 외, *임상병리혈액학. (제3판)*, 범문에듀케이션, 2020, pp. 11.
3. 대한혈액학회, *혈액학*, *제3판*, 범문에듀케이션, 2018, pp. 11.
4. Verfaillie, C., Regulation of hematopoiesis. In Wickramasinghe, S. N., McCullough, J., (Eds.), *Blood and Bone Marrow Pathology*. New York, Churchill Livingstone, 2003.
5. Shirlyn B. McKenzie, *Textbook of Hematology (2nd ed.)*, WILLIAMS & WILKINS, 1996, pp. 24.
6. 대한혈액학회, *혈액학. (제3판)*, 범문에듀케이션, 2018, pp. 460.
7. 조경진 외, *Rodak 혈액학. (제5판)*, 범문에듀케이션, 2019, pp. 89-91.
8. Koury, M. J., Lichtman, M. A., Structure of the marrow and the hematopoietic microinviroment. In Prchal, J. T., Kaushansky, K., Lichtmanm, M. A., et al. (Eds.), *Williams Hematology. (8th ed.)*, New York, McGraw-Hill, 2010.
9. 대한혈액학회, *혈액학. (제3판)*, 범문에듀케이션, 2018, pp. 7.
10. Ivanovs, A., Rybtsov, S., Welch, L., Anderson, R. A., et al., Highly potent human hematopoietic stem cells first emerge in the intraembriyonic aorta-mesonephros region. *J Exp Med*, 208, 2011, 2417-2427.
11. Pails, J., Segal, G. B., Hematology of the fetus and newborn. In Prchal, J. T., Kaushansky, K., Licht-manm, M. A., et al., *Williams Hematology. (8th ed.)* New York, McGraw-Hill, 2010.
12. Elaine M. Keohane, et al., *RODAK'S Hematology. (5th ed.)*, ELSEVIER, 2016, pp. 258-261.
13. 대한진단검사의학회, *진단검사의학. (제6판)*, 범문에듀케이션, 2022, pp. 180.
14. Hartsock, R. J., Smith, E. B., Pett, C. S., Normal variations with aging og the amount oh hemato-poietic tissue in bone marrow from the anterior iliac crest, *Am J Clin Pathol*, 43, 1965, 326-331.
15. Elaine M. Keohane, et al., *RODAK'S Hematology. (5th ed.)*, ELSEVIER, 2016, pp. 261.

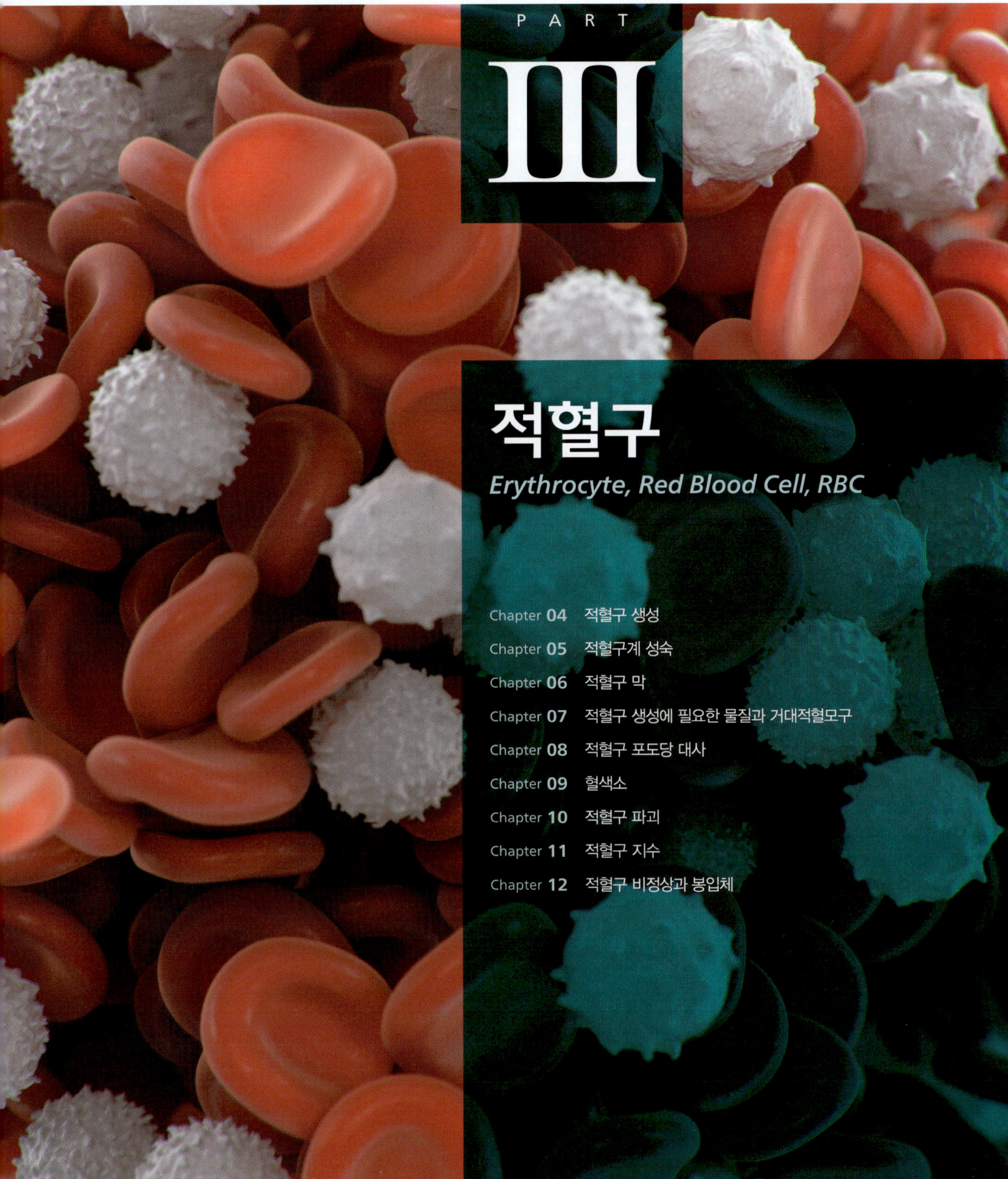

PART

III

적혈구

Erythrocyte, Red Blood Cell, RBC

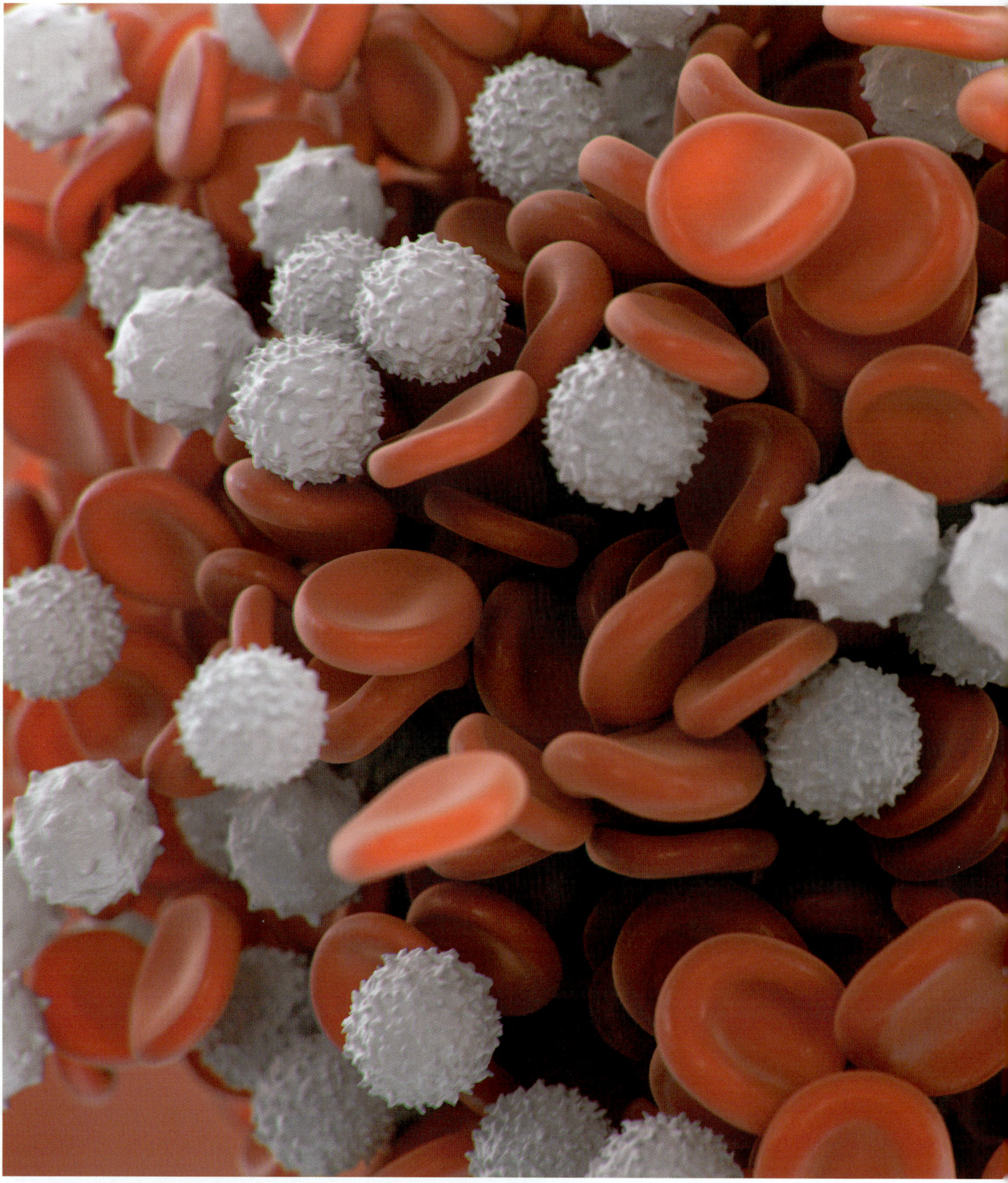

04

적혈구 생성

Production of Erythrocyte

정상 성인들에게서 정상 적혈구(RBC)는 도넛 모양으로 앞뒤가 오목한 구조(이중함몰 구조, biconcave)[1]세포로[그림 4-1A, B] 직경이 6~8 μm(평균적혈구용적, MCV 80~100 fL)이며,[2] 전체 혈액량의 42~47%를 차지한다(적혈구용적률, hematocrit, Hct.). 골수에서 분화·성숙 과정에 있는 적혈구 전구세포(prrcursor cell; 전적혈모구, 호염기적혈모구, 다염적혈모구, 정염적혈모구: 유핵적혈구)들은 핵과 세포질 그리고 세포질 안에 소기관(organell)을 가지고 있지만 말초혈관을 순환하는 성숙한 적혈구(그물적혈구, 적혈구)는 핵(nucleus)이 없다. 정상 성인의 경우 말초혈액에 유핵적혈구(nucleated RBC)가 출현하지 않지만 신생아는 정상적으로 정염적혈모구 같은 유핵적혈구가 소수 출현한다.[3] 혈액이 붉게 보이는 것은 적혈구 내에 색소단백으로 이루어져 있는 혈색소(hemoglobin, Hb.)를 포함하고 있기 때문이다.

적혈구의 주요 기능은 폐에서 산소와 결합하여 조직으로 산소를 운반하고, 조직에서 대사(metabolism)결과 생성된 이산화탄소(CO_2)를 폐로 운반 후 배출하는 가스교환(gas exchange)인데[4] 산소와 결합하는 것은 혈색소 구조 안에 들어있는 철(Fe^{++})이다. 조직의 대사 결과 생성된 이산화탄소의 운반 과정은 뒤에 자세히 설명해 두었다. 또한 적혈구는 산·염기 평형(acid base balance)에도 관여한다. 적

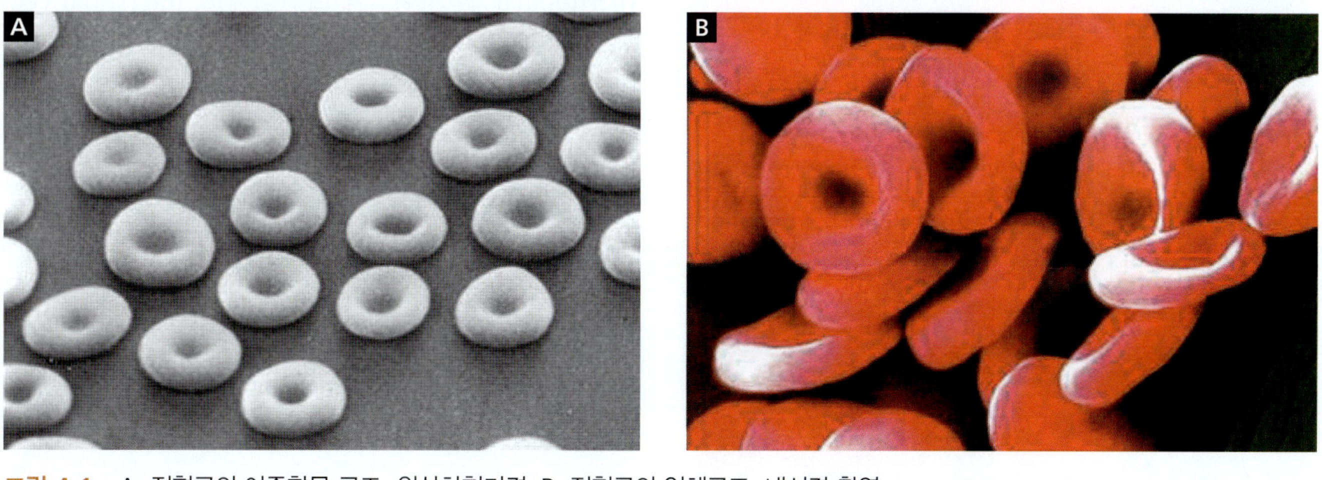

그림 4-1 A. 적혈구의 이중함몰 구조; 위상차현미경, B. 적혈구의 입체구조; 내시경 촬영

혈구의 이상으로 발생하는 질환은 말초혈액에서 혈구 수나 혈색소량의 감소를 나타내는 빈혈(anemia)과 골수에서 과잉 생산으로 인한 진성적혈구증가증(polycythemia vera)으로 크게 나누고 있으며 원인 및 증상 등은 적혈구질환에서 자세히 설명한다.

4.1 적혈구 분화
Differentiation of Erythrocyte

앞장에서(Ch. 3) 설명하였듯이 골수의 다능줄기세포(pluripotential stem cell)에서 골수계줄기세포(myeloid stem cell)로 분화되고 다시 과립구, 적혈구, 대식세포, 거대핵세포-집락형성단위(colony forming unit-granulocyte, erythroid, macrophage, megakaryocyte, CFU-GEMM)를 거쳐 적혈구-폭발형성단위(burst forming unit-erythroid, BFU-E)로 분화한다. BFU-E는 IL-3, GM-CSF(과립구, 대식세포-집락자극인자), EPO(erythropoietin, 적혈구형성호르몬) 등의 영향으로 여러 차례 분열하여 적혈구-집락형성단위(colony forming unit-erythroid, CFU-E)가 되고,[5] CFU-E는 EPO의 자극을 받아 몇 차례 더 분열한 후 적혈모구(적혈모세포, noroblast)가 된다.[6] 적혈모구는 염색 후 광학현미경에서 쉽게 구별되는 적혈구계 최초 전구세포(미성숙세포)다. BFU-E에서 CFU-E가 되는 데 7일이 소요되고, CFU-E가 전적혈모구로 성숙할 때 또 7일이 걸린다.[7] 그리고 전적혈모세포가 분열·성숙하면서 완전히 성숙된 적혈구로 되기까지 골수에서의 소요기간은 보통 5~7일 정도이므로 결과적으로 BFU-E에서 성숙한 적혈구가 되기까지는 18~21일 정도가 소요된다.[8] 적혈모구에 비해서 BFU-E나 CFU-E는 그 수가 극히 적고 형태학적으로 구별이 되지 않지만 반고형배지(semisolid medium)에서 배양하면 BFU-E나 CFU-E의 집락을 확인할 수 있다.[9]

4.2 적혈구형성호르몬
Erythropoietin, EPO

적혈구-폭발형성단위(BFU-E)에서 적혈구로 되기까지 몇 번의 분열을 거쳐 수가 증가하고 성숙되면서 혈색소의 양도 증가하는데, 이 과정에서 특이적으로 적혈구 생성을 촉진시키는 에리트로포이에틴(erythropoietin, EPO)이라는 적혈구형성호르몬이 주도한다. 에리트로포이에틴 없으면 적혈구는 생성되지 않는다. 골수세포 또는 말초혈액세포에 에리트로포이에틴을 넣고 배양하면 집락(colony)이 형성된다.[9]

유전자 7번 염색체(7q22.1)에 위치하는 에리트로포이에틴은 호르몬으로서 분자량이 39,000 Da이며,[10] 60%의 글로불린(globulin)과 30%의 탄수화물 그리고 10% 정도의 시알산(sialic acid)을 함유하는 α_2-글로불린에 속하는 당단백질(glycoprotein)이다.[11] 아스파라진(asparagine) 24, 38, 83 부위에 붙어 있는 N-당화(N-glycosylation)와 세린(serine) 126 부위에 있는 O-당화가 에리트로포이에틴 합성 및 분비와 생물학적 활성에 필수적인 것으로, 만약 불완전한 당화 때는 그물내피세포에서 대사과정을 거쳐 분해되는 것으로 알려져 있다. 시알산은 순환혈액 내에서 에리트로포이에틴이 간세포(hepatocyte)의 갈락토실수용체(galactosyl receptor)에 의해 초기에 제거되는 것을 방지하는 것으로 알려져 있다.

성인에서 에리트로포이에틴 혈장 내 참고범위는 3~16.6 mU/mL로 남·여 차이는 없다.[12] 주로 콩팥의 토리쪽세관(근위세뇨관, proximal tubule) 세포와 관주위(peritubular)의 사이질세포(간질세포, interstitial cell)에서 생산되고,[11] 동맥혈의 산소분압이 낮을 때, 빈혈, 산·염기 평형의 변화, 출혈증가 등으로 인한 내분비의 자극이 있을 때 합성이 증가한다.[13] 5% 정도는 간에 있는 쿠퍼세포(Kupffer cell)에서도 생산한다.[14] 에리트로포이에틴이 혈중으로 유입되어 골수에 전달되면 골수에 있는 적혈구-집락형성단위(CFU-E)에 있는 에리트로포이에틴수용체(EPO-Receptor, EPOR)를 매개로 적혈구의 분화와 증식을 촉진하여 적혈구 생산이 증가된다.

핵심

- 정상 적혈구는 앞뒤가 오목한 이중함몰 구조다. 그래서 말초혈액 도말표본 관찰에서 중앙 1/3 정도가 밝게 보이는데 이를 중앙밝은 부위(central paller) 또는 중앙창백대라고 한다.
- 적혈구의 크기는 6~8 μm(평균 7 μm)이며, 평균적혈구용적(mean cell volume, MCV)이 80~100 fL이다.
- 적혈구로 분화할 수 있는 최초의 집락단위(선조세포)는 CFU-GEMM이다.
- 적혈구계열의 원시세포는 BFU-E이고 더 성숙하면 CFU-E가 된다.
- 적혈구 생산을 촉진하는 것은 에리트로포이에틴(EPO)이다.
- 에리트로포이에틴(EPO)은 당단백질 호르몬으로 주 생산 장기는 신장(콩팥)이다.

참고문헌

1. Neal, S. Young et al., *CLINICAL HEMATOLOGY*, MOSBY; ELSEVIER, 2006, pp. 35.
2. Mohandas, N., Chasis J. A., Red blood cell deformability, membrane material properties and shape: regulation by transmembrane, skeletal and cytosolic proteins and lipids. *Semin Hematol 30*, 1993., 171-192.
3. 권현영 외, *임상병리혈액학. (제3판)*, 범문에듀케이션, 2020, pp. 17.
4. Elaine M. Keohane, et al., *RODAK'S Hematology. (5th ed.)*, ELSEVIER, 2016, pp. 98.
5. Dessypris, E. N., Sawyer, S. T., Erythrocyte. In Greer, J. P., Foerster, G. M., et al., *Wintrobe's Clinical Hematology. (12th ed.)*, Philadelphia, Wolters Kluwer Health, Lippincott Williams & Wilkins, 2009.
6. Sawada, K., Krantz, S. B., Dai, C. H., Purification of human brust-forming units-erythroid and demonstration of the evolution of erythropoietin receptors. *J Cell Physiol*, 142, 1990, 219-230.
7. Papayannopoulou, T., Mighaccio, A. R., Biology of erythropoiesis, erythroid differentiation, and maturation. In Hoffman, R., Benz, E. J., Silberstein, L. E., et al. (Eds), *Hematology Basic Principles and Practice. (6th ed.)*, 258-276, Philadelphia, Saunders, Elsevier, 2012.
8. Elaine M. Keohane, et al., *RODAK'S Hematology. (5th ed.)*, ELSEVIER, 2016, pp. 96.
9. Greer, J. P., Foerster, G. M. et al. (Eds.), *Wintrobe's Clinical Hematology. (11th ed.)*, Philadelphia: Wolters Kluwer Health; Lippincott Williams & Wilkins, 2004, pp. 196.
10. Shirlyn B. McKenzie, *Clinical Laboratory Hematology*, New Jersey, Pearson Education, 2004, pp. 28.
11. Kaushansky, K., Hematopoietic stem cells, progenitors, and cytokines. In Prchal, J. T., Kaushansky, K., Lichtman, M. A., et al. (Eds.), *Williams Hematology (8th ed.)*, New York, McGraw-Hill, 2009.
12. Shirlyn B. McKenzie, *Clinical Laboratory Hematology*, New Jersey, Pearson Education, 2004, pp. 811.
13. Rizzo, J. D., Seidenfield, J. et al., Erythropoietin: a paradigm for the development of pratice guidelines. *Hematology, 1*, 2001, 10-30.
14. Koury, M. J. et al., Orgin and development of blood cells. In Greer, J. P., Foerster, G. M. et al. (Eds.), *Wintrobe's Clinical Hematology. (11th ed.)*, Philadelphia, Wolters Kluwer Health, Lippincott Williams & Wilkins, 2009.

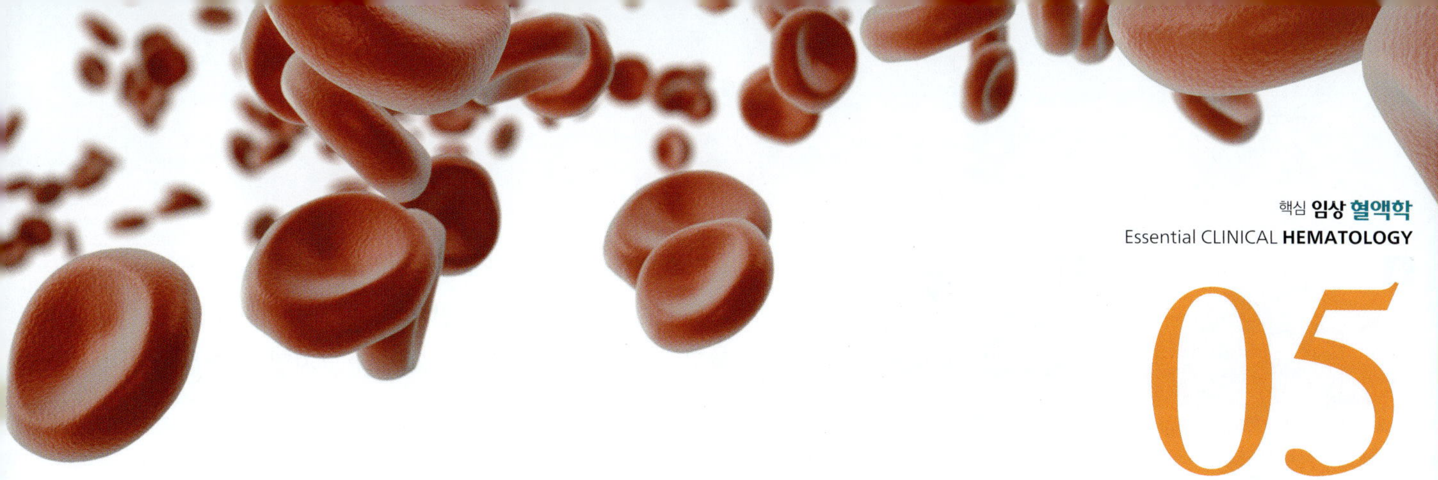

05

적혈구계 성숙

Maturationn of Erythroid

5.1 적혈구계 명명

Name of Erythroid

적혈모구(Normoblast, 적혈모세포) 성숙과정의 명칭은 3가지가 사용되는데 Erythroblast 시리즈는 유럽에서 먼저 사용하였고, Normoblast 표현은 미국에서 주로 사용하는 용어이며, Rubriblast 계통은 과립구 성숙과 더불어 표현할 때 사용한다[표 5-1].[1] 이 책에서는 적혈모구(normoblast) 시리즈를 우선적으로 사용한다. 적혈모구와 전적혈모구(pronormoblast)는 구별하지 않으므로 성숙과정의 형태학적 특징에 따라 4단계로 분류하고 있다. 즉, 전적혈모구(pronormoblast), 호염기적혈모구(basophilic normoblast), 다염적혈모구(polychromatophilic normoblast), 정염적혈모구(orthochromic normoblast)이며 더 성숙하면 핵이 없는 그물적혈구(reticulocyte)와 적혈구(erythrocyte)의 순서로 성숙한다[그림 5-1].

분열·증식은 전적혈모구, 호염기적혈모구포, 다염적혈모구 단계까지만 가능하며, 이 기간 동안 3~5회 분열하여 8~32개의 성숙한 적혈구가 생산된다.[2] 정상적인 분열은 전적혈모구 단계에서 1회, 호염기적혈모구 단계에서 2회, 다염적혈모구 단계에서 2회 분열하는 것으로 알려져 있다. 전적혈모구부터 정염적혈모구까지를 통합하여 유핵적혈구(nucleated RBC, N-RBC)라고 부른다. 따라서 마지막 분열·증식이 가능한 것은 다염적혈모구이며, 정염적혈모구는 유핵적혈구이기는 하지만 분열·증식 능력은 없으며, 정상 성인의 경우 유핵적혈구는 말초혈액에 출현하지 않고 그물적혈구와 더 성숙한 적혈구

표 5-1 적혈구계 이름(명명)

Normoblastic	Erythroblastic	Rubriblastic
전적혈모구 (Pronormoblast)	전적모구 (Proerythroblast)	전적아구 (Rubriblast)
호염기적혈모구 (Basophillic normoblast)	호염기적모구 (Basophillic erythroblast)	호염기적아구 (Prorubricyte)
다염적혈모구 (Polychromatic normoblast)	다염적모구 (Polychromatic erythroblast)	다염적아구 (Rubricyte)
정염적혈모구 (Orthochromic normoblast)	정염적모구 (Orthochromic erythroblast)	정염적아구 (Metarubricyte)
그물적혈구 (Reticulocyte)	그물적혈구 (Reticulocyte)	그물적혈구 (Reticulocyte)
적혈구 (Erythrocyte)	적혈구 (Erythrocyte)	적혈구 (Erythrocyte)

※Chromatophillic~, Chromatic~, Chromic~; 같은 개념의 접두어다.

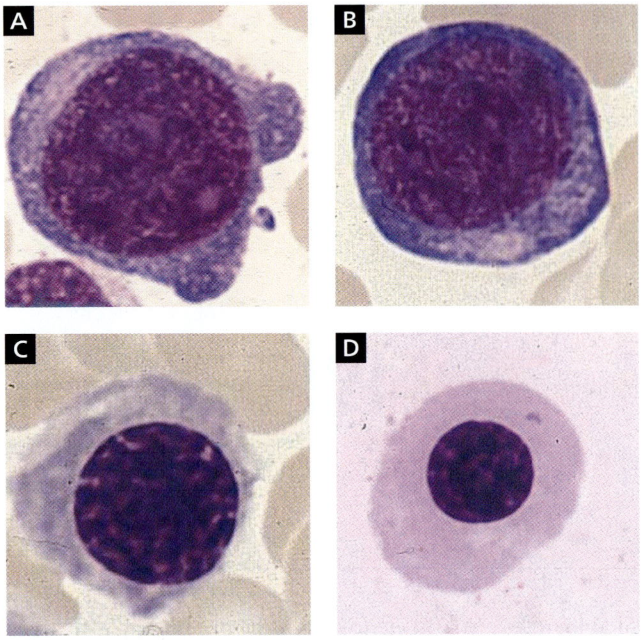

그림 5-1 A. 전적혈모구(Pronormoblast), B. 호염기적혈모구(Basophilic normoblast), C. 다염적혈모구(Polychromatic normoblast), D. 정염적혈모구(Orthochromic normoblast)

만 말초혈액 내에 존재하고 신생아의 경우는 소수의 유핵적혈구가 말초혈액에 존재한다.

적혈모구 성숙과정에서 가장 중요한 것은 혈색소의 합성인데 전적혈모구의 단계에서 혈색소가 합성이 준비되기 시작하여 점차 성숙하면서 혈색소량은 증가하고 RNA 양은 감소한다.[3] 형태학적으로는 보통 염색에서 세포질 내 RNA에 의해 호염기성(청색)을 보이나 혈색소의 합성이 증가할수록 호산성(핑크색)을 나타낸다.[3] 어린적혈구(그물적혈구)는 세포질 내에 소량의 RNA가 함유되어 있으나 정상적혈구 내에는 RNA가 거의 존재하지 않는다. 어린 적혈구 내에 있는 ribosomal RNA는 뉴메틸렌블루(new methylene blue)나 브릴리안트크레실블루(brilliant cresyl blue) 초생체염색(supravital stain)에서 그물구조(reticular filaments)로 나타나는데,[4] 그물적혈구는 골수에서 1~2일 더 성숙된 다음 말초혈액 중으로 유입되고, 말초혈액 중으로 유입된 그물적혈구는 1일 후면 정상 적혈구로 성숙한다.[5] 정상 성인에서 적혈구의 0.5~2% 정도는 어린 적혈구(그물적혈구)이다.[6] 적혈구는 미성숙세포일수록 크기가 크지만 비중은 낮아서 혈액을 원심분리했을 때 위층으로부터 적혈모구, 그물적혈구, 성숙 적혈구 순서로 위치한다.[7]

5.2 적혈모구의 공통 특징

Character of Normoblast

1. 혈구는 거의 둥근 모양이다.
2. 유핵적혈구의 핵은 대부분 원형이다.
3. 핵은 주로 세포질의 중앙에 위치한다.
4. 세포질 내 과립은 없다.

5.3 적혈구 성숙에 따른 특징[그림 5-2]

Character with RBC Maturation

1. 핵 염색질(chromatin)은 미숙한 혈구는 섬세(fine)하지만, 성숙할수록 거칠어(coarse, 응축)진다.
2. 핵소체(nucleoli)는 아주 미숙한 혈구에서만 관찰되고 성숙하면서 없어진다.
3. 세포질이 푸르게 염색되는 것은 주로 염기성인 r-RNA에 의한 것으로 미성숙혈구일수록 청색이 강하고 성숙하면서 청회색(gray blue)을 거쳐 성숙한 적혈구는 핑크색(연어살색, salmon pink)으로 보인다.
4. 세포의 크기는 미숙할수록 크고 성숙하면서 작아진다(세포 전체 크기가 감소하는 것보다 핵 크기의 감소가 더 빠르다).
5. 핵(nucleus)과 세포질(cytoplasm)의 비율(N/C ratio)은 성숙할수록 감소한다(미숙한 세포일수록 핵이 많이 차지하고 성숙할수록 세포질이 많다).
6. 핵은 정염적혈모구까지만 관찰되고, 그물적혈구와 적혈구는 핵이 없다(무핵).

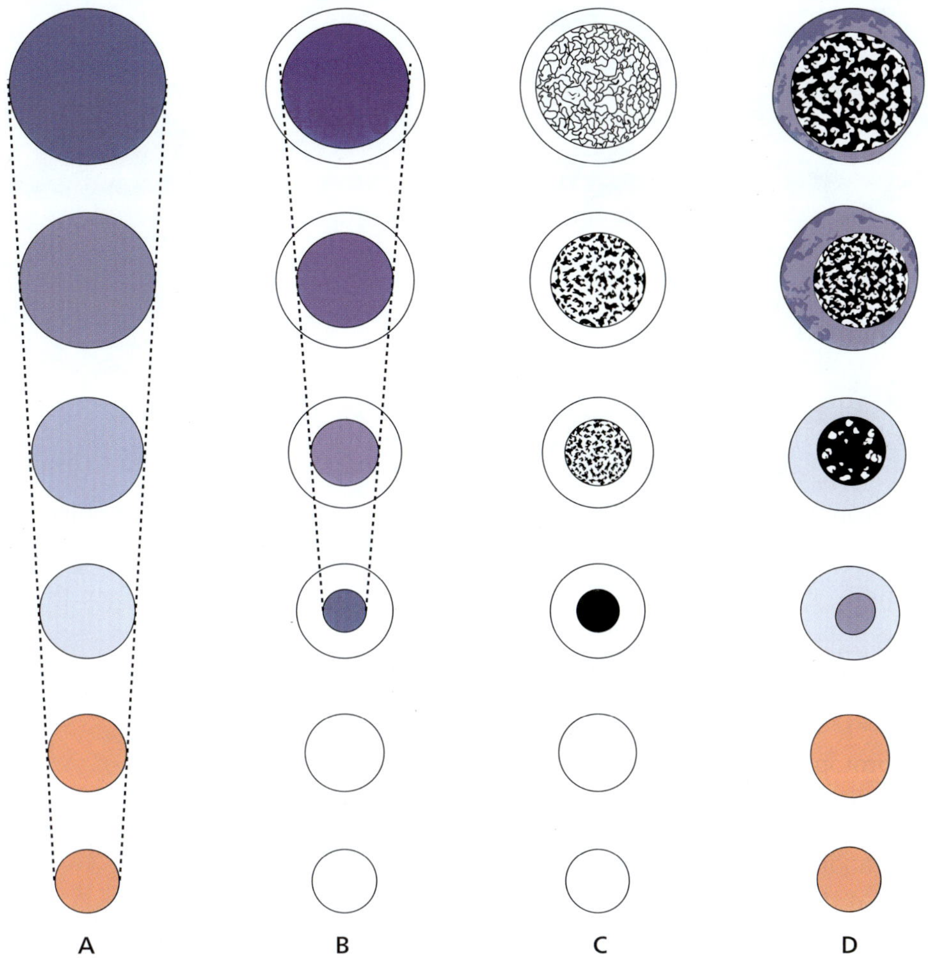

그림 5-2 적혈구 성숙과정의 변화(1985, Abbott Laboratories). A. 혈구 크기가 작아지고 세포질의 염색성이 염기성(청색)에서 산성(연어살색)으로, B. 핵: 세포질의 비율(N/C ratio) 감소, C. 핵염색질이 섬세함에서 점점 거칠어(응축)지다가 핵이 없어진다. D. 혈구의 전체적인 변화

5.4 적혈구 성숙

Maturation of Erythrocyte

다능줄기세포(pluripotential stem cell) → 골수계줄기세포(myeloid stem cell) → CFU-GEMM → BFU-E → CFU-E → 전적혈모구(pronormoblast, rubriblast) → 호염기적혈모구(basophilic normoblast, prorubricyte) → 다염적혈모구(polychromatophilic normoblast, rubricyte) → 정염적혈모구(orthochromic normoblast, metarubricyte) → 그물적혈구(reticulocyte, polychromic erythrocyte) → 적혈구(erythrocyte)로 성숙한다.

1 전적혈모구(전적혈모세포)

Pronormoblast, Erythroblast, Rubriblast

크기는 18~25 μm로 원형이고 적혈모구 중에 가장 크다. 핵과 세포질의 비율(N/C ratio)은 8:1 정도로 핵이 대부분을 차지하고, 핵 염색질(chromatin)은 섬세(fine)하지만 골수모세포(myeloblast)나 림프모세포(lymphoblast)에 비해서 조금 더 거칠게(coarse) 보이며 핵소체는 1~3개가 뚜렷하게 출현한다.[8] 핵 주위는 골지체나 사립체가 있기 때문에 비교적 엷은 청색을 나타낸다. 세포질은 진한 청색으로 염색되고 과립이 없으며 골수세포과산화효소(myeloperoxidase) 염색에서 음성을 나타낸다. 분열

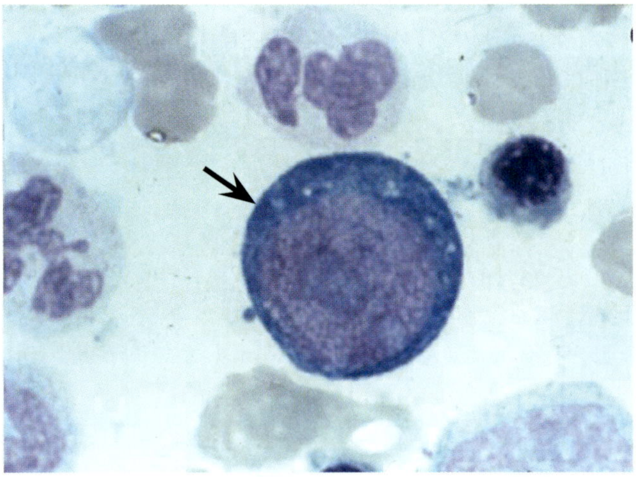

그림 5-3 **전적혈모구**(Pronormoblast). 골수흡인, 라이트염색, 1,000X

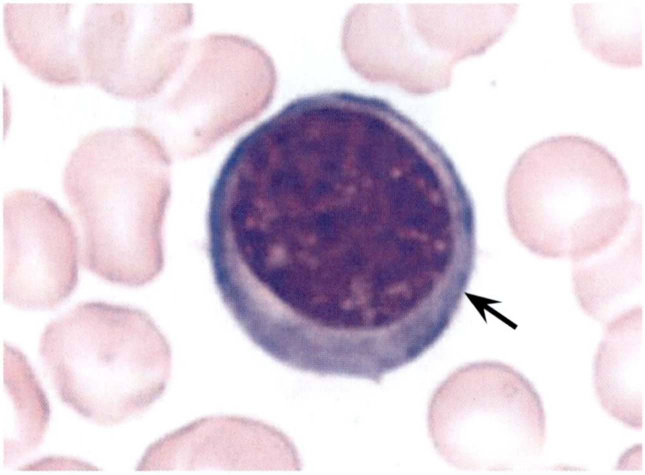

그림 5-4 **호염기적혈모구**(Basophilic normoblast). 골수흡인, 라이트염색, 1,000X

능력이 있어서 2개의 호염기적혈모구를 생산한다. 혈색소(hemoglobin) 생산을 위한 성분들을 축적하기 시작하고, 프로토포르피린(protoporphyrin) 합성과 철 흡수에 필요한 효소와 단백질이 생성되며, 글로빈(globin) 합성을 시작한다.[5] 정상 골수 유핵세포 중 1% 내외로 존재하고, 말초혈액에는 출현하지 않는다[그림 5-3].[9]

2 호염기적혈모구

Basophilic normoblast, Basophilic erythroblast, Prorubricyte

세포의 크기는 전적혈모구보다 약간 작아서 12~18 μm 정도 된다. 핵과 세포질의 비는 약 6:1로 혈구 크기가 작아지는 것에 비해 핵이 더 감소한다. 핵 염색질은 전적혈모구보다 좀더 거칠어져서 약간 엉킨 듯 나타나며 때로는 차바퀴(cart wheel) 모양을 하거나[10] 과립 모양으로 나타나고, 핵소체는 초기단계에서 보일 수 있으나 일반적으로 관찰되지 않는다. 리보솜(ribosome)이 성숙과정 중 최대로 증가하여 세포질이 전적혈모구 보다 호염기성(청색)으로 보인다. 혈색소가 합성되지만 광학현미경에서는 관찰이 되지 않는다. 정상적으로 말초혈액에는 존재하지 않으며, 골수 내에서 유핵 세포의 1~4%를 차지한다[그림 5-4].[9]

3 다염적혈모구

Polychromatophilic normoblast, Polychromatophilic erythroblast, Rubricyte

세포의 크기는 10~12 μm 정도로 호염기적혈모구보다 작다. 핵과 세포질의 비는 약 4:1이며 핵은 둥글고 주로 중심성이다. 염색질은 상당히 농축되어 과립모양이 아닌 결절모양(nodular masses)이며 청홍색(pink blue)을 나타낸다. 세포질은 더욱 옅어져 적청색(reddish blue)을 보이는데 이는 RNA의 함량이 줄어들고 혈색소가 많이 합성(60%)되었기 때문에 다염성(polychromatic)을 나타낸다.[8] 다염적혈모구 초기단계에 사립체가 가장 많이 함유되어 있는 것이 관찰되며 이후부터는 감소한다. 다염적혈모구는 DNA합성이 정지되며,[9] 세포분열이 가능한 마지막 단계이다. 정상 성인의 말초혈액에서는 발견되지 않으며 골수 유핵세포 중 10~20%로 존재한다[그림 5-5].

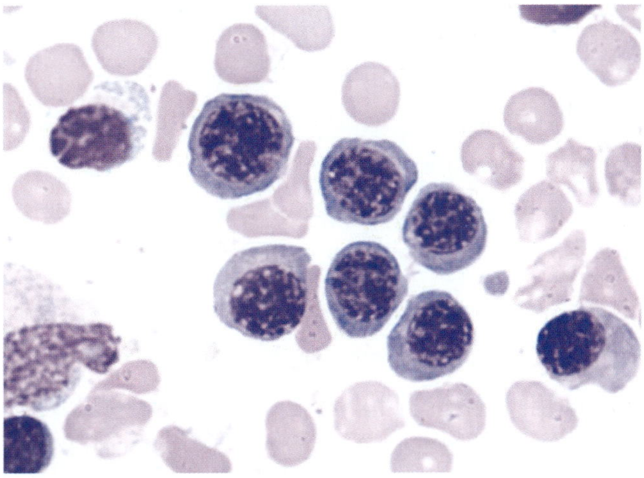

그림 5-5 **다염적혈모구**(Polychromatophilic normoblast). 골수흡인, 라이트염색, 1,000X

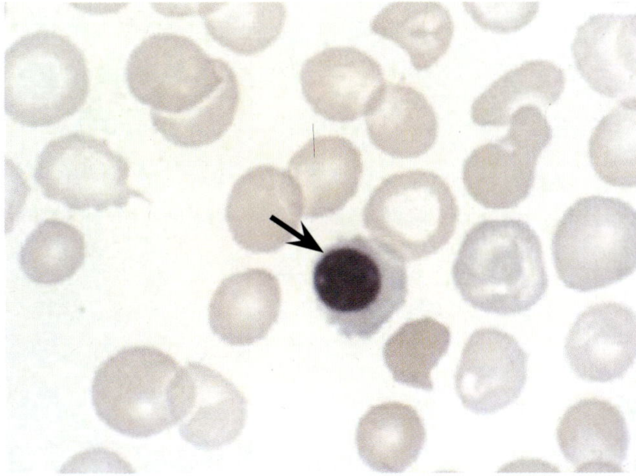

그림 5-6 **정염적혈모구**(Orthochromatophilic normoblast). 골수흡인, 라이트염색, 1,000X

4 정염적혈모구

Orthochromic normoblast, Orthochromic erythroblast, Metarubricyte

세포의 크기는 8~10 μm로 적혈모구(유핵적혈구) 중에서는 가장 성숙한 세포이며 더 이상 분열하지 않는다.[9] 핵과 세포질의 비율은 약 1:2이고 핵의 모양은 둥글거나 변형된 모양으로 한가운데 위치한 중심성이거나 한쪽으로 치우친 편재성으로 위치하며 어두운 적색(dark red)의 염색질은 농축되어 균질하거나 완전히 응축(condensation)된 모양으로 나타난다.[9] 이 단계에서 후기의 세포는 핵이 탈출하여 떨어져 나오고 핵은 골수의 대식세포(macrophage)에 의해 탐식(phagocytosis)된다.[11, 12] 핵을 함유한 세포질의 돌출부위가 분리되는 과정에서 때때로 핵이 세포막으로 둘러싸이기 전에 떨어져 나온 핵 조각이 세포질에 남아있을 수 있는데 이것이 말초혈액 도말표본에서 관찰될 때 하우엘-졸리소체(Howeel-Jolly body)이다.[13] 이 단계에서는 DNA의 합성이 일어나지 않고 염색질의 응축(condensation)으로 인해 세포분열을 할 수 없다.[14] 세포질의 염색성은 초기에는 남아있는 리보솜 때문에 약간의 청색을 나타내지만 마지막 단계에 도달하면 리보솜이 고갈되어 염기성물질이 존재하지 않으므로 정상적혈구와 거의 같은 연어살색(salmon-pink; 연어살 같은 분홍색)이다.[14] 그리고 RNA 합성이 정지되며 적혈구형성호르몬수용체(erythropoietin receptor, EPOR)도 소실된다. 정염적혈모구는 신생아들에서 말초혈액에 소수가 출현하지만 출생 3~5일이 지나면 관찰되지 않으며,[15] 성인들은 관찰되지 않는다. 정상성인 골수에서 5～10% 정도 출현한다[그림 5-6].

5 그물적혈구

Reticulocyte, Polychromatic erythrocyte

그물적혈구는 크기가 8~9 μm이며 다염적혈구(polychromatophilic erythrocyte) 단계에서 핵이 빠져나간 상태이기 때문에 핵은 없고,[16] 정상 말초혈액에 출현하는 어린 적혈구다. 그물적혈구는 골수에서 1~2일 그리고 말초혈관 내에서 또 1일이 지나면 완전히 성숙된 적혈구가 된다.[5] 말초혈액 도말표본 라이트염색 후 관찰에서 세포질은 청회색(gray blue)으로 보이는데 이는 합성은 하지 않지만 남아있는 RNA 때문이며, 이를 다염성(polychromic)이라고 하고, 다염적혈구(polychromatic erythrocyte)라고 부른다[그림 5-7].[16] 다염적혈구 내에 남아있는 소량의 r-RNA를 이용하여 혈색소 합성을 완성한다.[14] r-RNA는 뉴메틸렌블루(new methylene blue)나 브릴리안트크레실블루(brilliant cresyl blue)를 이

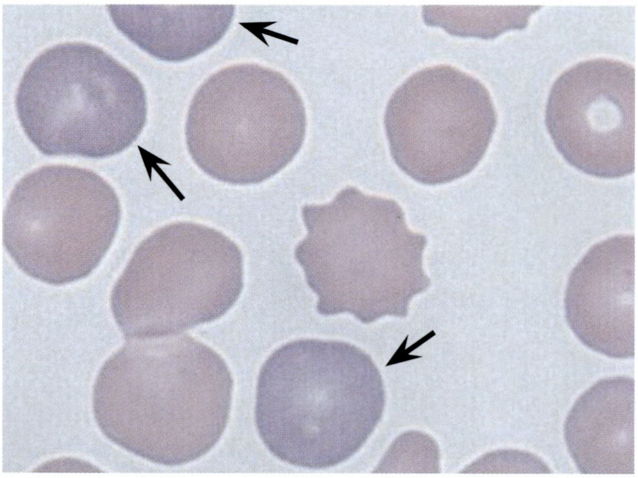

그림 5-7 **다염적혈구**(Polychromatic erythrocyte). 말초혈액, 라이트염색, 1,000X

용해서 초생체염색(supravital stain)을 하면 그물구조(reticular filaments)의 RNA 잔재물을 확인할 수 있어서 이 때는 그물적혈구로 부른다[그림 5-8].[14] RNA가 엉켜서 그물구조(reticulum)를 형성하는데 초기 그물적혈구는 분명한 그물구조가 관찰되지만 시간이 지날수록 그물적혈구는 과립모양 내지는 흩어진 실(threads) 모양으로 보이다가 없어진다.[17]

정상 성인 말초혈액 내에 전체 적혈구의 0.5~2.0% 정도 그물적혈구가 출현한다.[6] 말초혈액에서 그물적혈구는 성숙한 적혈구보다 어린 적혈구이기 때문에 크기는 더 크지만 비중은 성숙한 적혈구보다 낮다.[18] 말초혈액에 그물적혈구가 현저히 증가하면 평균적혈구용적(mean cell volume, MCV)이 증가하고(성숙한 적혈구보다 크기 때문에), 말초혈액 도말표본 라이트염색 슬라이드가 정상보다 파랗게 보인다.[17] 급성출혈(acute bleeding)이나 용혈빈혈(hemolytic anemia), 철결핍빈혈(iron deficiency anemia) 및 악성빈혈(pernicious anemia)의 회복기 그리고 골수 조혈기능 항진 때 말초혈액 중에 높은 수치로 나타나고, 조혈기능 저하 때나 재생불량빈혈(aplastic anemia)에서는 감소한다. 또한 그물적혈구의 증가와 감소는 골수조혈기능의 평가 지표로도 가치가 있다.[17] 성숙한 적혈구에 비해 부족하지만 아데노신삼인산염(adednosine triphosphate, ATP) 생산을 위한 포도당 대사(glucose metabolism) 기능이 있다.[19]

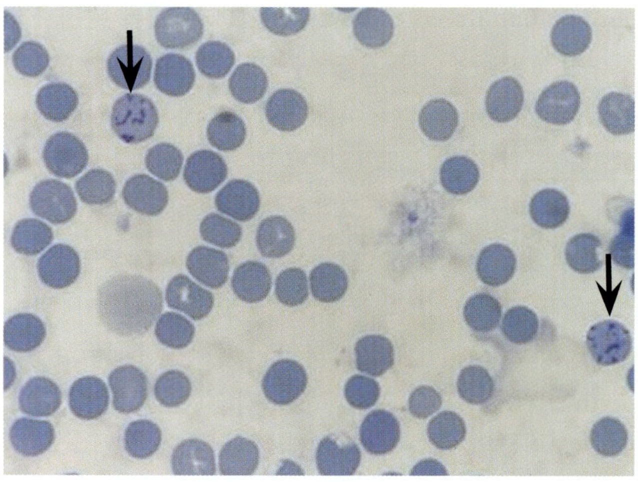

그림 5-8 **그물적혈구**(Reticulocyte). 말초혈액, 브릴리안트크레실블루 초생체염색, 200X

6 적혈구

Erythrocyte, Red Blood Cell, RBC

크기는 보통 6~8 μm 정도로 평균 7 μm이며, 평균적혈구용적(MCV)은 80~100 fL이고 두께는 1.5~2.5 μm로 앞뒤가 오목한 이중함몰(biconcave) 구조로 마치 도넛 모양이다[그림 4-1A, B 참고]. 핵이 없고, RNA와 미성숙 단계에서 포함하고 있던 사립체나 리보솜과 같은 세포 소기관들도 없으며 적혈구 막과 세포질로 구성되어 있다.[20] 말초혈액 도말표본 라이트염색에서는 염기성(호산성) 단백질로 인해 오렌지 핑크(pink-orange)색으로 염색되며, 앞뒤가 오목한 구조여서 도말표본을 제작하면 가운데 부분이 얇아서 밝게 보이는 부분을 중앙창백부위(central pallor)라고 하며 혈구의 1/3 정도로 분명하게 나타난다[그림 5-9]. 정상적으로 말초혈관에서의 수명이 120일[21] 정도 되고 노화된 적혈구는 주로 지라에서 제거된다. 적혈구는 사립체가 없기 때문에 ATP 생산은 오로지 포도당 대사에 의존한다.[22] 그물적혈구와 성숙한 적혈구는 핵이 없는 혈구로 정상적으로 말초혈관에 존재하고 포도당 대사 등의 공통점이 있다. 적혈구 성숙과정의

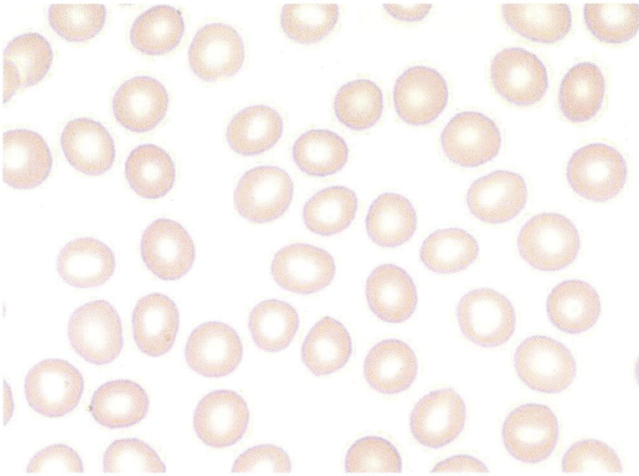

그림 5-9 **적혈구**(Erythrocyte). 말초혈액, 라이트염색, 200X

특징을 [표 5-2]에 요약하였고 단계별 혈구 형태는 [그림 5-10]이다.

5.5 적혈구의 기능

Function of Erythrocyte

1 산소운반

적혈구의 중요한 기능은 순환 과정에서 산소부분압력(pO_2)이 높은 폐에서 결합한 산소(O_2)를 조직으로 운반하여 산소분압이 낮은 조직에 산소를 공급하고, 조직에서 대사과정 중 발생한 이산화탄소(CO_2)를 폐로 운반하여 다시 산소와 교환한다. 따라서 이 기능을 가스교환(gas exchange)이라고 하는 것이다. 적혈구 막 내에 존재하는 혈색소(hemoglobin, Hb.)는 산소와 결합(산소친화도, O_2 affinity)을 잘하고, 또 쉽게 분리되는 성질을 갖고 있어 적혈구의 기능을 곧 혈색소의 기능이라고 말할 수

표 5-2 적혈구 성숙 과정의 특징

	크기(μm)	N/C	핵소체	분열	염색성	특징
전적혈모구	18~25	8:1	1-3 뚜렷함	○	세포질: 진한 청색 핵: 염색질은 섬세	Hb.합성 위한 성분 축적, 유핵적혈구는 세포소기관 유
호염기 적혈모구	12~18	6:1	0-1	○	세포질 더 진한 청색 염색질 응축 시작	RNA 합성 최대 핵소체 관찰 안 되거나 희미
다염 적혈모구포	9~12	4:1	관찰 안 됨	○	세포질 연한 청색 염색질 농축돼 결절상	DNA 합성정지, **마지막 분열.** Hb. 합성 증가(최대)
정염 적혈모구	8~10	1:2	관찰 안 됨	×	세포질 염기성 약함 염색질 완전 응축	RNA 합성정지, EPOR 소실 핵 변성(돌기, 클로버 형)
그물적혈구	8~9	무핵	무산소 당대사	×	**RNA 잔유물**이 그물구조 형성(초생체 염색)	Hb.합성 완료, RNA 때문에 **청회색** **(다염성)**, EPOR 없음
적혈구	6~8	무핵	무산소 당대사	×	pink-orange(호산성: 단백질로 인해)	이중함몰 구조, 1/3 정도의 중앙밝은부위

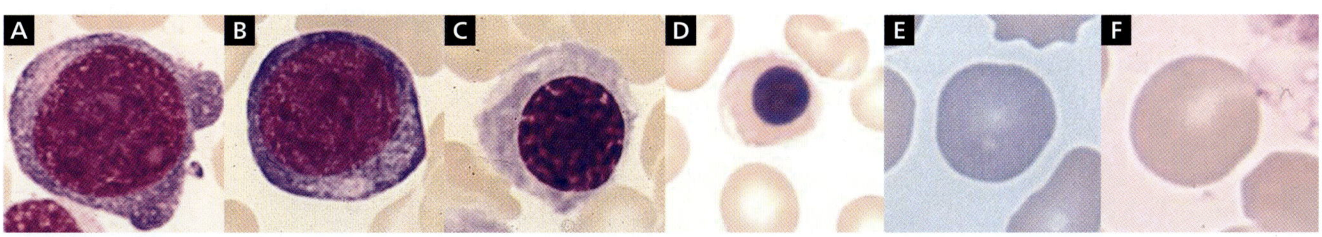

그림 5-10 A. 전적혈모구(Pronormoblast), B. 호염기적혈모구(Basophilic normoblast), C. 다염적혈모구(Polychromatic normoblast), D. 정염적혈모구(Orthochromic normoblast), E. 그물적혈구(Reticulocyte), F. 적혈구(Erythrocyte)

있다. 정맥혈의 혈색소는 환원형혈색소(reduced Hb)가 높지만 허파꽈리(폐포, alveolar)의 모세혈관을 통과하면서 이산화탄소를 방출하고, 허파꽈리에서 산소분압의 차이에 의해 산소와 결합하여 산화혈색소(oxy-Hb, O_2HB) 형태가 되면서 동맥혈이 된다. 산소농도가 풍부한 동맥혈은 주위의 모세혈관을 지나면서 산소를 조직으로 확산시키고 조직으로부터 이산화탄소는 적혈구 내로 확산해 들어와 정맥혈이 된다. 혈색소와 산소의 친화성은 산소분압, 온도, pH 그리고 2,3-DPG 등에 따라 변화한다.[23]

2 이산화탄소운반

조직으로부터 유입된 이산화탄소의 대부분은 물과 결합하여 탄산(carbonate, H_2CO_3)을 형성한 후 다시 H^+와 HCO_3^-로 해리되고 HCO_3^-는 이온화되어 혈장으로 빠져나가 나트륨 이온(Na^+, sodium)과 결합한 후 탄산수소나트륨(중탄산염, $NaHCO_3$) 형태로 폐로 운반되며 이산화탄소의 23% 정도는 산화혈색소(HbO_2)와 결합하여 산소를 방출하면서 카바미노-혈색소(carbamino-Hb)가 생성되고 carbamino-Hb는 폐를 거쳐 날숨 때 공기 중으로 방출된다.[23]

5.6 적혈구와 산소결합

Erythrocyte and O_2 Affinity

1 혈액의 산소분압

조직 내 산소분압(pO_2)은 산소요구량과 공급의 상관관계에 따라 변화한다. 산소 공급은 혈액흐름, 혈액 내 혈색소 농도, 혈색소 산소포화도(O_2 saturation) 및 혈색소 산소친화도(O_2 affinity)와 같은 인자들의 상호작용에 의해서 결정되고 이들 인자 중 어느 하나가 부족하게 되면 나머지 인자들의 상호작용으로 보충된다. 폐포의 모세혈관에서는 혈액의 산소분압이 높기 때문에 혈색소의 산소친화도가 강해서 혈색소와 산소가 쉽게 결합하고 반대로 산소분압이 낮은 조직에서는 산소친화도가 약하므로 산소는 혈색소에서 떨어져 나와(해리되어) 조직으로 확산해 들어간다.[23]

2 혈액의 pH

혈색소의 산소친화성은 pH가 상승하면 증가하고 pH가 낮아지면 감소한다. 이것을 보어효과(Bohr effect)라 하는데, 폐포 이산화탄소 분압이 낮아지므로 혈액의 pH가 올라가 혈색소는 산소와의 친화성이 증가하여 산소와 쉽게 결합하게 된다. 반대로 조직에서는 이산화탄소가 많이 생성되기 때문에 혈액의 pH가 낮아지면서 혈색소와 산소와의 친화성이 낮아져 산소를 쉽게 방출하게 된다.[23]

3 적혈구 내 2,3-DPG

2,3-이인산글리세르산염(2,3-DPG; 2,3-diphosphoglycerate 또는 2,3-BPG; 2,3-bisphopoglycerate)은 적혈구 중에 포함되어 있는 포도당 대사의 중간산물로 혈색소와의 친화력이 산소의 친화력보다 높아 2,3-DPG가 증가하면 혈색소와 결합하고, 그 결과 혈색소와 산소의 친화력은 감소해서 혈색소에 결합되어 있던 산소는 쉽게 유리되어 방출하게 된다. 반대로 2,3-DPG가 감소하면 혈색소와 산소와의 친화력이 높아진다. 중증의 빈혈에서는 적혈구 내 2,3-DPG 농도가 증가하여 산소가 쉽게 조직으로 방출된다.[23]

핵심

- 적혈구계의 성숙은 조혈모세포 → 골수계줄기세포 → CFU-GEMM → BFU-E → CFU-E → 전적혈모구 → 호염기적혈모구 → 다염적혈모구 → 정염적혈모구 → 그물적혈구 → 적혈구 순서이다.
- 적혈구 성숙 과정에서 다염적혈모구까지 분열증식 능력이 있고 정염적혈모구부터는 더 이상 분열 능력이 없으며, 그물적혈구 단계에서 혈색소 합성이 완료된다.
- 전적혈모구, 호염기적혈모구, 다염적혈모구, 정염적혈모구를 통합하여 유핵적혈구라 부르며 정상 성인의 경우 골수에만 존재하고 말초혈액에는 출현하지 않는다.
- 신생아의 경우는 초기에 정상적으로 유핵적혈구 소수가 말초혈액에 출현한다.
- 정상 성인 말초혈액에는 그물적혈구와 적혈구가 존재하고, 적혈구에 비해 그물적혈구가 크기는 더 크지만 비중은 낮으며, 그물적혈구가 더 어린 혈구이다.
- 그물구조는 RNA이며, 그물구조 관찰을 위해서는 브릴리안트크레실블루 또는 뉴메틸렌블루를 이용한 초생체염색을 해야 한다.
- 그물적혈구는 정상 성인의 말초혈액에 0.5~2% 존재하며, 그물적혈구가 유의하게 증가하는 경우는 골수기능항진이거나 말초혈관에서 용혈이 증가했을 때이며 감소하는 경우는 철결핍, 엽산결핍, 악성빈혈, 재생불량빈혈, 골수기능상실(부전)이다.
- 그물적혈구의 라이트염색 결과는 다염색성으로 청회색이며, 말초혈액에 그물적혈구가 증가하면 적혈구지수 중 평균적혈구용적(MCV)이 증가한다.
- BFU-E 단계에서 적혈구로 성숙하기까지는 18~21일이 소요되고 전적혈모구가 적혈구로 성숙하는 기간은 7일이며, 그물적혈구가 적혈구로 성숙하기까지는 1~2일이 소요된다.
- 그물적혈구와 적혈구는 무핵이며, 포도당 대사라는 공통점이 있다.
- 적혈구계 성숙 과정의 특징은
  - 핵 염색질(chromatin)은 미세(fine)하지만 거칠어(coarse)진다.
  - 핵소체는 아주 미숙한 세포에서만 출현, 성숙하면 소실된다.
  - 세포질의 염색성이 푸른 것은 RNA에 의함, 미성숙일수록 푸르다(성숙할수록 핑크).
  - 세포 크기는 성숙할수록 작아진다.
  - 핵 : 세포질(N/C) 비율은 미숙한 세포는 핵이 크고(비율 높다), 성숙하면 세포질이 많다.
- 적혈구의 주요 기능 중 하나는 폐와 조직에서 가스교환($O_2 \leftrightarrow CO_2$) 이다.
- 산소분압과 적혈구(혈색소)의 산소친화도는 반비례이다.
- pH가 상승(H^+ 감소)하면 혈색소의 산소친화도는 증가하고 pH가 낮아지면 산소친화도가 감소한다.
- 2,3-DPG가 증가하면 혈색소와 많이 결합하고, 혈색소와 산소의 친화력은 감소해서 혈색소에 결합된 산소는 쉽게 유리, 방출된다.

참고문헌

1. Elaine M. Keohane, et al., *RODAK'S Hematology. (5th ed.),* ELSEVIER, 2016, pp. 96.
2. Shumacher, H. R., & Erslev, A. J., Bone marrow kinetics. In Szimani, E., (Ed.), Nuclear Hematology. New York, Academic Press, 1956, pp. 89-132.
3. Shirlyn B. McKenzie, *Clinical Laboratory Hematology.* New Jersey, Pearson Education, 2004, pp. 54.
4. Elaine M. Keohane, et al., *RODAK'S Hematology. (5th ed.),* ELSEVIER, 2016, pp. 102.
5. Granic, S., & Levere, R. D., Heme synthesis in erythroid cells. In Moore, C. V., & Brown, E. B., *Progress in Hematology. (vol 4),* New York, Grune & Stratton, 1964, pp. 1-47.

6. Shirlyn B. McKenzie, *Clinical Laboratory Hematology.* New Jersey, Pearson Education, 2004, pp. 56.
7. 권현영 외, *임상병리혈액학.* (제3판), 범문에듀케이션, 2020, pp. 19.
8. Shirlyn B. McKenzie, *Clinical Laboratory Hematology.* New Jersey, Pearson Education, 2004, pp. 54.
9. Elaine M. Keohane, et al., *RODAK'S Hematology.* (*5th ed.*), ELSEVIER, 2016, pp. 99-103.
10. Ernest, B. et al., *William's Hematology. (6th ed.),* Mc Graw Hill, 2001, pp. 274.
11. Skutelesky, E. & Danon, D., An electron microscopic study of nuclear elimination from the late erythroblast. *J Cell Biol, 33,* 1964, 625-635.
12. Yoshida, H., Kawane, K., Koike, M., Phosphatidylserine dependent engulfment by macrophages of nuclei from erythroblast precursor cells. *Nature, 437,* 2005, 754-758.
13. Elaine M. Keohane, et al., *RODAK'S Hematology. (5th ed.),* ELSEVIER, 2016, pp. 102.
14. 조경진 외, *Rodak 혈액학. (제5판),* 범문에듀케이션, 2019, pp. 103-104.
15. 대한혈액학회, *혈액학. (제3판),* 범문에듀케이션, 2018, pp. 757.
16. Elaine M. Keohane, et al., *RODAK'S Hematology. (5th ed.),* ELSEVIER, 2016, pp. 102-103.
17. 권현영 외, *임상병리혈액학.* (*제3판*), 범문에듀케이션, 2020, pp. 22-23.
18. Ket, J. A., Studies of erythrocytes with special reference to reticulum, polychromatophilia and mitochondria, *Arch Intern Med*, 1921;28:511.
19. Gasko, O., Danon D., The metabolism of maturing reticulocyte. *Br J Hematol*, 23, 1972, 525.
20. 대한혈액학회, *혈액학. (제3판),* 범문에듀케이션, 2018, pp. 32.
21. Ashby, W., The determination of the length of life of transfused blood corpuscles in man. *J Exp Med, 29,* 1919, 268-282.
22. Elaine M. Keohane, et al., *RODAK'S Hematology. (5th ed.),* ELSEVIER, 2016, pp. 107.
23. 권현영 외, *임상병리혈액학. (제3판),* 범문에듀케이션, 2020, pp. 25-26.

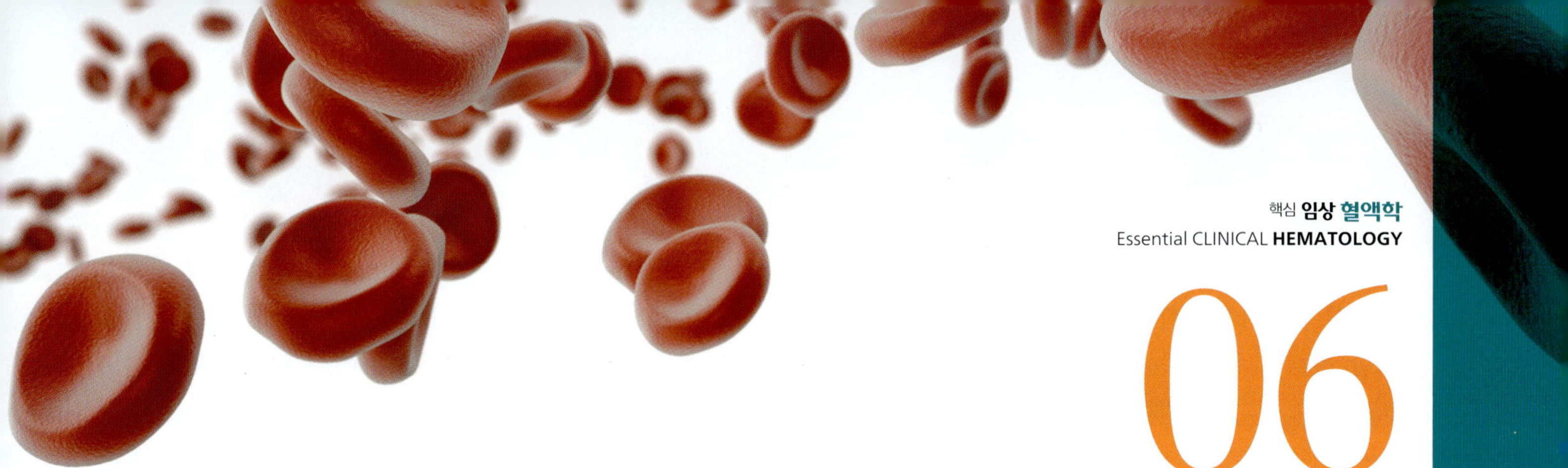

06

적혈구 막

Erythrocyte Membrane

적혈구 막은 지질과 단백질의 복합체로 구성되어 있으며 세포막의 화학적 성분은 단백질 52%, 지방 40% 그리고 탄수화물이 8%를 차지한다.[1] 한 층이 4 nm 정도의 지질2중층(8 nm, lipid bilayer)으로 친수성극성머리그룹(hydrophilic polar head group)은 혈장과 세포질 방향으로 막 표면에 분포되어 있고,[2] 소수성비극성아실기꼬리(hydrophobic non-polar acyl tail)는 혈장과 세포질에서 멀어진 가운데층에 분포되어 있다[그림 6-1].

막은 혈장과 세포질 사이의 삼투압과 양이온 그리고 가스 등을 적정 수준으로 유지시키며, 물질의 이동이 가능하다.[3] 막의 탄력성에 의해 적혈구는 변형능력(deformability, 가변형성)을 가지고 있어서 적혈구가 자기 크기보다 작은 모세혈관이나 지라굴(splenic sinus) 등을 통과할 때 모양을 길게 변형시켜서 파괴되지 않고 무사히 통과한 후 원래 모양으로 되돌아오는 형태유지 기능이 있다.[4] 막 표면에는 수용성트랜스페린수용체(s-TfR)

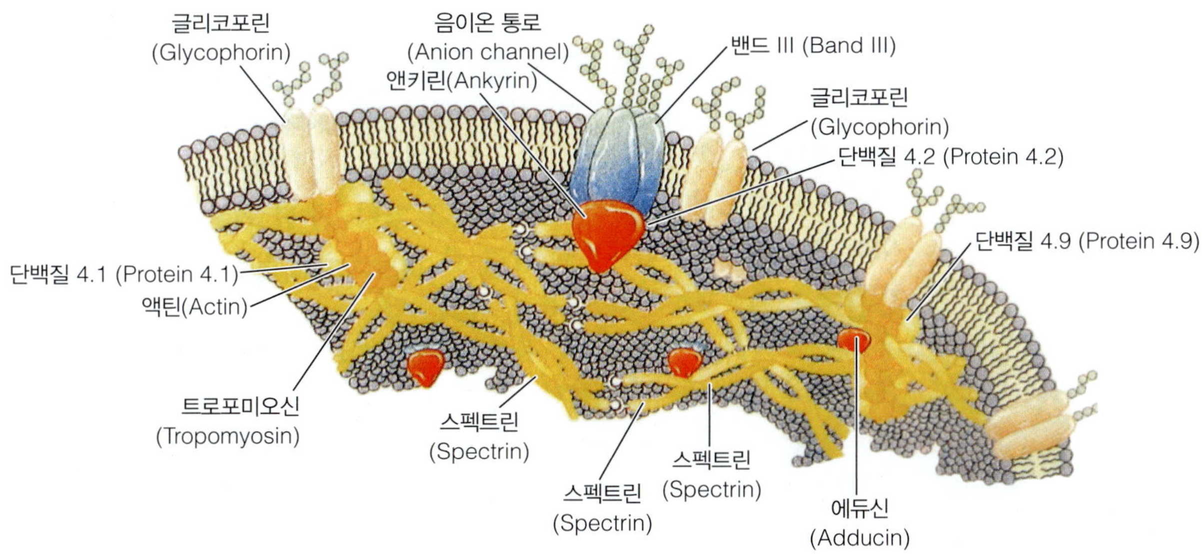

그림 6-1 적혈구 막 구조

나 혈액형 항원 등의 수용체들이 존재하며, 표면은 음전하여서 혈장의 양전하가 결합하므로 적혈구 사이에는 일정한 간격이 유지되는데 이를 적혈구의 제타전위(zeta potential, 전기적반발력) 또는 영전위라고 한다.

6.1 막 지질

Membrane Lipid

막 지질은 지방산(fatty acid)이 결합되어 있지 않은 유리형 콜레스테롤(cholesterol, 47.1%)과 당지질(glycolipid, 3.4%) 및 인지질(phospholipid, 49.5%) 3종류의 지질로 구성된다. 당지질은 탄수화물에 기초한 혈액형 항원을 포함하며 A, B, H 항원과 Lewis계통 혈액형 항원이 결합되어 있다[그림 6-2].[5] 인지질 중에서 포스파티딜에탄올아민(phosphatidyl ethanolamine, PE)과 포스파티딜세린(phosphatidyl serine, PS)은 막의 안쪽 층에 많이 분포하고 있으며, 이 인지질들은 혈관 내에서 순환하는 적혈구의 120일 수명을 유지하는 데 중요하게 작용한다.[5]

포스파티딜콜린(phosphatidyl choline, PC)과 스핑고미엘린(sphingomyelin, SM)은 막의 바깥 층에 많이 분포되어 있다. 이 지방들은 친수성 물질에 대해 낮은 투과성과 층 안에서의 이차원적 움직임, 즉 유동성(fluidity)

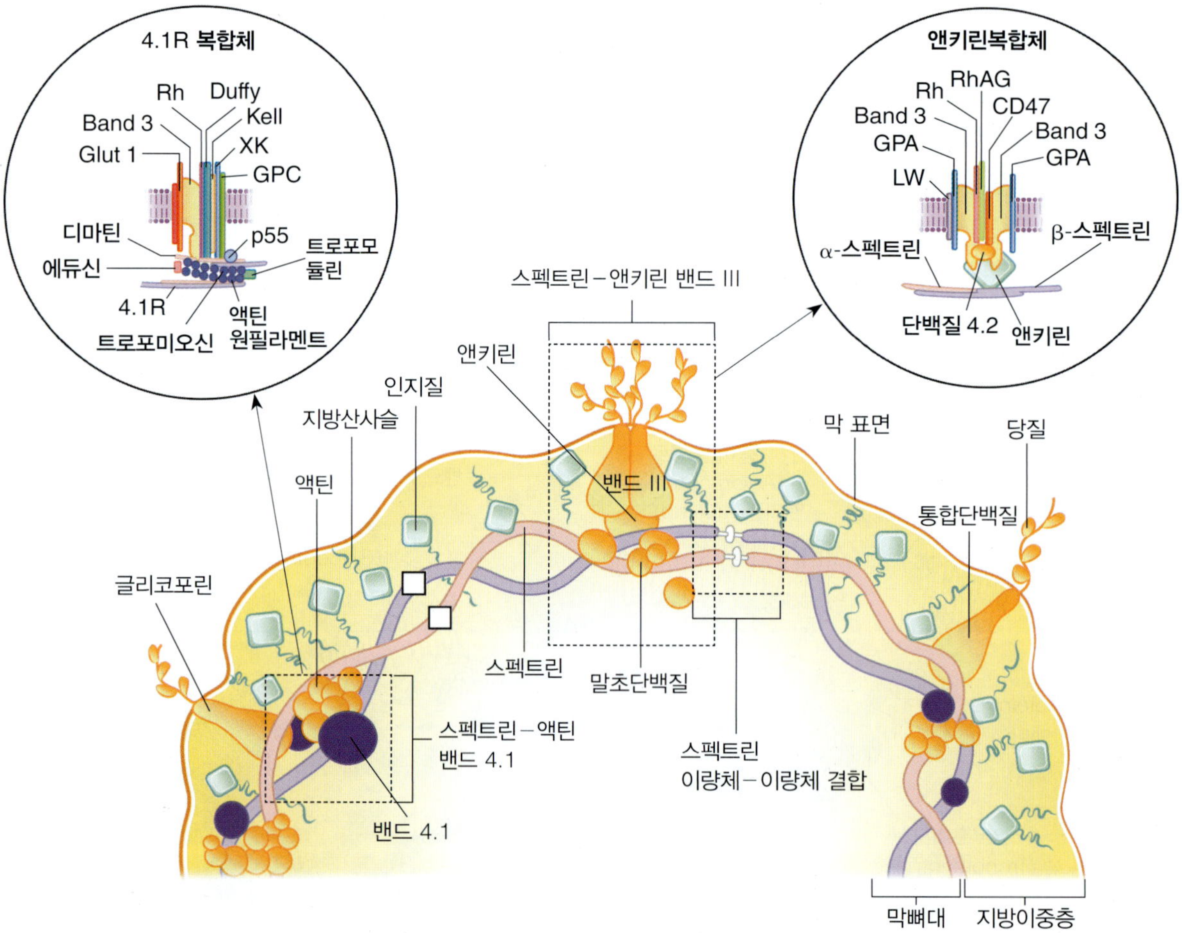

그림 6-2 적혈구 막의 미세구조. Duffy; Duffy 혈액형 계통 단백질, GPA; 당단백질 A, GPC; 당단백질 C, Kell; Kell 혈액형 계통 단백질, LW; Lewis 혈액형 계통 단백질, Rh; Rh 혈액형 계통 단백질, RhAG; Rh 항원발현 단백질, XK; X-연관 항원발현 단백질

및 세포막 단백질에 대해 용매로서의 기능을 갖고 있다.

6.2 막 단백질
Membrane Protein

적혈구 막의 지방2중층은 적혈구 막 안쪽에 부착되어 있는 여러 단백질의 정교한 하부 구조에 의해 지탱되고 있으며 이 구조가 적혈구의 점성 및 탄력성을 유지시키는 것으로 알려져 있기 때문에 막 골격(membrane skeleton)

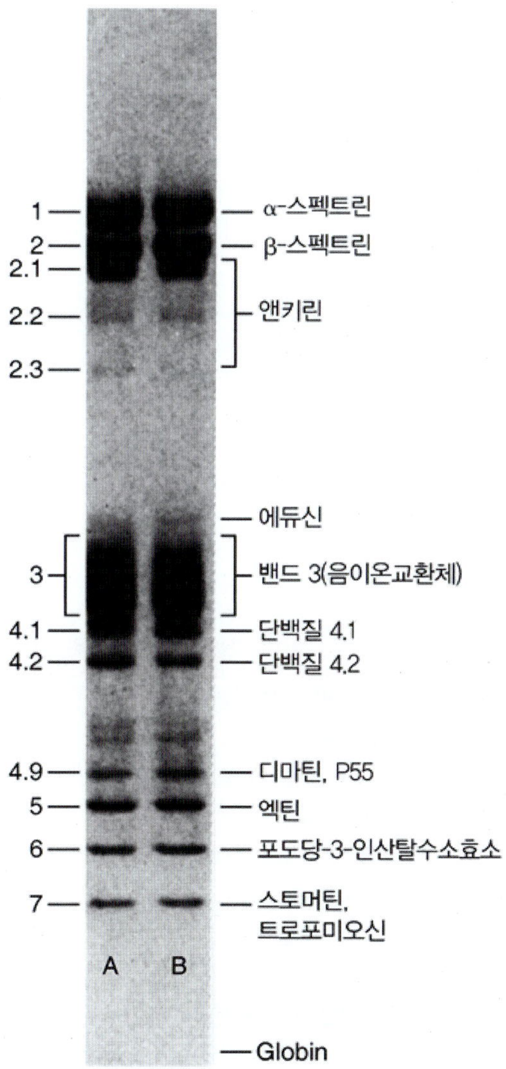

그림 6-3 적혈구 막 단백질 SDS-PAGE 전기영동 후 Coomasis blue로 염색

단백질이라고 한다. 막 골격과는 별도로 세포골격(cytoskeleton) 말초단백질(peripheral protein)이라는 구조가 있는데, 이는 세포 내부의 각각 다른 부분을 서로 연결시키거나 이들을 세포막에 연결시켜 주는 다양한 튜브모양(tubular) 또는 섬유모양(filament)의 복합구조물을 가리키는 말이다. 세포골격과 막골격 두 종류를 모두 가진 세포에 있어서는 이들 두 골격 구조 사이에 어떤 연결이 이루어져 있겠지만, 적혈구에 있어서는 막 골격만이 유일하게 혈구 형태와 안정성을 유지하는 구조물이다.[6]

적혈구 막 단백질은 내재성 막 단백(integral protein)과 표재성 막 단백(peripheral protein)으로 나누는데 내재성 막 단백은 주로 글리코포린(glycophorin)과 밴드 III (band III)이고 표재성 막 단백에는 스펙트린(spectrin), 앤키린(ankyrin), 액틴(actin), 디마틴(dematin, 단백질 4.9) 그리고 밴드 4.1과 4.2, 에듀신(edducin) 등이 있다[표 2-2]. 세포골격을 구성하기 위해서는 스펙트린, 액틴, 단백질 4.1, 디마틴, 앤키린, 에듀신 등이 중요하며 이들은 적혈구 세포골격의 핵심이라고 할 수 있다.[7]

전기영동에서 15종류의 단백질이 확인되었으며 주로 스펙트린, 글리코포린, 밴드 III가 60% 이상을 차지한다 [그림 6-3].

스펙트린은 막 세포골격 구조의 주요 단백으로 막 안정성을 유지한다.[8] 막의 안쪽 층, 즉 세포질과 만나는 쪽에 2개의 긴 폴리펩티드사슬(polypeptide chain; α, β subunit)이 네트워크(network)를 형성하고 있다. 각 소단위(subunit)는 분자량 250,000 Da과 225,000 Da이다. 두 개의 소단위는 모두 특정부위가 단백분해효소(protease)에 의해서 절단되는 것으로 미루어 서로 다른 여러 영역(domain)으로 구성되어 있고 영역마다 각각 특이한 기능부위가 자리잡고 있는 것으로 알려져 있다. 스펙트린은 적혈구의 모양을 유지하고 지질2중층을 지탱하며 Ca^{++}-ATPase의 기능을 가지고 있다. 스펙트린이 부족하게 되면 유전타원적혈구증(hereditary elliptocytosis)이 발생한다.[9]

글리코포린은 막의 혈장면에 131개의 아미노산 사슬

에 탄수화물이 결합되어 있는 당단백질로서 적혈구 한 개에 5×10^5개의 분자가 들어 있으며 탄수화물을 세포 안으로 운반한다. 또한 글리코포린은 MN계통과 ABO 계통 혈액형의 항원인식 부위로서 알려져 있다. 분자량은 1.2×10^6 Da 정도이며 아미노산 수는 800개이며 혈장 면에 위치하고, 주된 기능은 Cl^-와 HCO^-의 교환에 관여하는 것으로 알려져 있다. 막 골격, 즉 스펙트린과 기타 단백질에 의해 막 지질층을 고정화시키는 작용은 스펙트린과 앤키린이 수행하는데 지질층과의 직접적 접촉을 통해서가 아니라 막 관통단백인 밴드 III를 통해서 이루어지는 것으로 알려졌다.[6]

글리코포린은 A, B, C, D 네 개의 소단위가 있고 이들 단백질의 주요 기능으로는 특정 물질의 운반기능, 효소로서의 기능 및 어떤 물질을 받아들이는 수용체 기능 등을 가지고 있으며, 글리코포린-C (GP-C)는 단백질 55 (p55) 및 단백질 4.1과의 상호작용에 의해 적혈구 막의 안정성과 변형능력 및 막 형태를 유지하는 등의 기능이 있다. 글리코포린 C가 부족하게 되면 타원적혈구(elliptocyte)로 변하게 되고 안정성과 변형 능력이 떨어지게 되면 용혈빈혈(hemolytic anemia)이 발생한다.[6]

밴드 III은 철 함량 조절과 적혈구 변형능력 그리고 적혈구 노화 및 중간대사의 조절을 담당하며, 막을 통과하는 당단백이다. 또한 밴드 III은 앤키린과 단백 4.1 및 단백질 4.2 등의 막 단백과 결합한다. 특히 앤키린을 세포원형질영역(cytoplasmic domain)에 결합시키고, 적혈구 막 골격을 원형질막(plasma membrane)에 부착시켜서 적혈구의 유연성을 유지하게 한다.

적혈구 세포골격의 핵심 단백질 기능을 간단히 요약하면

(1) 스펙트린은 적혈구의 정상 모양을 유지하고 통합 적혈구 막 단백질의 외측 이동을 조절하며 지질 이중층을 지탱한다.
(2) 액틴은 스펙트린 및 단백질 4.1과 교차 결합하여 적혈구 막 골격 구조를 강화시키고 유지한다.
(3) 단백질 4.1은 스펙트린이 이차적으로 부착하도록 한다.
(4) 디마틴은 액틴과 결합하여 액틴의 기질화를 조절한다.
(5) 앤키린은 스펙트린과 밴드 III 연결하는데 이 연결이 파괴되면 적혈구 막의 안정성 떨어진다.

적혈구 막 골격을 이루는 단백질의 유전자이상이 발생하면 각 세포막 단백질의 생체 내 이용률이 줄어들며

표 6-1 적혈구 막 단백질

골격단백질	밴드	분포	기능
알파-스펙트린(α-Spectrim)	1	16%	실모양 항평행 이질이량(합)체
베타-스펙트린(β-Spectrim)	2	14%	1차 세포골격
앤키린(Ankyrin)	2.1	4.5%	밴드 3과 단백질 4.2를 고정
에듀신(Adducin)	2.9	4%	액틴필라멘트의 끝에 결합
밴드 4.1(Band 4.1)	4.1	5%	밴드 4.1수용체 복합체를 고정
밴드 4.2 (Band 4.2)	4.2	5%	앤키린복합체를 고정
디마틴(Dematin)	4.9	1%	액틴다발 단백질
액틴(Actin)	5	5.5%	베타-스펙트린과 결합
트로포모듈린(Tropomodulin)	5	-	액틴필라멘트의 끝에 결합
G3PD	6	3.5%	-
트로포미오신(Tropomyosin)	7	1%	액틴 중합화 조절

G3PD; 포도당삼인산탈수소효소(Glucose-3-phosphate dehydrogenase)

적혈구의 표면적/용적 비율 감소에 따라 변형능력이 떨어져 지라에서 적혈구 파괴가 일어난다(적혈구 막 이상에 의한 용혈빈혈). 다른 적혈구 막 단백질은 [표 6-1]에 간략하게 정리하였다.

6.3 막 탄수화물

Membrane Carbohydrate

적혈구 막은 복잡한 구조의 강글리오시드(gangliosides)를 이루고 있는데 하나 혹은 더 많은 수의 시알산(sialic acid)을 포함하고 있으므로 혈장 면에 접하는 적혈구 막은 음전하(negative charge)를 띤다[그림 6-4]. 특히 적혈구의 막에는 GM1 및 GM3만 존재한다. 당지질의 배열상태에 따라 혈액형 항원성이 다르게 나타난다.

동·식물의 세포막 표면에는 다양한 탄수화물이 지질에 결합된 당지질이거나 단백질에 결합된 당단백질 형태로 존재한다. 적혈구 막에 존재하는 당지질이나 세라미드(ceramide)에 포도당(glucose)이 결합한 포도당세라미드(glucoceramide, cerobroside)에 갈락토오스(galactose), N-아세틸글루코사민(N-acetylglucosamine)과 L-푸코오스(L-fucose), N-아세틸갈락토사민(N-acetylgalactosamine), D-갈락토오스(D-galactose) 및 시알산(N-acetylneuraminic acid)이 결합되어 있다. 이들 당은 ABO계통 혈액형의 특성(항원)을 결정하기 때문에 임상적으로 중요하게 취급된다.[6]

A형 혈액형을 결정하는 특이 활성 당은 적혈구 막의 가장 바깥쪽에 N-아세틸갈락토사민이 결합되어 있고, B형 혈액형을 결정하는 특이성 활성 당은 D-갈락토오스이다. AB형 혈액형의 경우는 N-아세틸갈락토사민과 D-갈락토오스 둘 다 활성 당을 가지고 있고 O형은 H항원을 결정하는 L-푸코오스만 존재하고 N-아세틸갈락토사민과 D-갈락토오스는 존재하지않는다.[10]

당지질과 마찬가지로 적혈구 당단백질 중 PAS (periodic acid schiff) 시약에 염색되는 당단백질은 PAS-1, 2, 3, 4가 존재하는 것으로 알려져 있다[그림 6-3]. 이들은 모두 글리코포린이며 PAS-1과 PAS-2는 MN혈액형 항원 활성을 가지고 있다.[11] 이들 MN 항원 결정기는 NANA-gal-GalNAc와 같은 구조를 하고 있는 것이 특징이다. 참고로 막 지질과 형질막 구조를 [그림 6-4]에 나타냈다.

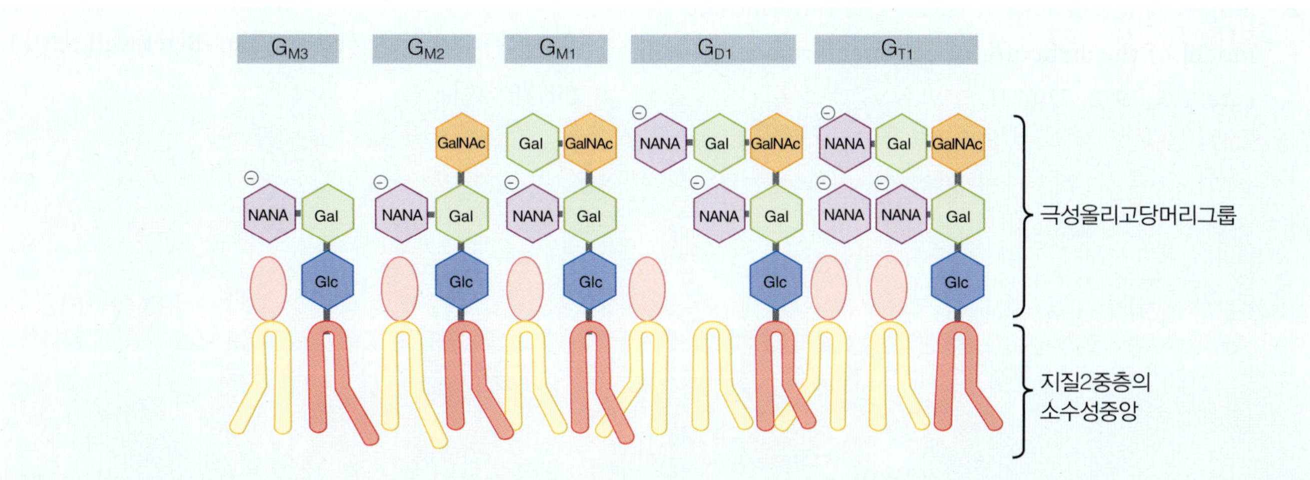

그림 6-4 막 지질과 형질막 표면 구조 G_{M1}, G_{M2}, G_{M3}, G_{T1}에서 M,D,T는 시알산 잔기의 개수(각각 1, 2, 3)를 의미하고, 뒤에 따르는 숫자는 5로부터 비극성의 당 잔기의 숫자를 뺀 것을 의미한다. NANA; 5 N-acetylneuraminic (sialic) acid, Gal; 5 galactose, Glc; 5 glucose, GalNac; 5 N-acetylgalactose amine. Gal, Glc와 GalNac는 모두 비극성이고, 시알산은 음전하를 띠며, G는 ganglioside이다.

핵심

- 적혈구 막은 단백질, 지질, 탄수화물이다.
- 적혈구 막의 기능은 형태유지(변형능력 또는 가변형성), 혈구와 혈장 사이 물질이동 및 삼투유지 그리고 이온 및 가스운반이다.
- 세포골격의 핵심은 스펙트린, 액틴, 단백질 4.1, 디마틴, 앤키린, 에듀신 등이다.
- 세포골격은 적혈구의 모양과 유연성을 유지시킨다.
- 세포골격 단백질은 막의 수평적 구조와 수직적 구조를 유지시킨다.
- 막의 수평적 구조를 유지하는 단백질의 이상이 생기면 유전타원적혈구증 그리고 수직적 구조 유지 단백질의 이상이 발생하면 유전구형적혈구증이 나타난다.
- 막 펌프에 이상이 발생하면 혈장에 많이 존재하는 Na^+와 물이 적혈구 안으로 들어와 적혈구가 부풀어져 용혈이 일어난다(용혈빈혈).

참고문헌

1. Cooper, R. A., Lipids of human red cell membrane: normal composition and variability in disease. *Semi Hematol*, 7, 1970, 296-322.
2. Singer, S. J., Nicholson, G. L., The fluid mosaic model of the structure of cell membranes. *Science, 175,* 1972, 720-731.
3. Discher, D. E., New insights into erythrocyte membrane organization and microelasticity. *Curr Opin Hematol, 7,* 2000, 117-122.
4. Schmid-Schonbein, H., Erythrocyte rheology and the optimization of mass transport in the microcirculation. *Blood Cell, 1,* 1975, 285-306.
5. 조경진 외, *Rodak 혈액학. (제5판),* 범문에듀케이션, 2019, pp. 119.
6. 권현영 외, *임상병리혈액학. (제3판),* 범문에듀케이션, 2020, pp. 26-30.
7. Bennett, V., Proteins involved in membrane-cytoskeleton association in human erythrocytes: spectrin, ankyrin, and band 3, *Methods Enzymol, 96,* 1983, 313–324.
8. Speicher, D. W., Marchesi, V. T., Erythrocyte spectrin is composed of many homologous triple helical segments. *Nature, 311,* 1984, 177–180.
9. Coetzer, T., Zail, S., Spectrin tetramer-dimer equilibrium in hereditary elliptocytosis, *Blood, 59,* 1982, 900–905.
10. 김성미 외, *핵심직무 수혈검사학,* 고려의학, 2022, pp. 72-74.
11. Daniels, G., MNS blood group system. *In Human Blood Groups. (3rd ed.),* Wiley-Blackwell., 2013, pp. 96–161.

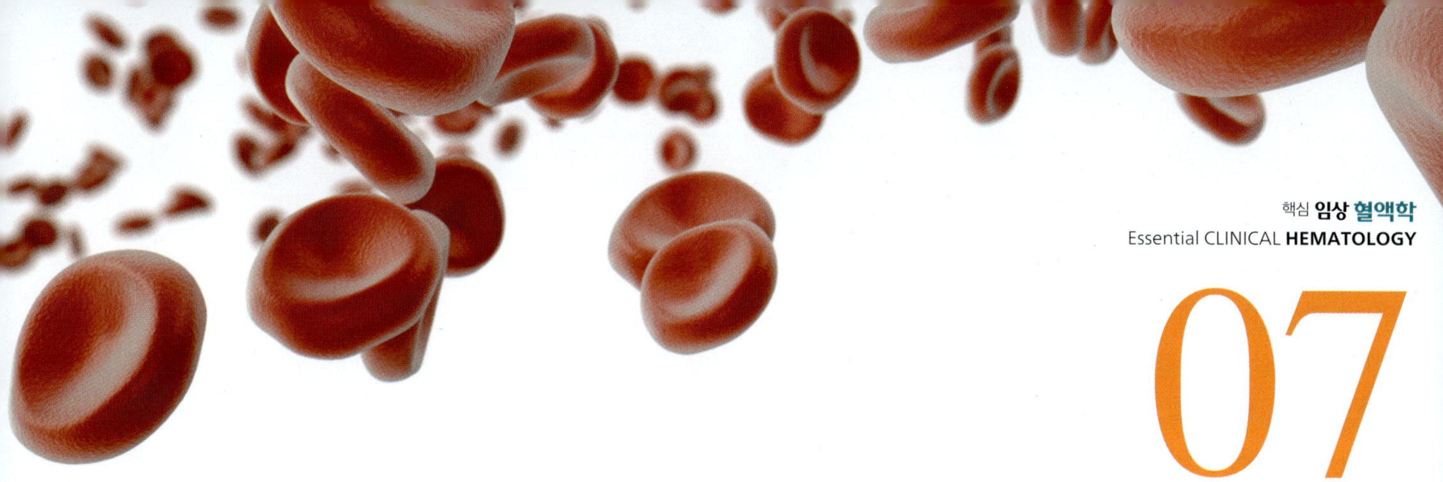

07

적혈구 생성에 필요한 물질과 거대적혈모구

Material for Erythropoiesis and Megaloblast

7.1 철

Iron

1 체내의 철 분포

철(Fe, iron)은 혈색소(hemoglobin)와 시토크롬(cytochrome) 및 미오글로빈(myoglobin) 등의 헴복합체와 여러 효소의 구성에 중요한 요소이며, 산소의 운반 및 세포호흡 같은 생리대사 과정에서 없어서는 안 되는 금속이다. 또한 철자유라디칼이온(iron free radical ion)은 세포막이나 단백질 및 DNA를 공격하여 조직에 손상을 주기도 한다. 철의 균형은 섬세하여 체내 철이 부족하면 철결핍빈혈(iron deficiency anemia, IDA)을 유발하고, 반대로 철과잉(iron overload)의 경우에는 철침착증(siderosis)과 조직 손상을 일으킨다.[1]

정상 성인의 몸 속에는 3~5 g(50 mg/체중 kg)의 철이 들어 있는데 체내 철 분포는 [표 7-1]과 같다.[2] 총 철양의 2/3는 혈색소에 함유되어 있는데 그 대부분은 적혈구에 있고 소량은 골수의 적혈모구에 들어 있다. 철은 혈색소 1 g 중에 3.4 mg 정도 되고 적혈구 1 mL 중에는 1 mg 정도 들어 있다.[3]

체내 철의 65%는 적혈구계 세포내 혈색소에 존재하고 약 25%는 페리틴(ferritin)과 혈철소(hemosiderin)이며 이것들은 골수의 대식세포(macrophage)와 간세포(hepatocyte) 등의 조직에 저장철(storage iron) 형태로 존재하고,[4] 나머지 10%는 근육, 혈장, 세포 내 시토크롬 세포의 철효소로 분산되어 존재한다.[5] 저장철의 1/3 정도는 골수에, 그리고 1/3 정도는 간에, 나머지 1/3 정도는 지라와 근육에 저장된다.[3]

페리틴은 4,000개 이상의 3가 철 원자와 분자량이

표 7-1 정상 성인 체내 철 분포

철의 형태	철의 양(mg)	%
혈색소철(Hb iron)	2,500	67
혈액(Blood)		64
골수(Bone marrow)		3
저장철(Storage iron)	1,000	27
페리틴(Ferritin)		12
혈철소(Hemosiderin)		15
미오글로빈(Myoglobin)	130	4
불안정철(Unstable iron)	80	2.2
조직철(Tissue iron)	8	0.2
시토크롬(Cytochrome)		0.1
카탈라제(Catalase)		0.1
혈장철(Plasma iron)	3	0.1

500,000 Da인 아포페리틴(apoferritin)이라고 하는 단백질이 결합된 것이고 아포페리틴은 철 저장에 가장 효과적인 단백질이며 페리틴 철은 필요할 경우 단백질 분해 과정을 거쳐 이용할 수 있다.[6,7] 따라서 임상에서 혈청 페리틴을 측정하는 의미는 저장철을 평가하기 위해서이다.[6] 헤모시데린은 단백질의 부분 소화와 철 입자의 방출에 의해 만들어진 페리틴의 대사산물로 불용성의 큰 덩어리이며, 변성 정도에 따라 조성은 다르지만 보통은 철분 함량이 37% 정도 된다. 혈철소(hemosiderin, Fe^{3+}) 존재는 프루시안블루(prussian blue)를 이용한 철염색을 하면 푸른색의 과립으로 염색된다. 혈청페리틴을 측정하는 검사방법이 개발되기 전에는 체내 저장철을 평가하기 위해서 골수검체를 프루시안블루로 염색하여 철 존재를 확인하는 것이었다.[6] 혈장철은 트랜스페린(transferrin)이라고 부르는 β_1-글로불린(철운반단백)과 결합하고 있으며 전체가 3 mg밖에 되지 않으나 골수의 적혈모구와 저장철 사이를 활발하게 순환하고 있다. 트랜스페린은 2소엽(bilobed)의 당단백 구조여서 철원자 하나(monoferric) 또는 두 개(diferric)와 결합할 수 있다.[3]

2 철 흡수와 배설

정상 성인 남자의 경우 음식을 통하여 1일 10~25 mg 정도 섭취되는데 이 중에서 0.8~1.5 mg 정도가 흡수되고 1일 약 1 mg 정도의 철이 페리틴 형태로 장점막을 통하여 변으로 배설되므로 몸 속에서는 흡수와 배설 평형이 유지된다. 성인 여자의 경우는 생리로 인한 실혈 때문에 남자보다 많은 1.4~2.0 mg의 철을 외부로부터 흡수해야 한다.[8] 성장기 어린이나 청소년 그리고 임산부는 일반 성인보다 많은 양의 철을 흡수해야 한다.[9]

성인의 경우 철 흡수는 95%가 파괴된 적혈구에서 나오는 것을 재이용하고 5% 정도만이 음식 섭취를 통해서다.[8] 흡수되는 철은 헴철(heme iron)과 비헴철 형태로 나누어지는데, 헴철은 헴분자 내에 포함되어 있는 것이고 비헴철은 무기이온철(inorganic iron)이다. 헴철의 흡수효율이 더 높다.[3] 섭취하는 식품 중에 철 함량이 높은 것들은 붉은 육류와 콩과 식물 및 녹색 잎 채소 등이다.[10]

흡수 부위는 주로 십이지장(샘창자, duodenum)과 공장(빈창자, jejunum)에서 이루어진다. 음식물 중의 3가철(Fe^{3+})은 장에서 철환원효소(ferric reductase)의 작

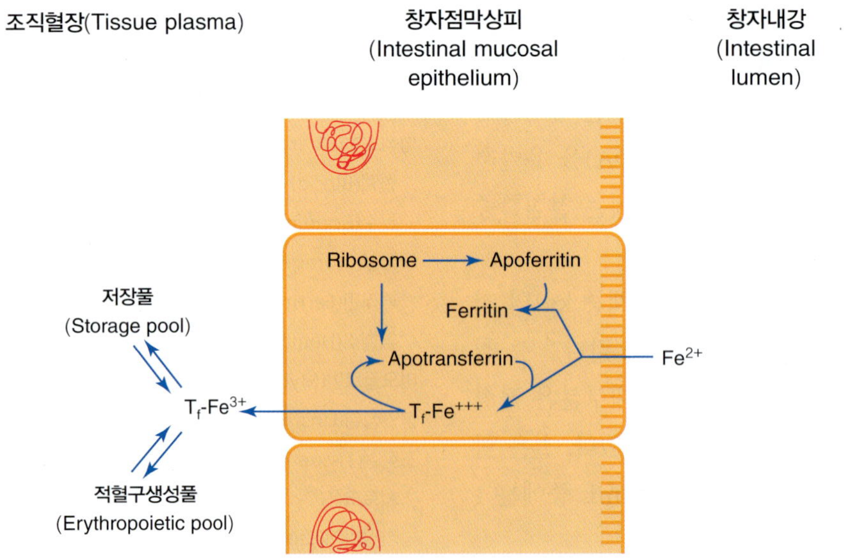

그림 7-1 장점막에서 철 흡수

표 7-2 정상 성인의 철 관련 참고범위

총 철결합능(TIBC):	2,530~4,350 μg iron/L plasma
혈청철(bound transferrin):	700~2,010 μg/L plasma
불포화철결합능(UIBC):	TIBC−serum iron
트랜스페린포화도(33%) = 혈청철(SI)/총철결합능(TIBC) × 100(%)	

용으로 2가철(Fe^{2+})로 환원된 후 2가철은 2가금속이온전달체1(divalent metal ion transport 1, DMT1)를 통해 장세포의 세포질로 흡수된다.[11] 이때 아스코르빈산(ascorbic acid), 구연산염(citrate), 유리염산(free hydrochloric acid) 그리고 시스테인(cysteine)과 같은 티올기(-SH)를 갖는 음식물 중의 단백질이 환원제의 역할을 한다.

2가철(Fe^{++}, ferrous, 제1철) 상태로 장점막에서 흡수된 다음 곧 장점막세포에 있는 막 단백질인 헤파에스틴[hephaestin(apotransferrin)]에 의해 다시 3가철(Fe^{+++}, ferric, 제2철)로 산화[그림 7-1]된 후 일부는 혈액 내 5.3% 정도의 탄수화물을 함유한 β_1-글로불린의 일종인 트랜스페린과 결합(트랜스페린 1 g은 철 1.25 mg과 결합)하여 골수 안으로 운반되며, 이때 1분자의 트랜스페린에는 2분자의 3가철이 결합되어 있다.[11] 나머지는 저장 장기인 간, 지라, 골수 내에서 페리틴 형태로 저장된다.[12]

생리적으로 적혈구생성 증가와 철결핍 상태에서는 철흡수가 증가하고 철과잉 상태에서는 감소된다. 정상 성인의 혈장 중에는 2,000~3,500 mg/L의 철과 결합할 수 있는 양의 트랜스페린이 있는데 이 양을 총 철결합능(total iron binding capacity, TIBC)이라고 한다. 이 중에서 1/3 (800~1,050 mg/L) 정도의 철이 트랜스페린과 결합되어 있으며 철과 결합되지 않은 트랜스페린의 양을 불포화철결합능(unsaturated iron binding capacity, UIBC)이라고 한다[표 7-2].[3,13]

3 철 순환

몸 안에서 정상적인 철 대사(iron metabolism)는 일정한 사이클을 형성하고 있다[그림 7-2]. 음식물을 통한 흡

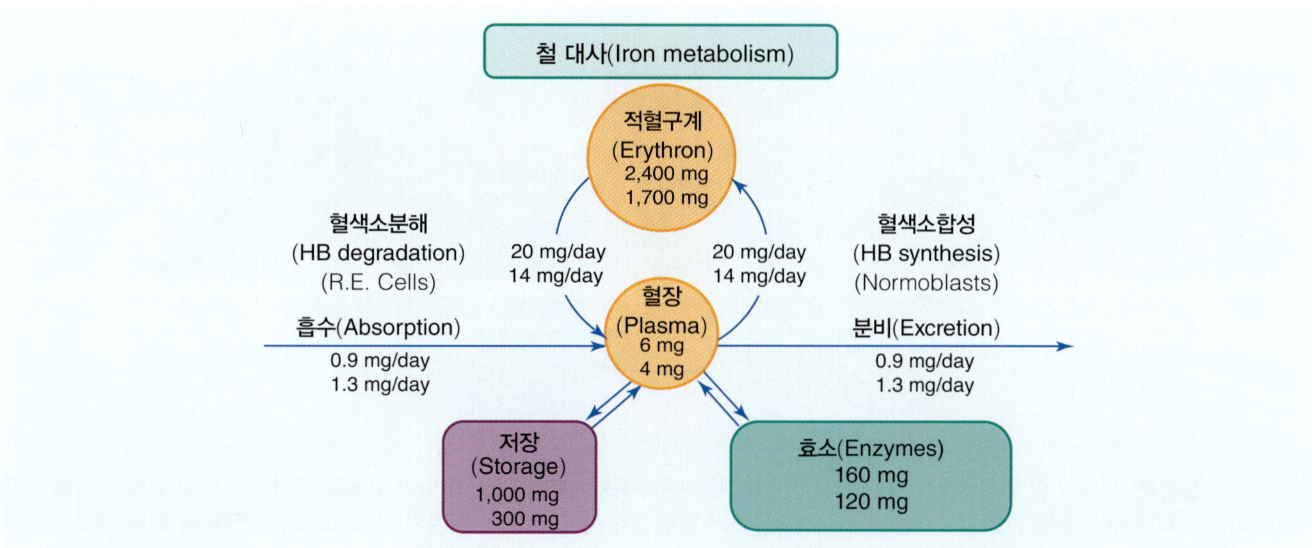

그림 7-2 철 대사

수와 적혈구(혈색소)의 분해로 하루 평균 25 mg 정도의 철이 만들어지는데 이 중에서 20 mg 정도는 골수에서 적혈모구 형성과정 중 혈색소 합성에 다시 이용되고 나머지 5 mg 정도의 철은 또 다른 대사과정에 이용된다. 철은 대부분이(95% 정도) 120일 수명을 다한 적혈구가 그물내피계(reticuloendothelial system, RES)에서 파괴되어 생긴 철을 다시 이용한다.[8] 혈색소 분해로 생긴 철은 대부분이 혈장 트랜스페린과 결합하여 골수로 운반된 후 적혈모구의 혈색소 합성에 이용되고 나머지는 혈철소로 저장된다. 결과적으로 저장철(storage iron) 형태는 페리틴(ferritin)과 헤모시데린(hemosiderin)이다.

트랜스페린(Tf)과 결합한 철(철/트랜스페린 복합체)은 골수의 적혈구계 전구세포 표면에 있는 트랜스페린수용체(transferrin receptor, TfR)와 결합한 후 철/트랜스페린/트랜스페린수용체 복합체가 되어 세포질 안으로 들어가(endocytosis) 엔도솜(endosome)을 만든다. 그리고 이 엔도솜은 양성자펌프(proton pump)의 작용으로 산화되어 철은 유리되며, 트랜스페린은 혈중으로 방출되고 트랜스페린수용체는 적혈구계 전구세포 표면으로 재활용된다.[14] 트랜스페린수용체의 일부는 세포 표면에서 떨어져 나와 혈중으로 순환한다. 철결핍 환자들에서는 철을 결합하는 트랜스페린수용체의 이용률이 떨어져 혈중 트랜스페린수용체 농도가 증가한다.[15] 트랜스페린과 결합되어 있는 철은 세포 내 산성화(pH 5.5) 조건에서 유리되어 페리틴이 된다. 철이 적혈모구나 그물적혈구로 들어가는 방법은 두 가지인데 포액작용(pinocytosis, 세포의 액체흡수)에 의해 페리틴과 혈철소 같은 과립모양으로 철이 존재하는 방법과 트랜스페린수용체와 상호작용에 의해 세포 내로 들어간다[그림 7-3].[15]

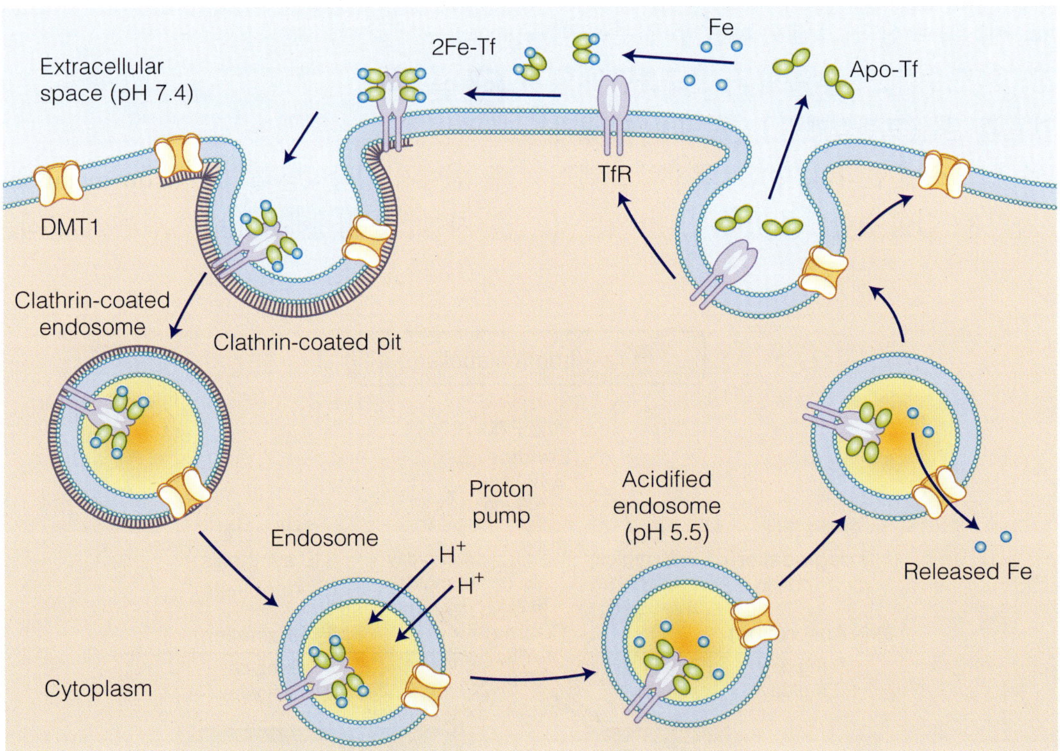

그림 7-3 철순환. 세포의 철 조절 트랜스페린과 결합한 트랜스페린수용체-1이 한계량이 되면 오목을 형성하기 위해 결합된 막을 통해 세포내이입이 시작된다. 오목 안의 수소이온은 트랜스페린에서 철을 방출하고, 철은 환원된 뒤 2가금속이온전달체에 의해 세포질로 운반된다. 세포질 철은 페리틴 형태로 저장되거나 사립체로 운반되고 미토페린에 의해 막을 관통하여 운반된다. 아포트랜스페린 탑재된 트랜스페린수용체는 아포트랜스페린을 방출하고 트랜스페린수용체는 세포막으로 되돌아가서 재이용된다.

표 7-3 체내 철결핍의 변화

철결핍의 진행(→)				
저장철	감소	감소	감소	감소
혈장철	정상	감소	감소	감소
혈색소철	정상	정상	감소	감소
조직철	정상	정상	정상	감소

4 철결핍과 인체 내 변화

철결핍(iron deficiency)의 원인은 철 섭취 부족 또는 철 흡수장애 및 실혈 등에 의한 철 소실 증가 그리고 철 필요량의 증가 등이다.[14] 결핍의 정도에 따라 체내에서도 철 분포의 변화가 일어난다[표 7-3].[16]

① 처음에는 저장철(storage iron)이 감소되고,
② 두 번째로 혈장철(serum iron; 검사실 수준에서)이 감소한다.
③ 철 부족이 계속되면 적혈모구 형성 중 혈색소 합성이 저하되어 빈혈이 발생하며(혈색소 철 감소),
④ 더욱 감소되는 경우 시토크롬 등의 조직철이 감소하여 손·발톱이나 혀의 점막 등에서 위축이 일어난다.[16]

가임기 여성들에서는 생리 때문에 철분의 손실이 발생하는 것 외에도 1회의 임신과 출산으로 체내 저장철 1 g 정도의 손실이 발생하는데, 이로 인하여 빈혈이 발생할 수 있다.[17]

7.2 엽산, 비타민 B_9

Folic Acid

엽산(비타민 B_9)은 테롤리글루탐산(pterorylglutamic acid, PteGlu)을 일반적으로 부르는 이름으로 구성 성분은 테리딘(pteridine), 파라-아미노벤젠산[p-aminobenzoic acid (PABA)]과 글루탐산(glutamic acid)이다. 음식물 중에 들어 있는 대부분의 엽산은 테롤리글루탐산염(pterorylglutamate, PteGlun) 형태이며 장 효소 감마-글루타밀카르복시펩디드분해효소(γ-glutamylcarboxypeptidase)에 의해 일글루탐산염(monoglutamate)이나 이글루탐산염(diglutamate)으로 전환된 후 공장(빈창자, jejunum) 근위부에서 빠르게 흡수된다.[18] 엽산은 녹색식물과 과일, 동물의 간 등에 많이 있으며 정상 성인은 1일 최소 50 mg 정도를 필요로 하지만 임신 같은 대사요구가 증가하는 경우에는 몇 배 더 많은 양을 필요로 한다. 엽산의 1차 공급원인 신선한 과일과 채소를 통해 주로 섭취되고 공장 상부에서 흡수된 후 혈장에 섞여 있거나 간에 저장(체내 저장 엽산의 절반 정도)되고, 정상 성인의 여러 장기에 저장된 체내 총 엽산량은 5~20 mg 정도다.[18]

흡수될 때는 일글루탐산염(monoglutamate)형의 메틸테트라히드로엽산(methyl tetrahydrofolic acid, MTHF; 활성형 비타민 B_9)으로 흡수된다. 혈액 중 순환은 5-메틸테트라히드로엽산[N^5-methyl-tetrahydrofolate (FHF)]형태이며,[19] 농도는 6~20 ng/mL이다.[3] 엽산의 중요한 역할은 DNA합성에 필요한 티미딘산(thymidylate)합성인데 세포질 안에서 5-메틸 THF가 호모시스테인으로 되고 비타민 B_{12}의 작용으로 메티오닌으로 변환해서 THF를 생성한다[그림 7-4].[20] 그리고 히스티딘(histidine)과 그 분해산물인 개미글루탐산(formiminoglutamic acid, FIGlu) 분해에 이용되는데 결핍 시에는 소변 중에 개미글루탐산이 증가하게 된다.

섭취 부족이나 흡수 장애에 의한 엽산 결핍 때는 DNA합성을 위한 티미딘누클레오타이드(thymidine nucleotide) 생산에 장애를 일으켜서 핵분열과 세포질의 성숙이 일치하지 않고 세포질만 과도하게 커지는 비동시성(asynchronism) 성숙 결과 거대적혈모구(megaloblast)를 생성한다.[21] 거대적혈모구가 골수 안에서 성숙하는 동안 쉽게 파괴되어 말초혈관에서 빈혈이 발생하면 거대적혈모구빈혈(megaloblastic anemia)이다.[20] 메토트렉세이트(methotrexate, 엽산 유도체로 대표적인 항암 화학요법제 중 하나) 같은 약제들도 디히드로엽산염환원효소(dihydrofilate reductase)를 억제하기 때문

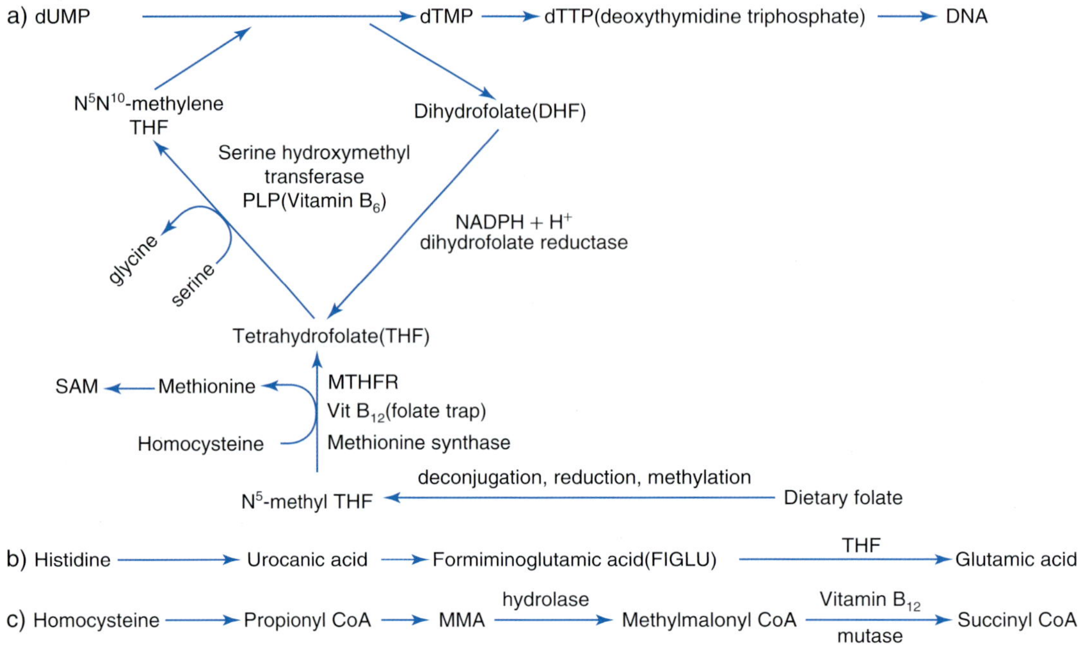

그림 7-4 엽산(비타민 B_9)과 코발라민(비타민 B_{12})에 의한 DNA합성 과정

에 조직에서 엽산 결핍을 일으킨다.[22] 엽산 결핍의 증상은 전신권태, 소화기장애, 식욕부진, 입술점막궤양, 혀염증, 저항력감퇴 또는 생리이상 등이다.[20]

7.3 코발라민, 비타민 B_{12}

5,6-dimethylbenzimidazolcyanoycobamide

비타민 B_{12} 코발라민(cyanocobalamin)은 포르피린(porphyrin)의 구조[그림 7-5]와 유사한 코린고리(corin ring) 중앙에 코발트원자(Co)가 존재하는 유기금속 복합체다. 특정 미생물에 의해 위장관 내에서 합성이 되기도 하며 동물의 간, 콩팥, 근육 그리고 계란이나 우유 등에 많이 함유되어 있다. 성인은 1일 2~5 μg이 최소 요구량이다. 정상인의 비타민 B_{12} 총 저장량은 4 mg 정도로, 간에 2 mg이 저장되어 있고 나머지는 체내 여러 곳에 분산 저장되어 있다. 혈청 비타민 B_{12}의 참고치는 330~1,025 pg/mL 정도이다.[3]

비타민 B_{12}는 체내에서는 합성이 안 되고 생선이나 육류 및 유제품 같은 동물성 식품을 통해서 섭취된다.[23] 단백질과 복합체를 형성하여 섭취된 코발라민은 위산과 펩신(pepsin)에 의해 분해되고 위에서 분비된 내인자(intrinsic factor, IF)와 단백질 리간드(protein ligand)와 결합하여 십이지장(샘창자)으로 들어간다. 췌장(이자, pancreas)에서 분비된 효소에 의해 단백질 리간드는 떨어져 나가고, 주로 회장(돌창자, ileum)에서 흡수된 후,[23] 회장점막의 트랜스코발라민 II (transcobalamin II)와 복합체를 형성한 후 문맥혈관(portal vein)을 통해 골수 조혈세포까지 운반된다.

적혈모구에는 트랜스코발라민 II수용체(TC II receptor)가 있어서 코발라민/코발라민 II복합체(cobalamin/TC II complex)가 적혈모구 안으로 유입된다. 흡수된 비타민 B_{12}는 트랜스코발라민이라고 불리는 단백질과 결합하여 혈장으로 운반되어 골수나 전신의 조직에서 사용되고, 저장은 주로 간에서 이루어진다. 기능은 호모시스테인(homocysteine)이 N^5-메틸테트라히드로엽산(N^5-methyl-tetrahydrofolate, N^5-CH_3-FH_4)과 반응하여 메티오닌(methionine)과 테트라히드로엽산(FH_4)을 합성시키고 FH4는 N^5N^{10}-메틸테트라히드로엽산

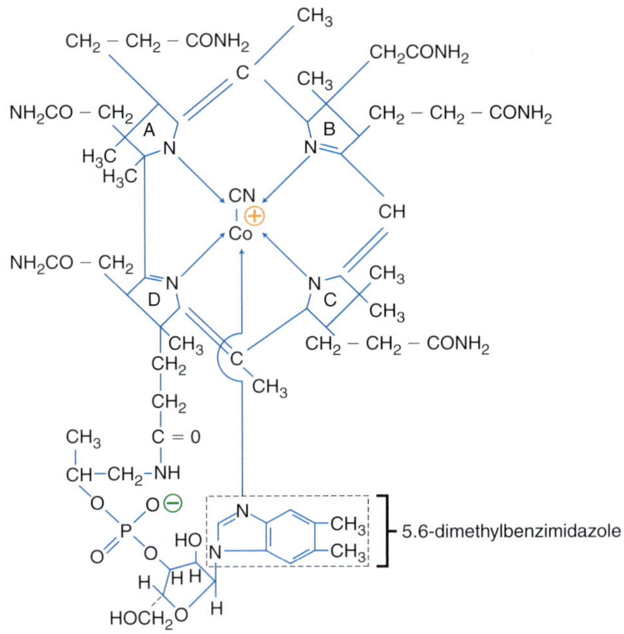

그림 7-5 코발라민(비타민 B_{12}) 화학구조

(N^5N^{10}-CH_3-FH_4)이 된 다음 DNA합성에 필요한 티미딘산(thymidylate) 합성에 이용된다[그림 7-3].

이 반응은 엽산에 의한 티미딘산 합성과 함께 이루어지는데 코발라민 결핍은 엽산 결핍 때와 마찬가지로 거대적혈모구가 생성되고 거대적혈모구빈혈을 유발한다. 거대적혈모구빈혈 진단을 위한 B_{12} 흡수능시험에는 ^{57}Co-cyanocobalamin을 이용한 쉴링검사(Schilling test)가 있다.[23] 과다색소성(hyperchromic; 최근에는 polychromic으로 표현), 대구성적혈구(macrocytic RBC) 형태를 특징으로 하는 악성빈혈(pernicious anemia)이란 비타민 B_{12}의 결핍이나 흡수에 소요되는 내인자(intrinsic factor)의 결핍으로 발생하는 중증빈혈을 말한다.[23]

참고로 호모시스테인은 메티오닌(methionine)이 시스테인(cysteine)으로 전환과정 중 생성되는 아미노산으로, 대사과정에서 비타민 B_{12}와 B_6가 필요하다. 후천적으로 비타민 B_{12}나 B_6가 결핍되면 과호모시스테인혈증(hyperhomocysteinaemia)이 나타날 수 있으며, 유전적으로 과호모시스테인혈증은 *MTHFR* (methylenetetrahydrofolate reductase) 유전자와 cystathinone β-synthase 유전자 돌연변이에 의해 발생할 수 있다.[3]

7.4 기타 비타민

Other Vitamins

1 비타민 B_6

Pyridoxine

비타민 B_6의 유도체는 피리독신(pyridoxine), 피리독살(pyridoxal), 피리독사민(pyridoxamine)과 이것들이 인산화(phosphorylation)된 것들이다. 피리독살인산염(pyridoxal phosphate)은 헴합성 중 아미노레불린산(aminolevulinic acid) 합성 시 보조인자로서 작용한다. 채소, 밀, 어류 및 육류 등에 풍부하고, 성인의 1일 섭취 권장량은 1.5~2.2 mg이다. 비타민 B_6 결핍 때는 저색소성(hypochromic), 소구성(microcytic)빈혈을 유발하고 신경계이상을 초래한다. 이소니아지드(isoniazid, INH; 결핵치료제)와 페니실라민(penicillamine, 류마티스관절염 치료제)과 같은 약제에 의해 저해를 받는다.[24]

2 비타민 B_2

Riboflavin

비타민 B_2의 화학적인 구조는 이소알록사진고리(isoalloxanzing ring)에 1개의 리비톨곁사슬(ribityl side chain)이 붙어 있는 모양이다. 육류나 우유 등의 유제품에 많이 함유되어 있고 음식섭취로 흡수되는데 성인 1일 흡수량은 대략 25 mg 내외이다. 사람 몸 안에서 비타민 B_2가 결핍되면 골수에서 적혈구계의 형성저하로 말초혈액 그물적혈구 수가 감소하고 빈혈이 발생한다.[24] 말초혈액 도말표본 라이트염색 관찰에서 적혈구 형태는 정구성(normocytic), 정색소성(normochromic) 패턴을 나타낸다. 중증 빈혈에서는 적혈모구 내에 공포(vacuolation)가 나타나기도 한다.

적혈구 안에서의 작용기전은 불분명하지만 리보플라빈의 유도체인 플라빈모노누클레오티드(flavin mononucleotide, FMN)와 플라빈아데닌누클레오티드(flavin adenine dinucleotide, FAD)는 산화환원반응에 작용하는 화합물이고, 적혈구 내에서 FMN과 FAD의 반응에 필요한 효소는 글루타티온환원효소(glutathione reductase)와 니코틴아미드아데닌디누클레오티드메트혈색소(NADH met-Hb) 환원효소로서 이들 효소는 적혈구의 기능과 생존에 중요한 역할을 한다.[24]

7.5 무기질

Inorganic Substances

1 구리

Copper, Cu

혈장 중에는 알부민과 결합되어 있는 구리와 α_2-글로불린(α_2-globulin)에 속하는 푸른당단백(blue glycoprotein)인 세룰로플라스민(ceruloplasmin)과 결합된 것이 있다. 구리 7분자는 세룰로플라스민(분자량 132 kDa) 한 분자와 결합되어 있고 세룰로플라스민은 Fe^{2+} 이온이 3가로 산화할 때 촉매역할을 하는 산화효소다. 결핍 때는 적혈모구의 세포질 내에서 일어나는 철 대사에 영향을 미쳐 혈색소 합성장애가 생긴다. 결핍 때 소구성(microcytic), 저색소성(hypochromic) 빈혈을 일으킬 수 있으며 철 흡수와 마찬가지로 흡수 기전에 이상이 생기면 중증 빈혈과 호중구감소증(neutropenia) 및 골수비정상(bone marrow abnormality) 등이 나타난다.[25] 성인 체내 총 구리 양은 100 mg 정도 된다. 간(liver), 뇌(brain), 골수(bone marrow)에 많이 저장되어 있고, 위(stomach)와 소장(작은창자, small intestine) 상부에서 흡수된다. 음식물을 통해 1일 2~5 mg 정도 섭취되지만 흡수량은 0.6~1.6 mg에 불과하다. 혈청 중에는 810~1,470 mg/L 정도 존재하며 여성에게서 다소 높게 나타난다.[26]

2 코발트

Cobalt, Co

코발트는 비타민 B_{12} 분자 구성 성분 중의 하나다. 결핍되면 비타민 B_{12} 합성장애가 발생하고 결과적으로 DNA 합성에 장애를 일으켜 거대적혈모구빈혈을 유발한다.[26] 음식물과 음료수 그리고 동물 조직과 체액 중에 많이 포함되어 있고, 특히 간과 심장 및 지방조직(adipose tissue)에 많다. 음식물을 통해 하루 140~580 mg 정도 흡수되며 오줌을 통해 흡수량의 85% 정도가 배설된다.[3]

3 아연

Zinc, Zn

아연은 붉은 육류나 어류를 통해서 섭취하며, 적혈구와 백혈구 그리고 혈장에서 발견된다. 적혈구 내 아연은 탄산탈수소효소(carbonic anhydrase)의 농도와 관계가 있다.[27] 적혈구 내 아연은 거대적혈모구빈혈, 만성백혈병(chronic leukemia), 급성림프구백혈병(Acute lymphocytic leukemia), 급성단핵구백혈병(Acute monocytic leukemia, FAB M5)과 골수섬유증(Myelofibrosis) 등에서 증가하고, 감소는 성장장애(growth retardation)를 일으키는 것으로 알려져 있다.[3]

7.6 거대적혈모구계

Megaloblastic Series

핵 합성과 분열이 이루어지는 적혈모구 단계에서 DNA 합성에 필요한 비타민 B_{12}(cyanocobalamin) 또는 엽산(비타민 B_9, folic acid)의 결핍이 발생하면 일인산염우리딘(uridine monophosphate, UMP)으로부터 합성되어야 할 티미딘 뉴클레오타이드(thymidine nucleotide) 생산에 문제가 발생한다.[28] 그 때문에 DNA합성이 장애를 받아서 세포분열은 정지 또는 지연되면서 세포질만 비정상적으로 커지고 핵과 세포질의 성숙 정도가 불일치(asynchrony)한 결과 정상 세포보다 큰 세포가 생성된다.[29]

성숙 과정은 전거대적혈모구(pomegaloblast) – 호염기거대적혈모구(basophilic megaloblast) – 다염거대적혈모구(polychromatophilic megaloblast) – 정염거대적혈모구(orthochromic megaloblast) – 거대그물적혈구(megaloreticulocyte) – 거대적혈구(megalocyte) 순서로 성숙한다[그림 7-6].

세포질 내 혈색소 합성으로 보아서는 정상적혈구와 거의 같다. 그러나 세포 전체의 크기가 크고 염색질(chromatin) 양상이 좀 더 섬세(fine)하게 나타나며 핵과 세포질의 성숙도가 일치하지 않아서 세포질에 비해 핵의 성숙이 늦어지는 것이 특징이다.[29] 결과적으로 골수에서 많은 적혈구 전구세포들이 용해되거나 세포사멸이 일어나고 그로 인해 말초혈액으로 들어오는 혈구 수가 적다.[30]

말초혈액에서 발견되는 거대적혈구(megalocyte)의 크기는 9~12 μm로 정상적혈구 보다 크기 때문에 많은 수가 출현하면 적혈구 지수 중 평균적혈구용적(mean cell volume, MCV)이 증가한다.

거대적혈모구(megaloblas)는 전구세포들이 골수에서 분열·성숙 과정 중 쉽게 파괴되어 빈혈을 일으키며, 이 빈혈을 거대적혈모구빈혈(megaloblastic anemia)라고 한다. 거대적혈모구빈혈 환자의 골수흡인 도말표본 염색에서는 거대적혈모구가 관찰되고, 성숙하여 말초에 출현하면 거대적혈구이다.[30] 거대적혈모구빈혈은 혈액질환에서 자세히 설명한다.

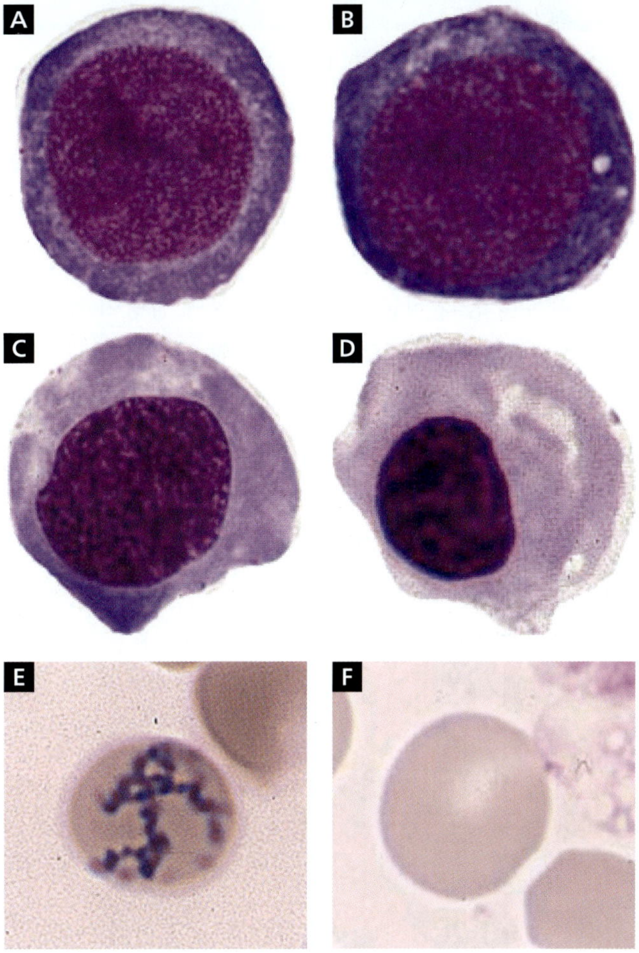

그림 7-6 거대적혈모구 성숙. A. 전거대적혈모구(Promegaloblast), B. 호염기거대적혈모구(Basophilic megaloblast), C. 다염거대적혈모구(Polychromatophilic megaloblast), D. 정염거대적혈모구(Orthsochromatphilic megaloblast), E. 거대그물적혈구(Megaloreticulocyte), F. 거대적혈구(Megalocyte)

핵심

- 철은 혈색소, 미오글로빈, 시토크롬 등의 중요 구성요소이다.
- 철결핍은 철결핍빈혈을 유발하고 철 과잉은 철 침착으로 인한 조직손상을 일으킨다.
- 체내 철은 오로지 음식 섭취에 의해서만 유지되며, 붉은 육류나 콩과 식물 및 녹색채소 등에 함량이 높다.
- 음식으로 Fe^{3+} 형태로 섭취되고, 위 염산에 의해 Fe^{2+}로 환원된 후 주로 작은창자 상부의 십이지장(샘창자)에서 흡수되며 장점막 단백질에 의해 다시 Fe^{3+}가 되어 트랜스페린과 결합 골수로 운반 저장된다.
- 저장철의 형태는 페리틴 또는 헤모시데린(혈철소: 철 저장 단백질)이다.
- 트랜스페린 1분자에 철 2분자가 결합한다.
- 검사실에서 혈청철 검사의 의의는 저장철의 평가이다.
- 철결핍 시 체내 철 변화는 ① 저장철 감소 ② 혈장철 감소 ③ 적혈모구의 혈색소 합성 저하로 인한 빈혈 ④ 조직철 감소 순서이다.
- 철은 골수흡인 검체를 푸르시안블루 염색하면 녹청색 과립으로 관찰된다.
- 비타민 B_9 엽산은 녹색채소, 과일, 동물 간에 풍부하며 섭취 시 공장(빈창자)에서 흡수된다.
- 엽산 결핍 때는 티미딘산 합성이 저하되어 DNA합성이 안 되고 핵과 세포질의 불균형으로 골수에 거대적혈모구가 생성되고 말초혈액에 대적혈구가 출현하는 거대적혈모구빈혈을 유발한다.
- 거대적혈모구빈혈 시 말초에 대적혈구 출현이 증가하면 평균적혈구용적이 증가한다.
- 비타민 B_{12} 코발라민은 붉은 육류, 계란, 우유 등에 풍부하고 섭취 후 내인자에 의해 회장(돌 창자)에서 흡수된다.
- 코발라민도 티미딘산 합성에 필요하고 결핍 시 거대적혈모구빈혈을 유발한다.
- 코발라민 결핍에 의한 거대적혈모구빈혈 진단은 방사성동위원소를 이용한 쉴링검사이다.
- 코발라민 결핍이나, 코발라민 흡수에 필요한 내인자 분비가 낮아서 중증빈혈로 진행되면 악성빈혈이다. 따라서 악성빈혈 진단도 쉴링검사이다.

참고문헌

1. 대한혈액학회, *혈액학. (제3판)*, 범문에듀케이션, 2018, pp. 33.
2. John, p. G. et al., *Wintrobe's Clinical Hematology. 2nd ed.*, 2004, pp. 980.
3. 권현영 외, *임상병리혈액학. (제3판)*, 범문에듀케이션, 2020, pp. 50.
4. Sharma, N., Butterworth, J., Cooper, B. T., et al., The emerging role of the liver in iron metabolism. *Am J Gastroenterol, 100*, 2005, 201–206.
5. Elaine M. Keohane, et al., *RODAK'S Hematology. (5th ed.)*, ELSEVIER, 2016, pp. 138.
6. Theil, E. C., The ferritin family of iron storage proteins. *Adv Enzymol Relat Areas Mol Biol, 63*, 1990, 421–449.
7. Zhang, Y., Mikhael, M., Xu, D., et al., Lysosomal proteolysis is the primary degradation pathway for cytosolic ferritin and cytosolic ferritin degradation is necessary for iron exit. *Antioxid Redox Signal, 13* (7), 2010, 999–1009.
8. 대한진단검사의학회, *진단검사의학, (제6판)*, 범문에듀케이션, 2022, 211.
9. Ernest, B. et al., *William's Hematology. (6th ed.)*, Mc Graw Hill, 2001, pp. 297.
10. Hallberg, L., Bioavailability of dietary iron in man. *Annu Rev Nutr, 1*, 1981, 123–147.
11. Elaine M. Keohane, et al., *RODAK'S Hematology. (5th ed.)*, ELSEVIER, 2016, pp. 138-139.
12. Finch, CA., Hubers, H., Perspectives in iron metabolism. *N Engl Med, 306*, 1982, 1520-1528.
13. Elaine M. Keohane, et al., *RODAK'S Hematology.*

(5th ed.), ELSEVIER, 2016, pp. 144.

14. 대한혈액학회, *혈액학. (제3판)*, 범문에듀케이션, 2018, pp. 51-54.

15. Shih, Y. J., Baynes, R. D., Hudson, B. G., et al., Serum transferrin receptor is a truncated form of tissue receptor. *J Biol Chem, 265,* 1990, 19077-19081.

16. Suominen, P., et al., Serum transferrin receptor and transferrin receptor-ferritin index identify healthy subjects with subclinical iron deficits. Blood, 92, 1998, 2934-2939

17. Shirlyn B. McKenzie, *Clinical Laboratory Hematology.* New Jersey, Pearson Education, 2004, pp. 196.

18. 대한혈액학회, *혈액학. (제3판)*, 범문에듀케이션, 2018, pp. 64-65.

19. Miller, J. W., Folic acid. In Caballero, B. (Ed.), *Encyclopedia of human nutrition. (3rd ed.)*, Amsterdam, Elsevier, Academic Press, 2013, pp. 262-269.

20. Elaine M. Keohane, et al., *RODAK'S Hematology. (5th ed.)*, ELSEVIER, 2016, pp. 316-317.

21. Koury, M. J., Horne, D. W., Brown, Z. A., et al. Apoptosis of late stage erythroblasts in megaloblastic anemia: association with DNA damage and macrocyte production. *Blood*, *89*, 1997, 4617-4623.

22. Waxman, S., Metz, J., & Herbert, V., Defective DNA synthesis in human megaloblastic bone marrow: effects of homocysteine and methionine. *J Clin Invest 48*, 1969, 284-289.

23. 대한진단검사의학회, *진단검사의학, (제6판)*, 범문에듀케이션, 2022, 215.

24. Kenneth D. McClatchey, *Clinical Laboratory Medicine. (2nd ed.)*, Lippincott Williams & Wilkins, 2002, pp. 448-449.

25. Baruthio, F. et al., Determination of manganese in biological materials by electrothermal absorption spectrometry: a review. *Clin Chem, 34,* 1988, 227-234.

26. Michael, L. Bishop et al., *Clinical Chemistry. (3rd ed.)*, Lippincott, 1996, pp. 286-288.

27. Carl A. Burtis, Edward R. Ashwood, David E. Bruns, *TIETZ Textbook of Clinical Chemistry and Molecular Diagnostics. (4th ed.)*, ELSEVIER SAUNDERS, 2006, pp. 1138-1141.

28. Wickramasinghe, S. N., & Fida, S., Bone marrow cellsfrom vitamin B12- and folate-deficient patients misincorporate uracil into DNA. *Blood, 83,* 1994, 1656-1661.

29. Antony, A. C., Megaloblastic anemias. In Hoffman, R., Benz, E. J., Silberstein, L. E., et al., *Hematology: basic principles and practice. (6th ed.)*, Philadelphia, 2013, pp. 473-504.

30. Koury, M. J., Horne, D. W., Brown, Z. A., et al., Apoptosis of late stage erythroblasts in megaloblastic anemia: association with DNA damage and macrocyte production. *Blood*, *89*, 1997, 4617-4623.

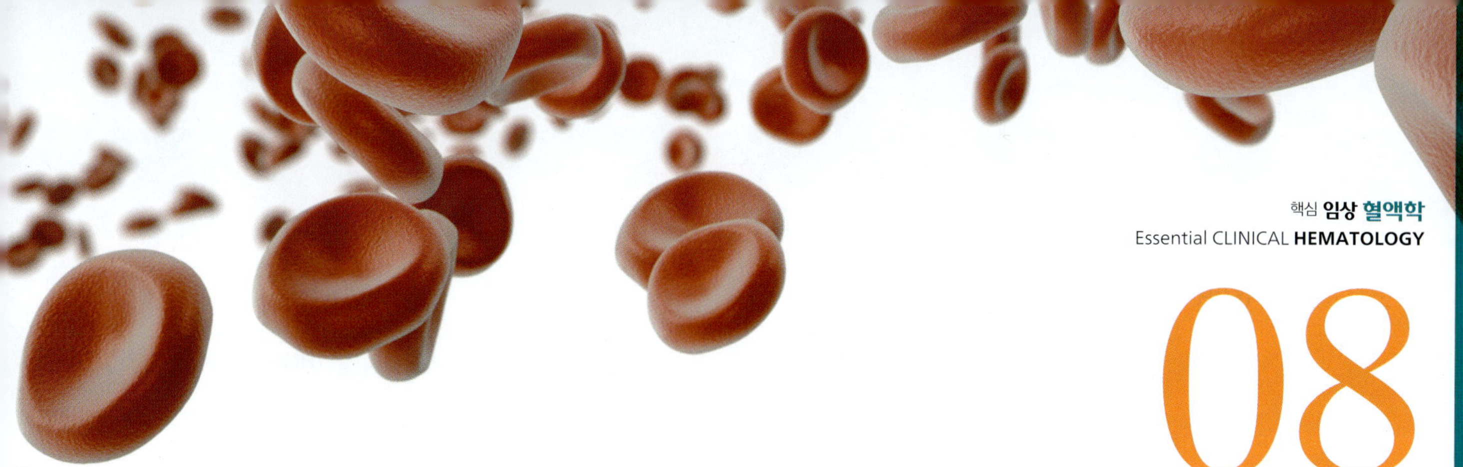

08 적혈구 포도당 대사

Glucose Metabolism of Erythrocyte

8.1 엠브덴-메이어호프 경로

Embden-Meyerhof Pathway, EMP

성숙한 적혈구는 사립체(mitochondria)가 없고 더 이상 분열증식이 이루어지지 않으므로 합성에 필요로 하는 에너지는 많이 요구되지 않지만 산소가 혈색소와 결합하여 운반되거나 혈색소 내 철이 2가의 기능철(Fe^{++}, ferous) 형태를 유지할 때 그리고 세포 내의 Na^+ (sodium), K^+ (potassium), Ca^{2+} (ionized calcium) 및 탄산수소(hydrocarbon, HCO_3^-)와 전해질의 적정농도를 유지하며 살아가는 120일 동안 전형적인 적혈구 형태를 유지하고 적혈구 고유의 기능을 수행하기 위해서는 에너지를 필요로 한다.[1] 이때 필요한 에너지는 주로 포도당(glucose, $C_6H_{12}O_6$) 대사(glucose metabolism; glycolysis)를 통해서 생산한다.[2] 1분자의 포도당이 대사 과정을 통해 파이루브산(pyruvate)으로 분해될 때 2 mol씩 2회에 걸쳐 총 4 mol의 삼인산염아데노신(adenosine triphosphate, ATP)을 생산하지만 포도당 분해 초기단계에서 포도당이 육탄당인산화효소(hexokinase, HK)에 의해 6-인산포도당(glucose-6-phosphate, G-6-P)으로 될 때 1 mol을 소모하고, 6-인산과당(fructose-6-phosphate, F-6-P)이 되면서 또 1 mol의 ATP를 사용하기 때문에 결과적으로 최종 2 mol의 ATP만 남게 된다.

막 관통 단백질 *Glut-1*을 통해 적혈구 안으로 들어온 포도당은 약 90% 정도가 무산소성(anaerobic)인 엠브덴-메이어호프 경로(Embeden-Meyerhof pathway, EMP)를 통해 분해가 이루어지며, 전기적으로 중성인 포도당 분자는 세포막을 쉽게 통과한다.[3] 그러므로 세포는 단순 확산에 의해 포도당을 쉽게 잃어버릴 수 있다. 그러나 전기적으로 하전(electric charge)된 분자는 세포막을 통해 쉽게 확산될 수 없기 때문에 포도당은 Mg^{++} 존재하에 육탄당인산화효소 의해 ATP를 이용하여 인산화되어 음전하를 띤 6-인산포도당이 되면서 세포 안에 갇히게 된다. 포도당이 젖산으로 분해되는 과정[그림 8-1]에서 반응속도의 조절은 육탄당인산화효소, 인산과당인산화효소(phosphofructokinase)와 파이루브산인산화효소(pyruvate kinase, PK)에 의해 이루어진다.

이때 육탄당인산화효소의 활성은 생성물인 6-인산포도당탈수소효소(glucose-6-phosphate dehydrogenase, G-6-PD)에 의해 저해되고 인산과당인산화효소와 파이루브산인산화효소는 유도효소로서 ATP의 농도에 의해 영향을 받으므로 ATP 농도가 높을 때 파이루브산인산화효소의 활성은 저해를 받는다. 육탄당인산화효소와 인산과당인산화효소는 pH가 낮은 조건에서는 활성이 저하

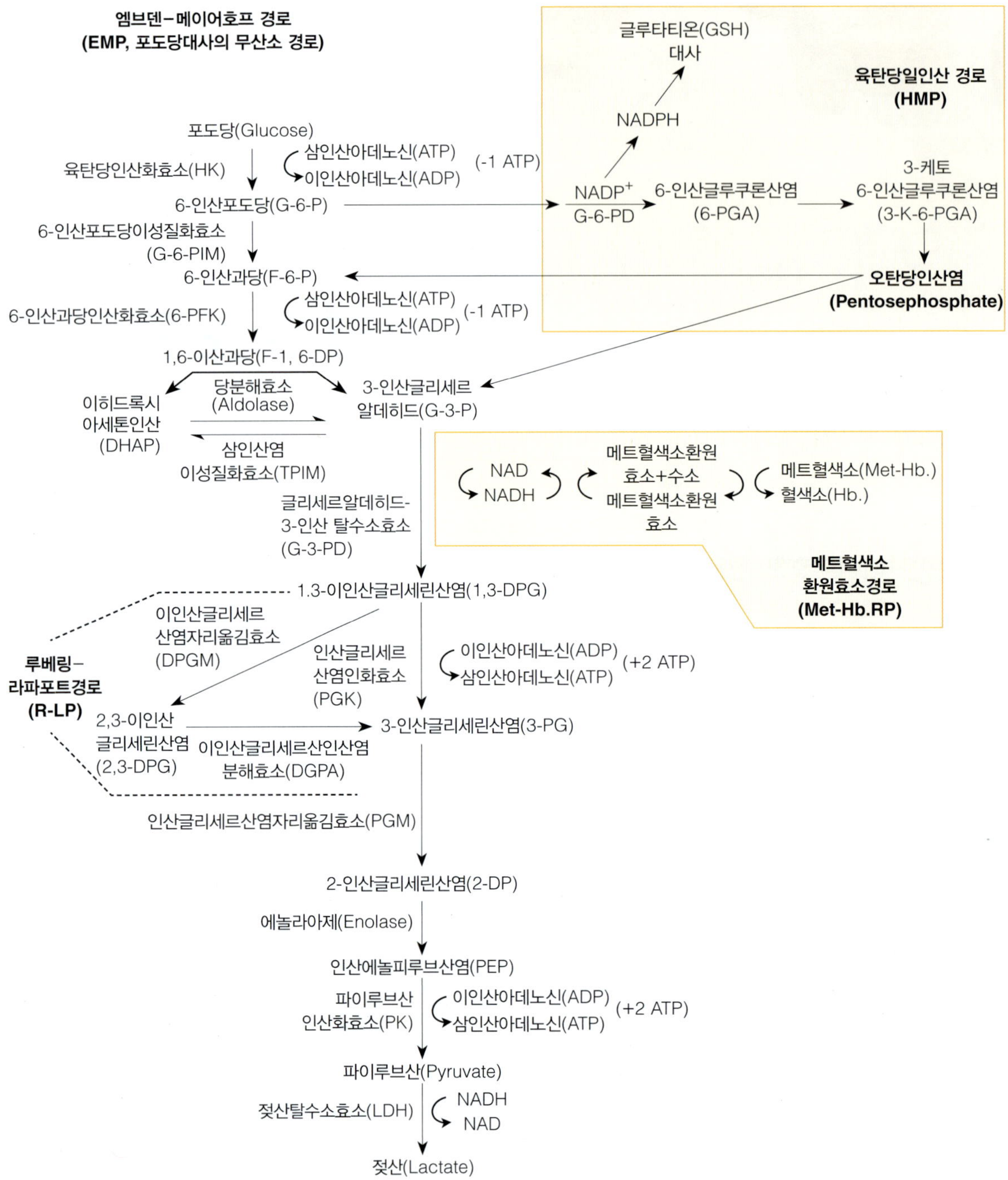

그림 8-1 적혈구 포도당 대사(Glucose metabolism of Erythrocyte)

EMP: Embden-Meyerhof Pathway, HK: Hexokinase, ATP: Adenosine triphosphate, ADP: Adenosine diphosphate, G-6-P: Glucose-6-phosphate, G-6-PD: Glucose-6-phosphate dehydrogenase; 6-인산포도당탈수소효소, NADP: Nicotinamide adenine dinucleotide phosphate; 니코틴아미드아데닌디누클레오티드인산염, NADPH: Reduced form of Nicotinamide adenine dinucleotide phosphate; 환원형니코틴아미아데닌드디누클레오티드인산염, GSH: Glutathion, 6-PGA: 6-Phosphogluconate, 3-K-6-PGA: 3-Keto-6-Phosphogluconate, HMP: Hexose Monophosphate Pathway, G-6-PIM: Glucose-6-phosphate isomerase, F-6-P: Fructose-6-phosphate, 6-PFK; 6-phosphofructokinase, F-1,6-Diphosphate, DHAP: Dihydroxyacetone phosphate, TPIM: Triphosphate isomerase, G-3-P: Glyceraldehyde-3-phosphate, G-3-PD: Glyceraldehyde-3-phosphate dehydrogenase, NAD: Nicotinamide adenine dinucleotide; 니코틴아미드아데닌디누클레오티드, NADH: Reduced form of Nicotinamide adenine dinucleotide; 환원형니코틴아미드아데닌드디누클레오티드, Met-Hb.: Met-Hemoglobin, Met-Hb.RP: Met-Hemoglobin Reductase Pathway, 1,3-DPG: 1,3-Di(Bis)phosphoglycerate, PGK: Phosphoglycerate kinase, DPGM: Phosphoglycerate mutase, R-LP: Rapoport-Luebering pathway, 2,3-DPG: 2,2-Di(Bis)phosphoglycerate, DPGP: Di(Bis)phosphoglycerate phosphatase, 3-PG: 3-Phosphoglycerate, PGM: Phosphoglycerate mutase, 2-PG: 2-Phosphoglycerate, PEP: Phosphoenolpyruvate, PK: Pyruvate kinase, LDH: Latate dehydrogenase

되지만 pH가 높은 조건에서는 촉매작용으로 활성이 증가한다.[4]

[그림 8-1]의 무산소 엠브덴–메이어호프 경로를 요약하면, 포도당 분해 대사의 1단계는 한 분자의 포도당이 육탄당인산화효소의 작용으로 6-인산염포도당(glucose-6-phosphate, G-6-P)으로 되면서 1 mol의 ATP가 소모된다.

G-6-P는 인산포도당이성질화효소(glucose phosphate isomerase)에 의해 6-이인산과당[fructose-6-di(bis)phosphate, F-6-D(B)P]이 되고, F-6-D(B)P는 인산과당인산화효소(phosphofructose kinase)에 의해서 1,6-이인산과당[fructose 1,6-Di(bis)phosphate, F 1,6-D(B)P]이 될 때 또 1 mol의 ATP가 소모된다.

이 과정에서 포도당의 인산화(phosphorylation)와 이성질화(isomerization) 및 이인산화(diphosphorylation) 과정을 포함한다. 그리고 F-1,6-D(B)P는 당 분해 효소 알도라아제(aldolase)의 작용에 의해 포도당 분해 작용 1단계의 최종 산물인 3-인산글리세르알데히드(glyceraldehyde-3-phosphate, G-3-P) ([그림 8-1] 참고)가 생산된다. 육탄당인산화효소는 모든 포도당 분해 작용의 효소들 중에서 가장 활성도가 낮지만, 육탄당인산화효소와 인산과당인산화효소(phosphofructokinase)는 정상 상태의 무산소 포도당 분해 작용의 속도를 조절하는 기능이 있다. 포도당 대사 과정은 초기에 2 mol의 에너지(ATP)를 소모하면서 진행된다.[5]

포도당 대사 2단계는 3-인산글리세르알데히드(glyceraldehyde-3-phosphate, G-3-P)이 3-인산글리세르알데히드탈수소효소(glyceraldehyde-3-phosphate dehydrogenase, G-3-PD)에 의해 1,3-이인산글리세린산염[1,3-di(bis) phosphoglycerate, 1,3-D(B)PG]으로 되고 인산글리세린산인산화효소(phosphoglyserate kinase)에 의해 3-인산글리세린산염(3-phosphoglycerate, 3-PG)이 되는데 이때는 2 mol의 ATP가 생산된다.

계속되는 포도당 분해 대사는 3-인산글리세린산염(3-PG)이 인산글리세린산염자리옮김효소(phosphoglyceromutase)의 작용으로 2-인산글리세린산염(2-phosphoglycerate, 2-PG)으로 되고, 2-인산글리세린산염(2-PG)은 에놀라제에 의하여 포스포에놀피루브산염(phosphoenolpyruvate)이 된 후 다시 파이루브산인산화효소(pyruvate kinase)의 작용으로 파이루브산이 되는데 이 과정에서 또 2 mol의 ATP가 만들어지므로 총 4 mol의 ATP가 생산된다.[5] 그러나 앞에서 설명했듯이 포도당 대사 초기에 각 1 mol씩 2 mol의 ATP를 소모하였기 때문에 결과적으로 적혈구 포도당 대사 과정의 최종 에너지 생산은 2 mol의 ATP이다.

파이루브산염인산화효소의 활성도는 증가된 과당 1,6-인산염(F1,6-P)의 농도에 의해서 조절된다. 과당1,6-인산염은 파이루브산인산화효소의 포스포에놀피루브산염에 대한 친화도를 증가시키므로 1,6-인산 과당이 풍부할 때는 파이루브산 생산을 증가시킨다.[3] 파이루브산은 적혈구로부터 확산되어 나오거나, 젖산탈수소효소(lactate dehydrogenase, LDH)의 기질(substrate)이 되어서 니코틴아미드아데닌디누클레오티드(NAD^+)의 재생산에 작용한다.[6] 니코틴아미드아데닌디누클레오티드와 환원형니코틴아미드아데닌디누클레오티드(NADH)의 비율은 젖산탈수소효소의 활성을 변화시킬 수 있다. 그리고 파이루브산은 또 다른 무산소대사과정을 거친 후 젖산(lactate)이 된다.[6]

8.2 육탄당일인산염 경로(오탄당인산염 단락)

Hexose Monophosphate Pathway, HMP (Pentose Phosphate Shunt)

적혈구 내에서 이루어지는 포도당 대사 경로는 대부분 엠브덴–메이어호프 경로를 이용하고 있으나 일부(5~10%)는 산소성(aerobic)인 육탄당일인산염경로(hexose monophosphate pathway)를 통해 이루어진다.[1] 이 반응의 중요한 과정은 두 가지로 분류할 수 있다. 첫째, 6-인산포도당(G-6-P)이 6-인산포도당탈수소효소(G-6-PD)에 의하여 6-인산글루콘산염(6-phosphogluconate)으로 산화된 후, 6-인산글루콘산염은 다시 오탄당인산염(pentose phosphate)이 되는 것이고 둘째, 보조효소(coenzyme)인 산화형니코틴아미드아데닌디뉴클오티드인산염(NADP1)이 환원되어 환원형니코틴아미드아데닌디뉴클레오티드인산염(NADPH)으로 되는 반응으로, NADPH는 산화형글루타티온(oxidized glutathione, GSSG)을 환원시키는 글루타티온환원효소(glutathione reductase)의 보조효소로 작용하여 환원형글루타티온(reduced glutathione, GSH)을 생성한다.[5]

세포막의 손상이나 감염, 또는 산화제(oxidant drugs)들로부터 보호하기 위해 생성된 초과산화물(superoxide)은 환원되어 과산화수소(hydrogen peroxide, H_2O_2)가 된다. 환원형글루타티온(GSH)은 글루타티온과산화효소(glutathione peroxidase)에 의해 산화형글루타티온(GSSG)으로 되면서 활성산소인 H_2O_2를 H_2O로 환원시켜서 세포막의 손상이나 감염 또는 산화제에 대한 보호 작용을 한다. G-6-PD가 결핍되어 H_2O_2가 H_2O로 환원되지 않으면 H_2O_2는 자연적으로 히드록실-라디칼(hydroxyl radical, OH^-)로 산화되어 적혈구는 쉽게 용혈(hemolysis)이 된다.

육탄당일인산염(hexose monophosphate) 경로에 이상이 발생하는 경우 환원형 글루타티온(GSH) 부족으로 인하여 세포 내에서 산화물질의 제거가 불충분하여 적혈구 내에는 변성된 단백질이 필요 이상으로 축적되고 적혈구 막 안쪽 표면(inner surface)에 침착 응집하면 하인츠 소체(Heinz body)가 형성된다.[1] 육탄당일인산염의 경로 이상은 대부분 유전적으로 발생하는데 이는 포도당-6-인산염탈수소효소(G-6-PD)의 결핍이 원인이며[그림 8-2], 이때도 하인츠 소체가 형성되고 그로 인해 혈관외용혈(extravascular hemolysis)이 발생한

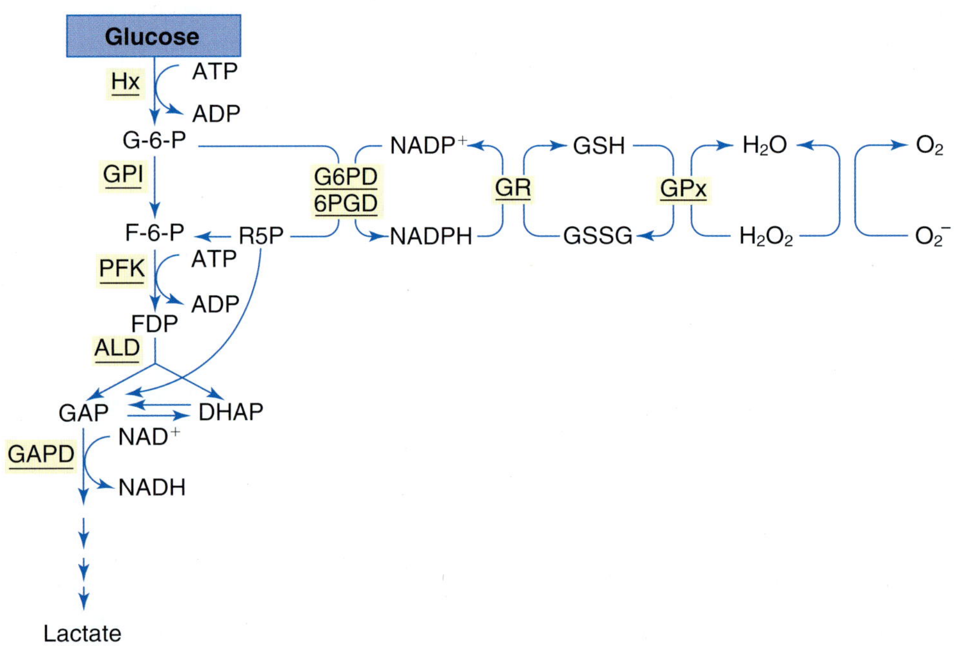

그림 8-2 육탄당일인산경로의 NADPH(환원형니코틴아미드아데닌디뉴클레오티드인산염) 생성 및 글루타티온의 항산화. Hx; 육탄당인산화효소, ATP; 삼인산아데노신, ADP; 이인산아데노신, G-6-P; 6-인산포도당, GPI; 인산포도당이성질화효소, F-6-P; 6-인산과당, R5P; 5-인산리불로스, G6PD; 6-인산포도당탈수소효소, 6PGD; 6-인산글루콘산염탈수소효소, NADP+; 니코틴아미드아데닌디뉴클레오티드인산염, NADPH; 니코틴아미드아데닌디뉴클레오티드인산염(환원형), GR; 글루타티온환원효소, GPx; 글루타티온과산화효소, GSH; 글루타티온, GSSG; 산화형글루타티온, PFK; 인산과당인산화효소, FDP; 이인산과당, ALD; 알도라제(당분해효소), GAP; 아스코브인산포도당, GAPD; 아스코브인산포도당탈수소효소, DHAP; 탈수소아스코브인산염, Lactate; 젖산

다.[7,8] G-6-PD 결핍은 세계적으로 가장 흔한 적혈구효소 결핍으로 인한 유전비구형적혈구빈혈(hereditary non-spherocytic anemia)의 원인이다.[6]

또한 육탄당일인산염 경로는 6탄당을 5탄당으로 바꾸어 포도당 분해 과정에 이용하거나 리불로스-5-인산염(ribulose-5-phosphate)에서 생성된 D-리보스-5-인산염(D-ribose-5-phosphate)을 누클레오티드(nucleotide) 합성에 이용한다[그림 8-2].[9]

8.3 메트혈색소환원효소 경로

Methemoglobin Reductase Pathway

적혈구는 산소를 운반하는 세포이기 때문에 산소에 의해 쉽게 손상 받는다.[10] 혈색소분자 중의 헴(heme)은 산소를 산화활성이 강한 과산화수소(H_2O_2)와 초과산화이온(superoxide ion, O_2^-) 등으로 산화시키는 작용이 있으므로 적혈구 안에서는 이와 같은 활성산소(H_2O_2, O_2^-, OH^-)가 끊임없이 만들어진다.[11]

산소운반 기능이 있는 정상혈색소는 Hb(Fe^{++}) 형태지만 산소와 접촉하면 3가철(Fe^{+++})이 결합한 메트혈색소(Met-Hb)가 만들어지는데 메트혈색소환원효소의 작용으로 기능철(Fe^{++})이 결합한 상태를 유지한다. 실제로는 Hb(Fe^{++})-O_2가 산화된 O_2^-와 기능형 제1철인 Fe^{++}(ferrous)는 산화된 Fe^{3+}(ferric)이 Hb(Fe^{3+})O_2^- 형태로 존재한다. 이것을 산소결합력이 없는 메트혈색소(methemoglobin, Met-Hb)라고 한다.[12]

메트혈색소환원효소(Met-Hb reductase)가 부족하면 메트혈색소가 Hb(Fe^{++})O_2^- 형태로 환원되지 못하고 체내에 축적된다. 이 과정에 관여하는 효소는 NADH-메트혈색소환원효소(NADH-cytochrome b5R)이다.[13] 니코틴아미드디누클레오티드(NADH)는 포도당 대사 과정에서 생성된다. 이 효소가 선천적으로 결핍되어 있거나 각종 산화물에 노출되면 적혈구 안에 메트혈색소가 증가한다. 그 결과 혈색소로부터 헴이 떨어져 나가고 이때 남은 글로빈(globin)이 불용성으로 변성되고 적혈구 막 안쪽 표면에 침착되어 하인츠 소체(Heinz body)를 형성하며 용혈의 원인이 된다. 정상 성인의 경우 전체 혈색소 중 메트혈색소는 1% 이하이며,[14] 메트혈색소가 30% (5 g/dL) 이상 증가하면 청색증(cyanosis)이 발생한다.[15] 청색증이란 일반적으로 빈혈 증세이며, 조직 내 산소 부족이 원인으로 피부(skin), 공막(sclera) 및 점막(mucous membrane) 등이 푸른색으로 변하는 증상이다.

8.4 라파포트-루베링 경로

Rapaport-Leubering Pathway

라파포트-루베링 경로(R-LP)에서는 2,3-이인산글리세린산염[2,3-D(B)PG]이 합성된다.[6] 엠브덴-메이어호프 경로에서 생성된 1,3-이인산글리세린산염[1,3-di(bis)phosphoglycerate, 1,3-D(B)PG]은 인산글리세린산염 인산화효소(phosphoglycerate kinase)에 의해 3-인산글리세린산염(3-phosphoglycerate, 3-PG)으로 분해되면서 2 mol의 ATP를 생성한다. 그러나 우회 경로인 라파포트-루베링 경로에서는 ATP가 생성되지 않는다. 1,3-D(B)PG가 이인산글리세린산염자리옮김효소(diphosphoglycerate mutase)에 의해서 2,3-이인산글리세린산염[2,3-diphosphoglycerate, 2,3-DPG]을 생성하고 2,3-DPG는 이인산글리세린산염인산분해효소(diphosphoglycerate phosphatase)의 작용으로 다시 3-인산글리세린산염이 된다.[16]

이 과정에서 수소이온(H^+)은 이인산글리세린산염자리옮김효소의 활성을 억제시키는 역할을 하지만 2,3-DPG는 자기조절기능이 있어서 적혈구 안에 2,3-DPG 농도가 증가하면 수소이온 수를 늘려서 이인산글리세린산염자리옮김효소 활성을 강하게 억제해 2,3-DPG 농도를 적정 수준으로 낮추므로 이때의 pH는 산성이다. 반대로 적혈구의 2,3-DPG 농도가 감소하면 적정 수준으로 끌어올리기 위하여 이인산글리세린산염자리옮김효소의 활성을 억제시키는 수소이온의 수를 줄이기 때문에 pH는 알칼리 상태가 된다. 그러므로 수소이온(H^+)과

2,3-DPG의 관계는 수소이온을 기준으로 이해하면 안 된다.[17] 2,3-DPG의 농도는 이인산글리세린산염자리옮김효소(diphosphoglycerate mutase)와 이인산글리세린산염인산분해효소(diphosphoglycerate phosphatase)에 의해서 조절된다. 만성빈혈(chronic anemia), 폐쇄성 폐기종(obstructive pulmonary emphysema)과 고지대(high altitudes) 등에서 발생하는 저산소증(hypoxia)에서는 적혈구 내 2,3-DPG의 농도를 증가시켜 조직으로 산소 방출 효과를 높인다.[17]

생리적으로 운동을 심하게 한 경우 조직에서 활발한

표 8-1 포도당 분해대사 1

기질	효소	생산물
Glucose, ATP	Hexokinase	G6P, ADP
G6P	Glucose-6-phosphate isomerase	F6P
F6P, ATP	6-Phosphofructosekinase	F1, 6-BP, ADP
F1, 6-BP	Fructose-bisphosphate aldolase	DHAP, G3P

ATP; 삼인산아데노신, Hexokinase; 육탄당인산화효소, G6P; 6-인산포도당, ADP; 이인산아데노신, Glucose-6-phosphare isomerase; 6-인산포도당이성질화효소, F6P; 6-인산과당, 6-Phosphofructosekinase; 6-인산과당인산화효소, F1,6-BP; 1,6-이인산과당, Fructose-bisphosphate aldolase; 과당-이인산알돌분해효소, DHAP; 디하이드로시아세톤인산염, G3P; 3인산포도당

표 8-2 포도당 분해대사 2

기질	효소	생산물
G3P	Glyceraldehyde-3-phosphate dehydrogenase	1,3-BPG
1,3-BPG, ADP	Phosphoglycerate kinase	3PG, ATP
1,3-BPG	Bisphosphoglycerate mutase	2,3-BPG
2,3-BPG	Bisphosphoglycerate phosphatase	3-PG

Glyceraldehyde-3-phosphate dehydrogenase; 3-인산염글리세르알데하이드탈수소효소, 1,3-BPG; 1,3-이인산글리세르산염, Phosphoglycerate kinase; 인산글리세르산염인산화효소, 3PG; 3-인산글리세르산염, Bisphosphoglycerate mutase; 이인산글리세르산염자리옮김효소, 2,3-B(D)PG; 2,3-이인산글리세르산염, Bisphosphoglycerate phosphatase; 이인산글리세르산인산염분해효소, 3-PG; 3-인산글리세르산염

표 8-3 포도당 분해대사 3

기질	효소	생산물
3-PG	Phosphoglycerate mutase	2-PG
2-PG	Enolase (phosphopyruvate hydratase)	PEP
PEP, ADP	Pyruvate kinase	Pyruvate, ATP

2-PG; 2-인산글리세르산염, Enolase (phosphopyruvate hydratase); 에놀분해효소(포스포파이브루산 수화물분해효소), PEP; 포스포에놀파이루브산염

표 8-4 포도당 분해대사 유탄당일인산염 경로

기질	효소	생산물
G6P	Glucose-6-phosphate dehydrogenase	6-PG
6-PG	6-Phosphogluconate dehydrogenase	R5P

Glucose-6-phosphate dehydrogenase; 6-인산염포도당탈수소효소, 6-PG; 6-인산글루콘산염, 6-Phosphogluconate dehydrogenase; 6-인산글루콘산염탈수소효소, R5P; 5-인산염리불로스

대사 결과 CO_2와 H^+ 생성이 증가하고 열이 발생하므로 조직세포의 pH가 산성이 되면서 산소친화력(O_2 affinity)은 낮아지고 적혈구로부터 조직으로 산소 방출이 증가하게 된다. 이 과정에서 많은 효소가 관여하며 이들 효소가 결핍되면 적혈구는 파괴되어 용혈빈혈(hemolytic anemia)을 일으킨다.[18]

2,3-DPG는 적혈구 안에 높은 농도로 유지되면서 혈색소와 산소의 결합력에 미치는 영향력이 크다. 2,3-DPG는 혈색소와의 친화력이 높기 때문에 2,3-DPG 농도가 증가하는 경우 혈색소와 산소의 친화력은 상대적으로 낮아진다. 반대로 2,3-DPG 농도의 감소는 혈색소와 산소의 친화력을 증가시킨다. 그러므로 노출된 환경에 따라 산소와의 친화력을 적절히 조절하는 역할을 한다. 조직 내에 산소분압(pO_2)이 낮으면 적혈구 내 2,3-DPG의 농도는 증가하여 산소가 쉽게 조직으로 방출될 수 있게 된다. 또 이 경로는 ATP의 생성을 억제하는 기능도 하고 있다.[16] 적혈구 포도당 분해대사 과정을 단계별로 [표 8-1]~[표 8-4]에 요약하였다.

핵심

- 적혈구 포도당 분해대사는 무산소성이고, 엠브덴-메이어호프 경로가 90%를 차지하는 주 경로이며, 포도당 1분자를 분해하여 파이루브산을 생산한다.
- 엠브덴-메이어호프 경로 중 1,3-B(D)PG가 3-PG로 될 때 2 mol ATP가 생산되고, 인산에놀파이루브산염이 파이루브산으로 되면서 또 2 mol ATP가 생산되어 총 4 mol ATP가 생산되지만 대사 초기에 2 mol ATP를 소모하고 시작되므로 최종 2 mol ATP가 생성된다.
- ATP 합성과 관련된 효소는 인산글리세르산염인산화효소와 파이루브산인산화효소이다.
- 육탄당일인산염 경로에서는 G-6-PD가 관여하며, G-6-PD 결핍의 경우 하인츠 소체가 형성되고 이로 인해 용혈빈혈(선천용혈빈혈)이 발생한다.
- 혈색소의 기능형 철(Fe^{++})을 유지하는 경로는 메트혈색소환원효소 경로이다.
- 라파포트-루베링 경로에서는 2,3-DPG가 합성된다.

참고문헌

1. Shirlyn B. McKenzie, *Clinical Laboratory Hematology.* New Jersey, Pearson Education, 2004, pp. 59-62.
2. Von Solinge, W. W., & Van Wijk, R. Disorders of red cells resulting from enzyme abnormalities. In Kaushansky, K., Lichtman, M., Beutler, E., et al. *Williams Hematology. (8th ed.)*, New York, McGraw Hill. 2010, pp. 647–674.
3. Kondo, T., & Beutler, E. Developmental changes in glucose transport of guinea pig erythrocytes. *J Clin Invest,* 65, 1980, 1–4.
4. 권현영 외, *임상병리혈액학. (제3판),* 범문에듀케이션, 2020, pp. 31.
5. Ernest, B. et al., *William's Hematology. (6th ed.),* Mc Graw Hill, 2001, pp. 319-321.
6. Elaine M. Keohane, et al., *RODAK'S Hematology. (5th ed.),* ELSEVIER, 2016, pp. 113-116.
7. Kanno H, Fujii H, Miwa S: Expression and enzymatic characterization of human glucose phosphate isomerase (GPI) variants accounting for GPI deficiency. *Blood Cells Mol Dis 24:54,* 1998.
8. Beutler E, West C, Britton HA, et al: Glucose phosphate isomerase (GPI) deficiency mutations associated with hereditary nonspherocytic hemolytic anemia (HNSHA). *Blood Cells Mol Dis 23:402,* 1997.
9. Neal, S. Young et al., *CLINICAL HEMATOLOGY,* MOSBY; ELSEVIER, 2006, pp. 310.
10. Agarwal, N., & Prchal, J., Methemoglobinemia andother dyshemoglobinemias. In Kaushansky, K., Lichtman, M., Beutler, E., et al. *Williams Hematology (8th ed.),* New York: McGraw Hill, 2010, pp. 743–754.
11. Feelisch, M., Kubitzek, D., Werringloer, J., The dxyhemoglobin assay. In Feelisch, M., Stamler, J. (eds), *Methods in Nitric Oxide Research.* New York, John Wiley and Sons, 1996, pp. 453.
12. Misra, H., Fridorich, I., The generation of superoxide radical during the autoidation of hemoglobin. *J Biol Chem 247,* 1972, pp. 6960.
13. Gibson, Q., The reduction of methemoglobin in red blood cell and studies on the cause of idiopathic methemoglobinemia. *Biochem J 42,* 1948, pp. 13.
14. Ronald, H. et al., *Hematology Basic Principles and Practice (4th ed.).* ELSEVIER, 2005, pp. 653-654.
15. Shirlyn B. McKenzie, *Clinical Laboratory Hematology.* New Jersey, Pearson Education, 2004, pp. 60.
16. Elaine M. Keohane, et al., *RODAK'S Hematology. (5th ed.),* ELSEVIER, 2016, pp. 115-116.
17. 권현영 외, *임상병리혈액학. (제3판),* 범문에듀케이션, 2020, pp. 35.
18. Neal, S. Young et al., *CLINICAL HEMATOLOGY,* MOSBY; ELSEVIER, 2006, pp. 311.

09

혈색소

Hemoglobin (Hb.)

적혈구 막 안에(세포질) 존재하는 혈색소는 체내 복합단백질로 평균적혈구혈색소농도(mean cell hemoglobin concentrate, MCHC) 33~34 g/dL(%)이고 건조 적혈구 무게의 90~95%를 차지하며 분자량은 64,000 달톤(Da)이다.[1,2,3] 혈색소의 중요한 기능은 들숨(inhalation) 때 산소가 풍부한 폐포(pulmonary aleveoli)에서 산소(O_2)를 결합하고 조직(tissue)으로 이동하여 조직에 산소를 공급 후(1 g의 혈색소는 1.34 mL의 산소를 운반) 조직의 이산화탄소(CO_2)를 폐로 운반하여 날숨(exinhalation) 때 체외로 배출하는 것과[2] 수소이온을 결합 또는 방출하여 산·염기 평형에 관여하고 혈관의 탄력성을 조절하는 산화질소(NO)를 운반하는 것이다[그림 9-1].[3] 적혈구 막이 파괴(hemolysis)되면 혈색소는 혈중에 유리되는데 (유리혈색소, free Hb.), 이것은 유리혈색소 처리 및 혈색소 분해 과정을 통해 제거된다.

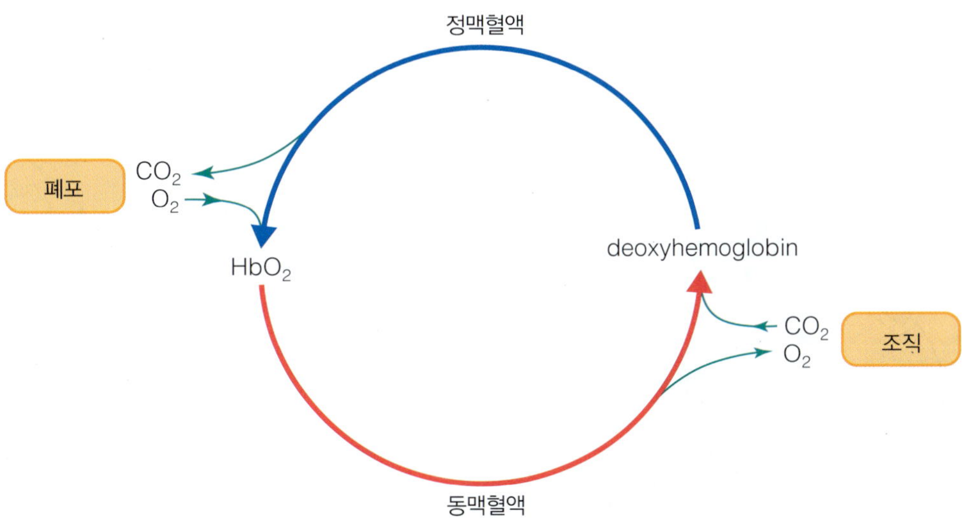

그림 9-1 혈색소의 가스 운반

9.1 혈색소 구조와 종류

Hemoglobin Structure and Type

혈색소는 알파형(α, ζ; 염색체 16p) 글로빈과 비알파형(β, γ, δ, ε; 염색체 11p) 글로빈이 각 2개씩 2쌍의 폴리펩티드 사슬(polypeptide chain)에 4개의 헴그룹(heme group)으로 구성된 4량체(tetramer) 구조로, 각 헴에는 철(Fe^{++}, 제1철, 기능형철) 이온과 1분자의 산소(조직에서 폐로 돌아오는 정맥혈에서는 이산화탄소)가 결합되어 있다. 각 헴그룹은 혈색소 분자 표면 근처에 있는 펩타이드사슬의 헴주머니(heme pocket)에 끼워져 있는 구조다[그림 9-2].[1]

헴은 제1철 이온과 색소단백(chromo protein)인 프로토포르피린(protoporphyrin)이 결합된 화합물이고, 글로빈(globin)은 많은 수의 아미노산(amino acid)이 폴리펩티드 사슬을 형성하고 있으며 1분자의 글로빈은 4개의 폴리펩티드 사슬로 구성되어 있다. 141개의 아미노산으로 구성된 α-사슬 유전자는 16번 염색체 p에 그리고 146개의 아미노산으로 구성된 β-사슬 유전자는 11번 염색체 p에 위치한다.[1] 중요 글로빈의 아미노산 서열은 [표 9-1]에 정리하였다.

혈색소의 1차 구조는 4개의 글로빈 사슬에서 개별 아미노산의 염기서열분석(sequencing)으로 분자의 안정성과 기능에 중요하며 혈색소 구조를 결정한다. 2차 구조는 단백질의 접힘(folding)으로 인한 3차원 배열(α-나선 75%, β-주름 25%)이고, 3차 구조는 글로빈 사슬 내의 헴 친수성주머니(heme hydrophobic pocket)에서 나선형 및 중첩된(pleated) 접힘 구조로 리간드(ligand) 결합 시 변경되는 구조이며, 완전한 혈색소 분자인 4차 구조는 4개의 단백질 서로에 대한 하위 단위 관계로 리간드 결합 때는 구조가 변하는데 이는 3차 구조 변화와 연결된다.[4]

혈색소 분자는 프로토포르피린 고리의 중앙에 Fe^{++}가 결합되어 있는 헴[그림 9-3]에 한 개의 폴리펩티드 사슬이 결합된 구조로 2가철은 α 사슬의 58번과 87번 그리고 β 사슬은 63번과 92번 히스티딘(histidine)에 결합하

표 9-1 글로빈 사슬과 아미노산 수

표기	이름	아미노산 수
α	알파	141
β	베타	146
γA	감마A	146(136 위치: 알라닌)
γG	감마G	146(136 위치: 글리신)
δ	델타	146
ε	엡실론	146
ζ	제타	141

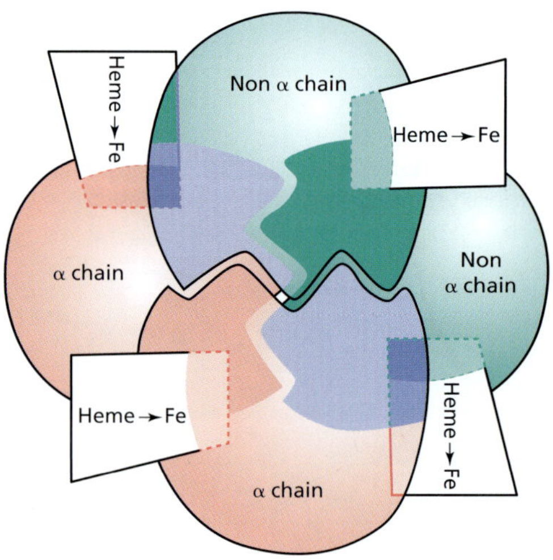

그림 9-2 혈색소 구조

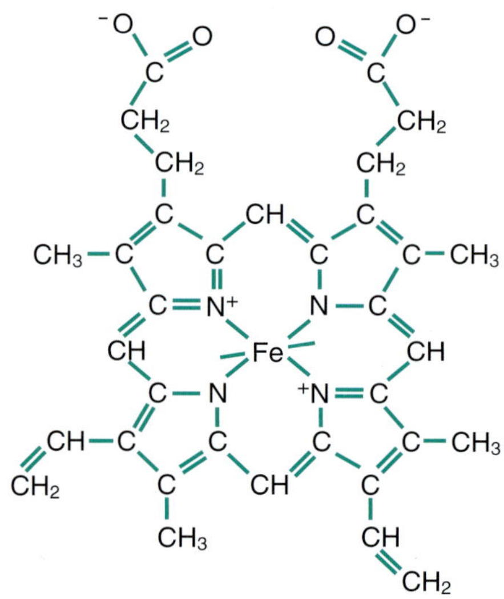

그림 9-3 헴의 분자구조

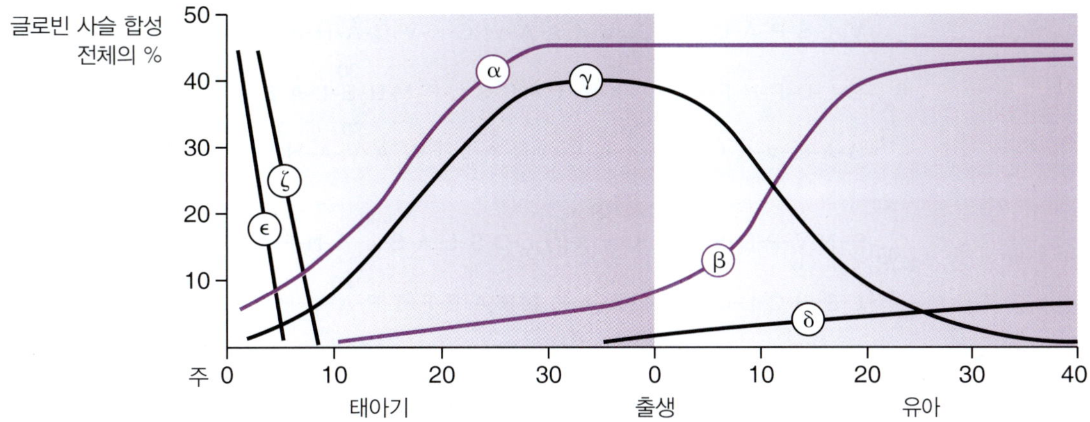

그림 9-4 시기별 글로빈 사슬 생산

고 있다.

혈색소가 산소와 결합하거나 해리(dissociation)되는 것은 혈색소 분자 속의 Fe^{++}와의 결합력에 의존하는데 산화제 등으로 인하여 Fe^{+++}로 산화되면(제2철, 산화철) 메트혈색소(methemoglobin, Met-Hb)가 되고 산소와 결합력을 잃게 된다.[5] 혈액 내에 메트혈색소가 증가하면 산소해리곡선(oxygen dissociation curve)을 왼쪽으로 이동(좌방이행, left-shifted)시키는데 이는 조직에 산소를 효율적으로 공급하지 못해 산소 감소를 초래한다.

헴은 4개의 피롤핵(pyrrole nucleus)과 4개의 메텐[methene($2CH_5$)] 결합으로 연결된 포르피린 유도체이다. 피롤핵의 수소 대신 메틸(methyl)이나 비닐(vinyl) 또는 프로피오닐(propionyl)기로 치환되면 특유의 포르피린(porphyrin)이 생성되며, 메텐결합 대신 메틸렌([methylene($2CH_2$)]이 결합하면 포르포빌리노겐(porphobilinogen, PBG)이 된다.

적혈구 조혈이 태생기 난황주머니에서 시작되기 때문에 혈색소도 이때부터 생산되며 시기에 따라 글로빈 사슬(globin chain) 구조가 다르고 혈색소 이름도 다르게 부른다. 최초의 혈색소는 배아발생(embryogenesis) 초기에 합성되는 가우어-I(Gower-I; ζ2, ε2)이며 이어서 가우어-II(Gower-II; α2 ε2)와 포틀랜드(Portland; ζ2, γ2) 혈색소가 태생 초기 혈색소이며 난황주머니(yolk sac)의 적혈모구에서 생산된다. 이 혈색소들은 주로 임신 8주까지 나타난다[그림 9-4].

태생 중기부터 출생 전까지는 α2, γ2 사슬로 구성된 태아혈색소(Hb-F)가 대부분이다. 태아는 호흡을 하지 않고 산모와 탯줄로 순환하는 적혈구에 의해서 산소를 공급받기 때문에 성인 혈색소보다 태아혈색소의 산소친화력(O_2 affinity)이 강한 특성을 갖고 있다. 신생아 시기에는 태아혈색소가 대부분이고 일부는 성인에게서 주를 이루는 혈색소-A(Hb-A; α2, β2)이다.

정상 성인에서도 태아혈색소(Hb-F)가 2% 이하로 존재하며, 증가하는 경우는 지중해빈혈(thalassemia), 낫적혈구병(sickle cell disease), 유전지속태아혈색소혈증(hereditary persistence fetal hemoglobin, HPFH) 및 조혈기능장애 등이다. 비정상 혈색소는 1,000여 종이 있는데 대부분 유전적이거나 선천적으로 글로빈 구조의 α나 β사슬의 아미노산 서열이 치환(replacement)되었거나 결실(deletion)된 것으로 정상 혈색소의 기능을 하지 못해 여러 빈혈의 원인이 된다.[6]

정상 성인의 혈색소는 3종류이며 95% 이상을 차지하는 혈색소 A는 α2, β2 글로빈 사슬에 574개의 아미노산으로 분자량은 64,450 Da이다. 성인 혈색소는 A 외에도, β 사슬 대신 δ-사슬(염색체11번 p)로 구성된 혈색소 A2(Hb-A2; α2, δ2)가 3% 이하, β 사슬이 γ 사슬로 치환되어 있는 혈색소 F(Hb-F α2, γ2)도 1~2% 존재한다[표 9-2]. 정상혈색소의 종류는 [표 9-2]에 정리하였으며, 이

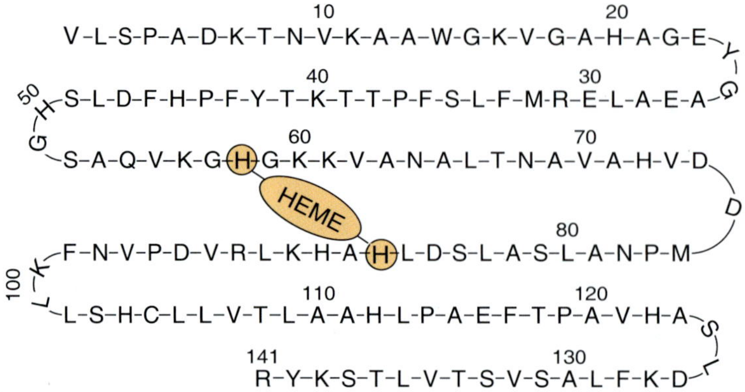

Amino acid sequence of α-chain of Human Hb-A molecule.

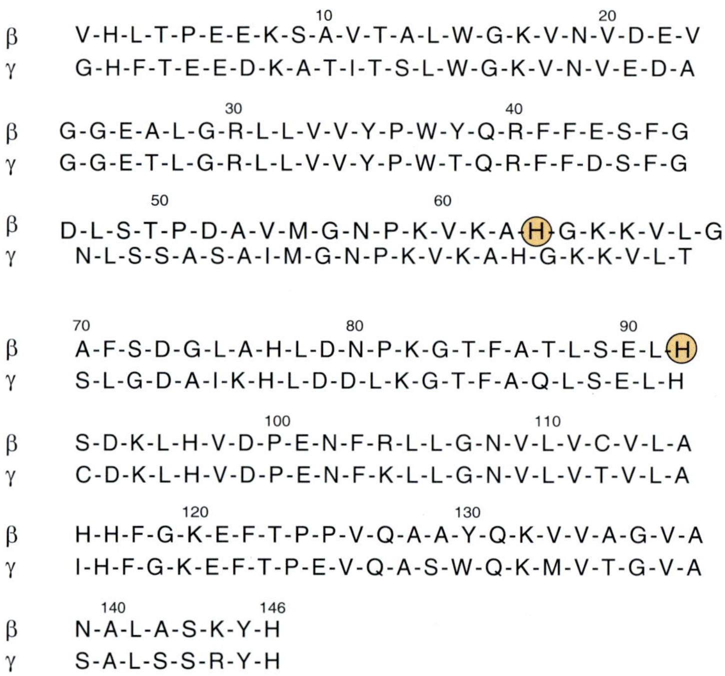

그림 9-5 글로빈 사슬의 아미노산 서열

상(비정상)혈색소(abnormal hemoglobin)의 종류는 [표 9-3]과 같다. [그림 9-5]는 글로빈 사슬의 아미노산 서열이다.

특정 약물이나 환경 및 화학물질 등에 의해 구조가 변화된 혈색소를 이상혈색소(abnormal hemoglobin) 또는 변이혈색소(variant hemoglobin)라고 하며 일산화탄소혈색소(carboxyhemoglobin, CO-Hb), 황혈색소(sulfhemmoglobin, S-Hb) 및 메트혈색소(methemoglobin, Met-Hb) 같은 것들이 대표적이다.

1 일산화탄소혈색소

Carboxyhemoglobin, CO-Hb

일산화탄소혈색소는 일산화탄소(CO)가 헴철과 결합하면 생성되며 정상적으로 혈색소의 2% 이하로 존재한다. 혈색소에 대한 일산화탄소의 친화도(affinity)는 산소의 친화력보다 약 240배 더 강하다.[7] 결합속도는 산소보다

표 9-2 시기별 혈색소 명칭과 글로빈 사슬 구성 및 비율

시기	혈색소	글로빈 사슬	비율
배아발생 초기	Gower-I	$\zeta_2 + \varepsilon_2$	
난황주머니의 적혈모구에서 생산	Gower-II	$\alpha_2 + \varepsilon_2$	
	Portland	$\zeta_2 + \gamma_2$	
배아발생 초기 생성 시작 임신 중기 때 최대 출생 직전부터 감소	F	$\alpha_2 + \gamma_2$	
신생아	F	$\alpha_2 + \gamma_2$	60~90%
	A	$\alpha_2 + \beta_2$	10~40%
성인	F	$\alpha_2 + \gamma_2$	1~2%
	A2	$\alpha_2 + \delta_2$	3% 이하
	A	$\alpha_2 + \beta_2$	95% 이상

일산화탄소가 느리지만, 결합력이 더 강하기 때문에 일산화탄소의 방출이 탈산소혈색소(deoxyhemoglobin)로부터 산소 방출보다 10,000배 정도 느리다. 일산화탄소는 산소보다 무겁고 무색, 무취의 가스로 침묵의 암살자(silent killer)라 부른다. 혈색소와 친화력이 산소보다 강하기 때문에 공기 중에 초과량의 일산화탄소가 존재할 경우 쉽게 호흡을 통해 중독이 가능하며 그로 인해 저산소증(hypoxia) 상태가 되며, 중독된 경우에는 100% 산소 주입 치료를 필요로 한다.[7]

일산화탄소는 자동차 배기가스나 석탄, 목재, 숯 등의 연소 그리고 흡연 때도 발생한다. 일산화탄소 중독 증상은 일산화탄소 농도가 10~15%일 때 두통(headache)이나 어지럼(dizziness)이 일어난다. 40% 이상이면 저혈압(hypotension), 발작(attack), 폐부종(pulmonary edema)이 발생하고 혼수상태(coma)에 빠지거나 사망할 수 있다.[8] 일산화탄소혈색소는 빛에 민감하여 선홍색(cherry red)을 나타내며 증류수로 희석하면 청홍색(bluish red) 또는 연분홍색(light pink)이고 분광광도계(spectrophotometer) 540 nm에서 검출된다.

2 황혈색소

Sulfhemmoglobin, S-Hb

황혈색소는 술폰아미드(sulfonamide), 페나세틴(phenacetin), 아세트아닐리드(acetanilide), 페나조피리딘(phenazopyridine) 같은 약물이나 화학물질에 의한 비가역적(역반응 시 원래의 상태로 돌아가지 못함)인 혈색소의 산화 결과 형성된 화학적 변형 혈색소이다.[9] 실험실에서 혈색소에 황화수소(hydrogen sulfide, H_2S)를 첨가하면 녹색의 황혈색소가 형성된다.[5] 황혈색소는 산소친화력이 정상 혈색소보다 100배 정도 높으므로 황혈색소가 증가하면 산소운반 능력이 감소하며, 황혈색소 농도가 높은 경우에는 청색증(cyanosis)을 나타낸다. 한번 형성된 황혈색소는 정상성인 혈색소로 전환되지 않으며 세포 내에 오랫동안 남아있다. 원인 물질을 피하는 것이 황혈색소 형성을 방지하는 방법의 하나이다. 메트혈색소와 유사한 황혈색소는 분광광도계 620 nm에서 최고 흡수율을 나타낸다.

3 메트혈색소

Methemoglobin, Met-Hb

메트혈색소는 기능형 철인 헴철(Fe^{++})이 가역적 산화 결과 3가철(Fe^{+++})로 전환되어 형성된다. 철의 특성 때문에 혈액 내 산소와 접촉으로 산화되어 적혈구 안에서 적은 양이 지속적으로 형성된다. 정상적으로 체내에는 메트혈색소환원효소(methemoglobin reductase)가 존재하기 때문에 메트혈색소는 적혈구 안에 축적되지 않으며 전체 혈색소의 1% 정도다.[10] 그러나 메트혈색소환원효소가 부족하거나 아질산염(nitrite)과 같은 산화제가 많이 존재할 경우 혈중 메트혈색소가 증가한다. 메트혈색소는 연한 갈색(light brown)이거나 푸른색이고, 산소에 노출되어도 다시 붉은색으로 전환되지 않는다. 철이 3가로 산화된 메트혈색소는 산소를 운반할 수 없기 때문에 농도가 높은 경우 조직에서는 산소 부족이 발생한다. 메트혈색소가 전체 혈색소의 30%를 초과하면 저산소증(hypoxia)과 청색증(cyanosis)을 일으키고 50%가 넘으면 혼수상태에 빠지거나 사망할 수도 있다.[9] 메트혈색소가 혈액 중에 증가하면 산소해리곡선을 왼쪽으로 이동시키고, 산소를 효율적으로 조직에 공급하지 못한다. 메트

표 9-3 비정상(변종) 혈색소

I. Homozygous: Hemoglobin Polymorphisms: the variants that are most common

Hb S: $\alpha_2\beta_2^{6Val}$—severe hemolytic anemia; sickling

Hb C: $\alpha_2\beta_2^{6Lys}$—mild hemolytic anemia

Hb D-Punjab: $\alpha_2\beta_2^{121Gln}$—no anemia

Hb E: $\alpha_2\beta_2^{26Lys}$—mild microcytic anemia

II. Heterozygous: Hemoglobin variants causing functional aberrations or hemolytic anemia in the heterozygous state

A. Hemoglobins associated with methemoglobinemia and cyanosis

1. Hb M-Boston: $\alpha_2^{58Tyr}\beta_2$
2. Hb M-Iwate: $\alpha_2^{87Tyr}\beta_2$
3. Hb M-Saskatoon: $\alpha_2\beta_2^{63Tyr}$
4. Hb M-Milwaukee: $\alpha_2\beta_2^{67Gu}$
5. Hb M-Hyde Park: $\alpha_2\beta_2^{92Tyr}$
6. Hb FM-Osaka: $\alpha_2\gamma_2$

B. Hemoglobins associated with altered oxygen affinity

1. Increased affinity and polycythemia
   - a. Hb Chesapeake: $\alpha_2^{92Leu}\beta_2$
   - b. Hb J-Capetown: $\alpha^{292Gln}\beta_2$
   - c. Hb Malmo: $\alpha_2\beta_2^{97Gln}$
   - d. Hb Yakima: $\alpha_2\beta_2^{99Hls}$
   - e. Hb Kemp: $\alpha_2\beta_2^{99Asn}$
   - f. Hb Ypsi (Ypsilanti): $\alpha_2\beta_2^{99Tyr}$
   - g. Hb Hiroshima: $\alpha_2\beta_2^{143Asp}$
   - h. Hb Rainier: $\alpha_2\beta_2^{145Cys}$
   - i. Hb Bethesda: $\alpha_2\beta_2^{145Hls}$
2. Decreased affinity-may have mild anemia or cyanosis
   - a. Hb Kansas: $\alpha_2^{102Thr}\beta_2$
   - b. Hb Titusville: $\alpha_2^{94Asn}\beta_2$
   - c. Hb Providence: $\alpha_2\beta_2^{82Asn, Asp}$
   - d. Hb Agenogi: $\alpha_2\beta_2^{90Lys}$
   - e. Hb Beth Israel: $\alpha_2\beta^{102Ser}$
   - f. Hb Yoshizuka: $\alpha_2\beta_2^{108Asp}$

C. Unstable Hemoglobins

1. Hemoglobin may precipitate as Heinz bodies after splenectomy("congenital Heinz body anemia")

a. Severe hemolysis: no improvement after splenectomy
   - Hb Bibba: $\alpha_2^{136Pro}\beta_2$
   - Hb Hammersmith: $\alpha_2\beta_2^{42Ser}$
   - Hb Bristol: $\alpha_2\beta_2^{67Asp}$
   - Hb Olmsted: $\alpha_2\beta_2^{141Arg}$

b. Severe hemolysis: improvement after splenectomy
   - Hb Torino: $\alpha_2^{42Val}\beta_2$
   - Hb Ann Arbor: $\alpha_2^{80Arg}\beta_2$
   - Hb Geneva: $\alpha_2\beta_2^{28Pro}$
   - Hb Shepherd's Bush: $\alpha_2\beta_2^{74Asp}$
   - Hb K?ln: $\alpha_2\beta_2^{98Met}$
   - Hb Wien: $\alpha_2\beta_2^{130Asp}$

c. Mild hemolysis: intermittent exacerbations
   - Hb L Ferrara: $\alpha_2^{47Gly}\beta_2$
   - Hb Hasharon: $\alpha_2^{47Hls}\beta_2$
   - Hb Leiden: $\alpha_2\beta_2^{6or7}$ (Glu deleted)
   - Hb Freiburg: $\alpha_2\beta_2^{23}$ (Val deleted)
   - Hb Seattle: $\alpha_2\beta_2^{76Glu}$
   - Hb Louisville: $\alpha_2\beta_2^{42Leu}$
   - Hb Zurich: $\alpha_2\beta_2^{63Arg}$
   - Hb Gun Hill: $\alpha_2\beta_2^{91-97}$ (5 amino acids deleted)

d. No disease
   - Hb Etobicoke: $\alpha_2^{84Arg}\beta_2$
   - Hb Dakar: $\alpha_2^{112Glu}\beta_2$
   - Hb sogn: $\alpha_2\beta_2^{14Arg}$
   - Hb Tacoma: $\alpha_2\beta_2^{30Ser}$

2. Tetramers of normal chains; appear in thalassemias
   - Hb Bart: γ_4
   - Hb H: β_4

혈색소는 분광광도계 630 nm에서 최고의 흡광도를 나타낸다.

9.2 헴 합성

Heme Synthesis

헴 합성은 골수에서 성숙과정 전적혈모구부터 다염적혈모구까지 적혈구계 세포들의 사립체(mitochondria)와 세포질(cytoplasm)에서 일어나고 말초혈액의 그물적혈구에서 완료되며, 성숙 적혈구는 사립체가 존재하지 않고 TCA 경로 이용능력이 없기 때문에 더 이상 혈색소를 합성하지 못한다.[11]

헴 합성의 시작은 사립체 안에서 글리신(glycine)과 숙시닐보조효소 A [succinyl coenzyme A(CoA)] 두 물질의 축합(condensation)반응이며 아미노레불린산합성효소(ALA synthase)에 의해서 아미노레불린산(amino-

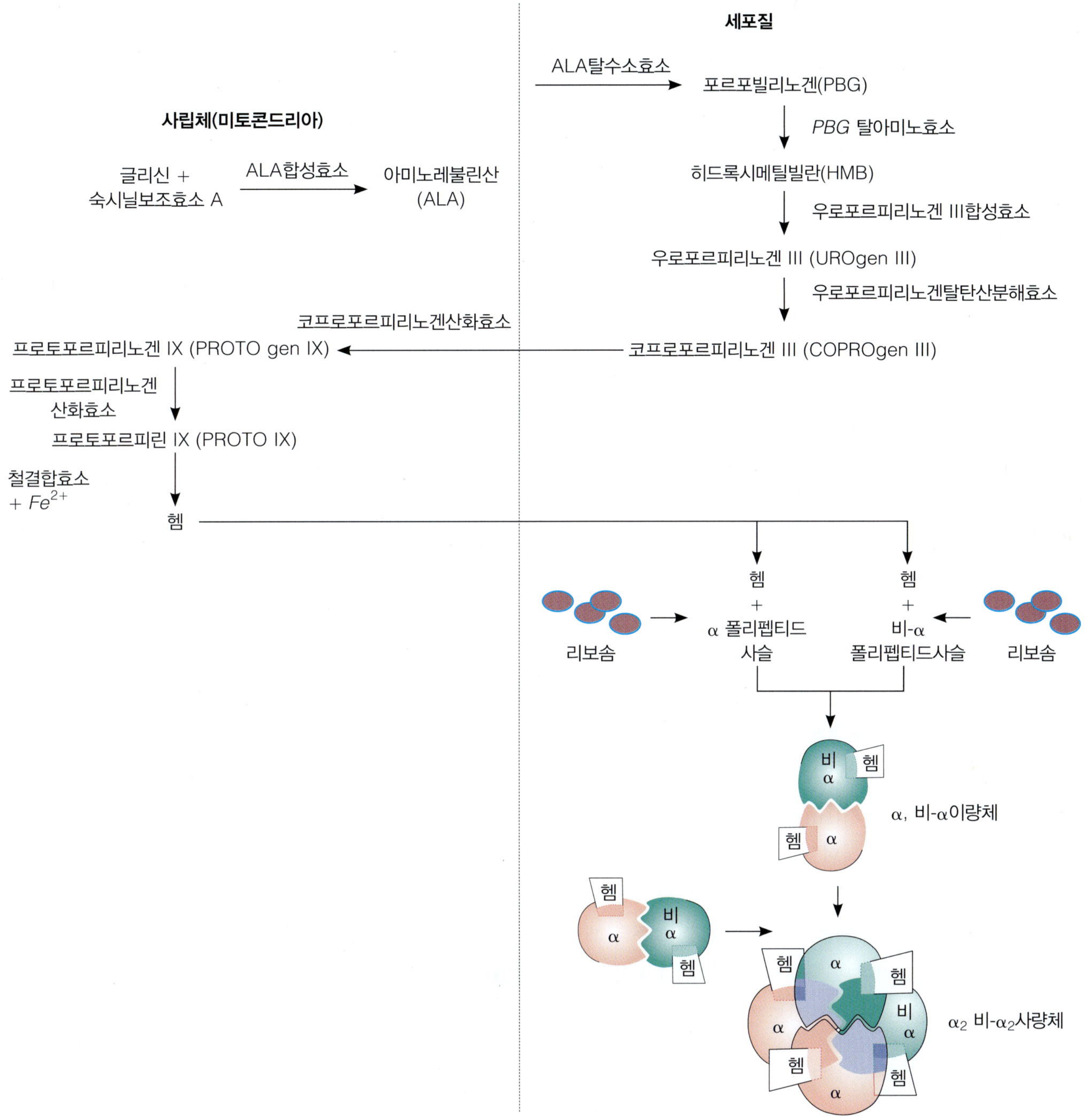

그림 9-6 헴과 혈색소 합성

levulinic acid, ALA)을 형성한다. 사립체에서 생성된 아미노레불린산은 세포질에서 포르포빌리노겐(porphobilinogen) → 히드록시메틸빌란(hydroxymethylbilane) → 우로포르피리노겐(uroporphyrinogen) → 코프로포르피리노겐(coproporphyrinogen)이 된 다음 다시 사립체로 이동하여 프로토포르피리노겐 IX (protoporphyrinogen IX) → 프로토포르피린 IX (protoporphyrin IX)이 되고 마지막으로 철결합효소(ferrochelatase)의 작용에 의해 헴이 합성된다[그림 9-6].[11] 사립체-세포질-사립체에서 헴이 합성되는 과정에 관계되는 효소는

8종류이며, 첫 단계 필요한 ALA를 제외하고 그 어떤 효소라도 부족하면 포르피린증(porphyria)이 발생한다.

1 델타-아미노레불린산 합성

δ-Aminolevulinic acid, ALA

사립체(mitochondria)에서 글리신(glycine)과 알파-케토글루타르산염(α-ketoglutarate)의 산화적 탈탄산반응으로 생성된 숙시닐보조효소 A(succinyl-CoA)가 델타-아미노레불린산합성효소(δ-aminolevulinic acid synthase)에 의해 델타-아미노레불린산(δ-aminolevulinic acid, ALA)으로 합성된 후 세포질 내로 이동한다. 이 반응에서 아미노레불린산합성효소의 활성에는 피리독살인산염(pyridoxal phosphate)과 Mg^{++}이 필요하며 철분이 충분히 공급되지 못하면 활성이 낮아진다.

2 포르포빌리노겐 합성

Porphobilinogen, PBG

세포질에서 2분자의 ALA는 아미노레불린산탈수소효소(ALA dehydrase)에 의해 2분자의 H_2O와 1분자의 포르포빌리노겐이 합성된다. ALA탈수소효소가 활성화되기 위해서는 설프하이드릴기[sulfhydryl group (2SH)]가 꼭 필요하고 이 효소는 적혈모구에 다량 함유되어 있으며 간세포(hepatocyte)에도 소량 존재한다. ALA 탈수소효소는 납(Pb)에 의하여 활성이 억제되므로 납중독 때에는 ALA가 소변으로 배설되므로 소변에서 ALA의 측정은 납중독(lead poisoning)의 정도를 평가하는 방법으로도 이용된다.

3 우로포르피리노겐 III 합성

Uroporphyrinogen III, UROgen III

세포질에서 4분자의 포르피리노겐으로부터 합성된다. 이 단계는 우로포르피리노겐 I (UROgen I) 합성효소와 UROgen III 보조합성효소[cosynthetase(isomerase)]라는 두 가지의 효소에 의해 이루어진다. UROgen I 합성효소만 있으면 UROgen I이 합성되고, 두 가지 효소가 모두 존재해야 UROgen III이 합성된다. 따라서 UROgen III 보조합성효소가 결핍되면 UROgen I만 다량 합성되며, 이 경우에는 헴 합성이 이루어지지 않는다.

4 코프로포르피리노겐 III 합성

Coproporphyrinogen III, COPROgen III

우로포르피리노겐은 세포질에서 우로포르피리노겐 탈탄산분해효소(UROgen decarboxylase)에 의해서 다시 COPROgen III으로 합성된다.

5 프로토포르피리노겐 IX 합성

Protoporphyrinogen IX, PROTOgen IX

세포질에서 합성된 코프로포르피리노겐 III (COPROgen III)은 사립체로 이동해 코프로포르피리노겐 III 산화효소(COPROgen III oxidase)에 의해 프로토포르피리노겐 IX (PROTO gen IX)으로 합성된다.

6 프로토포르피린 IX 합성

Protoporphyrin IX, PROTO IX

프로토포르피리노겐 IX (PROTOgen IX)은 사립체 안에서 프로토포르피리노겐 IX 산화효소(PROTOgen IX oxidase)에 의해 프로토포르피린 IX (PROTO IX)으로 합성된다.

7 헴 합성

Heme Synthesis

마지막으로 사립체 안에서 프로토포르피린 IX는 철결합효소(ferrochelatase)와 Fe^{++}의 작용에 의해 헴이 합성된다. 사립체에 있는 헴 합성효소(heme synthetase, ferrochelatase)에 의해 촉매되는 반응으로 Fe^{++}이 테트라피롤(tetrapyrrole)의 중심에 들어가 헴이 합성된다. 철이온(Fe^{++}, ferrous)은 트랜스페린(transferrin)이라는 특수한 철이온단백질과 결합하여 Fe^{3+} 형태로 성숙 중인 적혈구까지 운반한다. 철이 적혈모구로 유입되는 과정은 세포흡수작용(pinocytosis)에 의해 페리틴(ferritin)이나 혈철소(hemosiderin) 과립에 있던 철이 들어가는 경로와 트랜스페린수용체(transferrin receptor, TfR)와 상호작용에 의해 철이 들어가는 경로로 나누어져 있으나 후자의 경로를 통해 들어가는 경우가 우세한 것으로 알려져 있다. 트랜스페린수용체는 체내에서 재이용되는 것으로 철결핍빈혈(iron deficiency anemia, IDA)의 경우 수용할 철이 부족하기 때문에 혈중 트랜스페린수용체 농도가 증가한다. 골수공간(bone marrow cavity) 안에서는 3가의 철(Fe^{+++}, ferric, 제2철, 산화철)이 조혈과정 중에 환원되어 2가의 철(제1철, 기능철)이 되고 사립체 내에서 프로토포르피린에 결합하여 헴이 된다.[12]

9.3 글로빈 합성
Globin Synthesis

글로빈 사슬(단백질)의 합성은 리보솜 내에서 유전자코드의 전사에 의해 전령RNA (m-RNA)를 만들고 전령RNA의 해독을 통하여 아미노산이 일정 순서로 배열되어 글로빈폴리펩티드사슬을 만든다.[11] 리보솜 내에서 합성된 글로빈 사슬은 세포질로 나온다. 혈색소 α-사슬의 글로빈 유전자는 16번염색체의 단완(short arm, p)에 위치하고 있으며 5′측으로부터 ζ, Ψζ, Ψα1, α2, α1 유전자의 순서로 약 40,000 base가 배열되어 있다.

그리고 β-사슬 유전자는 11번염색체의 단완에 약 60,000 base의 영역을 차지하고 있으며 5′측으로부터 ε, $^{G}\gamma$, $^{A}\gamma$, Ψβ, δ 유전자 순서로 배열되어 있다. β-사슬의 글로빈을 합성하는 유전자는 146개의 아미노산을 암호화(coding)하는 영역이 2군데의 인트론(intron; 130 base, 850 base)에 의해 구분되어 있다. 글로빈 사슬은 전적혈모구부터 그물적혈구까지 생산된다.[12]

9.4 혈색소 합성
Hemoglobin Synthesis

혈색소 합성은 적혈구의 세포질 내 폴리리보솜(polyribosomes)에서 합성된 두 분자의 α, β 글로빈단백질은 세포질에서 4개의 헴그룹과 결합하는데 헴분자는 지단백으로 이루어져 있는 막내구조물(framework)에서 각 글로빈의 표면 주위에 있는 소수성 포켓(hydrophobic pocket) 안으로 정전기적(electrostatic attraction) 작용에 의해 유입되면 4량체의 혈색소분자(분자량 64,458 Da)가 합성된다.

9.5 가스대사
Gas Metabolism

1 산소와 결합

산소와 혈색소가 결합하는 것에 대해 많은 연구가 이루어져 왔으나, 현재는 1966년 Koshland에 의해 제안된 모델을 가장 신뢰하고 있다. 이것은 혈색소 사량체 구조에 붙어 있는 헴이 산소와 결합할 때 순차적으로 이루어지는데, 먼저 산소가 헴 단위체에 결합하면 다음에 결합할 단위체 헴이 산소와 결합하는 것을 촉진시킨다는 것이다. 사량체가 순차적으로 이와 같은 방법으로 친화력을 증가시키면서 결합하는 동안 3차원적 구조가 변화되고 변화된 구조는 또다른 분자의 변화를 유도하는데 이를 단위체의 협동성이라 한다.[12]

근육 중에서 산소와 결합하는 미오글로빈(근색소, myoglobin)은 1개의 소단위체로 존재하기 때문에 협동성이 나타나지 않는다. 혈색소가 산소와 결합하거나 해리하는 데 영향을 미치는 것에는 산소분압(pO_2), 수소이온농도(pH), 이산화탄소분압(pCO_2), 2,3-D(B)PG 농도 및 온도 등이다.

혈색소의 산소에 대한 친화력(O_2 affinity)은 산소분압에 의해서 결정되고, 혈색소 50%를 포화시키는 데 필요한 산소의 양으로 정의한다(p50 value). 산소의 부분압력(pO_2)에 의한 영향을 혈색소-산소해리곡선[그림 9-7]은 산소분압이 100 mmHg에서는 혈색소에 산소가 완전히 포화된 상태(포화도 100%)이기 때문에 더 이상

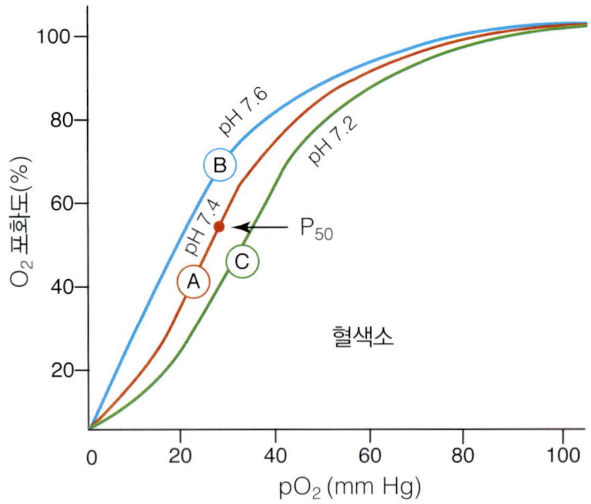

그림 9-7 산소해리곡선(oxygen dissociation curve). A; 정상 산소해리곡선. B; 왼쪽 이동 또는 좌방이행: H^+ 감소(pH 증가), 2,3-DPG 감소, pCO_2 감소, 온도 감소, 산소친화도 증가. C; 오른쪽 이동 또는 우방이행: H^+ 증가(pH 감소), 2,3-DPG 증가, pCO_2 증가, 온도 증가, 산소친화도 감소

분압을 증가시켜도 산소운반능력이 증가되지 않는다. 예를 들면, pH 7.4에서 27 mmHg의 산소분압에서는 혈색소 분자의 50%는 산소로 포화된다. S자와 비슷한 곡선[그림 9-7A]은 인체가 산소와 결합하고 해리하는 데 아주 이상적인 형태이다.

낮은 분압에서는 적은 양의 산소만이 혈색소에 포화되지만 20~50 mmHg 사이의 산소분압에서는 포화된 양이 급격히 증가하는 것을 알 수 있다. 80~100 mmHg 사이에서는 산소가 거의 혈색소에 포화된다. 실제로 허파꽈리(폐포)모세혈관 속의 산소분압은 거의 100 mmHg로서 산소분압이 다소 변하더라도 혈색소에 산소가 거의 모두 포화되어 있으나 조직모세혈관의 산소분압은 20 mmHg 정도이기 때문에 조직과 같이 산소분압이 낮은 부위에서는 낮은 산소분압에서도 많은 양의 산소를 혈색소로부터 조직모세혈관으로 쉽게 방출이 된다.[1]

pH에 의한 영향은 조직에서는 대사산물로 많은 양의 이산화탄소가 생성된다. 이산화탄소는 곧 탄산탈수소효소(carbonic anhydrase, CA)에 의해 수화되어 약산인 탄산(carbonic acid, H_2CO_3)으로 되고 탄산은 자연히 이온화되어 HCO_3^-과 H^+으로 해리된다[그림 9-8].[1]

$$CO_2 + H_2O \rightleftarrows H_2CO_3 \rightleftarrows HCO_3^- + H^+$$
$$Hb(O_2) + H^+ \rightarrow HHb + O_2$$

조직에서 이산화탄소의 증가는 수소이온(H^+) 수를 증가시키고 수소이온의 증가로 pH는 낮아진다. 높은 농도의 수소이온은 혈색소분자 내에 있는 6개의 히스티딘(histidine) 잔기의 이미다졸고리(imidazole ring)에 결합하여 혈색소와 산소와의 친화도를 감소시키기 때문에 산소는 조직 중으로 쉽게 방출된다. 반대로 CO_2와 H^+

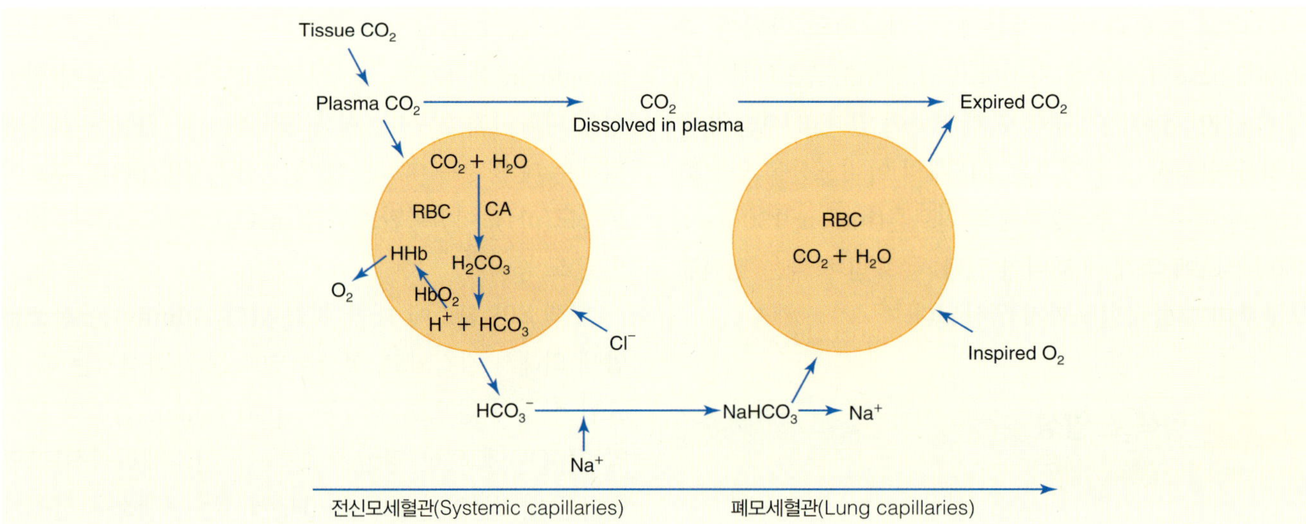

그림 9-8 적혈구 내에서 산소와 이산화탄소의 이동경로

을 많이 함유하고 허파꽈리로 이동된 혈색소는 허파꽈리의 높은 산소 농도에 의해 CO_2와 H^+의 방출로 혈색소의 pH가 높아지며 혈색소는 산소와 결합하는데, 1904년에 이 관계를 밝힌 학자 Christain Bohr의 이름을 붙여 보어효과(Bohr effect)라고 한다.[12]

온도에 의한 영향은 체온이 낮으면 산소해리곡선을 왼쪽으로 이동시킨다. 따라서 산소친화도는 증가하고 반대로 온도가 올라가면 친화도가 떨어져 조직 중으로 산소의 방출이 증가한다.

적혈구의 포도당분해대사의 중간 생성물인 2,3-DPG는 혈색소 분자로부터 산소의 결합과 방출을 조절한다. 2,3-DPG는 탈산소혈색소(deoxyhemoglobin, deoxy-Hb) 분자의 중앙공간(central cavity)에 결합함으로써 2,3-DPG와 혈색소 분자 사이에는 2개의 새로운 염이 생기고 이런 탈산소혈색소(deoxy-Hb)와 산소혈색소(oxy-Hb) 사이에 구조적인 변화를 어렵게 만들어 산소에 대한 친화성을 감소시킨다.

실제 2,3-DPG가 전혀 없는 경우라면 혈색소는 조직세포에 산소를 거의 방출하지 못한다. 2,3-DPG는 산소분압과 관련 적혈구 내 혈색소와 산소와의 결합친화성을 조절한다. 예를 들면, 산소농도가 낮은 조직으로 가면 조직 내의 산소분압이 낮아지고 혈액 내 2,3-DPG 농도는 상승하는데 이는 혈색소와 결합되어 있는 산소를 방출하기 쉽게 하기 위한 것이다. 조직의 산소포화도가 저하되어 있는 저산소증 환자에서도 같은 현상이 일어난다.[12]

2 이산화탄소와 결합

세포의 대사산물로 생성된 이산화탄소(CO_2)는 정맥혈로 운반된 후 93% 정도가 적혈구 막을 통과하여 적혈구 내로 들어와 물과 결합한 후 탄산이 만들어진다. 나머지 7% 정도는 혈장 내에서 CO_2로 운반된다.

$$CO_2 + H_2O \rightleftarrows H_2CO_3$$

이 수소화반응(hydration reaction)에는 탄산탈수소효소(carbonic anhydrase)가 존재하면 급속히 진행되는데, 적혈구는 이 효소가 많다. 탄산은 이온화되어 중탄산염(bicarbonate, HCO_3^-)을 생성한다.

$$H_2CO_3 \rightleftarrows HCO_3^- + H^+$$

그리고 중탄산염은 혈장으로 나오는데 혈장으로 유출된 HCO_3^-은 조직대사 과정에서 생성된 이산화탄소의 70% 정도를 차지하며 혈장에 있던 주 탄산염인 HCO_3^-은 혈장 중에 있던 Na^+과 결합하여 탄산수소나트륨(sodium bicarbonate, $NaHCO_3$) 형태로 폐로 운반되기 때문에 이산화탄소분압(pCO_2)는 감소한다(buffer system).

폐로 이동해 온 $NaHCO_3$는 Na^+이 해리되어 HCO_3^- 상태로 적혈구 안으로 이동한다. 적혈구 내의 혈색소는 수소이온과 결합되어 있다가 산소와 결합하고 수소이온은 유리된다. 유리된 수소이온은 다시 적혈구로 들어온 HCO_3^-과 결합하여 탄산이 되고 탄산탈수소효소에 의해 탈수되어 물과 이산화탄소로 된 후 이산화탄소는 허파꽈리를 통해 체외로 방출된다.

HCO_3^- 이 혈장 중으로 유입되는 동시에 염소(chloride, Cl_2)이온은 적혈구 내로 유입되게 되는데 이를 염소이동(chloride shift)이라고 한다. 조직과 혈액 내에 남아 있던 13% 정도의 이산화탄소는 탈산소화된 혈색소의 아미노산군(amino acid group)과 결합하여 카르바민산혈색소(carbamino hemoglobin, $Hb\text{-}NH\text{-}COO^- + H^+$)가 되고 극히 적은 양의 이산화탄소는 혈장으로도 이동 제거된다.[12]

3 혈색소 O_2 및 철과 결합

혈색소 1분자는 헴 1분자에 산소 1분자가 결합하고, 헴은 4량체구조이므로 산소 4분자와 결합한다. 혈색소 1 g은 산소 1.34 mL와 결합할 수 있으므로 전혈 100 mL는 산소 약 20 mL과 결합하여 운반된다($15 \times 1.34 = 20$ mL).[1] 그리고 혈색소 100 g은 철 0.34 g(혈색소 1 g은 철 3.4 mg)과 결합한다.

핵심

- 혈색소는 4량체의 폴리펩티드 구조이다.
- 혈색소 1 g은 철 3.4 mg, 산소 1.34 mL와 결합한다.
- 정상 성인의 혈색소는 Hb A, Hb A2, Hb F로 구성되어 있다.
- 혈색소 합성은 그물적혈구에서 완성된다.
- 헴 합성은 사립체에서 시작하여 세포질을 거쳐 다시 사립체에서 완성된다.
- 헴 합성은 글리신과 숙시닐보조효소 A의 축합반응으로 사립체에서 아미노레불린산(ALA)을 생산하면서 시작된다.
- 혈색소가스대사에서 산소해리곡선은 좌방이행(H^+, 2,3-DPG, pCO2 및 체온은 감소하고, 산소친화도만 증가)과 우방이행은 반대 조건이며 두 경우 모두 산소분압 50% (p50)를 유지하기위한 것이다.

참고문헌

1. Telen, M. J. *The mature erythrocyte. 2009,* In Greer, J. P., Foerster, J., Rodgers, G. M., et al. (Eds.), *Wintrobe's Clinical Hematology. (12th ed.),* Philadelphia, Wolters Kluwer Health/Lippincott Williams & Wilkins, pp. 126-155.
2. Shirlyn B. McKenzie, *Clinical Laboratory Hematology.* New Jersey, Pearson Education, 2004, pp. 71.
3. Steinberg, M. H., Benz, E. J. Jr, Adewoye, A. H., et al.. *Pathobiology of the human erythrocyte and its hemoglobins.* 2013, In Hoffman, R., Benz, E. J., Silberstein, L. E., et al. (Eds.), *Hematology Basic Principles and Practice. (6th ed.).* Philadelphia:, Saunders, an imprint of Elsevier Inc, pp. 406-417.
4. Shirlyn B. McKenzie, *Clinical Laboratory Hematology.* New Jersey, Pearson Education, 2004, pp. 72.
5. Steinberg, M. H., *Hemoglobins with altered oxygen affinity, unstable hemoglobins, M-hemoglobins, and dyshemoglobinemias.* In Greer, J. P., Foerster, J., Rodgers, G. M., et al.(Eds.), *Wintrobe's Clinical Hematology.* (12th ed., pp. 1132-1142). Philadelphia, Wolters Kluwer Health/Lippincott Williams & Wilkins, 2009.
6. Wang, W. C., *Sickle cell anemia and other sickling syndromes.* In Greer, J. P., Foerster, J., Rodgers, G. M., et al., (Eds.), *Wintrobe's Clinical Hematology.* (Vol. 1, 12th ed., pp. 1038–1082). Philadelphia, Wolters Kluwer Health/Lippincott Williams & Wilkins, 2009.
7. Allen, B. W., Stamler, J. S., & Piantadosi, C. A., Hemoglobin, nitric oxide and molecular mechanisms of hypoxic vasodilation. *Trends Mol Med, 15,* 2009, pp. 452-460.
8. Guzman, J. A. Carbon monoxide poisoning. *Crit Care Clin, 28,* 2012, 537-548.
9. Hoffman, R., Benz, E. J., Silberstein, L. E., et al. (Eds.), *Hematology Basic Principles and Practice. (6th ed.),* Philadelphia, Saunders, an imprint of Elsevier Inc., 2012, pp. 573-580.
10. Skold, A., Cosco, D. I., & Klein, R., Methemoglobinemia pathogenesis, diagnosis, and management. *South Med J, 104,* 2011, 757-761.
11. Erythropoiesis. In Greer, J. P., Foerster, J., Rodgers, G. M., et a1. (Eds.), *Wintrobe's Clinical Hematology. (12th ed.),* Philadelphia, Wolters Kluwer HealthjLippincott, Williams & Wilkins, 2009, pp. 106-125.
12. 권현영 외, *임상병리혈액학. (제3판),* 범문에듀케이션, 2020, pp. 44-49.

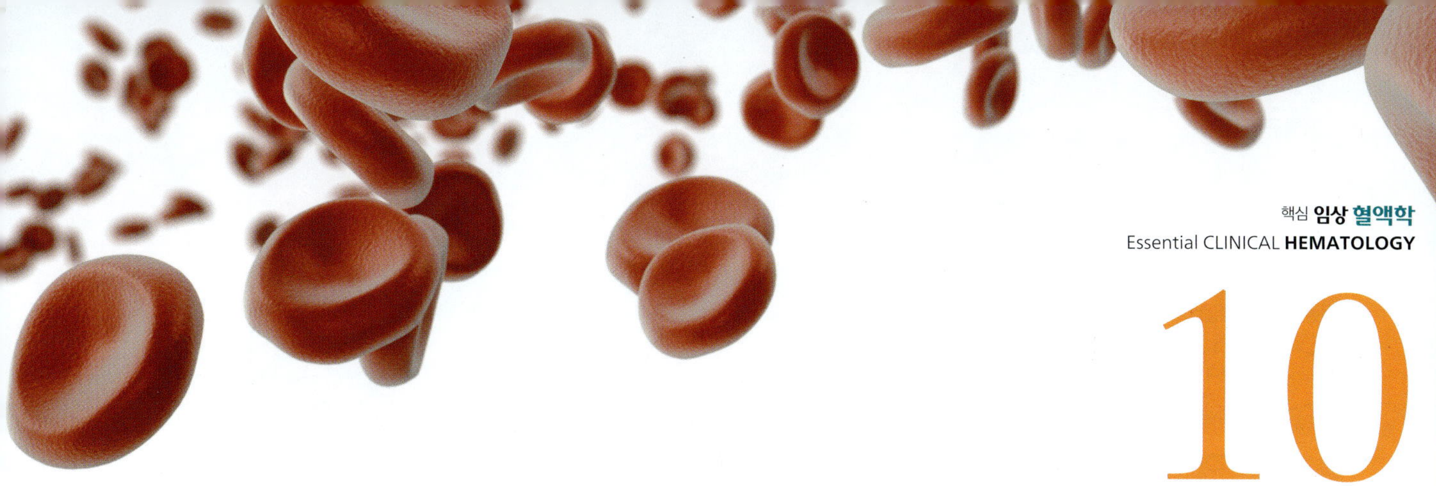

10

적혈구 파괴

Erythrocyte Destruction

적혈구의 수명은 120일이며 수명을 다한 적혈구는 1초에 300만 개 정도가 제거되는데 그중 90%는 지라, 골수 및 간의 대식세포에 의해서 이루어지고 나머지 10% 정도가 혈관내에서 파괴된다.[1] 적혈구가 수명을 다하면 적혈구 내에 있는 당분해효소들의 활성도가 떨어지고 에너지(ATP) 생산이 감소되어 이로 인해 변형능이 상실되는데 그물내피계(reticuloendothelial system, RES)의 대식세포(machrophage)는 적혈구의 이러한 변화를 감지하여 노화된 적혈구를 선택적으로 제거한다.[2] 또한 노화된 적혈구는 막의 시알산(sialic acid)이 소실되어 무실알로글리코포린(asialoglycophorin)이 노출되면 이 항원에 대한 자가항체가 생성되고, 자가항체가 결합된 노화 적혈구는 전신에 걸쳐 분포되어 있는 미세혈관 내 그물내피세포계의 대식세포에 의해 탐식된다. 그리고 노화된 적혈구는 막이 얇아지고 변형능력(deformability)이 떨어져서 미세혈관을 통과할 때 쉽게 파괴된다.[3]

10.1 용혈

Hemolysis

용혈이란 적혈구 막의 파괴를 의미하며 순환혈관 외에서의 용혈과 순환혈관 내에서의 용혈[그림 10-1]로 나눌 수 있는데 정상 성인에 있어서는 90% 정도가 혈관 외, 즉 그물내피세포계에서의 용혈이다.

1 혈관외용혈

Extravascular Hemolysis

수명을 다한 노화 적혈구는 그물내피세포계가 많이 분포되어 있는 지라의 굴(sinus)이나 정맥벽의 내피세포에 의해 탐식되고, 탐식세포 안의 용해소체(lysosome)에 의해 소화된다. 간이나 골수 안에 있는 그물내피세포계에서도 탐식이 이루어진다.[4] 체내에서 120일 수명을 다한 적혈구의 약 90%는 지라, 골수, 간 및 폐에 있는 대식세포에 의해 제거되므로 이들 장기는 적혈구의 무덤이라고 할 수 있다. 대식세포는 노화되거나 손상된 적혈구를 선택적으로 제거하는 기전이 있는 것으로 알려져 있다. 적혈구가 용혈(hemolysis)되어 혈색소가 파괴되면 철(iron)과 색소단백(chromo protein)인 프로토포르피린(protoporphyrin) 그리고 글로빈(globin)으로 된 후 이들은 분해 과정을 거치거나 체내 저장 장소로 이동하여 재이용된다.[3]

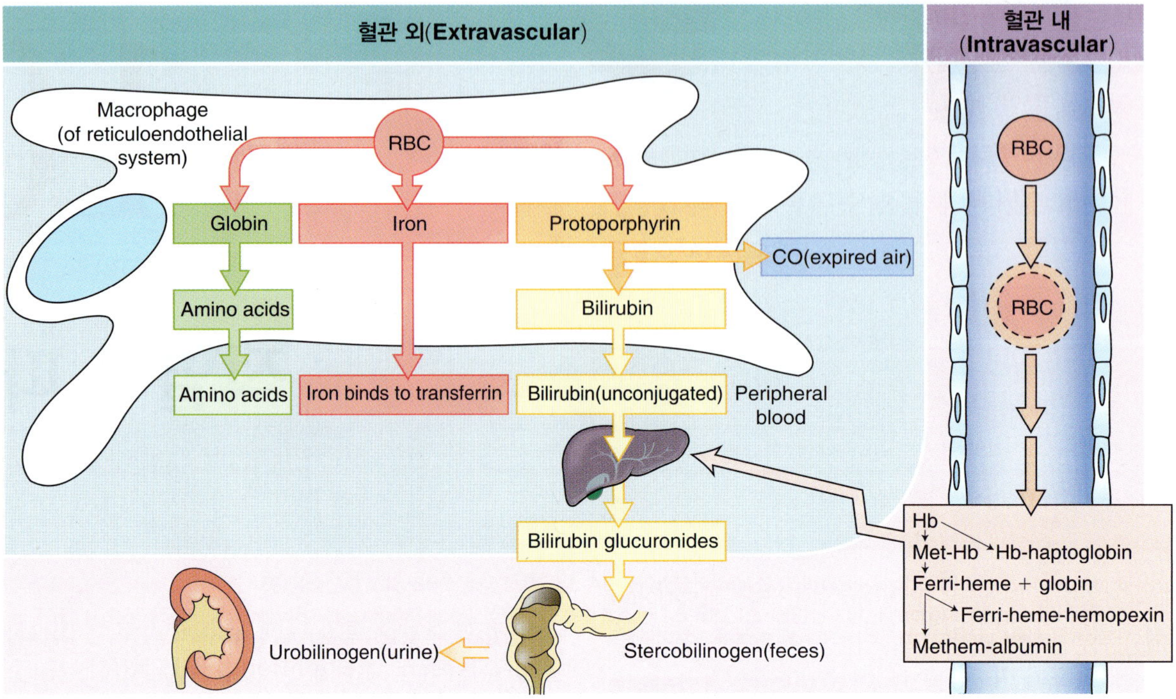

그림 10-1 혈관 내·외 용혈 후 대사경로

2 혈관내용혈
Intravascular Hemolysis

적혈구의 약 10~20% 정도는 순환혈관 내에서 파괴되며(용혈) 유리된 혈색소는 3가지 경로를 통해 처리된다.

첫째, 유리혈색소 한 분자는 알파2-당단백(α2-glycoprotein)의 일종인 합토글로빈(haptoglobin) 두 분자와 결합한 후 혈색소/합토글로빈 복합체(hemoglobin/haptoglobin complex) 형태로 운반되어 주로 간, 비장, 골수 및 폐에 존재하는 대식세포에 흡수된다. 이 과정은 대식세포들이 합토글로빈처리수용체(haptoglobin scavenger receptor)인 CD163을 발현하는데 혈색소/합토글로빈 복합체가 CD163에 결합한 후 대식세포의 용해소체로 유입된다.[5] 따라서 혈관내용혈이 증가하면 혈중 합토글로빈 농도는 감소한다.

둘째, 메트헴/알부민 경로로, 혈관 내에서 정상적으로 파괴되는 적혈구는 수명을 다한 적혈구들이기 때문에 혈장 내에 있는 합토글로빈으로 충분히 처리가 가능하나 혈관내용혈이 증가하여 합토글로빈결합능력(haptoglobin binding capacity)을 초과하면 결합되지 못한 유리혈색소(free hemoglobin)는 분자량이 작은 알파/베타이합체(α/β dimer)로 분해되어 콩팥 토리(사구체)를 쉽게 통과하게 되고 근위세뇨관에서 재흡수된다. 그러나 근위세뇨관에서의 재흡수능력을 초과할 경우 혈색소는 소변 중으로 배설된다. 유리혈색소는 쉽게 산화되어 흑갈색의 메트혈색소(Met-Hb)를 형성하고, 메트헴은 혈중 알부민과 결합하여 간세포 안으로 이동한 후 처리된다. 지속적인 혈관내용혈의 경우에는 일시적으로 혈중 메트헴알부민(methemealbumin)이 증가한다.[6]

셋째, 혈장 유리혈색소 내의 2가철은 빠르게 산화되어 3가철이 되면서 메트혈색소가 형성된다. 메트헴 분자는 글로빈으로부터 분리되어 혈장단백질 헤모펙신(hemopexin)과 결합하여(메트헴/헤모펙신) 간으로 이동 후 처리된다.[7]

헤모펙신은 베타1-글로빈(β1-globin) 일종으로 20%

의 당을 포함하고 분자량 70,000 Da 당단백질로 간에까지 헴을 운반하는 헴결합 단백질로 알려져 있다. 혈관내용혈이 증가하면 헤모펙신은 감소한다.

10.2 혈색소 분해

Decomposition of Hemoglobin

그물내피세포계에 있는 대식세포는 노화된 적혈구를 탐식하여 혈관외용혈을 일으키고 혈색소는 철(iron), 글로빈(globin), 프로토포르피린(protoporphyrin)으로 분해된 다음 재이용되거나 대사과정을 거쳐 배설된다.

1 철

철은 페로포틴(ferroportin)을 통해 혈장에서 운반단백질인 트랜스페린(transferin)과 결합하여 체내 저장 장소로 가서 다시 적혈모구(normoblast)의 혈색소 합성에 재이용된다(분해된 철의 90% 정도).[6]

2 글로빈

아미노산(amino acid)으로 분해되어 각종 단백질 합성에 재이용되고 일부는 간에서 분해과정을 거쳐 요소

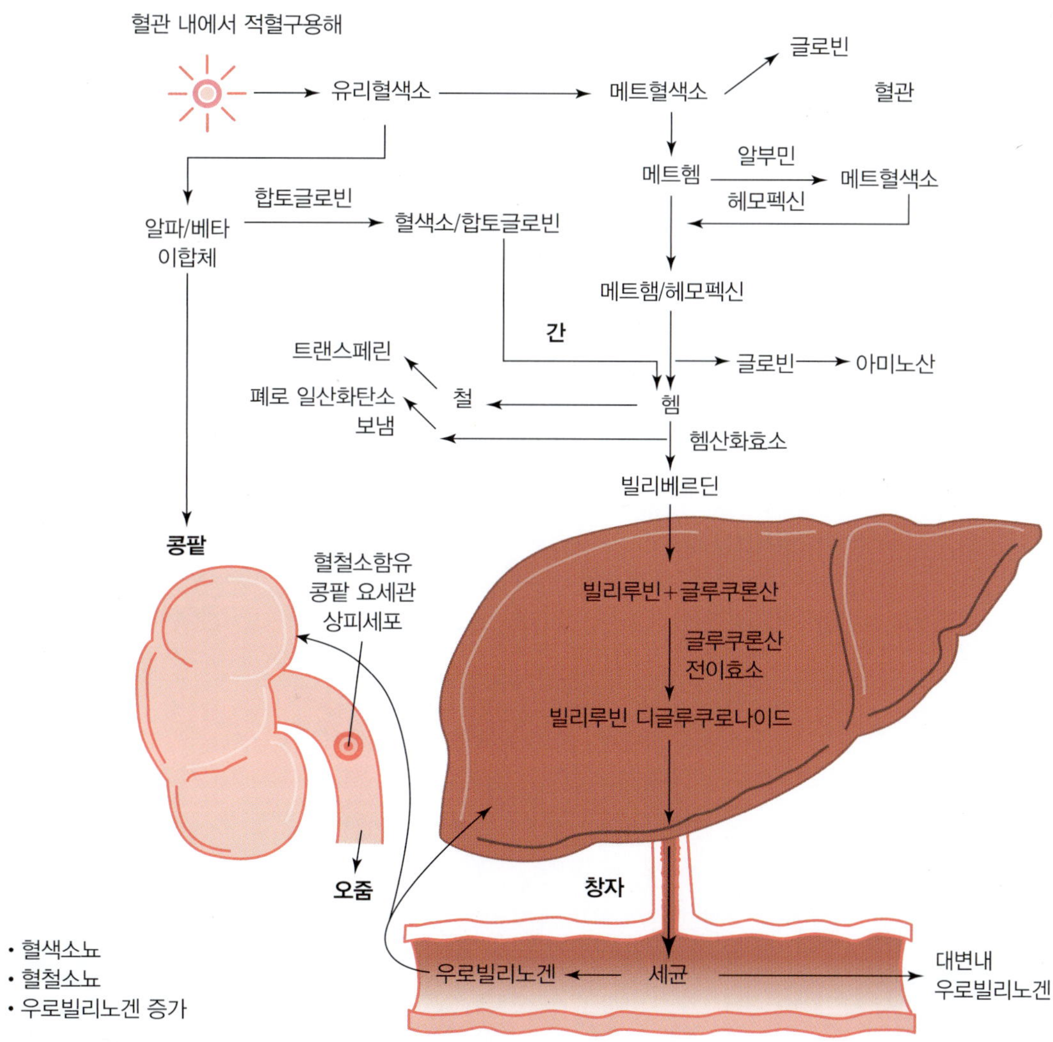

그림 10-2 혈관내용혈 후 대사경로

(urea)가 되어 소변으로 배설된다.

3 프로토포르피린

그물내피세포계에서 용혈로 생성된 프로토포르피린 IX (protoporphyrin IX)는 보조인자(cofactor)로 니코틴아미드아데닌디누클레오티드인산(NADPH)을 이용하여 미세소체(microsome)에서 분비된 산화효소에 의해 알파-히드록시헴(α-hydroxyheme)이 만들어진다. 그리고 중간산물인 알파-옥시헴(α-oxyheme)을 거쳐 빌리베르딘(biliverdin)이 된다.

빌리베르딘은 빌리베르딘환원효소(biliverdin reductase)에 의해 알파-메텐연결(α-methene bridge)가 열리면서 4개의 피롤고리(pyrrole ring)를 갖는 유리형빌리루빈이 합성된다. 유리형빌리루빈(free bilirubin)은 유기음이온으로서 물에 대한 용해도가 낮기 때문에 혈중으로 이동한 후에 혈중에 있는 알부민과 결합하여 오렌지레드(orange-red) 색의 간접빌리루빈(indirect bilirubin, 비결합형; unconjugated)이 되고 혈액을 따라 간으로 이동한다.

정상적인 경우 간접빌리루빈은 불용성이라 요중으로 배설되지 않으며, 간세포에 유입될 때는 알부민과 분리되어 빌리루빈만 유입되고 간 세포에서 유리된 글루쿠론산(glucuronic acid) 2분자와 결합하여 빌리루빈/글루쿠론산 복합물(bilirubin/glucuronate complex)이 되면 수용성의 직접빌리루빈(direct bilirubin, 결합형; conjugated)이 되고 담즙성분이 되어 쓸개관(담관, bile duct)을 통해 장관 내로 유입된다.

빌리루빈/글루쿠론산 복합물이 형성될 때 우리딘이인산글루쿠론산전달효소[uridine diphosphate (UDP) glucuronyl transferase]가 필요하다. 만약 간이나 담도 이상으로 담즙 배설에 장애가 발생하면 직접빌리루빈은 혈중으로 역류하여 혈중 빌리루빈 농도가 증가하게 된다. 혈중 빌리루빈의 3/4은 이 경로에서 생성된 것이며 나머지 1/4 정도는 카탈라제(catalase), 미오글로빈(myoglobin), 시토크롬(cytochrome) p-450에서 생성된 것이다.

장관으로 유입된 직접빌리루빈은 장관 내에 존재하는 세균들에 의해 우로빌린체(urobilin body; urobilinogen, urobilin, stercobilinogen)가 되어 일부는 대변에 섞여 배설되고 일부는 다시 흡수되어 혈중 순환을 하다가 콩팥을 거쳐 오줌으로 배설된다([그림 10-1] 참고).[8]

프로토포르피린 대사과정을 [그림 10-2]에 정리하였다.

핵심

- 적혈구 수명은 120일이다.
- 적혈구가 용혈되어 혈색소가 파괴되면 철과 색소단백인 프로토포르피린 그리고 글로빈으로 분해된다.
- 혈관내용혈 증가 시 혈장 합토글로빈이 감소한다.
- 용혈 시 형성된 메트헴과 혈장 알부민이 결합하므로 메트헴이 증가한다.
- 메트헴은 헤모펙신과 결합한다.

참고문헌

1. 대한혈액학회, *혈액학. (제3판)*, 범문에듀케이션, 2018, pp. 38-39.
2. Burger, P., Hilarius-Stokman, P., de Korte, 0., van den berg, T. K., &. van Bruggen, R. CD47 functions as a molecular switch for erythrocyte phagocytosis. *Blood, 119(23)*, 2012, 5512-5521.
3. 권현영 외, *임상병리혈액학. (제3판)*, 범문에듀케이션, 2020, pp. 59.
4. Martin, S. J., Reutelingsperger, C. P., McGahon, A. J., et al., Early redistribution of plasma membrane phosphatidylserine is a general feature of apoptosis regardless of the initiating stimulus: inhibition by overexpression of Bcl-2 and Abl. *J Exp Med, 182*, 1995, pp. 1545-1556.
5. Etzerodt, A., & Moestrup, S., CD 163 and Inflammation biological, diagnostic and therapeutic aspects. *Antioxid Redox Signal, 18*, 2013, 2352-2363.
6. Elaine M. Keohane, et al., *RODAK'S Hematology. (5th ed.)*, ELSEVIER, 2016, pp. 350-355.
7. Delanghe, J. R., & Langlois, M. R., Hemopexin a review of biological aspects and the role in laboratory medicine. *Clin Chem Acta, 312*, 2001, pp. 13-23.
8. 권현영 외, *임상병리혈액학. (제3판)*, 범문에듀케이션, 2020, pp. 61-63.

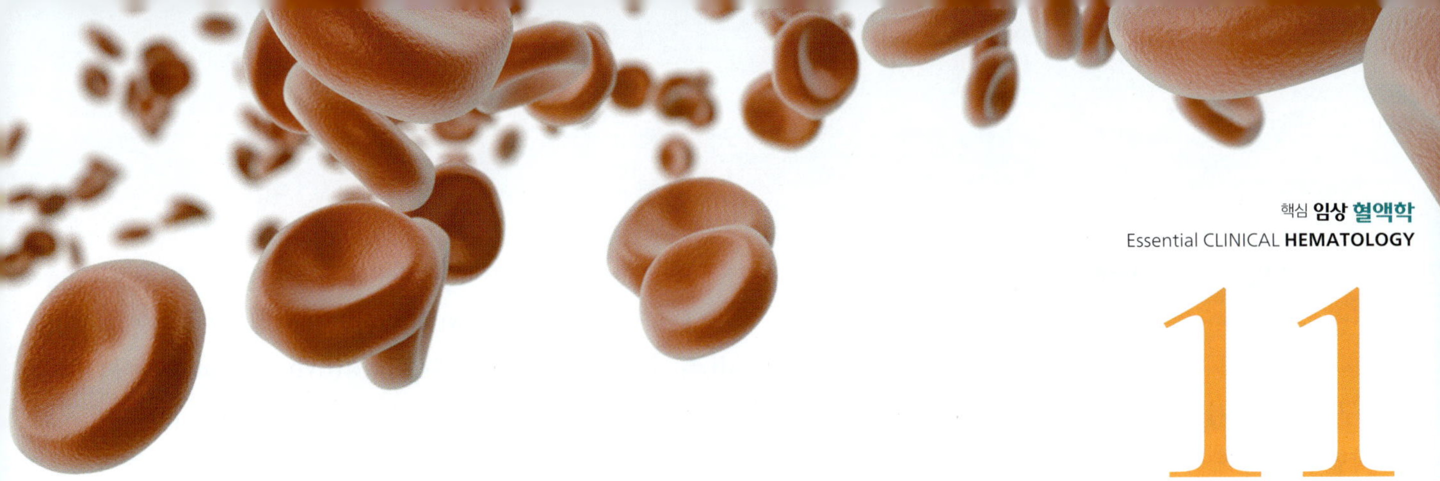

11 적혈구 지수

Erythrocyte Indices

적혈구 지수는 빈혈질환의 진단 초기에 활용되고 혈액학 검사실 정도관리 차원에서 점검에 도움이 될 수 있다. 최근에는 자동혈구계산기(hematology autoanalyzer)를 이용한 혈액학적 검사가 보편화되면서 자동혈구계산기에서 적혈구 지수 결과를 제공하고 있어서 각종 빈혈의 분류 및 혈액질환의 치료방향을 결정하거나 치료효과의 판정에 활용하고 있다.

11.1 평균적혈구용적

Mean Cell Volume, MCV

평균적혈구용적은 적혈구의 부피이며, 적혈구용적률(hematocrit, Hct.)과 적혈구 수를 이용하여 계산하고 fL (femtoliter) 또는 10^{-15} L로 표시한다. 성인의 참고범위는 80~100 fL로 이때 적혈구 크기는 정상으로 정구성(normocytic)이며, 80 fL 미만일 경우 소구성 적혈구(microcytic RBC)로 그리고 100 fL를 초과하면 대구성 적혈구(macrocytic RBC)로 판단하여 빈혈의 형태학적 분류에 이용하고 있다.[1]

계산은 Hct(%) × 10 / RBC 수(× 10^{12}/L)이며 이때 10은 정해진 고정 값이다.

예를 들어, 어떤 환자의 혈액학 검사 결과 적혈구용적률이 45%이고 적혈구 수가 5 × 10^{12}/L일 경우 45 × 10 / 5 = 90 fL이다.

적혈구용적률(hematocrit, Hct., %)은 평균적혈구용적(MCV)과는 다른 것으로 항응고제를 혼합한 전혈 중에서 적혈구가 차지하는 백분율(%)이며, 전혈을 원심분리 후 측정하면 정상 성인의 경우 약 44% 정도이다.

철결핍빈혈(iron deficiency anemia, IDA)이나 지중해빈혈(thalassemia) 환자의 경우 적혈구가 소구성으로 MCV가 유의미하게 감소하고 거대적혈모구빈혈(megaloblastic anemia) 환자나 용혈빈혈(hemolytic anemia)에 의한 그물적혈구가 증가한 경우는 적혈구가 크기 때문에 MCV는 증가한다.[2]

소구성 적혈구의 존재로 MCV가 감소하는 경우 자동혈구계산기에서 적혈구 크기 분포를 나타내는 적혈구 히스토그램(RBC histogram) 또는 프라이스-존스 곡선(Price-Jones curve)이 왼쪽에 분포하는 좌방이행(shift to left)이고, 반대로 대구성 적혈구 질환에서는 우방이행(shift to right)이다.[3]

11.2 평균적혈구혈색소량
Mean Cell Hemoglobin, MCH

적혈구 내에 들어 있는 혈색소의 평균량으로 일정 수의 적혈구를 용해시켜서 측정하며, 피코그램(pg, picogram) 또는 10^{-12} g으로 표시한다.[1]

계산은 혈색소량(g/dL) × 10 / RBC 수(× 10^{12}/L)이며 이때 10은 정해진 고정 값이다.

예를 들어, 어떤 환자의 혈색소량이 15 g/dL이고 적혈구 수가 5 × 10^{12}/L였다면 15 × 10 / 5 = 30 pg 또는 30 × 10^{-12} g이다.

성인의 참고범위는 28~32 pg이며, 일반적으로 평균적혈구혈색소량(MCH)은 빈혈 진단을 위한 분류에 사용하지 않는다.[2]

11.3 평균적혈구혈색소농도
Mean Cell Hemogolobin Concentration, MCHC

각각의 적혈구 안에 있는 혈색소농도의 평균으로 g/dL 또는 %로 표시한다.

계산은 혈색소량(g/dL) × 100 / 적혈구용적률(Hct. %)이며 이때 100은 정해진 고정 값이다.[1]

예를 들어, 성인 환자의 검사 결과 혈색소량은 15 g/dL이고 적혈구용적률이 45%라면 15 × 100 / 48 = 33.3 g/dL 또는 %이다.

성인의 참고범위는 32~36 g/dL(%)이며 평균적혈구혈색소농도(MCHC)가 32~36 g/dL 범위 내이면 정상혈색소(정색소성, normochromic)) 적혈구이고, 32 g/dL 미만일 때는 저색소성(hypochromic) 적혈구이며, 36 g/dL를 초과하는 경우는 과다색소성(hyperchromic) 적혈구이다. 그러나 실제로 평균적혈구혈색소농도가 36 g/dL를 초과하는 경우는 없으므로 과다색소성이라는 용어는 다시 생각해야 한다.

평균적혈구혈색소농도가 36~38 g/dL일 경우는 구형적혈구(spherocyte)의 존재를 확인해야 하며 38 g/dL를 초과하는 결과에 대해서는 혈색소 측정에 오류가 있는지 확인해야 한다. 한랭응집소(cold agglutinin)가 존재하는 경우에는 평균적혈구혈색소농도가 현저히 증가하는데 이때 조치는 검체를 37°C에 15분 가온 후 즉시 검사하면 오류를 바로잡을 수 있다.[1] 철결핍빈혈이나 지중해빈혈 환자들에서는 평균적혈구혈색소농도가 32 g/dL보다 낮아지는 저색소성 적혈구이고, 특히 30 g/dL 이하는 대부분 철결핍빈혈의 경우이다.[2]

자동혈구계산기에서 제공되는 평균적혈구혈색소농도와 유사한 개념의 적혈구혈색소농도평균(cell hemoglobin concentration mean, CHCM)은 적혈구를 용혈시키지 않고 적혈구에 빛을 투과하여 적혈구 안에 있는 혈색소농도를 직접 측정하여 산출한 것이다. 황달(icterus)이나 고지혈증(hyperlipemia) 검체는 혈색소량을 비색법으로 측정하여 평균적혈구혈색소농도(MCHC)를 산출할 경우 영향을 주지만, 적혈구 개개의 혈색소농도를 직접 측정하는 적혈구혈색소농도평균(CHCM)은 영향을 받지 않는다.

적혈구 지수와 관련 질환은 [표 11-1]에 정리하였다.

표 11-1 적혈구 형태, 적혈구 지수, 관련 질환

적혈구 형태	MCV (fL)	MCHC (g/L)	질환
소구성 저색소성	80 미만	32 미만	철결핍빈혈, 지중해빈혈
대구성 과다색소성	100 초과	36 초과	악성빈혈
정구성 정색소성	80~100	32~36	용혈빈혈, 골수로성빈혈

11.4 적혈구분포폭

RBC Distribution Width, RDW

적혈구체적(RBC volume)과 크기의 표준편차 또는 변이계수(%)로서 최근 들어 각종 자동혈구계산기를 통해 적혈구 관련 결과를 항수로 산출하는 과정에 적혈구분포폭도 함께 산정하고 있다.

계산은 적혈구 체적의 표준편차 × 100 / 적혈구용적률 = 적혈구분포폭(%)이며 참고범위는 11.5~14.5%이다.[3]

적혈구분포폭(RDW)은 적혈구의 크기로 나타내는 적혈구부동증(anisocytosis)의 지표로 이용되며 적혈구분포폭이 증가할수록 심한 적혈구부동증을 의미한다. 철결핍빈혈에서는 적혈구 크기가 전반적으로 소구성이지만, 각각 적혈구 크기의 편차가 심하여 적혈구분포폭이 증가하고, 거대적혈모구빈혈(megaloblastic anemia)의 경우는 정상크기 적혈구와 거대적혈구가 섞여있기 때문에 그리고 미세혈관용혈빈혈(microangiopathic hemolytic anemia) 때는 분열적혈구(schizocyte)가 생성되어 적혈구분포폭이 증가한다.[2]

일반적으로 적혈구 지수는 자동혈구계산기에 의해서 제공된다.

핵심

- MCV가 80 fL 미만으로 유의하게 감소하면 소구성 빈혈로 철결핍빈혈 또는 지중해빈혈의 경우이다.
- MCV가 100 fL를 초과하여 증가하는 경우는 대구성 빈혈이며 거대적혈모구빈혈이 대표적이다.
- MCV가 감소하면 자동혈구계산기의 적혈구 히스토그램 또는 프라이스-존스 곡선이 왼쪽에 분포하는 좌방이행이고, 증가하면 반대로 우방이행이다.
- MCHC가 감소하면 저색소성 적혈구의 존재로 철결핍빈혈의 경우이고, 구형적혈구가 존재하면 MCHC는 약간 증가한다.
- 자동혈구계산기로 혈구 수 계산 때 한랭응집소의 존재가 의심되면 검체를 37°C에 15분 가온 후 즉시 검사하면 오류를 바로잡을 수 있다.
- RDW는 적혈구부동증과 관계가 있어서 적혈구부동증이 심할수록 RDW가 증가한다.

참고문헌

1. Elaine M. Keohane, et al., *RODAK'S Hematology. (5th ed.)*, ELSEVIER, 2016, pp. 196.
2. 권현영 외, *임상병리혈액학. (제3판)*, 범문에듀케이션, 2020, pp. 78-80
3. Elaine M. Keohane, et al., *RODAK'S Hematology. (5th ed.)*, ELSEVIER, 2016, pp. 247-248.

12

적혈구 비정상과 봉입체

Abnormal Erythrocyte & Inclusion Body

성인들의 말초혈관을 순환하는 정상 적혈구의 크기는 직경 6~8 μm이고 평균적혈구용적(MCV)은 80~100 fL 이며 양면이 오목(이중함몰, biconcave)하게 들어간 도넛 모양이다. 이 때문에 말초혈액 도말표본(peripheral blood smear, PBS)을 라이트염색 후 광학현미경 관찰에서는 중앙부위 1/3 정도가 엷게 염색되어 밝게 보이는데 이것을 중앙밝은부위(central pallor) 또는 중앙창백대라고 한다[그림 12-1].[1]

성숙 적혈구는 무핵으로 세포질 내에 세포소기관 등이 없는 무구조이며 세포막은 매끈(smooth)하게 관찰되지만 조혈기관의 이상이나 유전적이상 또는 특정 질병 상태에서는 크기와 형태 및 염색성이 다양한 적혈구가 출현하는데 이 경우를 비정상 적혈구(abnormal RBC)라 하며, 일부 혈액질환에서는 적혈구 안에 비정상 물질이 존재하는데 이것은 봉입체(inclusion body)라고 한다.

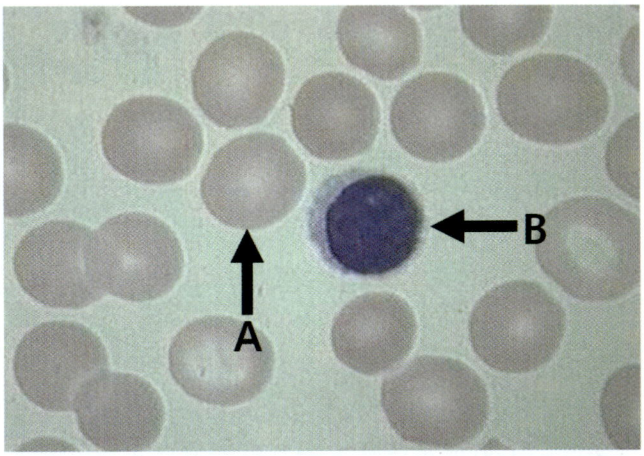

그림 12-1 A. 정상크기(정구성, Normocytic) 정상색소(정색소성, Normochromic) 적혈구, B. 적혈구 크기 비교를 위한 작은림프구(소림프구, Small lymphocyte). 라이트염색, 1,000X

따라서 혈액질환을 진단하기 위해서는 온혈구계산(complete blood count, CBC)을 비롯한 혈액학적 검사항목(parameter)뿐만 아니라, 말초혈액 도말표본이나 필요에 따라서는 골수흡인 도말표본(bone marrow aspiration smear)을 염색하여 혈구의 형태와 크기 그리고 염색성 및 봉입체 등의 관찰과 평가가 중요하다.[2]

12.1 크기 비정상

Abnormal Size

말초혈액 도말표본을 라이트(Wright)나 짐사(Giemsa) 염색을 실시한 후 광학현미경으로 관찰하면서 작은림프구(small lymphocyte)의 핵 크기와 비교하여 비슷하면 정상적혈구(normocyte), 그보다 크기가 작으면 작은적혈구(microcyte), 반대로 그보다 크면 큰적혈구(macrocyte)라고 하며, 전반적인 분포 패턴에 따라 정구성(normocytic), 소구성(microcytic), 대구성(macrocytic) 용어를 사용한다. 크고 작은 적혈구가 섞여서 나타나는 경우에는 적혈구부동증(anisocytosis)이라는 표현을 쓰며 적혈구부동증이 심할수록 적혈구분포폭(RBC distribution width, RDW)이 증가한다(적혈구 지수 편 참고).[3]

1 큰적혈구, 대적혈구

Macrocyte

직경은 8 μm보다 크고 평균적혈구용적이 100 fL를 초과하는 큰적혈구이다[그림 12-2]. 그리고 직경 12 μm 이상되는 것을 거대적혈구(megalocyte)라고 하는데 비타민 B_{12}(cyanocobalamin)나 엽산(folate)의 결핍이 주요 원인이며, 거대적혈모구빈혈(megaloblastic anemia) 또는 악성빈혈(pernicious anemia)과 관련이 있다. 신생아나 갑상샘기능장애에 의한 점액수종(myxedema) 환자에서 큰적혈구가 증가(macrocytosis)한다.

용혈빈혈(hemolytic anemia) 환자의 경우는 용혈로 인한 말초혈액의 적혈구 수 감소에 대한 보상작용으로 적혈구생성이 항진되어 말초혈액에 그물적혈구 수가 증가(reticulocytosis)될 때 말초혈액 도말표본에 큰적혈구가 많이 나타난다. 그 외에 만성간질환(chronic liver disease), 골수형성이상증후군(myelodysplastic syndrome, MDS), 골수기능상실(bone marrow failure) 등에서 큰적혈구가 출현한다.

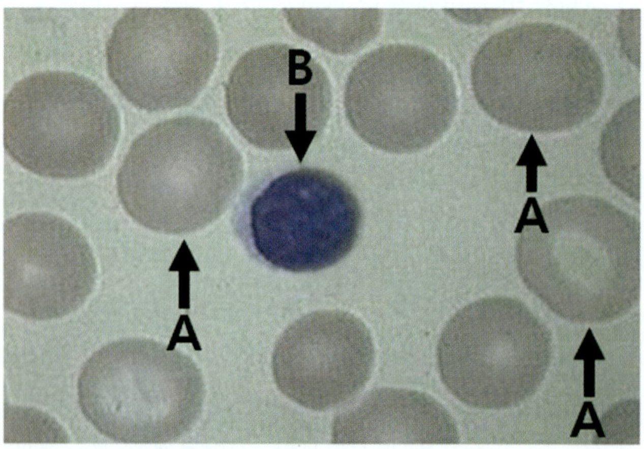

그림 12-2 A. 큰적혈구(Macrocytic RBC), B. 작은림프구, 말초혈액, 라이트염색, 1,000X

큰적혈구에는 대구성(macrocytic)이라는 표현을 사용하며, 큰적혈구가 현저히 증가되었을 때를 큰적혈구증가증(macrocytosis)이라고 한다. 큰적혈구증가증 때는 프라이스-존스 곡선(Prise-Jones curve)이나 자동혈구계산기의 적혈구분포도(RBC histogram)가 오른쪽으로 이동(shift to right)한다[그림 12-3].

2 작은적혈구, 소적혈구

Microcyte

직경이 6 μm 이하의 적혈구로서 MCV는 80 fL 미만이다[그림 12-4]. 말초혈액 도말표본 염색 후 현미경 관찰에서 작은적혈구가 의미 있게 증가되었다면 철결핍빈혈(iron deficiency anemia, IDA), 구형적혈구증가증(spherocytosis), 지중해빈혈(thalassemia), 납중독(lead poisoning) 등의 질환과 관련이 있다.

작은적혈구에는 소구성(microcytic)이라는 표현을 사용하며, 작은적혈구가 현저히 증가되었을 때 작은적혈구증가증(microcytosis)이라고 한다. 작은적혈구증가증에서는 큰적혈구증가증과는 반대로 프라이스-존스 곡선이나 자동혈구계산기의 적혈구분포도가 왼쪽으로 이동(shift to left)한다[그림 12-3]. 일반적으로 구형적혈구를 제외하면 작은적혈구는 혈색소량이 낮아 저색소성(hypochromic)이다.

3 적혈구부동증

Anisocytosis

정상인의 말초혈액에서는 적혈구의 크기가 거의 같은 모양을 하고 있으나, 혈액도말표본 염색 관찰에서 크고 작은 적혈구가 다양하게 출현하는 경우에[그림 12-5] 사용하며 적혈구 크기를 표현하는 용어이다. 용혈빈혈, 거대적혈모구빈혈, 철결핍빈혈 등에서 나타난다.[4]

300~1,000개의 적혈구 직경을 측정하여 크기별 분포를 그래프로 나타낸 것을 프라이스-존스 곡선이라 하는데 적혈구부동증에서는 폭이 넓은 대칭성의 곡선

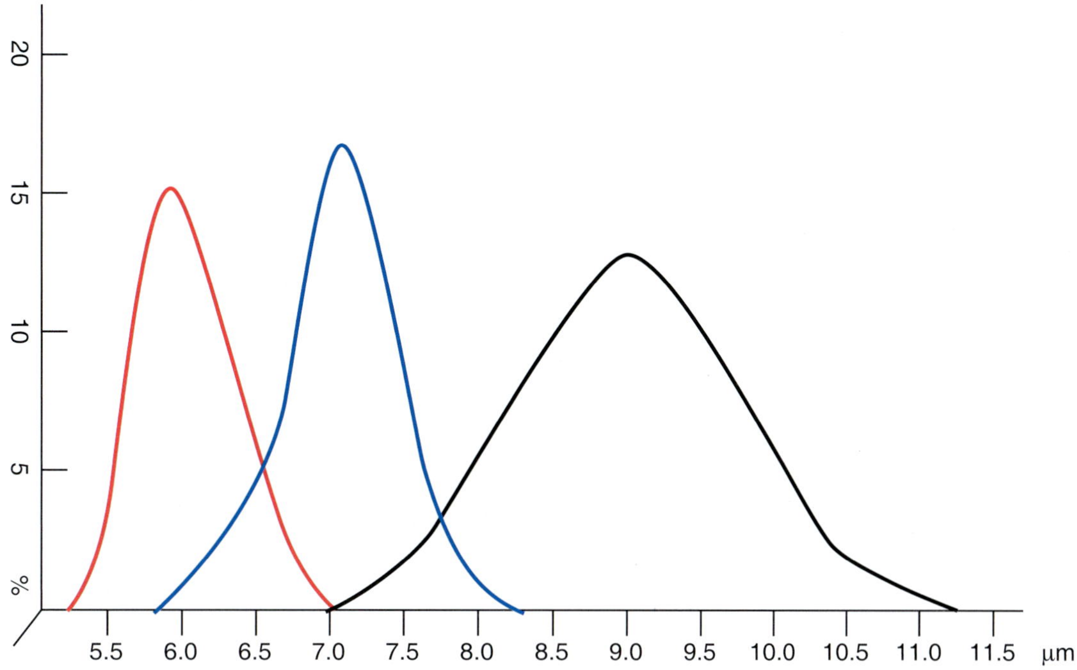

그림 12-3 자동혈구계산기 히스토그램(Price-Jones 곡선). 왼쪽 붉은색: 좌방이행, 소구성 적혈구, 철결핍빈혈, 지중해빈혈. 중앙 파란색: 정상적혈구 분포. 오른쪽 검은색: 우방이행, 대구성 적혈구, 거대적혈모구빈혈, 악성빈혈, 용혈빈혈

을 나타내며, 이 곡선은 빈혈의 분류에 이용된다. 자동혈구계산기의 적혈구분포폭(RBC distribution width, RDW)과 관계가 있으며, 적혈구분포폭(참고범위; 11.5~14.5%)이 14.5%를 초과할수록 적혈구부동증이 심하다는 의미이다.[5]

적혈구부동증은 정도에 따라 경증(mild), 중간(moderate), 중증(marked)으로 표현한다.[6]

- 큰적혈구증가증(macrocytosis): 비타민 B_{12}결핍, 엽산결핍, 거대적혈모구빈혈, 악성빈혈, 그물적혈구증가증, 간질환, 골수형성이상증후군, 골수기능상실.

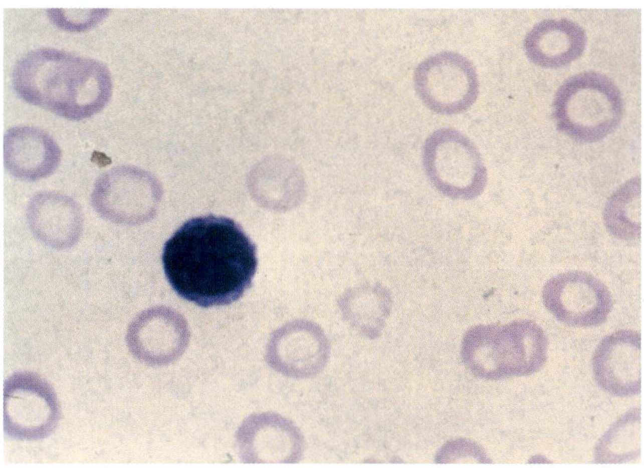

그림 12-4 작은적혈구(소구성, Microcytic). 라이트염색, 1,000X

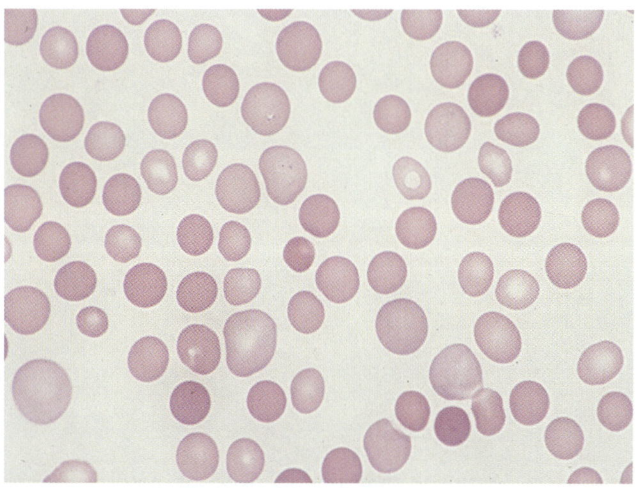

그림 12-5 적혈구부동증(Anisocytosis). 라이트염색, 1,000X

- 적혈구 크기가 대구성일 때 프라이스-존스 곡선은 우방이행, MCV 증가.
- 작은적혈구증가증(microcytosis): 철결핍빈혈, 철적혈모구빈혈, 지중해빈혈, 납중독, 만성염증(일부), 혈색소병증(일부), 구형적혈구증가증.
- 적혈구 크기가 소구성일 때 프라이스-존스 곡선은 좌방이행, MCV 감소.
- 적혈구부동증(anisocytosis): 용혈빈혈, 거대적혈모구빈혈, 철결핍빈혈.
- 적혈구부동증이 심할수록 RDW가 증가한다.

12.2 혈색소 비정상

Abnormal Hemoglobin

1 저색소성 적혈구

Hypochromic RBC

적혈구의 염색성(색소성)은 평균적혈구혈색소농도(MCHC)와 관계가 있다(참고 범위: 32~36 g/dL, %). 정상적인 혈색소 농도의 적혈구는 말초혈액 도말표본을 염색 후 현미경으로 관찰하면 가운데 1/3 정도가 밝은색으로 나타나지만(중앙창백대), 낮은 혈색소 농도의 적혈구는 중앙밝은부위가 정상적혈구보다 더 확대되어 보인다[그림 12-6].

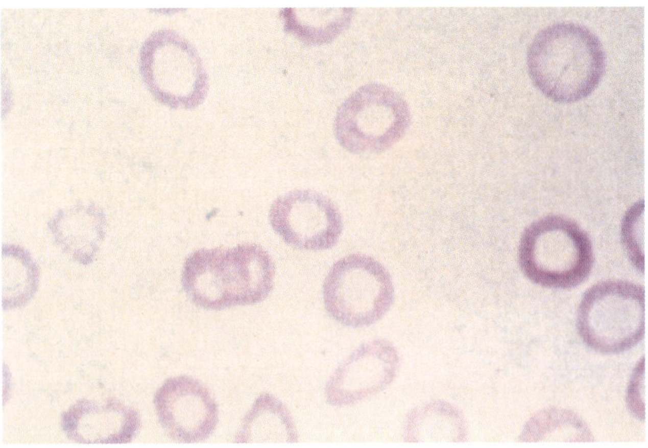

그림 12-6 **저색소성 적혈구**(Hypochromic RBC). 라이트염색, 1,000X

저색소성 적혈구는 혈색소의 합성능력 저하로 인해 혈색소의 함량이 적은 적혈구를 말한다. 평균혈색소농도는 저색소성 적혈구를 판단하는 기준이지만 저색소성 적혈구 수가 많지 않을 때는 평균적혈구혈색소농도가 꼭 감소하지는 않는다.

철결핍빈혈이나 지중해빈혈 환자와 같은 저색소성빈혈(hypochromic anemia)에서 많이 출현한다.

2 고색소성 적혈구

Hyperchromic RBC

중앙밝은부위(중앙창백대)가 없고 적혈구의 두께 증가나 혈구의 용적의 감소로 인해 진하게 염색되어 보인다.

신생아에서 나타나는 두께가 두꺼운 구형적혈구증가증[그림 12-7A]이나 거대적혈모구빈혈에서 나타난다[그림 12-7B].

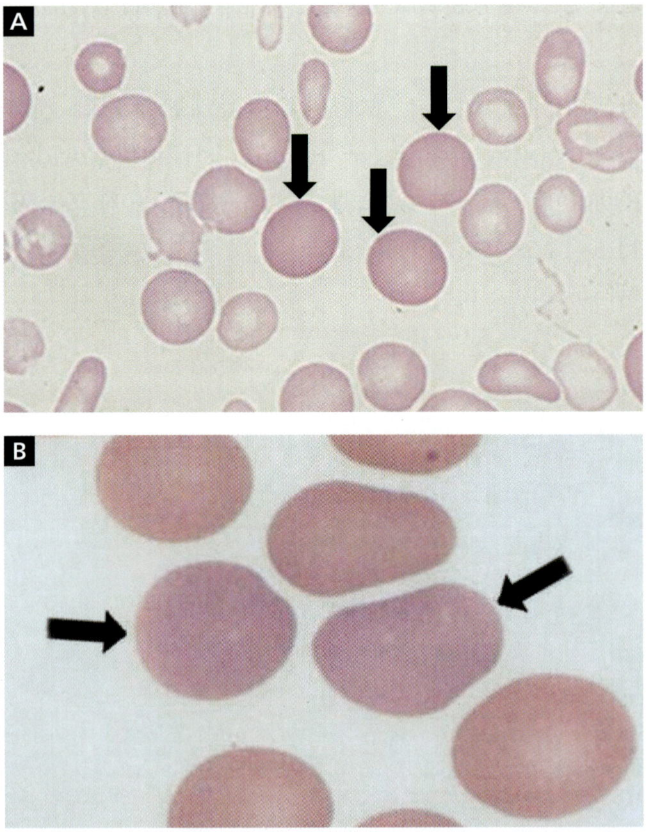

그림 12-7 **고색소성 적혈구**(Hyperchromic RBC). 라이트염색, 1,000X

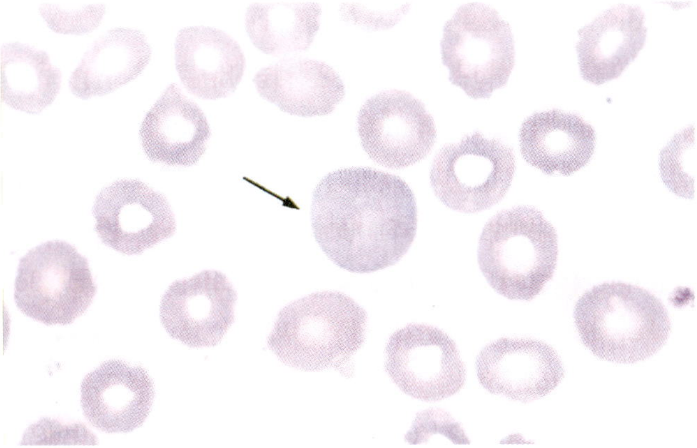

그림 12-8 다염성 적혈구(Polychromic RBC). 라이트염색, 1,000X

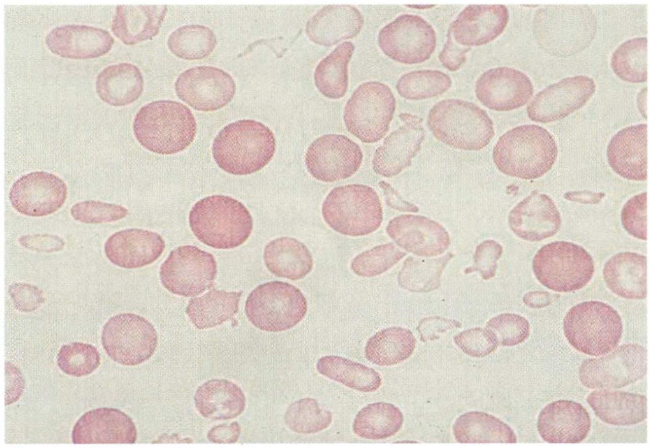

그림 12-9 변형적혈구증가증(Poikilocytosis). 라이트염색, 1,000X

3 다염성 적혈구
Polychromic RBC

다염성이란 말초혈액 도말표본 라이트염색에서 염기성 색소(methylene blue)와 산성색소(eosin)에 동시에 염색되는 것으로 청홍색(reddish blue)으로 염색된다. 정상 성인의 말초혈액 도말표본 염색에서도 소량(2% 이하) 출현하고 신생아들은 성인보다 많이 나타난다. 다염적혈구는 세포질에 RNA를 함유하고 핵은 없으며 말초혈관을 순환하는 어린적혈구로 그물적혈구가 해당된다. 용혈빈혈 등에서 증가하여 나타난다[그림 12-8].

- 저색소성 적혈구 증가: 철결핍빈혈, 지중해빈혈
- 고색소성 적혈구 증가: 구형적혈구증가증, 거대적혈모구빈혈
- 다염성 적혈구 증가: 적혈구조혈기능항진, 용혈빈혈, 급·만성 출혈, 신생아

12.3 형태 비정상
Abnormal Morphology

1 변형적혈구증가증
Poikilocytosis

각종 질환으로 인해 한 환자의 말초혈액 도말표본 염색 슬라이드에 모양이 서로 다른 적혈구가 다양하게 출현할 때 사용하는 용어이다. 변형적혈구증가증은 악성빈혈(pernicious anemia)이나 미세혈관용혈빈혈 등의 중증빈혈 환자의 경우에 높게 나타난다[그림 12-9].

2 구형적혈구
Spherocyte

공모양적혈구라고도 한다. 적혈구막 골격단백 중 단백질 4.2와 밴드 III 같은 이상에 의해 앞뒤로 오목한 부위가 부풀어 올라서 중앙밝은부위가 없는 적혈구이다. 말초혈액 도말표본 라이트염색 관찰에서 직경이 정상 적혈구보다 작은 6 μm 미만의 작은 적혈이다. 평균적혈구혈색소농도(MCHC)가 36~38%로 증가하여 고색소성(hyperchromic)으로 염색되므로 중앙밝은부위가 보이지 않는다. 구형적혈구는 막이 얇아지고 탄력성이 떨어져 지라에서 쉽게 파괴되므로 용혈빈혈(hemolytic anemia)을 일으킨다. 구형적혈구는 저장액에 대한 적혈구삼투취약성(erythrocyte osmotic fragility)이 증가(저항성 감소)하여 저장액에서 정상 적혈구보다 쉽게 파괴된다.

구형적혈구는 선천성이거나 후천성용혈빈혈에서 높게 출현하며 신생아와 다량의 수혈을 받은 사람에서도 많이 나타난다. 유전구형적혈구증가증(hereditary spherocytosis)에서는 용혈빈혈이므로 그물적혈구의 증가도 동반한다. 유전구형적혈구증, 자가면역용혈빈혈

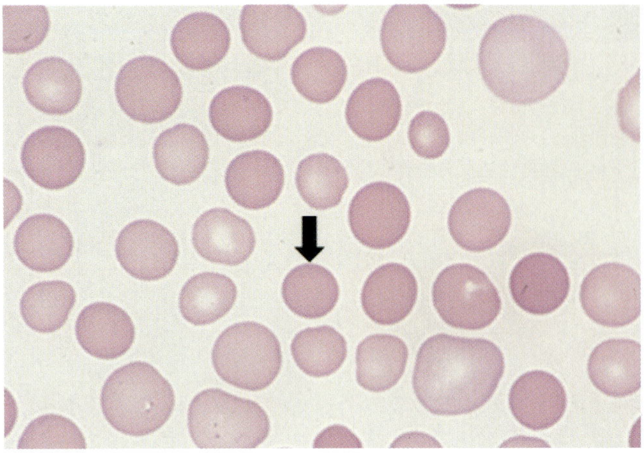

그림 12-10 구형적혈구(Spherocyte). 라이트염색, 1,000X

(autoimmune hemolytic anemia) 등에서 많이 출현한다. 심한 화상의 경우에는 매우 작은구형적혈구(microspherocyte)가 나타난다[그림 12-10].[4,6]

3 타원적혈구

Elliptocyte

난형적혈구(ovalocyte)라고도 한다. 정상인에서도 1~15%까지 나타날 수 있으며, 스펙트린, 글리코포린-C 및 단백 4.1의 결함에 의해 적혈구 막 골격구조의 이상에 의해 형성된다. 원형이 길어지는 정도에 따라 난원형, 궐련형(sigar cell), 연필형(pencil cell)으로 부른다. 난형적혈구는 동남아시아난형적혈구증(southeast Asian ovalocytosis) 환자들 말초혈액에서 특징적으로 나타난다. 난형적혈구보다 더 길게 늘어진 타원적혈구는 유전타원적혈구증가증(hereditary elliptocytosis)에서 증가하고, 후천적으로도 나타난다. 철결핍빈혈, 중증지중해빈혈(thalassemia major), 골수로성빈혈(myelopathisic anemia) 등에서 출현 빈도가 높다[그림 12-11].[4,6]

4 표적적혈구

Codocyte

일명 표적세포(target cell), Mexican hat cell(멕시코인들이 쓰는 밀짚모자 모양), Bull's eye cell이라고도 하며 적혈구의 중앙과 가장자리에 혈색소가 농축되어 2곳의 분홍색 구역(pink zone)이 나타나는 비정상 적혈구이다. 혈장전달효소(lecithin cholesterol acyl transferase, LCAT) 활성 결핍이 원인이다. 정상 적혈구보다 표면적이 넓어서 적혈구삼투취약성은 감소하여 저장액에서 저항성이 강하다.

표적적혈구는 혈색소병, 지중해빈혈과 간질환(liver disease) 등에서 나타난다. [그림 12-12].[4,6]

5 눈물적혈구

Dacrocyte

일명 눈물방울적혈구(tear drop cell), 돌기가 한쪽 방향

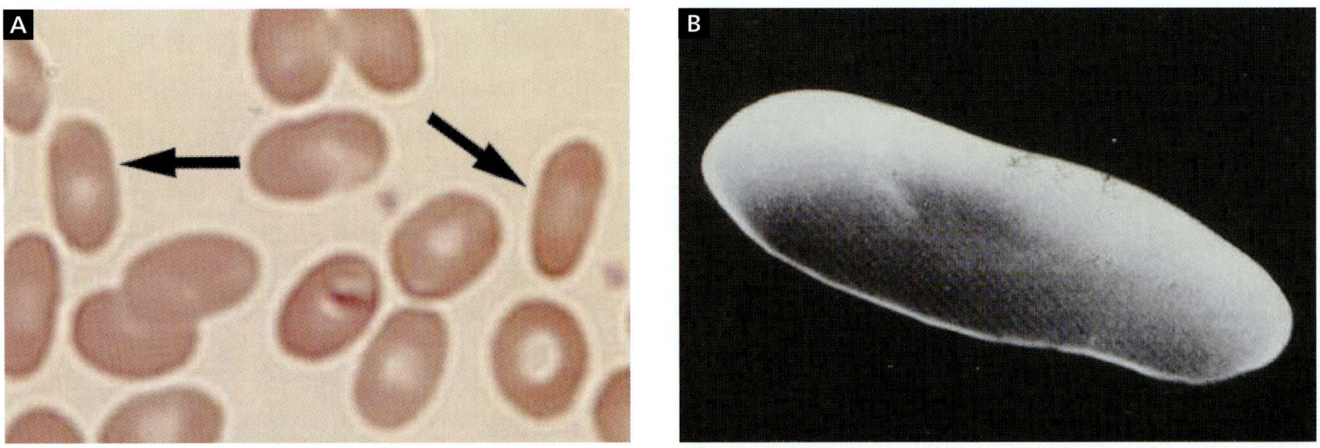

그림 12-11 타원적혈구(Elliptocyte). A. 라이트염색, 1,000X, B. 주사전자현미경

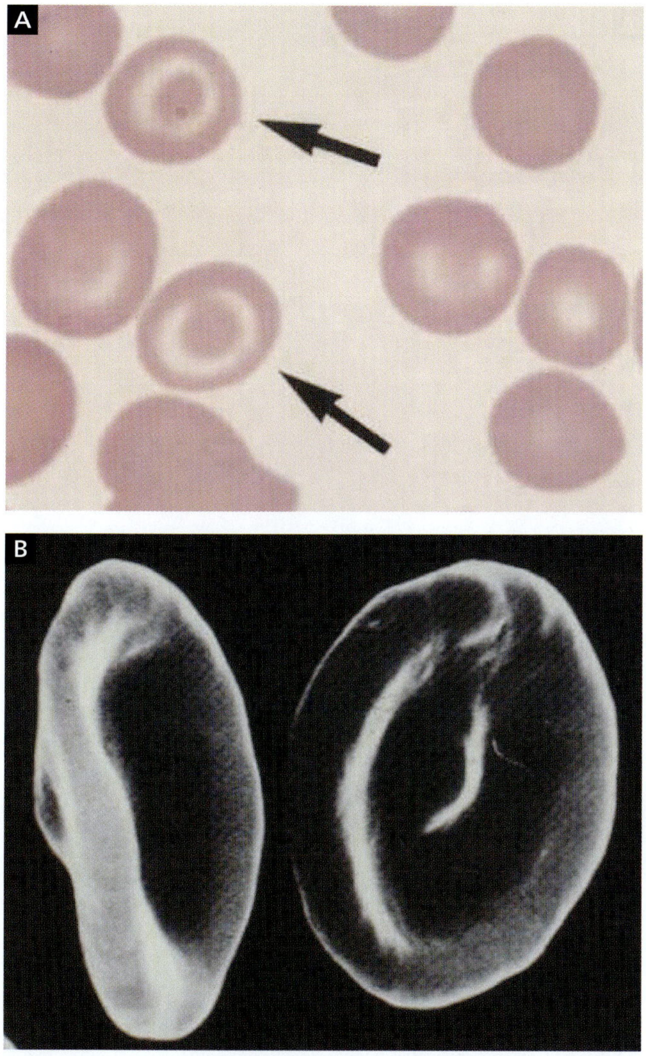

그림 12-12 **표적적혈구**(Codocyte, Target cell). A. 라이트염색, 1,000X, B. 주사전자현미경

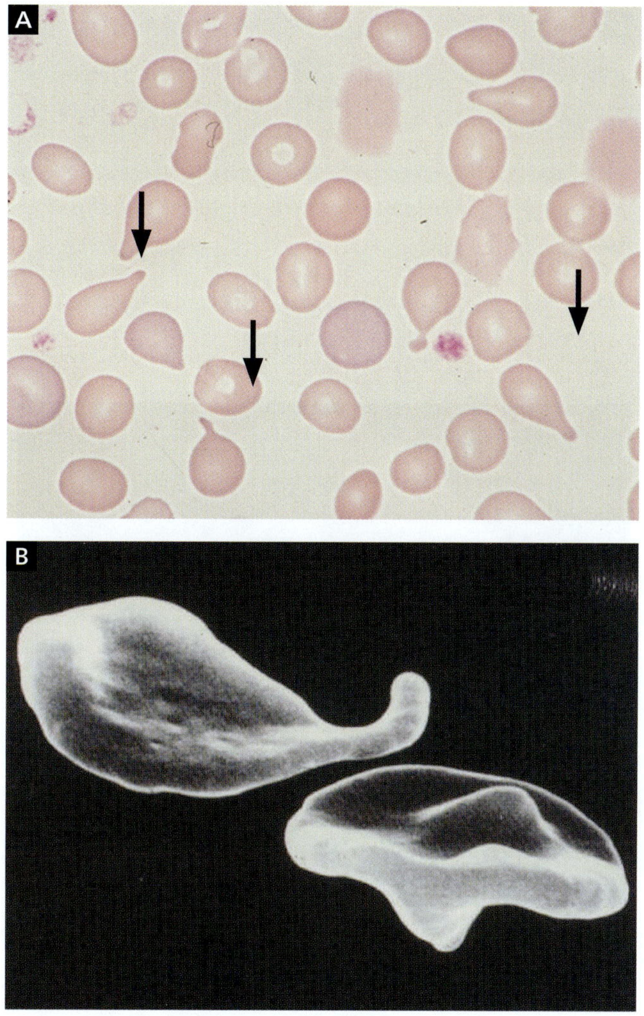

그림 12-13 **눈물적혈구**(Dacrocyte, Teardrop cell). A. 라이트염색, 1,000X, B. 주사전자현미경

으로 1개 정도 출현하는데 마치 눈물방울 떨어지는 모양이다. 보통 크기가 작고 저색소성이며, 골수섬유증(myelofibrosis)이나 지중해빈혈, 거대적혈모구빈혈, 골수로성빈혈 등에서 많이 나타난다[그림 12-13].

6 입모양적혈구

Stomatocyte

유구적혈구 또는 입술적혈구(mouth cell)라고도 한다. 적혈구의 중앙밝은부위(중앙창백대, central pallor)가 입술 모양(mouth like) 또는 나뭇잎 모양이거나 양쪽으로 길어져 마치 스마일처럼 보인다. 적혈구막에서 Na^+과 K^+의 유입·유출 조절기능 이상으로 세포 내에 Na^+이 다량 유입되고, K^+의 감소 때문이다. 정상인에서도 5% 이하로 나타나며 종종 구형적혈구가 동반 출현하는 경우도 있다. 입모양적혈구는 유전입모양적혈구증가증(heriditary stomatocytosis)이나 Rh결핍증후군(Rh deficiency syndrome) 그리고 알콜중독(alcholism)과 간질환에 의한 후천입모양적혈구증가증(aquired stomatocytosis)에서 나타난다[그림 12-14].[4,6]

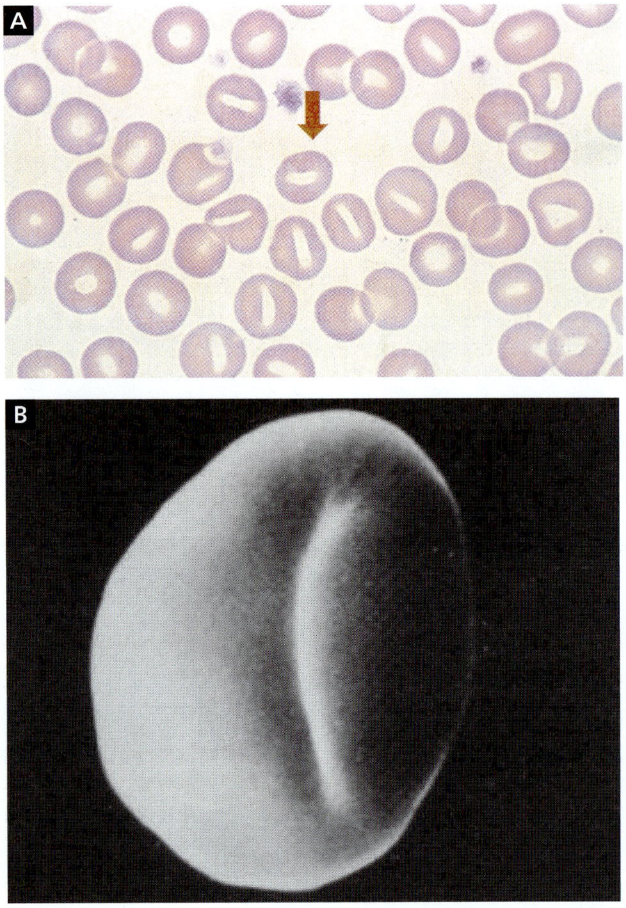

그림 12-14 **입모양적혈구**(Stomatocyte, Mouth cell). A. 라이트염색, 1,000X, B. 주사전자현미경

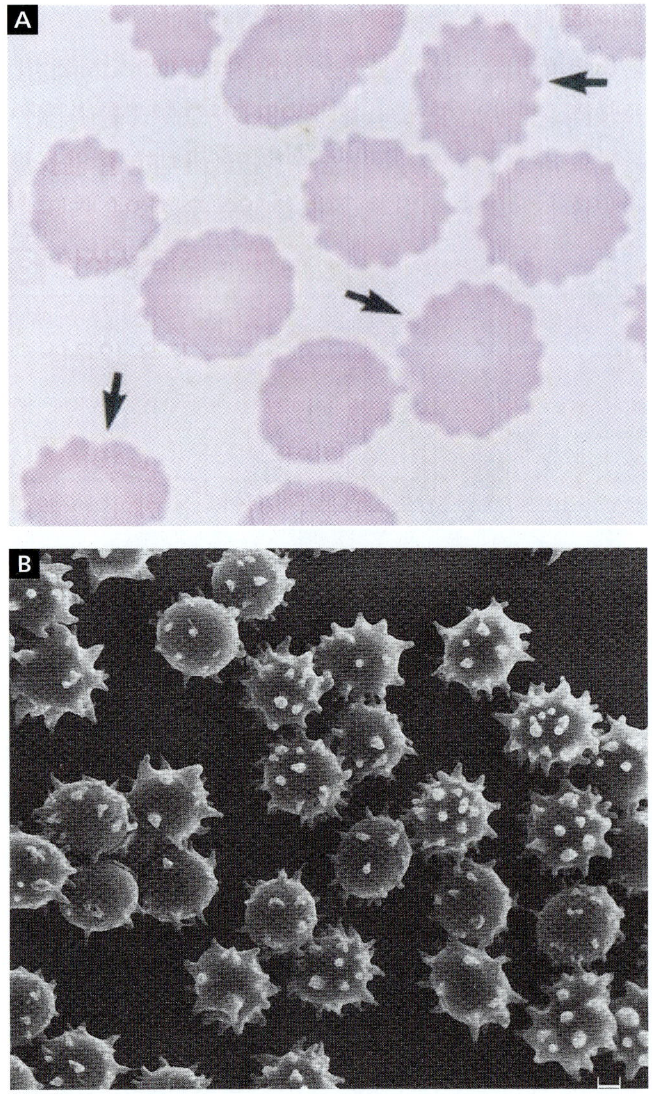

그림 12-15 **톱니적혈구**(Echinocyte, Burr cell). A. 라이트염색, 1,000X, B. 주사전자현미경

7 톱니적혈구

Echinocyte

일반적으로 무딘톱날적혈구(crenated cell, Berry cell) 또는 극피적혈구(burr cell)라고 부른다. 말초혈액 도말표본을 라이트염색 후 현미경으로 보면 적혈구 막에 비교적 짧고 간격이 일정한 돌기가 관찰된다. 주로 요독증(uremia) 환자의 경우 또는 파이루브산염 인산화효소(pyruvate kinase)결핍 그리고 오래된 검체로 도말표본을 만들었을 때도 관찰된다[그림 12-15].

8 가시적혈구

Acanthocyte

유극적혈구(spur cell 또는 acanthoid cell). 적혈구 막단백질은 정상 구조를 보이나 막지방의 양적 변화에 의해 만들어진다. 스핑고미엘린(sphingomyelin)이 증가하고 레시틴(lecithin: phosphatidylcholine)은 감소된다. 비타민 흡수장애가 있는 어린이 또는 성인에서 비타민 E 결핍 때문에 적혈구 막 인지질과 막단백질의 손상에 의해서도 만들어진다. 적혈구 가장자리가 마치 가시처럼 생긴 돌기가 톱니적혈구에 비해 더 길고 불규칙하게 나타나는 비정상 적혈구다. 대부분의 가시적혈구는 정상 적혈구보다 크기가 작고 중앙밝은부위가 없다. 가

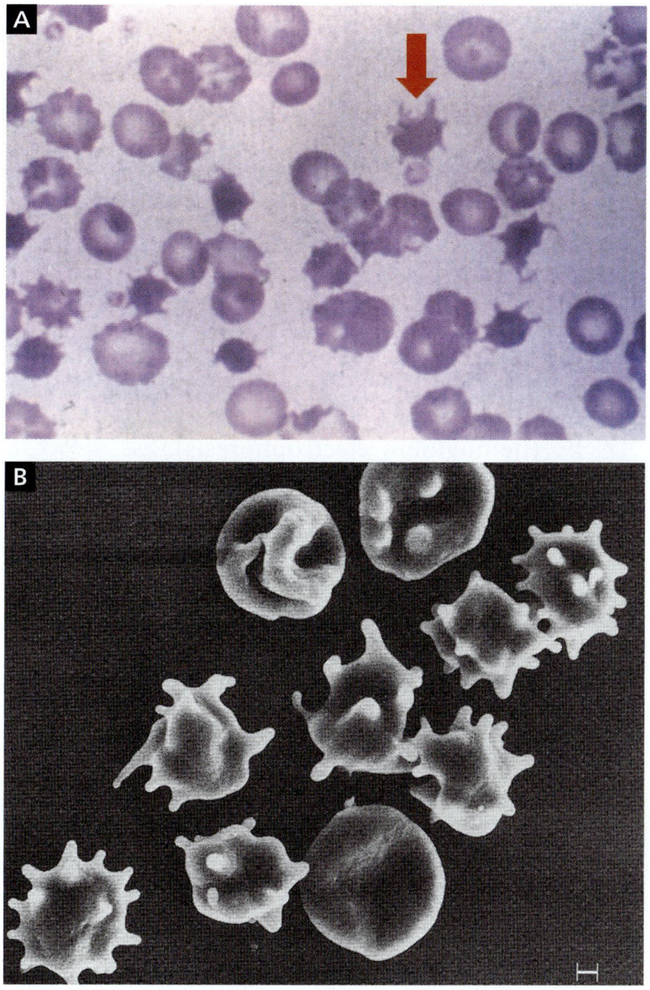

그림 12-16 가시적혈구(Acanthocyte, Spure cell). A. 라이트염색, 1,000X, B. 주사전자현미경

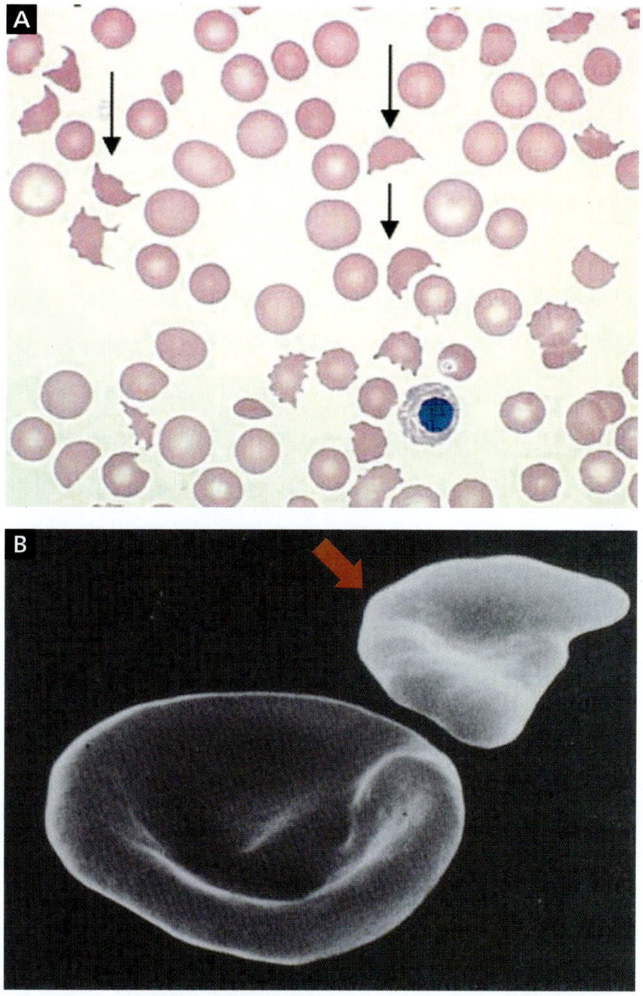

그림 12-17 분열적혈구(Schizocyte, fragmented cell). A. 라이트염색, 1,000X, B. 주사전자현미경. 사진 A에서 분열적혈구(화살표)와 작은구형적혈구가 보인다.

시적혈구는 중증간질환(severe liver disease)에 의한 가시적혈구빈혈(spur cell anemia)과 무베타지질단백혈증(abetalipoproteinemia)이나 맥로드증후군(McLeod syndrome) 등의 신경가시적혈구증가증(neuroacanthocytosis)에서 관찰된다[그림 12-16].

9 분열적혈구

Schizocyte

일명 갈림적혈구(schistocyte), 조각적혈구(fragmented cell), 투구적혈구(helmet cell)라고 한다. 적혈구가 조각나서 작고 불규칙한 파편 모양이며 2~3개의 꼭지가 보인다. 분열적혈구는 질환에 의해서 형성된 섬유소 가닥 사이를 통과하거나 손상된 내피세포 벽에 부딪쳐서도 만들어지며, 적혈구파괴증후군에서 높게 나타난다. 대혈관병증용혈빈혈(macroangiopathic hemolytic anemia) 환자의 말초혈액에 나타나며 광범위한화상(extensive burn)이나 미세혈관용혈빈혈(microangiopathic hemolytic anemia)에서는 작은구형적혈구(microspherocyte)를 동반하여 관찰된다[그림 12-17].[4,6]

적혈구와 혈소판을 전기저항법으로 동시에 측정하는 자동혈구계산기에서 분열적혈구가 증가한 검체로 혈구

수를 측정하면 조각난 적혈구가 혈소판으로 계산되어 실제보다 혈소판 수는 증가하고 적혈구 수는 감소된 결과가 나온다.

10 낫적혈구

Drepanocyte

겸상적혈구(sickle cell, meniscocyte)라고도 하며 적혈구가 길게 늘어져 S, L, U자형 모양이다[그림 12-18]. Hb-S 중합으로 인하여 만들어지며, 혈색소질환 중 낫적혈구빈혈(낫적혈구병) 또는 낫적혈-베타-지중해빈혈(scikle cell-β-thalassemia) 환자의 말초혈액에서 관찰된다. 낫적혈구빈혈은 흑인에게 높은 비율로 유전되는 용혈빈혈이며 혈색소 β-사슬의 6번째 아미노산인 글루탐산(glutamic acid)이 발린(valine)으로 치환($\beta^{6Glu \rightarrow Val}$)되어 발생한다.[7]

낫적혈구는 sodium metabisulfite와 같은 환원제를 사용하거나 산소분압을 낮추면 시험관에서도 만들어진다. 낫적혈구는 용해도가 떨어져 있어서 2% sodium dithionate 완충액에 혈액을 넣으면, 정상 혈색소를 가지고 있는 적혈구는 파괴(용혈)되어 맑게 보이는 반면 낫적혈구는 파괴되지 않아 혼탁하게 보이며 이 경우 혈색소 전기영동(hemoglobin electrophoresis)으로 혈색소-S(Hb-S)를 확인한다.[7]

낫적혈구는 가변형성(deformability)이 저하되어 있어서 적혈구삼투압취약성이 감소(저항성 증가)한다.

11 연전형성

Rouleaux Formation

적혈구가 여러 개의 동전을 바닥에 겹쳐서 늘어 놓은 것 같은 배열이다[그림 12-19]. 정상 적혈구 표면에는 음전하를 띠지만 비정상적으로 양전하를 띠는 단백질이 증가할 때 형성된다. 정상적인 말초혈액 도말표면의 두꺼운 부분에서도 보이기도 하지만 광학현미경 100배 대물렌즈에서 250개 정도의 적혈구가 보이는 관찰하기 좋은 부위(ideal zone)에 형성됐을 때를 말한다. 연전형성

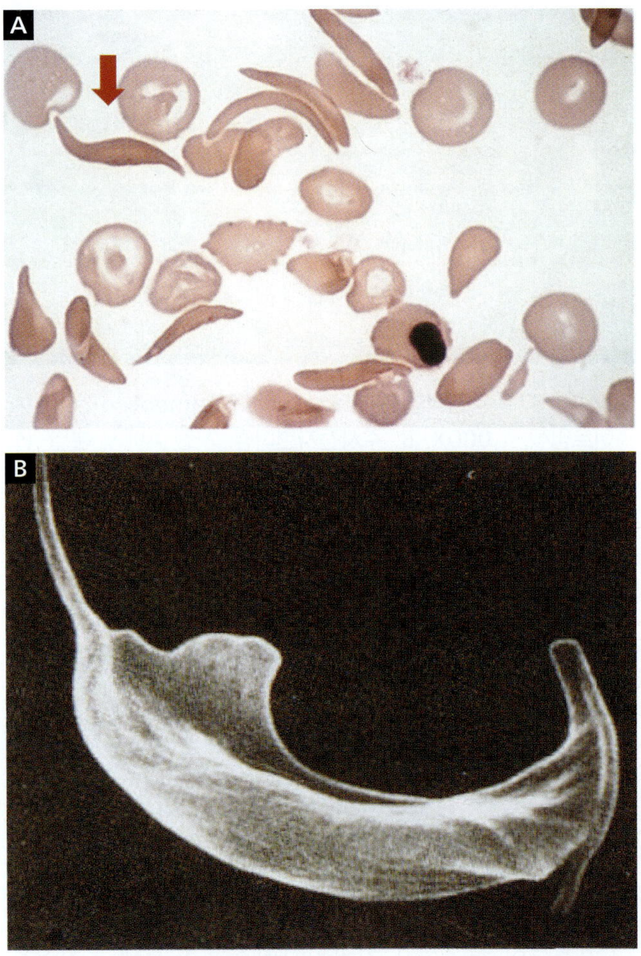

그림 12-18 낫적혈구(Drepanocyte, Sickle cell). A. 라이트염색, 1,000X, B. 주사전자현미경

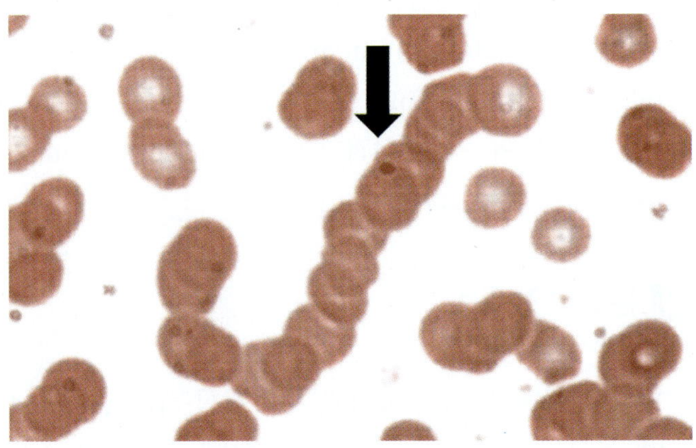

그림 12-19 연전형성(Rouleaux formation). 라이트염색, 1,000X

은 위양성 응집반응이므로 0.85% NaCl (normal saline) 용액으로 혼합하면 풀어지는 것이 자가응집과 다르다. 연전현상은 고감마글로불린혈증(hypergammaglobulinemia)을 나타내는 다발골수종(multiple myeloma, MM) 등과 같은 혈청 중에 단클론글로불린(monoclonal immunoglobulin)이 증가하는 질환에서 형성되고, 임신 중 섬유소원(fibrinogen) 증가에 의해서 또는 다클론 면역글로불린(polyclonal immunoglobulin)이나 알파 2-거대글로불린(α2-macroglobulin)이 증가하는 질환에서도 적혈구 연전현상이 나타난다. 연전형성이 증가하면 적혈구침강비율(erythrocyte sedimentation ratio, ESR)이 촉진되고, 다발골수종 등의 환자들의 말초혈액에서는 연전현상과 함께 형질세포(plasma cell)가 관찰된다[그림 12-20].

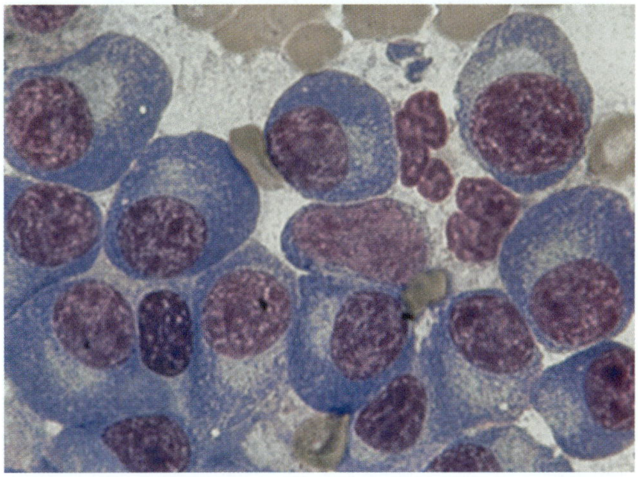

그림 12-20 **형질세포**(Plasma cell). 골수, 라이트염색, 1,000X

12 자가응집

Autoagglutination

적혈구가 덩어리져 불규칙하게 뭉친 형태이며 눈으로도 확인이 가능하다. 적혈구 항원에 항체가 결합되어 응집이 일어난다. 온난항체(warm antibody, Ig G)에 의한 용혈빈혈에서는 응집이 작게 나타나며, 보다 광범위한 응집 현상은 발덴스트롬거대글로불린혈증처럼 Ig M이 증가한 경우이거나 감염단핵구증(infectious mononucleosis) 또는 미코플라스마폐렴(mycoplasma pneumonia)에 의한 한랭응집소(한랭항체, cold antibody, Ig M)가 존재할 때나 용혈빈혈 환자에서 나타난다.

한랭항체에 의한 응집은 37°C 가온 식염수를 첨가하면 응집이 풀어지고 응집이 해체되지 않으면 온난항체에 의한 응집으로 판단한다[그림 12-21].

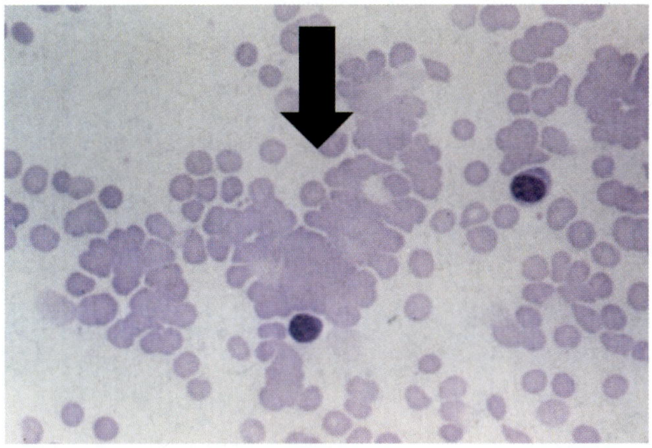

그림 12-21 **자가응집**(Autoagglutination). 라이트염색, 200X

핵심

- 변형적혈구증가증(poikilocytosis): 악성빈혈, 용혈빈혈.
- 변형적혈구증가증은 적혈구 형태 이상(비정상)을 표현하는 용어이다.
- 구형적혈구증가증(spherocytosis): 유전구형적혈구증가증, 자가면역용혈빈혈, 수혈적혈구, 심한 화상 때는 분열적혈구가 동반 출현.
- 구형적혈구는 고색소성으로 MCHC가 증가, 적혈구 표면적 감소, 적혈구삼투압취약성 감소.
- 타원적혈구증가증(elliptocytosis): 유전타원(또는 난형)적혈구증가증, 철결핍빈혈, 중증지중해빈혈, 골수로성빈혈.
- 표적적혈구 증가: 간질환, 혈색소병, 지중해빈혈.
- LCAT 결핍 때 말초혈액에 표적적혈구가 나타난다.
- 눈물적혈구는 골수섬유증이나 지중해빈혈, 거대적혈모구빈혈, 골수로성빈혈 등에서 나타난다.
- 입모양적혈구는 Na^+와 K^+이온 유·출입 조절 이상으로 형성된다.
- 입모양적혈구증가증(stomatocytosis): 유전입모양적혈구증가증, 알코올 중 또는 간질환에 의한 후천입술적혈구증가증, Rh결핍증후군 등 때 출현한다.
- 톱니적혈구는 요독증, 파이루브산염 인산화효소 결핍 때 출현한다.
- 가시적혈구: 중증간질환에 의한 가시적혈구빈혈과 무베타지질단백혈증이나 맥로드증후군 등의 신경가시적혈구증가증에서 나타난다.
- 분열적혈구: 대혈관병증용혈빈혈 환자의 말초혈액에 나타나며 광범위한화상이나 미세혈관용혈빈혈에서는 작은구형적혈구를 동반하여 관찰된다.
- 분열적혈구가 증가하면 자동혈구계산기 측정에서 혈소판 수는 증가하고 적혈구 수는 감소하는 거짓 결과가 나온다.
- 낫적혈구는 낫적혈구빈혈 또는 낫적혈구-β-지중해빈혈 환자의 말초혈액에서 관찰된다.
- 낫적혈구는 Hb-S와 관련이 있으며, 혈색소 β-사슬의 6번째 아미노산인 글루탐산이 발린으로 치환(β6Glu→Val)되어 발생한다.
- 낫적혈구는 환원제 sodium metabisulfite를 사용하면 시험관에서도 형성된다.
- 낫적혈구는 2% sodium dithionate 완충액을 이용한 용해도시험에서 용해되지않는다.
- 혈색소질환의 경우 Hb-S를 포함 혈색소 확인을 위해서는 혈색소전기영동을 추가로 시행한다.
- 연전형성: 다발골수종, 발덴스트롬거대글로불린혈증(Waldenstrom's macroglobulinememia), 림프형질세포림프종(lymphoplasmocytic lymphoma), 임신, 염증성질환에서 형성된다.
- 연전형성이 증가하면 ESR이 촉진된다.
- 자가응집: 항원/항체 반응, 한랭응집소병, 발덴스트롬거대글로불린혈증 등에서 관찰된다.
- 응집덩어리가 가온 식염수를 첨가했을 때 풀리면 한랭응집이고 풀리지 않으면 온난자가응집이다.

12.4 봉입체 비정상

Abnormal Inclusion Body

1 호염기 반점

Basophilic Stippling

성숙 적혈구 안에 청자색(bluish-violet) 또는 어두운청색(dark-blue)의 미세한 구조로 된 봉입체가 세포 안에 고르게 분포하고 있고 크기는 작고 거칠다. 납중독에 의한 혈색소합성의 결함이나 지중해빈혈, 거대적혈모구빈혈, 골수형성이상증후군 그리고 혈색소병증(hemoglobinopathies) 등 환자의 말초혈액 도말표본 라이트염색에서 관찰된다.[4,6] RNA (ribosomal-RNA)가 침전된 것이며, 적혈구의 성숙 이상으로 형성된다[그림 12-22].

2 하우엘-졸리 소체

Howell-Jolly Body

적혈구 안에 크기가 1~2 μm 정도의 둥근 과립으로 말초혈액 도말표본 라이트염색 현미경 관찰에서 세포질 내에 1~2개가 중심성 또는 편재성이며 어두운 청자색(dark blue-purple)으로 보인다. 하우엘-졸리 소체는 미성숙 적혈구(정염적혈모구)가 비정상적으로 분열할 때 나타나는 핵조각으로 포일겐 반응(Feulgen reaction; DNA의 조직화학적 정색반응)에서 양성을 보이는 DNA로 알려져 있다. 지라기능저하(hyposplenism), 지라절제술 후(postsplenectomy), 용혈빈혈, 지중해빈혈, 거대적혈모구빈혈 및 골수형성이상증후군 등의 환자에서 출현한다[그림 12-23].[8,9]

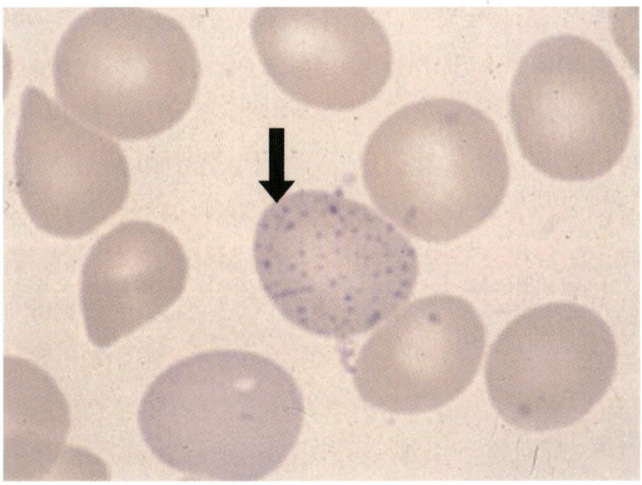

그림 12-22 호염기반점(Basophilic stippling). 라이트염색, 1,000X

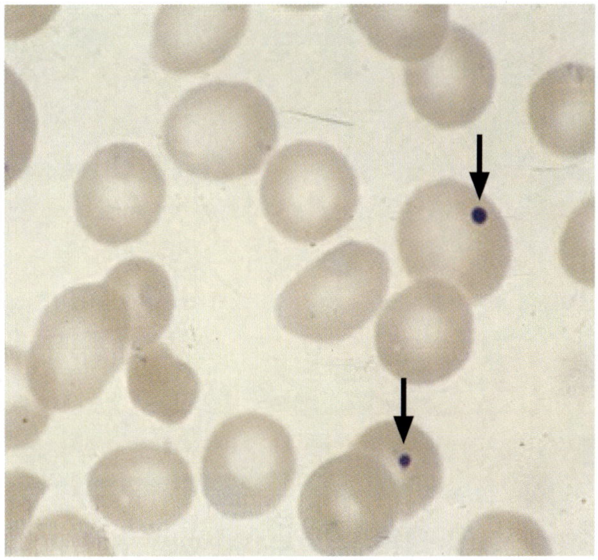

그림 12-23 하우엘-졸리 소체(Howell-Jolly body). 라이트염색, 1,000X

3 파펜하이머 소체

Pappenheimer Body

말초혈액 도말표본 라이트염색에서 적혈구 내에 청색으로 염색되는 작고 불규칙한 철과립(iron granule)이다[그림 12-24A]. 이 소체는 철분 중 페리틴(ferritin)으로부터 생긴 혈철소(hemosiderin)이며 혈색소합성에 이용되지 못한 철분(Fe^{3+})을 포함하고 있다. 이 소체를 가진 적혈구를 철적혈구(siderocyte)라고 한다.[9] 파펜하이머 소체는 철적혈모구빈혈(sideroblastic anemia), 혈색소병, 지중해빈혈, 거대적혈모구빈혈, 지라기능저하, 지라제거 후 환자들의 관찰된다.[4] 특히 골수 내의 적혈모구에서 핵 주위로 반지모양(ring form)을 이루며 나타나는 경우가 있는데 이를 환상철적혈모구(ringed sideroblast)

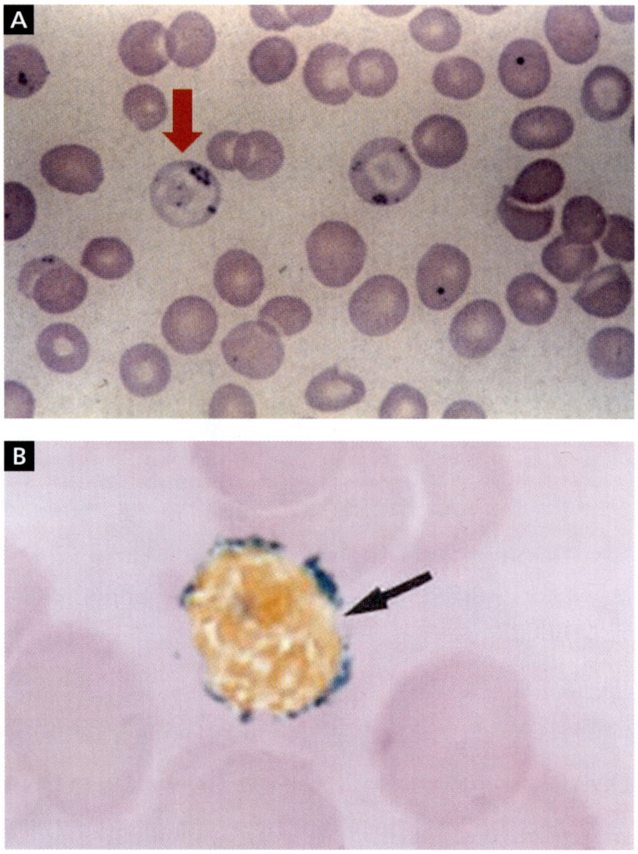

그림 12-24 A. 파펜하이머 소체(Pappenheimer body), 말초혈액, 라이트염색, 1,000X, B. 환상철적혈모구(Ringed sideroblast), 골수, 프루시안블루염색, 1,000X

라고 하며 확인을 위해 프루시안블루(prussian blue)로 철염색을 하면 녹청색으로 염색되는 과립이 관찰되는데 철적혈모구빈혈에서 특징적으로 출현한다[그림 12-24B].[4,9]

4 카보트 고리

Cabot Ring

적혈구 세포질 내에 적자색(reddish-purple)의 실 같은 선이 원형이거나 8자 모양을 한 것으로[그림 12-25] 거대적혈모구빈혈에서 나타난다. 핵의 잔재물이나 핵막의 잔재(변성단백질) 또는 비정상 유사분열 방추사(spindle)로 알려져 있다.[9] 골수형성이상증후군 환자에서도 발견된다.[4]

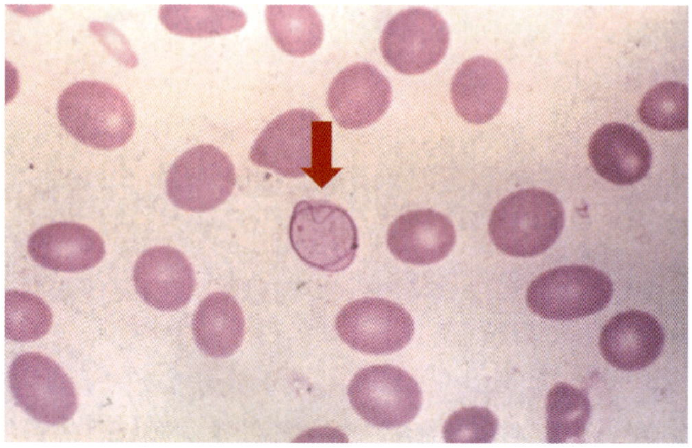

그림 12-25 **카보트 고리**(Cabot ring). 라이트염색, 1,000X

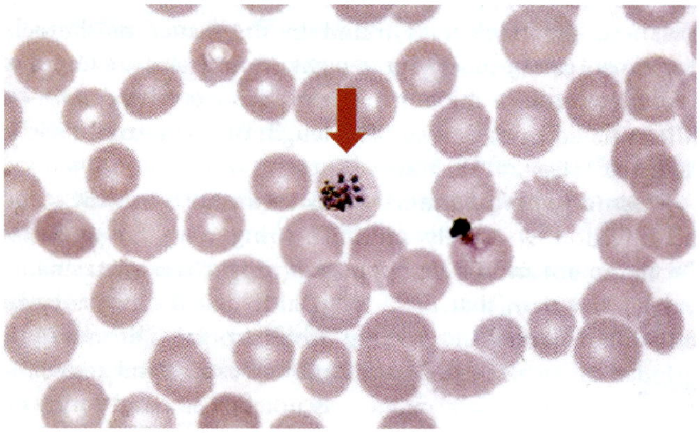

그림 12-26 **쉬프너 반점**(Schuffner's dots). 라이트염색, 1,000X

5 쉬프너 반점

Schuffner's Dots

말라리아 원충이 적혈구 내에 기생하고 있을 때 적혈구 내에 담홍색반점(reddish dot)으로 보이는 과립을 말한다[그림 12-26]. 말라리아에 감염된 사람의 적혈구 안에는 말라리아 고리(malaria ring)도 나타난다[그림 12-27]. 말라리아링은 적혈구에 혈소판이 올라가 있는 경우와 구별해야 한다.

6 하인츠 소체

Heinz Body

일반 라이트염색으로는 염색되지 않고 뉴메틸렌블루

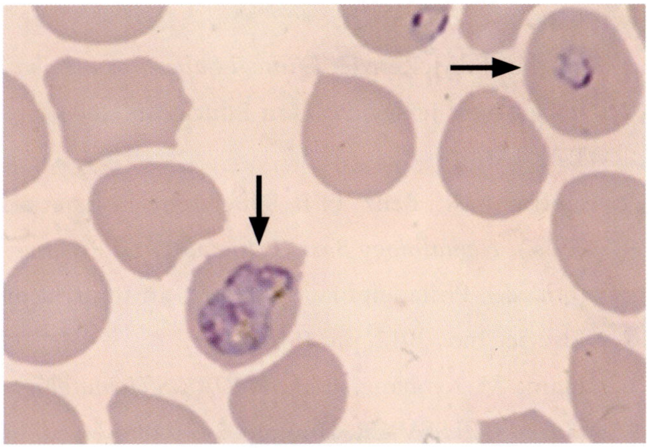

그림 12-27 말라리아 고리(Malaria rung form). →, ↓는 말라리아 분열체(schzont)

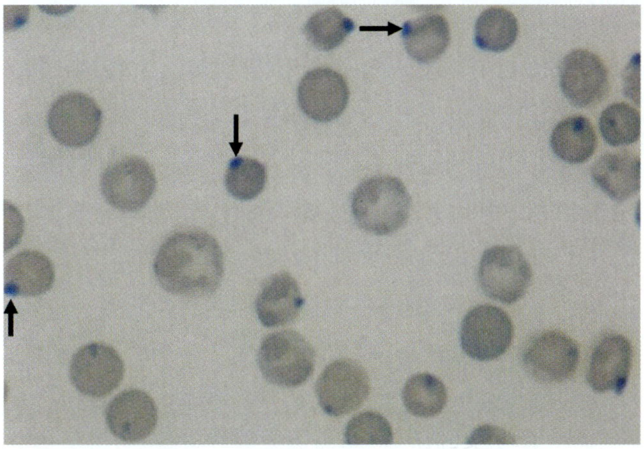

그림 12-28 하인츠 소체(Heinz body). 브릴리안트블루 초생체염색, 400X

(new methylene blue)나 브릴리안트크레실블루(brilliant cresyl blue) 등으로 초생체염색(supravital stain)에서 적혈구 막에 진한 청색의 봉입체다(적혈구도 푸른색으로 보인다). 혈색소의 침전물로(불안정 혈색소) 한 개 또는 여러 개가 주로 적혈구 막에 붙어 있다.

적혈구 포도당대사 과정 중 육탄당일인산염경로(HMP)에서 글루타티온(glutathione) 대사와 관련 있는 포도당육인산탈수소효소(G-6-PD) 결핍증에서는 환원형니코틴아미드아데닌디누클레오티드인산염(NADPH)의 재생이 불가능해지므로 산화형글루타티온(GSSG, glutathione disulfide)이 환원형글루타티온(GSH)으로 환원이 되지 않아 산화형글루타티온의 농도가 증가한다. 적혈구가 약제(phenacetin, phenylhydrazine, nitrobenzol, aniline 등)에 의해 산화가 되면 글루타티온이 빠른 속도로 감소하고 산화형 글루타티온 농도는 상승한다. 이 상태에서는 적혈구 막이나 세포 내 수황기(2SH) 단백질의 보호가 어려워지므로 하인츠 소체와 같은 변성물질이 생기고 막 변성으로 인해 용혈이 일어난다[그림 12-28].

핵심

- 호염기 반점: RNA 침전물이며 납중독, 지중해빈혈, 거대적혈모구빈혈, 골수형성이상증후군, 혈색소병증 환자의 적혈구에서 관찰된다.
- 하우엘−졸리 소체: DNA(핵조각) 성분으로 포일겐 반응에 양성이며 지라기능저하, 지라절제술 후, 지중해빈혈, 거대적혈모구빈혈 및 골수형성이상증후군 등의 환자 적혈구 안에서 관찰된다.
- 파펜하이머 소체: 철 성분으로 철적혈모구빈혈, 혈색소병, 지중해빈혈, 거대적혈모구빈혈, 지라기능저하, 지라제거 후 환자들의 말초혈액 적혈구에서 관찰된다.
- 파펜하이머 같은 철과립이 있는 적혈구를 철적혈구라 한다.
- 환상철적혈모구는 골수의 적혈모구에 고리모양의 철과립이 관찰되는 경우이며, 철적혈모구빈혈의 특징이다.
- 철성분 확인을 위해서는 프루시안블루 염색이다.
- 카보트 고리: 비정상 유사분열의 방추사로 거대적혈모구빈혈, 골수형성이상증후군에서 관찰된다.
- 쉬프너 반점: 말라리아 원충 감염.
- 하인츠 소체: 변성 혈색소의 글로빈 침전물로 G-6-PD 결핍, 불안정혈색소, 산화제 등에 의해서 형성된다.

참고문헌

1. Shirlyn B. McKenzie, *Clinical Laboratory Hematology.* New Jersey, Pearson Education, 2004, pp. 171.
2. Hoffman, R., Benz, E. J., Silberstein, L. E., et al. (Eds.), *Hematology Basic Principles and Practice. (6th ed.),* Philadelphia, Saunders, an imprint of Elsevier Inc., 2012, pp. 457-459.
3. Elaine M. Keohane, et al., *RODAK'S Hematology. (5th ed.),* ELSEVIER, 2016, pp. 247-248.
4. Elaine M. Keohane, et al., *RODAK'S Hematology. (5th ed.),* ELSEVIER, 2016, pp. 288-290.
5. 권현영 외, *임상병리혈액학. (제3판),* 범문에듀케이션, 2020, pp. 66.
6. Shirlyn B. McKenzie, *Clinical Laboratory Hematology.* New Jersey, Pearson Education, 2004, pp. 171-187.
7. Elaine M. Keohane, et al., *RODAK'S Hematology. (5th ed.),* ELSEVIER, 2016, pp. 436-437.
8. Neal, S. Young et al., *CLINICAL HEMATOLOGY,* MOSBY; ELSEVIER, 2006, pp. 701-702.
9. Ernest, B. et al., *William's Hematology. (6th ed.),* Mc Graw Hill, 2001, pp. 278-279.

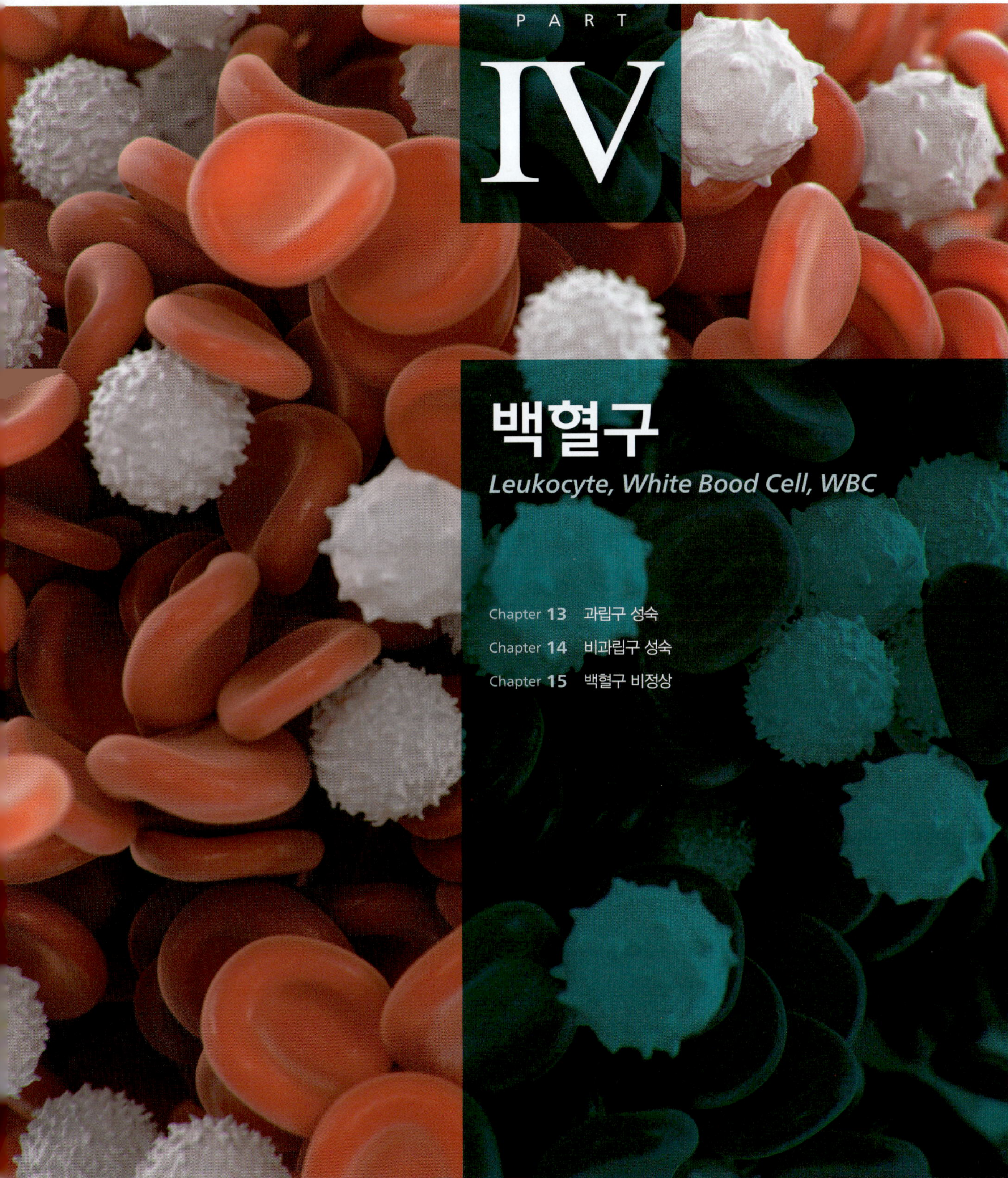

PART

IV

백혈구

Leukocyte, White Bood Cell, WBC

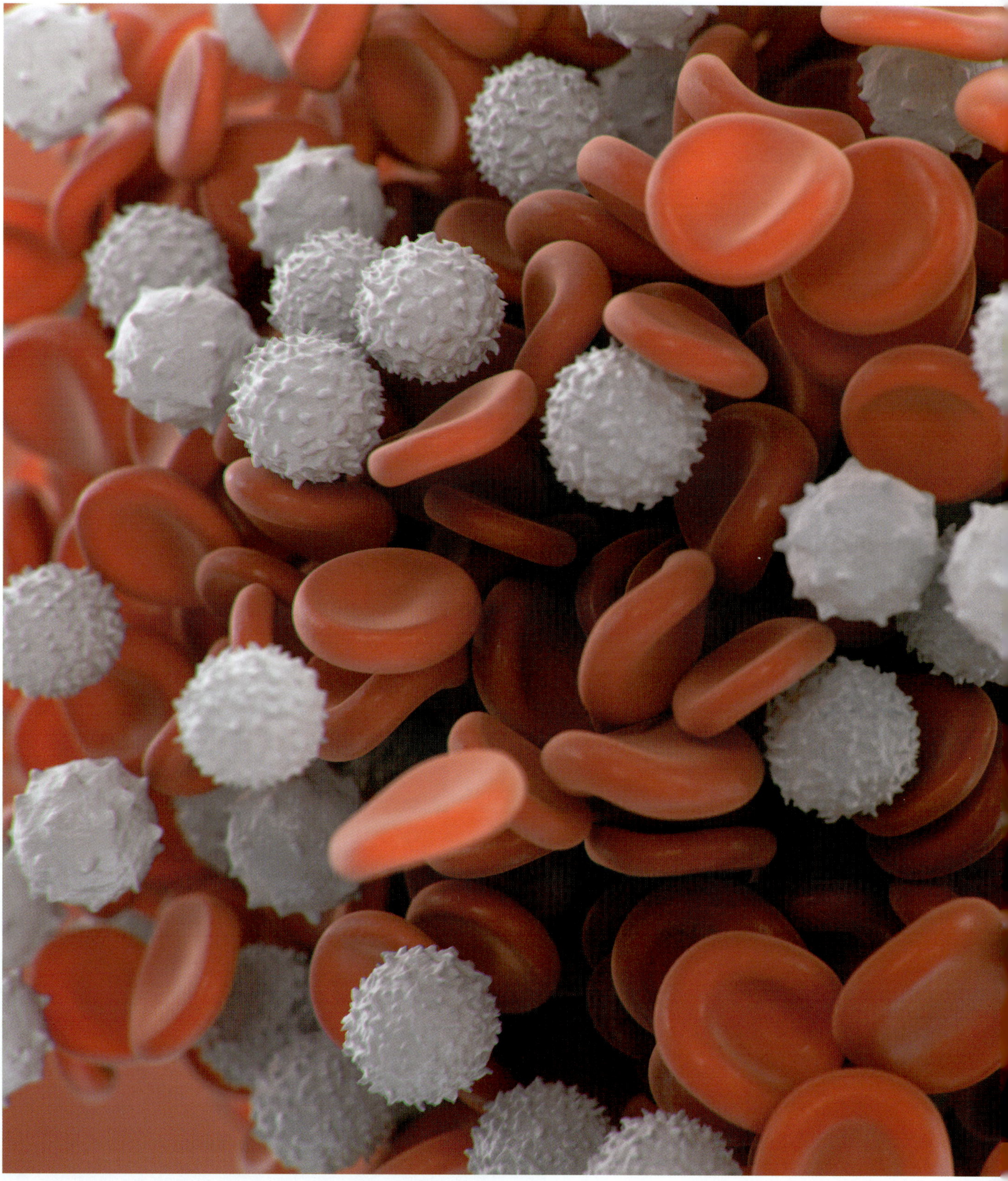

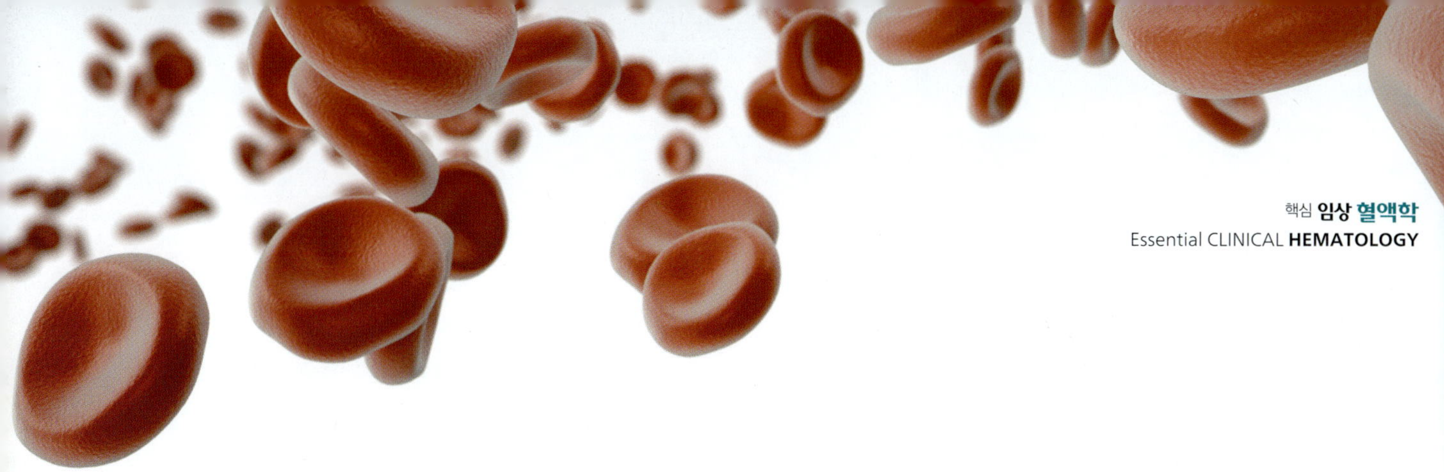

전혈을 항응고 처리하고 원심침전 후 육안으로 보면 적혈구와는 다르게 하얗게 보이므로 백혈구라고 부른다. 백혈구의 일반적인 기능은 외부물질이나 감염된 세포로부터 방어 역할이며 주로 중성구와 대식세포가 주를 이루는 선천(innate) 또는 비특이적면역(nonspecific immunity)과 림프구가 특이항체를 생성하여 이루어지는 면역반응이 있다.

항응고 처리한 전혈을 원심분리하면 백혈구는 적혈구와 혈장 중간에 약 1% 정도의 크림색으로 존재하며 이 부위를 백혈구연층 또는 완충층(buffy coat)이라 하고 여기에는 혈소판이 포함되어 있다. 정상인의 말초혈액 중에 순환하고 있는 백혈구 수는 4.5~11.0 × 10^3/μL (10^9/L) 정도로 적혈구 수에 비하면 1/500 수준이며, 백혈구 수가 4,500/uL 미만일 때 백혈구감소증(leukopenia)이라 하고, 11,000/μ를 초과하면 백혈구증가증(leukocytosis)이라고 한다. 그러나 인종, 성별, 연령에 따라 증가와 감소에 대한 평가가 다르고 국내에서도 의료기관에 따라 참고범위가 다르게 설정되어 있으므로 단순히 이 수치만으로 백혈구 증가 또는 감소라고 판단하기보다는 환자의 증상 등을 종합하여 평가하여야 한다.

그리고 종류는 많아 백혈구 세포질 안에 과립의 존재 여부에 따라 과립구(granulocyte)와 비과립구(agranulocyte)로 구분하고, 과립구에는 염기성색소인 메틸렌블루(methylene blue)와 산성색소인 에오신(eosin)을 이용한 라이트염색에서 과립이 염기성과 산성 색소에 모두 염색되는 중성구(neutrophil), 산성색소에 친화적인 호산구(eosinophil) 그리고 염기성색소에 친화적으로 염색되는 호염기구(basophil)로 분류하며, 비과립구는 림프구(lymphocyte)와 단핵구(monocyte)로 분류한다.

3종류의 과립구는 핵이 여러 개(2~5)로 나누어져(분엽 또는 분절, segmented) 있어서 핵의 형태를 기준으로 부를 때는 분엽핵백혈구(segmented leukocyte) 또는 다형핵백혈구(polymorphonuclear leukocyte, PMNL)라고 하며, 비과립구인 단핵구와 림프구는 핵이 하나이므로 단핵백혈구(mononuclear leukocyte, MNL)라 한다.

말초혈액 내 이들 세포의 분포비율(백혈구백분율계산, WBC differential count)은 중성구가 절반이 넘는 54~62%이며 림프구(lymphocyte) 25~45%, 단핵구 3~8%, 호산구 1~5% 그리고 호염기구 0~1%이다.

백혈구의 포도당 대사는 산소성대사과정(aerobic metabolism)을 이용하며 감염상태에 있는 중성구는 특히 많은 양의 글리코겐(glycogen, 당원)을 함유한다. 이들 백혈구들은 각각 다른 형태와 기능을 갖고 있고, 생성기전도 서로 다르며, 백혈구 이상(abnormal)에 의한 질환에서는 총백혈구의 수(total leukocyte count), 백혈구백분율계산(WBC differential count)과 절대백혈구수(absolute leukocyte count, ALC; 백혈구수/μL) 및 형태학적인 변화도 다르게 나타난다.

과립구나 대식세포(macrophage)는 감염에 대한 방어의 최전선에서 세균의 침입 시 방어하는 역할을 하고 있다. 혈구계의 경우 과립구, 단핵구, 대식세포의 집락형성을 자극하는 집락자극인자(colony stimulating factor, CSF)라고 불리는 액성인자가 과립구나 대식세포 생성을 조절하고 있다. 집락자극인자에는 multi-CSF, GM-CSF(과립구, 대식세포-집락자극인자), G-CSF(과립구-집락자극인자), M-CSF(대식세포-집락자극인자)의 4종류가 있다. G-CSF는 중성구의 조혈 호르몬이라 할 수 있고, M-CSF는 단핵구의 조혈기능을 증폭시키는 것 외에

G-CSF, GM-CSF 등 다른 조혈인자의 생산을 촉진하는 작용이 있다.

Multi-CSF와 GM-CSF는 자극 T-림프구가 생성하는 T-림포카인(T-lymphokine)으로 T-림포카인은 적혈구계, 과립구계, 단핵구(대식세포)계와 거대핵세포(혈소판)계의 모든 전구세포(precursor cell)의 증식을 촉진한다. 각 집락자극인자는 세균이나 바이러스 등의 감염병소가 형성되는 과정에 중성구나 대식세포를 질병부위로 이동시키거나 활성화되어 세균을 죽이는 일과 감염에 따른 생체반응을 억제하는 기능이 있는 것으로 알려져 있다. 감염 후기에는 특이적인 면역반응에 의해 합성된 T-림포카인이 면역반응을 조절한다.

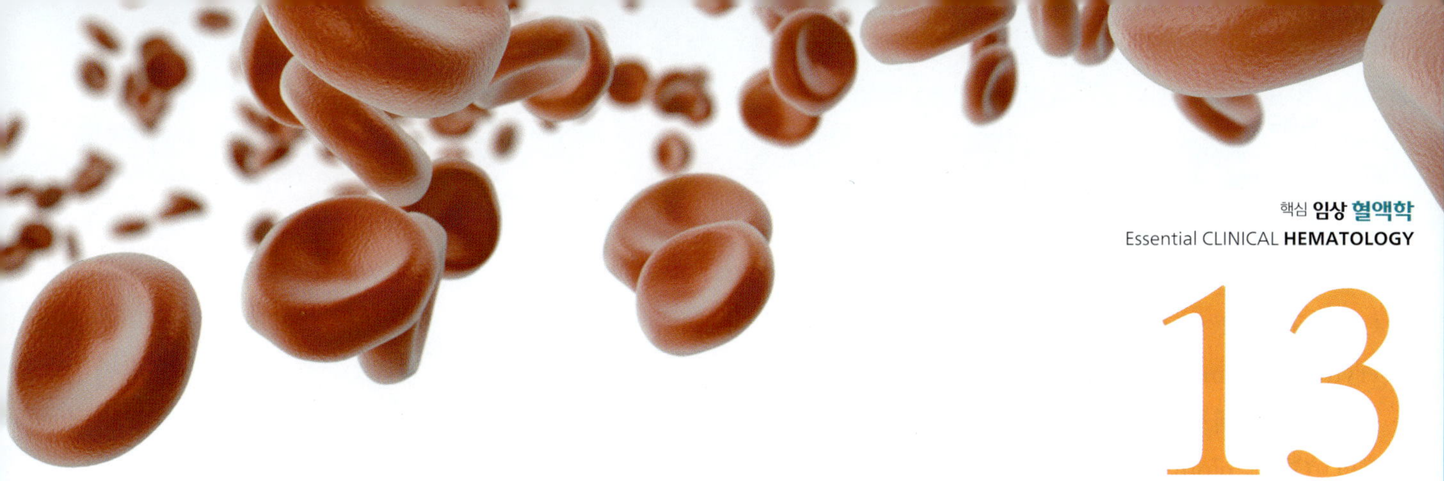

13

과립구 성숙

Maturation of Granulocyte

과립백혈구 성숙의 일반적인 형태변화를 살펴보면

① 핵(nucleus)의 형태는 미성숙 세포일 때는 주로 원형이거나 난원형이고, 성숙하면서 함몰(indented) 되기 시작하여 2개 이상으로 분절(segmented)된다.

② 핵염색질(chromatin)이 미성숙 세포일수록 섬세한(fine) 상태에서 성숙하면 거칠게(coarse) 변해간다.

③ 핵소체(nucleolus)는 아주 미성숙한 세포에서 출현하고, 성숙하면 없어진다.

④ 세포질(cytoplasm)의 염색성은 성숙할수록 청색이 약해지고 청홍(bluish-pink)색이 된다.

⑤ 과립(granule)은 초기 미성숙 세포에서는 출현하지 않다가 성숙하면서 비특이적인 1차 아주르과립(azurophilic granule)이 그리고 더 성숙하면 2차특이과립(specific granule)이 관찰된다.

⑥ 핵과 세포질의 비율이(N:C ratio) 차츰 감소한다(핵이 차지하는 비율이 작다).

⑦ 골수세포과산화효소(myeloperoxidase) 염색에서 후기 골수모구(myeloblast)는 약하게 양성이지만 전골수구(promyelocyte)부터는 뚜렷한 양성이다.

조혈모세포(혈구형성줄기세포, hematopoietic stem cell; CD34+, 33-, 38-)인 다능줄기세포(pluripotential stem cell)가 인터루킨(interleukin, IL)-1, 3, 6, 11 등의 작용으로 골수계 줄기세포(myeloid stem cell)와 IL-1과 IL-6에 의해 림프계 줄기세포(lymphoid stem cell)로 분화되고, 골수계 줄기세포는 과립구, 적혈구, 대식세포, 거대핵세포-집락형성단위(colony forming unit-granulocyte, erythrocyte, macrophage, megakaryocyte; CFU-GEMM)가 된 후 다시 각각 세포질 내에 특징적 염색성을 보이는 과립을 함유하는 과립구계 백혈구와 적혈구계, 단핵구계 및 거대핵세포계 계통으로 분화(differentiation)와 성숙(maturation)을 계속한다. 각 계통으로의 분화와 성숙에는 특정 계통으로 분화를 촉진하는 자극인자(stimulating factor)들이 작용하고 있다.

과립백혈구의 성숙과정 분류를 위하여 말초혈액 도말표본을 라이트염색 후 광학현미경 관찰에서는 과립이 없는 골수모구(myeloblast)와 1차 비특이 과립이 관찰되는 전골수구(promyelocyte) 단계에서는 중성구, 호산구, 호염기구의 구별이 불가능하고 2차 과립이 관찰되는 골수구(myelocyte) 단계부터 감별이 가능하다. 그러나 세포표면표지자(CD marker)를 사용하면 골수구 이전 단계의 3종 과립구의 구별도 가능할 뿐만 아니라 조혈모세포부터 분류가 가능하다.

※백혈구 분화와 성숙에 관련된 용어

- CFU-GEMM: Colony forming unit-granulocyte, erythrocyte, macrophage, megakaryocyte; 과립구, 적혈구, 대식세포, 거대핵세포-집락형성단위
- CFU-GM: Colony forming unit-granulocyte, macrophage; 과립구, 대식세포-집락형성단위
- CFU-G: Colony forming unit-granulocyte; 과립구(중성구)-집락형성단위
- CFU-M: Colony forming unit-monocyte; 단핵구-집락형성단위
- CFU-EO: Colony forming unit-eosinophil; 호산구-집락형성단위
- CFU-BASO: Colony forming unit-basophil; 호염기구-집락형성단위
- CSF: colony stimulating factor : 집락자극인자

13.1 중성구계
Neutrophilic Series

1 중성구 성숙
Neutrophil Maturation

다능줄기세포(pluripotential stem cell) → 골수계줄기세포(myeloid stem cell) → 과립구, 적혈구, 대식세포, 거대핵세포-집락형성단위(CFU-GEMM) → 과립구, 대식세포-집락형성단위(CFU-GM) → 과립구-집락형성단위(CFU-G) → 골수모구(myeloblast) → 전골수구(promyelocyte) → 중성골수구(neutrophilic myelocyte) → 중성후골수구(neutrophilic metamyelocyte) → 밴드중성구(band neutrophil) → 분엽중성구(segment neutrophil)로 성숙한다.

1) 골수모구 *Myeloblast*

크기는 15~20 μm 정도로 라이트염색(Wright stain)에서 세포질은 진한 청색으로 염색되고 과립은 없으며 세포질 내 소기관은 작다. 광학현미경 관찰에서 세포질 안에 과립은 보이지 않는다. 핵은 일반적으로 난원형이거나 원형으로 중앙에 위치하며, 핵염색질(chromatin)은 아직 농축되지 않아 섬세(fine)하면서 고르게 분포되어 있고 적자색(red purple)이다. 뚜렷한 핵소체(nucleoli)가 1~5개까지 출현하고 세포질에 비해 핵이 차지하는 비율이 커서 핵과 세포질의 비(N/C ratio)가 6:1 정도 된다[그림 13-1]. 분열능력이 있으며, 골수에 있는 유핵세포 중 3% 정도이다. 세포표지자(CD marker)는 CD33과 CD38이 발현한다. 후기 골수모구 중 과립이 있는 것들은 골수세포과산화효소(myeloperoxidase, MPO) 염색에 약한 양성 반응을 나타낸다.[1]

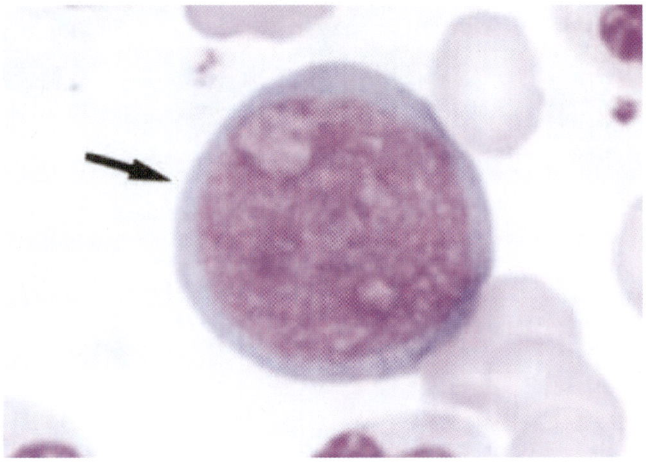

그림 13-1 골수모구(Myeloblast). 골수, 라이트염색, 1,000X

2) 전골수구 *Promyelocyte*

일반적으로 혈구들은 성숙하면서 크기가 작아지지만 예외로 전골수구 크기는 보통 16~25 μm 정도로 골수모구 보다 더 크다. 세포질은 리보솜이 풍부하여 염기성이므로 청색이다. 세포질 안에 인지질막으로 쌓여 있는 1차 과립으로 불리는 비특이 아주르과립(nonspecific azurophilic granule)이 많이 관찰되는데 과립에는 가수분해효소인 골수세포과산화효소(myeloperoxidase, MPO)가 존재하므로 과산화효소염색에서 뚜렷한 양성을 나타낸다.[2] 그 외에도 산성인산분해효소(acid phosphatase, ACP), 양이온 단백(cationic protein), 카텝신(cathep-

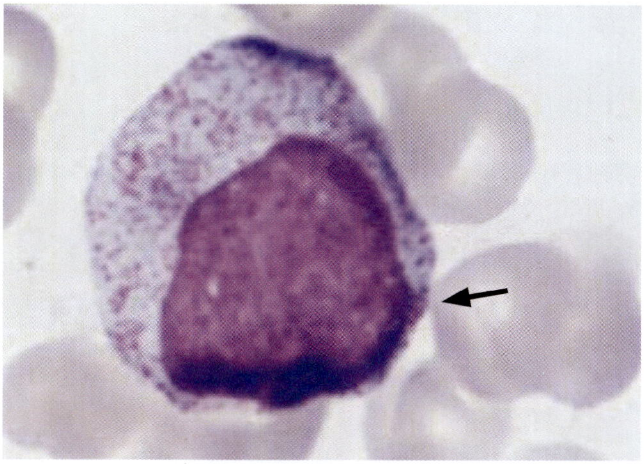

그림 13-2 **전골수구**(Promyelocyte). 골수, 라이트염색, 1,000X

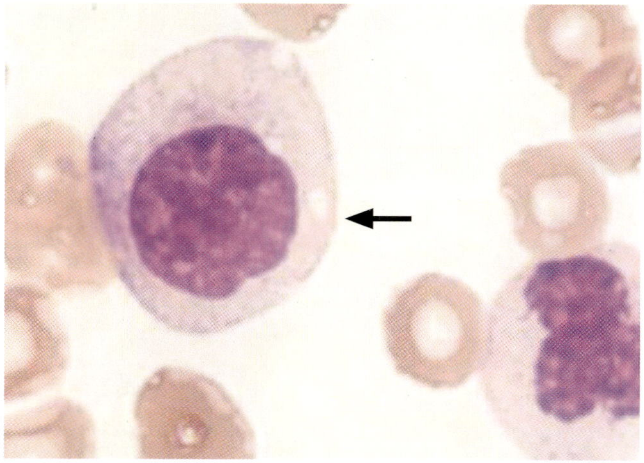

그림 13-3 **중성골수구**(Neutrophilic myelocyte). 골수, 라이트염색, 1,000X

sin), 엘라스타제(elastase) 그리고 단백질분해효소(proteolytic enzyme)-3 같은 효소들이 많이 들어 있으며, 성숙과정에서 세포분열이 진행될수록 1차과립 수는 감소한다. 핵은 둥글고 염색질은 골수모구보다 다소 농축(clump)되어 거칠며(corse) 자주색 혹은 짙은 청색으로 보인다. 핵소체는 1~2개가 불분명하게 보일 때도 있다. 핵과 세포질의 비율은 4:1 정도 된다[그림 13-2]. 골수 유핵세포 중에서 5% 이하로 관찰되고, CD33과 CD38이 발현한다.[1]

3) 중성골수구 *Neutrophilic Myelocyte*

크기는 전골수구보다 조금 작아져서 15~18 μm 정도, 초기 세포에서는 세포질 내에 1차과립도 관찰되나 특이적인 중성2차특이과립(specific neutrophilic granule)이 관찰되며, 2차과립에는 콜라겐분해효소(collagenase), 락토페린(lactoferrin), β2-미세글로불린(β2-microglobulin)과 젤라틴분해효소(gellatinase) 등이 들어있다. 세포질의 색은 라벤더-핑크(lavender-pink)색이다. 골수구는 2차특이과립(중성, 호산성, 호염기성)이 관찰되기 때문에 라이트염색 후 광학현미경 관찰에서 중성구, 호산구, 호염기구의 3종류가 구별이 가능하다. 핵은 둥글거나 난원형이며 염색질은 더욱 응축되고 핵소체는 거의 발견되지 않으며 핵과 세포질의 비가 2:1 정도다. 핵은 청색이 사라져 밝은 청색 내지는 청홍색(bluish-pink)을 띤다[그림 13-3]. 골수 유핵세포의 6~17% 정도 출현하며, 과립구 성숙과정 중 마지막으로 3회 분열을 한다.[1,3]

4) 중성후골수구 *Neutrophilic Metamyelocyte*

크기는 14~16 μm 정도로 크기가 많이 작아진다.[1] 세포질은 RNA가 거의 없으므로 염기성이 줄어들어 푸른색보다는 핑크색 성향으로 보인다.

핵 염색질은 더욱 농축되어 핵 표면의 윤곽이 뚜렷하게 응축되고, 한쪽이 약간 함몰(indented)되어 마치 콩팥이나 말발굽 모양이다. 만약 함몰의 정도가 핵의 1/2을 더 파고 들어가면 밴드중성구로 분류한다. 그리고 핵이 양쪽에서 함몰되어 땅콩 모양으로 보이는 경우 연소기세포(Juvenile cell)라 하며 어린이에서 희귀하게 나타나는 연소기골수단핵구백혈병(Juvenile myelomonocytic leukemia)에서 출현한다. 핵과 세포질의 비는 1.5:1 정도로 골수구와 거의 같은 형태를 보인다[그림 13-4]. 더 이상 세포분열은 하지 않으며, 핵소체도 볼 수 없다. 골수구가 분열한 결과로 생성되고, 정상 말초혈액에는 출현하지 않으며, 골수 유핵세포 중 3~20% 정도 차지한다. 후골수구 단계에서 3차과립이 형성되는데 여기에는 젤라

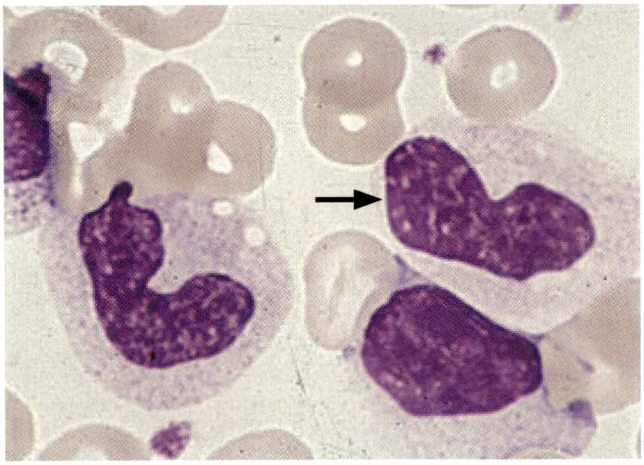

그림 13-4 **중성 후골수구**(N. metamyelocyte). 골수, 라이트염색, 1,000X

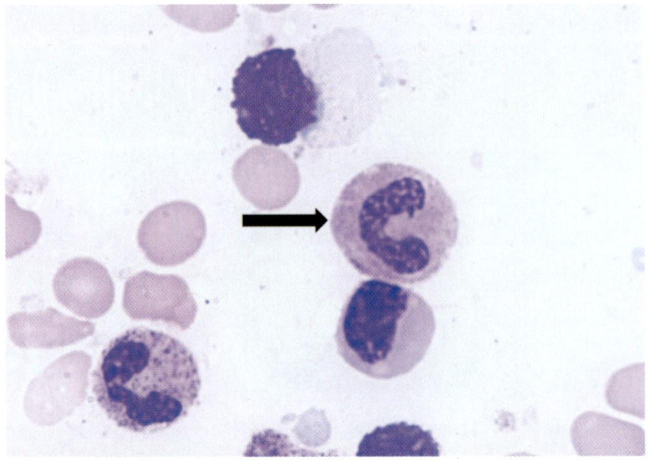

그림 13-5 **밴드중성구**(N. band). 말초혈액, 라이트염색, 1,000X

틴분해효소(gelatinase), 콜라겐분해효소(collagenase)와 용해효소(lysozyme) 등이 들어있다.[3]

5) 밴드중성구 *Neutrophilic Band, Stab Cell*

크기는 10~15 μm 정도이며 세포질 내 과립은 후골수구와 차이가 없다. RNA가 없어서 세포질은 염기성(푸른색)이 나타나지 않는다. 핵은 1/2 이상 함몰되어 U자형으로 보이고 종종 길어진(elongated) 모양 또는 띠(band) 형으로 나타난다. 핵염색질은 완전히 응축된 모습이며, 핵과 세포질 비는 1:2 정도로 세포질이 더 풍부하게 나타난다.

정상 골수 유핵세포의 9~32%를 차지하고 말초혈액에 1~5% 정도 출현한다[그림 13-5]. 말초혈액 도말표본 라이트염색 관찰에서 밴드중성구의 증가가 뚜렷한 경우를 좌방이행(shift to left)이라고 한다. 밴드중성구의 증가는 감염성 환자 진단에 유용하게 이용된다.[1]

6) 분엽중성구 *Neutrophilic Segment*

크기는 9-15 μm 정도이고 세포질은 옅은 핑크(light pink to blue)색을 나타내며, 핵이 완전히 2개 이상으로 나누어져 꼬여 있거나, 실모양의 핵사(tread like filament)에 의해 연결되어 있다. 핵 염색질은 거칠고 결절상을 보인다[그림 13-6]. 분엽중성구는 핵이 두 개 이상이라 다형핵중성구(polymorphonuclear neutrophil, PMNL)라고도 하며, 2~5개의 핵이 존재하고 일반적으로 정상 말초혈액에는 3엽의 중성구가 가장 많다. 세포질에는 적자색(violet-pink)의 섬세한(fine) 과립이 많이 분포되어 있다.[3]

과립에는 골수세포과산화효소(myeloperoxidse)가

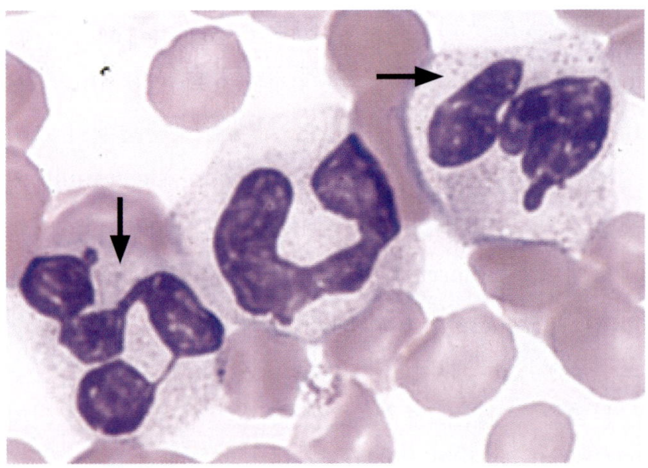

그림 13-6 **분엽중성구**(N. segmented). 말초혈액, 라이트염색, 1,000X. 가운데는 밴드호중구

존재하므로 골수세포과산화효소 염색에서 양성반응을 나타낸다. 핵과 세포질의 비율은 보통 1:2 이내이다.

라이트염색이나 짐사염색(Giemsa stain) 결과 염색성은 염기성색소와 산성색소 모두에 염색되므로 중성구라고 부르며, 분엽중성구는 정상 성인의 골수 유핵세포 중 7~30%를 차지하고 말초혈액에는 50~70%로 백혈구 중 가장 많으며 CD11, CD16을 발현한다.[1]

말초혈액에서 중성구의 핵이 6개 이상으로 분엽된 것을[그림 13-7] 중성구 과다분절(hypersegmentation) 또는 과다분엽이라고 하며, 비타민 B_{12}나 엽산결핍에 의해 발생하는 거대적혈모구빈혈(Megaloblastic anemia)에서 출현한다.

여성에서는 핵의 일부분에 필라멘트(filament)로 연결된 1~2 μm 정도 크기의 조그마한 돌기가 출현하는 경우가 있는데 이를 북채돌기(drum stick), 바바디(barr body) 또는 성염색체(sex chromatin)라고 한다[그림 13-8]. 이 돌기는 여성의 성염색체 XX의 어느 한쪽의 X 염색체가 불활성화한 것으로 정상 여성의 중성구 중 2~3% 정도 출현하고 조산 여아의 경우 10% 정도로 증가한다. 그러나 남성에게서 이 돌기가 출현하면 클라인펠터 증후군(Klinefelter's syndrome)과 관련이 있다.[4]

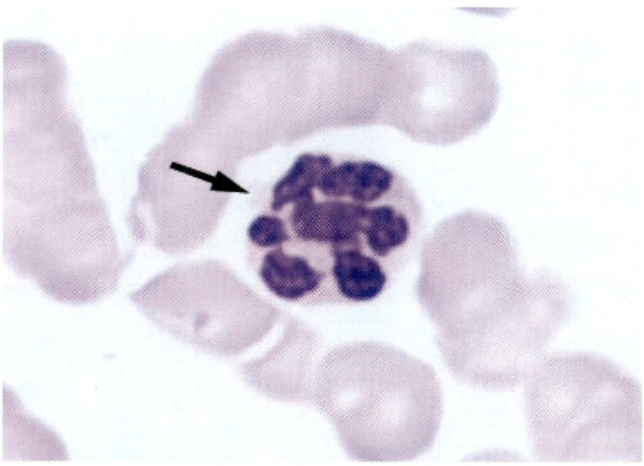

그림 13-7 과분엽 호중구(N. Hypersegmentation). 말초혈액, 라이트염색 1,000X

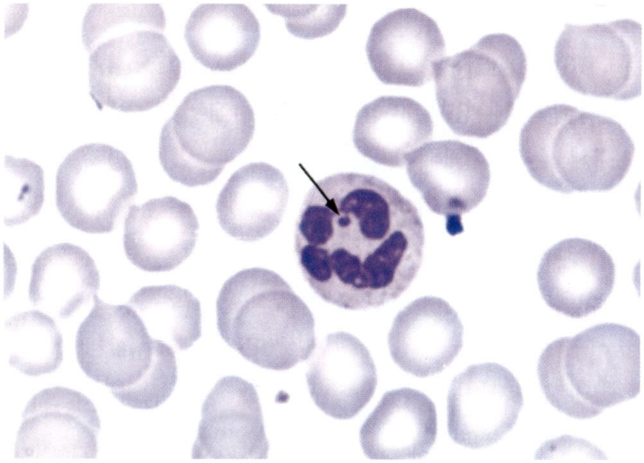

그림 13-8 북채돌기(Drum stick). 말초혈액, 라이트염색 1,000X

2 중성구 역학

Neutrophil Kinetics

골수의 다능줄기세포(다능모세포, pluripotential stem cell)에서 골수계줄기세포(골수계모세포, myeloid stem cell)를 거쳐 분화한 CFU-GEMM (colony forming unit-granulocyte, erythrocyte, macrophage, megakaryocyte)은 다시 CFU-GM [colony forming unit granulocyte, macrophage (monocyte)]으로 분화와 성숙을 계속하는데 CFU-GM은 중성구와 단핵구의 선조세포(progenitor)다. CFU-GM은 다른 계통의 세포로는 분화하거나 성숙되지 않는다. CFU-GM은 다시 CFU-G와 CFU-M으로 각각 분화한 후 몇 차례 분열을 반복하여 형태학적으로 구별이 가능한 전구세포(precursor) 중 가장 미숙한 골수모구(myeloblast)와 단핵모구(monoblast)가 된다. 골수모구는 전골수구(promyelocyte), 골수구(myelocyte) 단계로 성숙하면서 분열을 거쳐 수가 증가하므로 이 단계까지를 증식(분열)풀[proliferation (mitotic) pool]이라고 한다[그림 13-9].[1]

골수 내 전골수구의 수는 체중 Kg당 6.3×10^8 정도에 비하여 골수구는 14.8×10^8 정도로 골수구 단계에서 2~3배가량 증식한 것으로 보인다. 후골수구(metamyelocyte)부터는 더 이상 분열하지 않고 성숙만 하기 때문에 이후 단계를 성숙(저장)풀[maturation (storage) pool]이라고 한다[그림 13-9]. 골수에서 골수모구가 분열과 성숙을 거친 중성구가 되어 말초혈액으로 유입되는데 소요시간은 대략 10일 정도이고, 후골수구가 성숙한 중성구로 성숙 시간은 4~6일 정도 소요되는 것으로 알려져 있다.[5] 감염상태에서는 후골수구로부터 순환혈액으로의 이동시간이 48시간 이내로 단축된다.

중성구의 생성을 자극하는 인자로는 GM-CSF와 과립구-집락자극인자 G-CSF 및 multi-CSF (interleukin 3, IL-3)가 있는데 IL-3는 조혈모세포(hematopoietic stem cell)를 자극하여 골수계줄기세포(골수계모세포, myeloid stem cell)의 분열을 촉진시킨다. IL-3는 활성화된 T-림프구로부터 분비된 후 활성화된다. GM-CSF는 골수유래버팀질세포(bone marrow derived stromal cell), 젤라틴(gelatin) 세포와 T-세포에서 생성되어 CFU-GM에 작용하는 것 외에도 단핵구나 대식세포 및 호산구의 생성도 자극한다. 그리고 조직괴사인자(tumor necrosis factor, TNF)와 IL-1도 골수계줄기세포의 생성을 자극한다.

과립구-집락자극인자 G-CSF는 단핵구와 대식세포계에서 생산되어 과립구-집락형성단위(CFU-G)에 작용하여 선택적으로 중성구만 생성을 촉진시킨다. 따라서 CFU-G는 중성구 계열 성숙 최초의 전구세포다.

골수 내에 저장되어 있던 밴드중성구나 분엽중성구는 골수의 정맥동(sinusoid) 벽을 형성하는 내피세포와 외막세포의 틈 사이로 빠져나와 말초혈액으로 유입된다. 정상 성인의 중성구 생산은 하루에 $0.85 \sim 1.6 \times 10^9$/kg 정도다.

말초혈액의 중성구는 혈관내에서 순환하고 있는 것을 순환풀(circulating pool) 중성구라 하고 혈관내피세포에 부착되어 천천히 순환하는 것을 변연풀(marginal pool) 중성구라 한다. 변연풀과 순환풀에 50:50으로 존재하면서 평형상태를 유지한다. 골수에는 말초혈관을 순환하는 중성구의 10~15배 정도가 저장되어 있다.[5]

골수 내의 중성구 성숙과정은 줄기세포풀(stem cell pool)과 증식풀[proliferation (mitotic) pool] 그리고 성숙풀[maturation (storage) pool]로 나누어진다[그림 13-9]. CD34+ 조혈모세포가 줄기세포풀에 해당하고, 증식풀에는 과립구, 적혈구, 대식세포, 거대핵세포-집락형성단위(CFU-GEMM), 과립구, 대식세포-집락형성단위(CFU-GM), 골수모구(myeloblast), 전골수구(promyelocyte) 그리고 과립구 성숙과정에서 마지막으로 분열(mitosis) 능력이 있는 골수구(myelocyte)가 포함되며, 더 이상 분열증식 능력이 없는 후골수구(metamyelocyte)와 밴드중성구(band neutrophil) 및 분엽중성구(segmented neutrophil)는 성숙(저장)풀로 분류된다[그림 13-9].[6]

정상적으로 말초혈액에는 성숙풀의 밴드중성구와 분엽중성구가 순환하는데, 두 중성구가 골수모구 시기

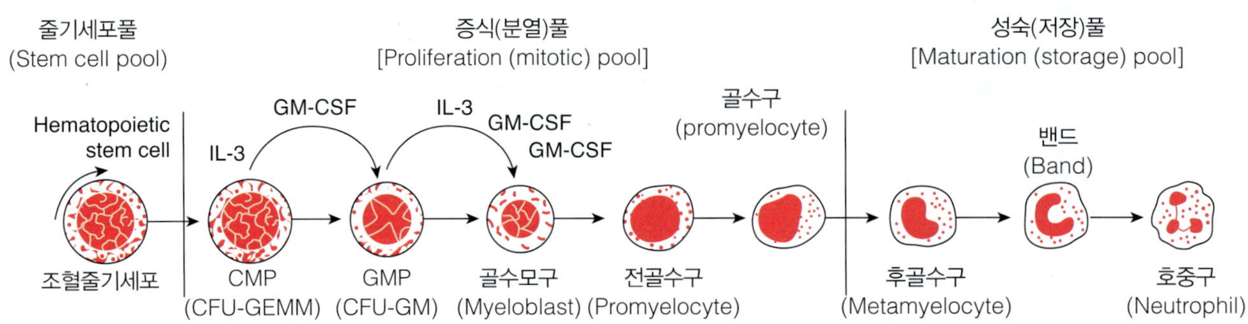

그림 13-9 호중구 분화와 성숙 과정의 풀
IL-3; 인터루킨-3, GM-CSF; 과립구, 대식세포-집락자극인자, G-CSF; 과립구-집락자극인자

(stage)에서 말초혈액으로 유입되기까지는 9~10일 정도가 소요된다. 말초혈액 중의 중성구는 6~10시간 정도 혈관 내에서 순환하다가 간, 지라, 폐 및 위장 등의 조직으로 이동해서 4~5일 정도 더 생존한다.

3 중성구 기능

Neutrophil Function

사람 몸속에서 중성구의 방어기능은 선천면역(innate immunity)에 해당된다. 선천면역은 첫째, 외부로부터 침입한 미생물을 제거할 때 항원 특이성이 없고, 둘째, 중성구와 단핵구의 직접 탐식 기능과 피부나 점막(mucosa) 등의 방어 벽(barrier)에 의존하며, 셋째, 동일한 병원균에 다시 감염되어도 방어할 수 없고, 넷째, 보체계(complement system) 같은 체액성(humoral) 성분이 관여하는 특징이 있다.[1]

체표면을 덮고 있는 피부 그리고 호흡기와 소화기 등을 싸고 있는 점막은 물리적, 화학적, 생물학적 장벽(barrier)을 형성하거나 재생과 탈락을 반복하면서 미생물의 침입을 방어한다. 그러나 어떤 미생물은 강력한 침입인자에 의해 이 장벽을 통과하여 조직 내로 침입한다. 또 상피세포(epithelial cell)의 손상(injury)이나 외상(trauma), 열상(combustion) 그리고 곤충 또는 다른 동물에 의한 상처 등은 미생물의 침입에 좋은 조건이 된다. 그러나 피부나 바닥막(기저막, base membrane)의 상피세포밑(subepithelial)에서는 혈관계가 잘 발달되어 여기에서 동원된 백혈구는 침입한 이물질을 효과적으로 제거하는 기능이 있다.

조직에 침입한 이물질에 대해 중성구는 특히 세균 등의 미생물을 탐식하여 미생물에 의한 감염이 확산되는 것을 방어하는 역할을 한다. 따라서 중성구 수가 감소하거나 중성구의 기능에 이상이 발생하면 감염증에 쉽게 노출된다.

중성구 기능 중 이물질을 처리하는 과정은 화학주성에 의한 이주능과 탐식능 그리고 살균능이다.

1) 화학물질쏠림, 화학주성 *Chemotaxis*

중성구는 세포질의 활발한 아메바운동을 통하여 세정맥혈관(venula) 내를 쉽게 빠져나와 화학물질쏠림(화학주성; 활성화된 보체, 세균이나 세균대사산물)과 같은 이물질이 있는 쪽으로 유도되는 기능이 있다. 우선 혈관 내에서 순환하고 있던 중성구가 혈류 중에서 발견된 화학주성물질(chemotactants)을 중성구막수용체를 통해 수용함과 동시에 혈관내피세포는 염증성 사이토카인(cytokines)들인 IL-1, 조직괴사인자-알파(TNF-α), 인터페론-감마(INF-γ) 등에 의해 활성화되어 내피세포 표면에 E-셀렉틴(selectin)을 출현시키고 IL-8, GM-CSF, 혈소판활성인자(platelet activating factor, PAF) 등을 분비한다.[7]

활성화된 내피세포 주위에 접근한 중성구는 중성구 세포막 표면의 시아릴루이스(Sialyl Lewis, SLeX)가 내피세포의 E-selectin과 결합한다. 이어서 중성구막에 있던 또 다른 수용체인 베타2-인테그린(β2-integrin)은 내피세포에 있는 또 다른 세포내부착분자-1과 2(intercellular adhesion moleculer-1, ICAM-1)에 결합하면서 중성구는 내피세포 사이에 있는 혈소판내피세포부착분자-1(platelet endothelial cell adhesion molecule-1, PECAM-1)을 헤치고 혈관 밖으로 나온다.

혈관내피세포밑층에 있는 바닥막은 중성구과립에서 분비하는 단백분해효소에 의해 분해되며 혈관을 나온 중성구는 이물질이 있는 방향으로 이동(유주, migratio) 한다.[1]

2) 탐식능 *Phagocytosis*

중성구는 세포표면에 있는 수용체들을 이용해서 미생물이나 자멸사(apoptosis)된 세포들을 직접 인식하거나, 외부 이물질에 옵소닌화(opsonization)된 항체나 보체성분을 인식한다. 외부 이물질을 인식한 중성구는 거짓발(위족, pseudopodium)을 만들어 이물질을 세포내로 섭취(endocytosis)시킨다. 조직에 침입한 미생물은 이미 생체 내에 형성되어 있던 Ig M이나 Ig G 등의 항체에 흡착된다. 동시에 보체가 활성화되어 생성된 보체3b (C3b)가 공유결합을 한다.

중성구의 형질막(plasma membrane)에는 C3b나 크리스탈조각수용체(fragment crystal receptor, FcR)가 있어 Ig M-C3b나 Ig G에 의해 옵소닌화(opsonization)된 이물질을 탐식한다. 이 같은 항체가 없는 경우에는 체내 염기성단백이나 렉틴(lectin)들이 옵소닌(opsonin; 백혈구의 탐식작용을 돕는 혈청 속의 물질)으로 작용하기도 하며, 옵소닌은 중성구의 미생물 포식을 촉진한다. 어떤 미생물은 세포 표층의 종류에 따라 옵소닌의 도움 없이도 중성구가 이물질로 감지하면 세포질 일부를 늘여서 거지발을 만든 후 이물질을 감싸고 포식소체(phagosome)를 형성하여 탐식한다.[8]

3) 살균능 *Bactericidal*

중성구가 체내 감염된 미생물을 제거하는 과정에서 탈과립(degranulation)과 NADPH (nicotinamide adenine dinucleotide phosphate) 의존형 산화효소(NADPH-dependant oxidase)의 활성화가 필요하다. 미생물이 중성구에 탐식되면 포식소체(phagosome)가 형성되고 활성산소가 생성된다. 그리고 용해소체(lysosome)가 방출하는 특수과립이나 아주르과립과 융합하여 포식소체가 형성되고 이때 포식소체 안으로 분비된 살균물질은 탐식된 미생물을 파괴한다.[9] 이 과정에서 세포내 Ca^{++}이온과 단백질인산화효소(phosphorylase)가 관여하여 활성산소 생성계의 활성화가 일어난다.

13.2 호산구계
Eosinophilic Series

1 호산구 성숙
Eosinophil Maturation

다능줄기세포(pluripotential stem cell) → 골수계줄기세포(myeloid stem cell) → 과립구, 적혈구, 대식세포, 거대핵세포-집락형성단위(CFU-GEMM) → 호산구-집락형성단위(CFU-EO) → 골수모구(myeloblast) → 전골수구(promyelocyte) → 호산성골수구(eosinophilic myelocyte) → 호산성후골수구(eosinophilic metamyelocyte) → 밴드호산구(band eosinophil) → 분엽호산구(segmented eosinophil)로 성숙한다.

1) 골수모구 *Myeloblast*

과립구계 성숙 단계의 골수모구는 골수 도말표본을 라이트(Wright)나 김사(Giemsa) 염색 후 광학현미경 관찰에서는 형태학적으로 중성구, 호산구, 호염기구 3종류로 구별이 되지 않는다. 이 단계에서 과립구 3종을 구별하기 위해서는 흐림세포측정(flow cytometry)에 세포표지자(CD Maker)를 이용하면 가능하다.

2) 전골수구 *Promyelocyte*

전골수구 또한 1차 비특이 아주르과립만 관찰되고 광학현미경으로 3종의 과립구 구별이 가능한 2차특이과립이 보이지 않기 때문에 형태학적으로 중성구, 호산구, 호염기구로 구별이 되지 않는다.

3) 호산성골수구 *Eosinophilic Myelocyte*

형태학적으로 호중성골수구와 유사하지만 세포질에 나타나는 과립이 라이트염색에서 산성색소인 에오신(eosin)에 친화력이 있어 중성구의 과립보다 훨씬 크고 밝은 주황색(bright yellowish pink)의 2차(특이)과립으로 가득 차 있다[그림 13-10]. 따라서 골수구 때부터 광학현미경에서 중성구나 호염기구와 구별이 가능하다.

정상적으로는 골수에만 존재하고 말초혈액에는 출현하지 않는다. 호산구과립 중심(core)에는 주염기성단백(major basic protein), 인터루킨(IL)-2, 4, 5 및 과립구-단핵구 집락자극인자(granulocyte-monocyte colony stimulating factor)가 있고, 바닥막(기저막, matrix)에는 호산구양이온단백(eosinophil cationic protein), 호산구유래신경독(eosinophil drived neurotoxin), 호산구과산화효소(eosinophil peroxidase), 용해효소(lysozyme),

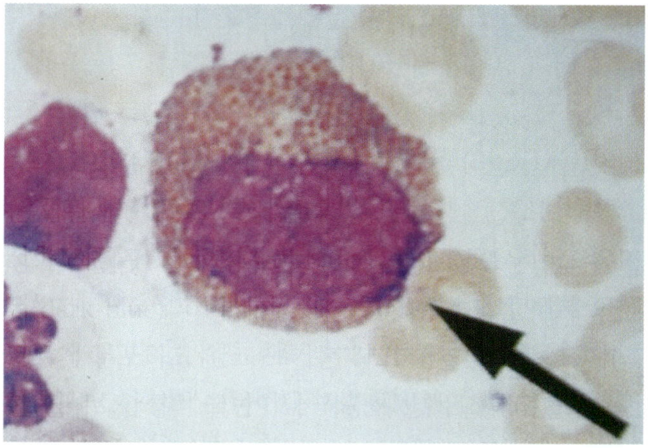

그림 13-10 호산성골수구(Eosinophilic myelocyte). 골수, 라이트염색 1,000X

IL-6가 있으며 중심과 바닥막에는 카탈라제(catalase), 베타-글루쿠론산분해효소(β-glucuronidase), 카텝신 D (catepsin D) 등도 존재한다.[10]

4) 호산성후골수구 *Eosinophilic Metamyelocyte*

호산성후골수구의 크기나 핵의 형태는 호중성후골수구와 비슷하며, 세포질에는 호산성골수구 때 나타나는 2차 특이과립이 존재하므로 호중성후골수구나 호염기성후골수구와 구별이 가능하다[그림 13-11]. 정상적으로는 골수에만 존재하고 말초혈액에는 출현하지 않는다.

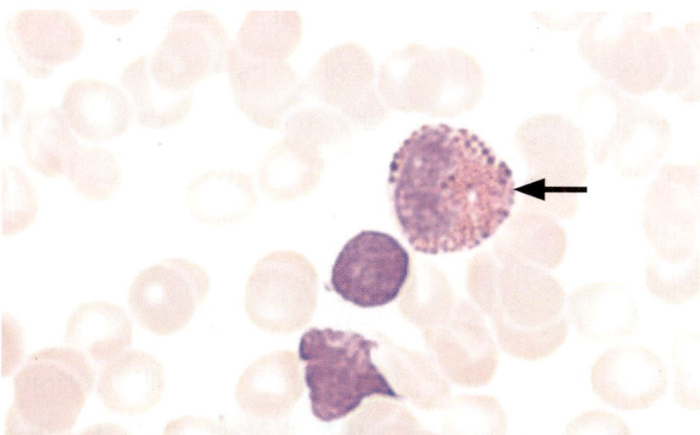

그림 13-11 호산성후골수구(E. metamyelocyte). 골수, 라이트염색, 1,000X

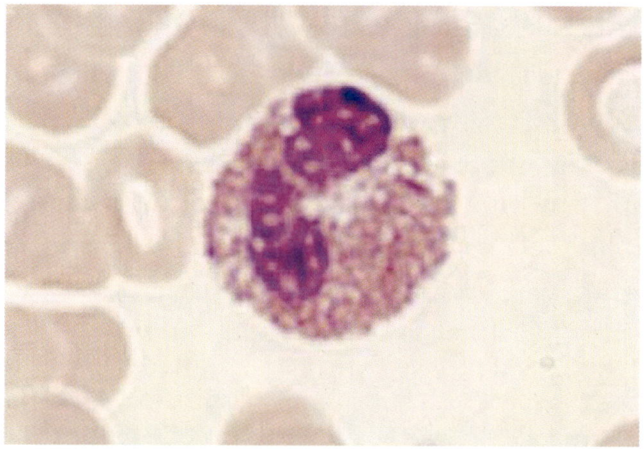

그림 13-12 밴드호산구(E. segment). 말초혈액, 라이트염색, 1,000X

5) 밴드호산구 *Eosinophilic Band*

밴드호산구는 정상적으로 말초혈액에 나타나지만 그 수가 적어서 일반적으로 관찰하기가 쉽지 않으며, 크기나 핵의 염색질은 밴드호산구와 비슷하고 세포질에는 밝은 주황색의 큰 2차특이과립이 관찰된다[그림 13-12].

6) 분엽호산구 *Eosinophilic Segment*

세포의 크기는 12~18 μm 정도 되고 중성구보다 약간 크게 보인다. 핵은 중성구보다는 완만한 편이다. 핵은 주로 2개로 분엽된 것이 많으나 분엽된 핵이 많은 경우는 비타민 B_{12}나 엽산결핍 및 알레르기성 질환에서 볼 수 있다.

세포질 내 과립은 밝은 주황색으로 중성구 과립에 비하여 훨씬 크며 세포질 내에 가득 차 있다[그림 13-13]. 때로는 세포질에 엷은 청색 부분이 보이기도 하는데 이는 과립이 한쪽으로 몰리거나 빠져 없어져 버린 부분에서만 나타난다.

호산구 과립은 말초혈액 도말표본 라이트염색에서 산성색소인 에오신과 친화력이 있어 호산구라고 부른다. 말초혈액 도말표본을 라이트염색 후 광학현미경으로 관찰할 때 종종 파괴된 세포질 밖에서 호산구 과립이 보이는 경우가 있는데, 노화된 호산구가 도말 과정에서 세포질이 파괴되었거나, 알레르기 등의 면역반응에 많이 동

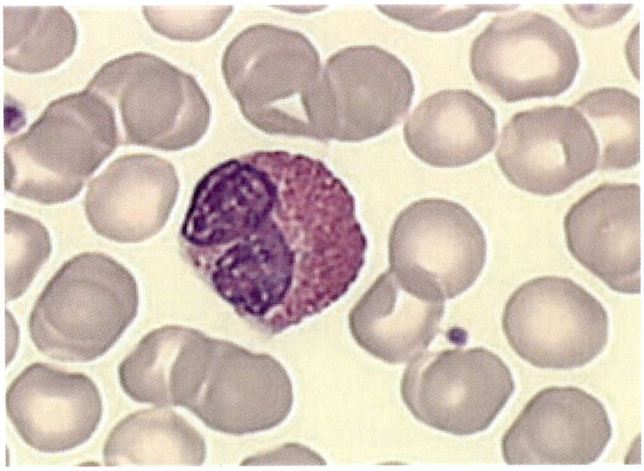

그림 13-13 분엽호산구(E. segment). 말초혈액, 라이트염색, 1,000X

원된 호산구이거나, 아스피린 같은 약물에 노출되었을 경우다.

골수세포과산화효소(MPO)염색에서 양성반응을 보이고, 세포질은 어두운청색(dark blue)을 나타내지만 과립에 가려서 잘 볼 수가 없다.

전자현미경으로 관찰해 보면 과립의 중심부에 결정구조물과 골지복합체(Golgi complex)와 당원(glycogen), 사립체(mitochondria) 등도 관찰된다.[10] 골수에는 호산구계가 전체 유핵세포의 3% 그리고 말초혈액에는 1~6% 비율로 나타난다. CD9, CD11a, CD13을 발현한다.[3]

2 호산구 역학

Eosinophil Kinetics

성인 말초혈액 백혈구의 약 6% 이하를 차지하며 절대 호산구 수(absolute eosinophil count, AEC)는 0.45 × 10^9/L(0.45 × 10^3/μL)로 골수 내 전체 호산구의 1% 정도다. 골수에서 성숙기간은 9일 정도이고 말초혈액으로 이동하여 18시간 정도 순환하다가 위장관, 피부, 폐, 림프계 등의 조직으로 이동하여 2~5일 동안 생존한다.[11] 따라서 호산구 수는 혈중보다 조직에 훨씬 많다. 알레르기 반응을 일으킨 조직에는 다수의 호산구가 모이는데 거기서 죽은 호산구가 분해되면 차코트-라이든 결정(Charcot-Leyden crystal) 단백질이 출현한다.[12]

호산구 생성을 자극시키는 인자는 활성T-림프구에서 분비된 IL-3, IL-5 그리고 과립구 · 대식세포-집락자극인자(GM-CSF) 등이다.

특히 IL-5는 호산구-집락형성단위(CFU-Eo)를 자극하여 호산구를 선택적으로 증가시키며 과분비는 호산구과다증(hypereosinophilia)을 유발한다.[13]

골수모구 수준에서는 다른 과립구와 형태학적으로 구별이 안 되고 2차특이과립이 관찰되는 골수구 단계에서부터 중성구나 호염기구와 감별이 가능하다. 순환 말초혈액 내의 호산구는 아침에 높고 반대로 저녁에 낮은 수를 보이며, 출생 후 3개월까지는 어른보다 3배 정도의 높은 수를 유지한다.

3 호산구의 기능

Function Of Eosinophil

호산구도 중성구와 마찬가지로 운동주화능과 탐식능을 갖고 있으나 중성구에 비하여 기능이 약하다. 기관지 천식 등의 알레르기반응을 일으켜 조직상해와 같은 염증을 일으키기도 한다. 호산구막에는 사이토카인 면역글로불린, 보체 등과 반응하는 수용체를 가지고 있고 IL-2, IL-4, IL-5, IL-10, IL-12, IL-13, IL-16, IL-18, 전환성장인자(transforming growth factor, TGF)-α와 β를 분비하는 염증전구세포로서의 기능도 있다. 천식과 같은 기관지 질환에서는 항원과 반응하여 주요조직복합체(MHC)를 생성하므로 항원제시세포로서의 기능을 하며, RANTES (regulated on activation, normal T cell expressed and secreted), eotaxine-1 등의 케모카인(chemokine)을 분비하고 혈소판활성화인자, 류코트리엔 C4 등의 지질매개 물질을 분비하는 것으로 알려졌다.

호산구는 기생충감염 시 과립의 주염기성단백질(major basic protein, MBP)과 양이온단백질(cationic protein) 및 활성산소를 분비하여 살해한다. I, II형 면역반응에 관여하고 항원활성화세포와 효과T세포(effector T cell)의 증식 증진 및 가슴샘T세포 제거기능 등을 가지고 있다.

기관지천식(bronchial asthma)이나 알레르기혈관염 같은 알레르기질환, 기생충감염, 교원성질환(collagen disease) 그리고 호산구백혈병(eosinophilic leukemia) 및 과다호산구증후군(hypereosinophilic syndrome)에서 호산구 수가 증가하고 쿠싱증후군(Cushing's syndrome)이거나 부신겉질자극호르몬(adrenocorticotrophic hormone, ACTH) 투여 후에는 감소한다. 말초혈액 백혈구감별계산(WBC differential count)에서는 1~6%를 차지하며, 절대호산구 수(absolute eosinophil count, AEC)가 0.5×10^9/L 이상의 호산구가 있는 경우를 호산구증가증(eosinophilia)이라 하고, 순환 호산구 수가 감소하여 0.01×10^9/L 이하일 때 호산구감소증(eosinopenia)이라고 한다.

호산구 과립에는 ① 주염기성단백(major basic protein, MBP), ② 호산구양이온단백(eosinophilic cation protein, ECP), ③ 호산구과산화효소(eosinophil peroxidase, EPO), ④ 호산구유래신경독(eosinophil derived neurotoxin, EDN)과 같은 4종류의 기능을 달리하는 특이단백을 가지고 있으며, 기능을 나타낼 때는 세포외배출(exocytosis)과 탈과립을 통해 단백을 분비한다. 주염기성단백은 C-렉틴(lectin) 계열로서 세포외배출계중심(exocytalloid core)에 존재하는데 MBP-1, MBP-2로 분류하며, 호산구 과립단백의 50% 정도를 차지하고 강한 염기성을 나타낸다.

원충류(protozoa)에 대한 세포독성 기능이 있으며 포유류의 세포와 조직에 손상을 주어 기관지 상피세포의 탈락을 유발하기도 한다.

MBP-1은 비만세포(mast cell)와 호염기구(basophil)로부터 히스타민(histamine) 분비를 촉진시키고, 혈소판의 작용제(agonist)로서 혈소판에서 5-히드록시트립타민(hydroxytryptamine)의 분비를 촉진시키기도 한다.

호산구양이온단백(ECP)도 염기성단백질로 단일 폴리펩티드 구조다.

호산구는 비만세포와 호염기구를 활성화시켜 히스타민 분비를 촉진하고, T-림프구 증식억제, 플라스미노겐의 활성화 및 기관지 내 점액분비촉진하며 섬유모세포(fibroblast)로부터 글리코사미노글리칸(glycosaminoglycan) 생성을 촉진시키고, 신경독성 등의 특성을 가지고 있다. 호산구과산화효소(EPOD)는 세균과 윤충류(helminth)로부터 생성된 할로겐화이온(halide ion)과 H_2O_2의 중화와 종양세포에 대한 세포독성기능 및 비만세포의 히스타민분비를 자극하는 기능이 있다. 호산구유래신경독(EDN)은 T-세포반응억제와 대뇌와 소뇌의 기능이상을 일으키는 신경독성이 있다.

13.3 호염기구계
Basophilic Series

1 호염기구 성숙
Basophilic Maturation

다능줄기세포(pluripotential stem cell) → 골수계줄기세포(myeloid stem cell) → 과립구, 적혈구, 대식세포, 거대핵세포－집락형성단위(CFU-GEMM) → 호염기구－집락형성단위(CFU-BASO) → 골수모구(myeloblast) → 전골수구(promyelocyte) → 호염기성골수구(basophilic myelocyte) → 호염기성후골수구(basophilic metamyelocyte) → 밴드호염기구(band basosphil) → 분엽호염기구(segmented basophil)로 성숙한다.

1) 골수모구 *Myeloblast*

과립구계 성숙 단계의 골수모구는 골수흡인 도말표본 라이트염색 후 광학현미경관찰에서는 형태학적으로 중성구, 호산구, 호염기구로 구별이 되지 않는다.

2) 전골수구 *Promyelocyte*

전골수구 또한 아직은 확실한 2차특이과립이 광학현미경 관찰에서 보이지 않기 때문에 형태학적으로 중성구, 호산구, 호염기구로 구별이 어렵다.

3) 호염기성골수구 *Basophilic Myelocyte*

염기성의 푸르스름한 세포질에 검푸른(blue black) 2차특이과립이 있어 이때부터는 광학현미경 관찰에서 호염기성골수구의 감별이 가능하다.[1]

2차특이과립에는 히스타민과 혈소판활성인자(platelet activating factor) 및 IL-4, IL-13, 혈관내피성장인자(vascular endothelium growth factor) A와 B, 헤파린 그리고 류코트리엔(leukotriene)-C4 등이 들어있다.

4) 호염기성후골수구 *Basophilic Metamyelocyte*

과립구계의 후골수구와 모든 점이 유사하지만 세포질에 호염기성의 크고 검푸른 과립이 나타난다.

5) 밴드호염기구 *Basophilic Band*

과립구계의 밴드핵백혈구와 모든 점이 동일하나 함유하는 과립이 호염기성을 띠고 있어 검푸른색의 큰 과립이 나타난다.

6) 분엽호염기구 *Basophilic Segmentd*

성숙한 호염기구는10~15 μm 정도로 핵은 2개 이상 분엽이 응축되어 있다.

세포질 내 과립이 라이트염색에서 염기성 색소인 메틸렌블루에 친화적이기 때문에 호염기구로 불리며 말초혈액 도말표본을 라이트염색 후 광학현미경으로 관찰하면 검푸른색의 굵은 과립이 보인다. 과립은 수용성으로 때로는 핵 위에까지 산재하기 때문에 핵의 모양을 관찰하기 어려울 때가 있으며 염색 시 용해된 자리가 자주색(purple) 공포로 보이거나 과립의 윤곽이 뚜렷하지 못한 경우가 많다.[1,3] 과립에는 히스타민(histamine)과 헤파린(heparin; chondroitin sulfates), 인터루킨-4와 13(interleukin-4, 13), 류코트리엔 C4(leukotriene C4), 혈소판활성인자(platelet activating factor), 혈관내피성장인자 A와 B (vascular endothelial growth factor A,B) 등을 많이 포함하고 있다. 백혈병성호염기구에는 더 많은 콘드로이틴황산염이 나타난다. 과립은 호산구처럼 세포질 전체를 차지하지는 않는다[그림 13-14]. 호염기구는 보체수용체 CD11b, CD11c, CD35, CD38 등을 발현한다.

2 호염기구의 생성과 순환

Basophil Production & Circulation

호염기구 성숙에는 IL-3, IL-5 그리고 과립구·거대핵세포-집락자극인자(GM-CSF)가 필요하며, 중성구나 호산구와 마찬가지로 골수에서 분화하고 성숙한다.[3] 골수

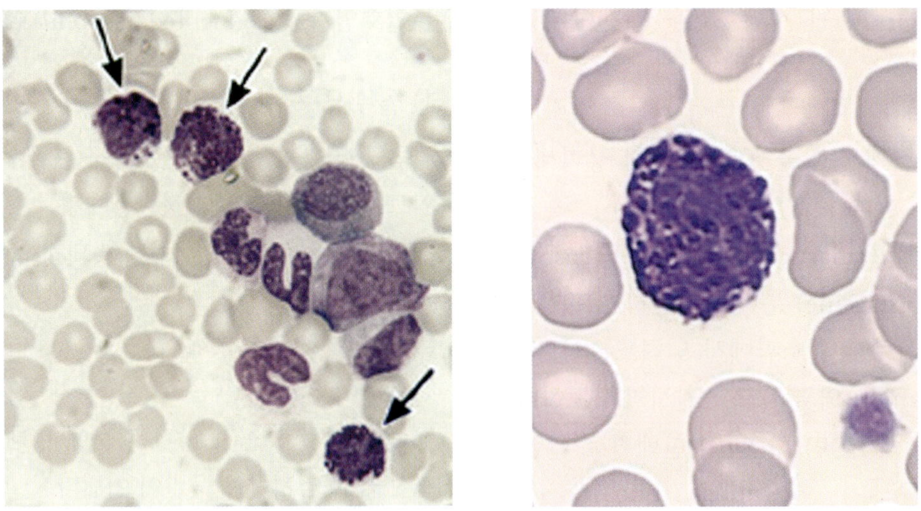

그림 13-14 호염기구(Basophil). 말초혈액, 라이트염색, 400X(왼쪽) 1,000X(오른쪽)

에서 성숙기간은 다른 과립구보다 짧으나 말초혈액에서의 수명은 평균 60시간으로 중성구나 호산구에 비해 긴 편이다.[14] 신생아의 말초혈액에서 높은 수치를 보이고 성인에서는 저녁에 증가하고 아침에는 감소한다.

골수 내에서 유핵세포의 1% 미만이고 정상 말초혈액 백혈구감별계산에서 0~2%로 순환하는 성숙 혈구 중 수가 가장 적다.[1] 골수에서 3~7일 정도 성숙기간이 필요하고 말초에서 2주 정도 생존하는 것으로 알려져 있다.

만성골수세포백혈병(chronic myelocytic leukemia, CML) 환자에서 호염기구증가(basophilia)가 특징적이다. 말초혈액에 순환하는 호염기구 수가 적기 때문에 호염기구감소증(basopenia) 용어는 사용하지 않는다.

형태학적으로 비만세포(mast cell)와 유사하고 세포화학적인 특성도 유사한 점이 많으나 초미세구조(ultrastructure)에 차이가 있다. 과립에는 헤파린과 히스타민을 많이 함유하는 공통점이 있으나 호염기구는 골수에서 분화성숙을 거쳐 말초혈관을 순환하지만 비만세포는 전구세포 수준에서 골수를 나와 혈액을 거쳐 조직으로 이동하여 성숙한다.[1]

호염기 구과립에 포함되어 있는 히스타민(histamine, sulfate acid mucosubstance) 때문에 염기성 색소에 친화력이 있고 그 외에도 지연성과민반응물질, 칼리크레인(kallikrein), 호산구화학주성인자(eosinophilic chemotactic factor)와 혈소판활성인자(platelet activating factors)들을 많이 포함하고 있다. 호염기구에서 발견되는 Ig E는 과민성물질과 반응하여 히스타민을 분비하며 이 히스타민을 중화하는 호산구의 축적을 유도하는 것으로 알려져 있다.

3 호염기구 기능

Basophil Function

운동능력은 완만하고, 탐식능은 불분명하다. 호염기구 표면에는 Ig E에 대한 수용체가 있어서 Ig E로 작용하는 보체(compliment) C5a, C3a나 중성구 용해소체 단백(neutrophil lysosomal protein)과 곤충독(insect venom), 호르몬 등과 같은 외인성물질과 반응하면 항원특이 Ig E 항체가 생성되어 Ig E 매개 면역반응을 일으킨다. 원인 항원에 또 노출되면 탈과립 반응을 통해 강력한 화학물질인 히스타민이나 루코트리엔 및 프로스타글란딘 등을 분비한다.[15]

과립물질이 분비되면 피부 두드러기나 혈관부종(angioedama) 및 혈관확장(vasodilation)을 일으키고 그 외 기관지수축(bronchocon-striction)으로 인한 천식(asthma), 두드러기(urticaria), 알레르기성비염(allergic rhinitis) 등의 아나필락시스(anaphylaxis) 증상을 보인다. 호염기구는 혈관내피세포성장인자(vascular endothelial growth factor, VEGF)와 그 수용체(receptor)를 발현하여 혈관형성에도 관여한다.[16]

13.4 비만세포 생성과 기능

Mast Cell Production & Function

McKenzie 등은 말초혈액 내 호염기구가 조직에 머무를 때의 조직호염기구(tissue basophil)를 비만세포라고 하였으나 최근에는 알레르기반응(allergic reaction)과 염증반응(inflammatory reaction)에 관여하고 백혈구와는 다른 조직세포(tissue cell)로 분류한다[그림 13-15].

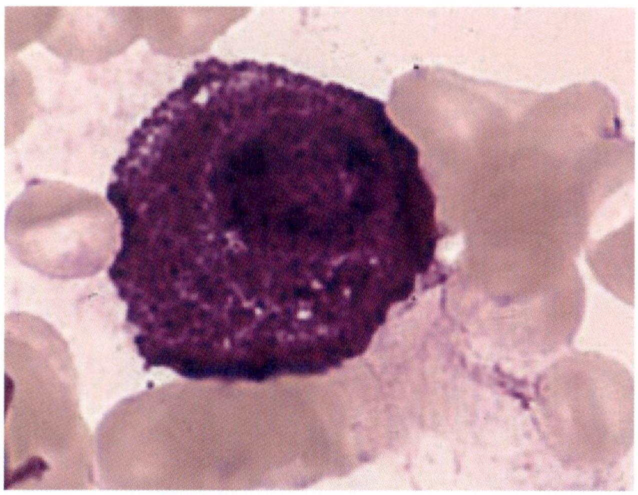

그림 13-15 **비만세포**(mast cell). 골수, 라이트염색, 1,000X

비만세포 선조세포(progenitor cell)는 골수와 비장에서 유래하고 조직으로 이동하는 과정에서 잠깐동안 말초혈액 내에 머무른다. 사이토카인(cytokine) KIT리간드가 비만세포의 분화와 성숙에 관여한다. 비만세포는 기능이나 형태학적으로 호염기구나 호산구와 유사하다[표 13-1].[1,17]

호염기구와 마찬가지로 세포막에는 Ig E에 대한 친화성이 높은 수용체(Fcε RI)를 갖고 있다. 수용체에 Ig E가 결합하고 다가항원(multivalent antigen)이 또 결합되면 비만세포과립탈출반응이 일어나 지질매개체(lipid mediator)와 단백질분해효소(proyease) 그리고 프로테오글리칸(proteoglycan) 및 사이토카인(cytokine)을 분비하여 아나필락시스(anaphylactic) 같은 알레르기반응에 관여하며, Ig E와 관계없이 활성화된 비만세포는 염증반응을 일으킨다. 비만세포는 항염증기능과 면역억제기능이 있어서 면역반응을 향상시키거나 반대로 면역을 억제하기도 하고 항원제시세포(antigen presenting cell, APC)의 기능도 있어서 T_H2세포의 분화에도 관여한다.[1] 비만세포는 CD32a, CD64, CD117을 발현한다.[18]

표 13-1 호염기구와 비만세포 비교

특징	호염기구	비만세포
기원	조혈줄기세포	조혈줄기세포
크기	작다	크다
핵	분절	원형
과립	크기 작고 소량	크고 많다
포함효소	과산화효소	산, 알칼리인산분해효소
성숙 장소	골수	결체조직 혹은 점막조직
증식력	없음(말초)	있음(조직)
수명	수일	수 주 혹은 수개월
조절 시토카인	IL-3	줄기세포인자(SCF)
수용체 IL-3	있다	없다

핵심

- 과립백혈구 분화와 성숙은 다능모세포 → 골수계 줄기세포 → CFU0GEMM으로 진행된다.
- 중성구는 CFU-GEMM → CFU-GM → CFU-G → 골수모구 → 전골수구 → 중성골수구 → 중성후골수구 → 밴드중성구 → 분엽중성구로 진행된다.
- 중성구로 분화하는 초기의 선조세포는 CFU-G이다.
- CFU-GEMM → CFU-GM → CFU-G 단계를 선조세포라고 한다.
- 골수모구 → 전골수구 → 중성골수구 → 중성후골수구까지는 전구세포라고 한다.
- 선조세포나 전구세포는 정상적으로 말초혈액에 출현하지 않는다.
- 과립구 성숙과정에서 1차비특이과립은 전골수구에서 관찰되고 2차특이과립은 골수구에서 관찰 가능하다.
- 골수세포과산화효소(MPO)는 1차과립에서 확실히 관찰된다.
- 성숙과정 중 골수구는 마지막으로 분열이 일어나고 중성구, 호산구, 호염기구 3종의 과립구 구별이 가능하다.
- 밴드 중성구가 유의한 증가를 보이면 좌방이행이다.
- 과립구는 성숙할수록 핵염색질이 농축된다.
- 중성구의 주요 기능은 운돈주화(이주)능, 탐식능, 살균능이다.
- 말초혈액 중성구는 순환풀과 변연풀에 50:50으로 존재한다.
- 급성폐렴 등 감염성질환에서는 중성구가 증가하는데, 장티푸스 환자의 경우 중성구가 감소한다.
- 호산구 성숙은 CFU-GEMM → CFU-EO → 골수모구 → 전골수구 → 호산성골수구 → 호산성후골수구 → 밴드호산구 → 분엽호산구로 진행된다.
- 호산구 과립은 라이트염색에서 형광 주황색으로 세포질에 가득 차 있다.
- 호산구 과립에는 주염기성단백, 양이온단백, 골수세포과산화효소, 호산구유래신경독 등이 존재한다.
- 호산구는 I, II형 과민반응에 관여한다.
- 호산구는 기생충감염, 기관지천식, 알레르기반응 및 교원성질환 때 증가한다.
- Thron test를 시행하여 호산구 수가 현저히 감소하면 쿠싱병이고 변화가 없거나 증가하면 에디슨병이다.
- 호염기구 성숙은 CFU-GEMM → CFU-BASO → 골수모구 → 전골수구 → 호염기성골수구 → 호염기성후골수구 → 밴드호염기구 → 분엽호염기구로 진행된다.
- 호염기구는 정상순환 말초혈액 내에 수가 가장 적고 만성골수세포백혈병CML)에서는 증가한다.
- 호염기구는 Ig E 매개 면역반응에 관여하고 히스타민과 헤파린을 분비한다.

참고문헌

1. Elaine M. Keohane, et al., *RODAK'S Hematology. (5th ed.)*, ELSEVIER, 2016, pp. 150-159.
2. Faurschou, M., & Borregaard, N., Neutrophil granules and secretory vesicles in inflammation. *Microbes Infect, 5(14)*, 2003, pp.1317-1327.
3. Shirlyn B. McKenzie, *Clinical Laboratory Hematology.* New Jersey, Pearson Education, 2004, pp. 88-102.
4. 권현영 외, *임상병리혈액학. (제3판)*, 범문에듀케이션, 2020, pp. 88-89.
5. Summers, C., Rankin, S. M., Condliffe, A. M., et al., Neutrophil kinetics in health and disease. *Trends Immunol, 31 (8)*, 2010, pp. 318-324.
6. 대한혈액학회, *혈액학. (제3판)*, 범문에듀케이션, 2018, pp. 148.
7. Burg, N. D., & Pillinger, M. H., The neutrophil : function and regulation in innate and humoral immunity. *Clin Immunol, 99(1)*, 2001, 7-17.
8. Stuart, L. M., & Ezekowitz, R. A., Phagocytosis : elegant complexity. *Immunity, 22(5)*, 2005, 539-550.

9. Dale, D. c., Boxer, L., & Liles, W. C., The phagocytes : neutrophils and monocytes. *Blood, 112(4),* 2008, 935-945.

10. Giembycz, M. A., & Lindsay, M. A., Pharmacology of the eosinophil. *Pharmacol Rev, 51 (2),* 1999, 213-340.

11. Park, Y. M., & Bochner, B. S., Eosinophil survival and apoptosis in health and disease. *Allergy Asthma Immunol Res, 2(2),* 2010, 87-101.

12. Takatsu, K., & Nakajima, H., IL-5 and eosinophilia. *Curr Opin Immunol, 20(3),* 2008, 288-294.

13. Melo, R. C., Spencer, L. A., Perez, S. A., et al., Visiclemediated secretion of human eosinophil granule-derived major basic protein. *Lab Invest, 89(7),* 2009, 769-781.

14. Ohnmacht, c., & Voehringer, D., Basophil effector function and homeostasis during helminth infection. *Blood, 113(12),* 2009, 2816-2825.

15. Obata, K., Mukai, K., Tsujimura, Y., et al., (2007). Basophils are essential initiators of a novel type of chronic allergic inflammation. *Blood, 110(3),* 2009, 913-920.

16. de Paulis, A., Prevete, N., Fiorentino, 1., et al., Expression and functions of the vascular endothelial growth factors and their receptors in human basophils. *J lmmunol, 177(10),* 2006, 7322-7331.

17. Hallgren, J., & Gurish, M. F., Mast cell progenitor trafficking and maturation. *Adv Exp Med Biol, 716,* 2011, 14-28.

18. 대한혈액학회, *혈액학. (제3판),* 범문에듀케이션, 2018, pp. 168-169.

14

비과립구 성숙

Maturation of Agranulocyte

단핵구(monocyte)와 림프구(lymphocyte)는 핵이 하나여서 두 혈구를 단핵백혈구(mononuclear leukocyte, MNL)라 부른다. 그리고 세포질에는 일반적으로 과립이 존재하지 않기 때문에 세포질 기준으로는 비과립구(agranulocyte)로 불린다. 다능줄기(조혈모)세포에서 림프계줄기세포(lymphoid stem cell)로 분화된 림프구계는 성숙 과정이 골수계(myeloid)와 다르며 성숙하면서 세포질 내에 과립이 없거나 존재하더라도 라이트염색 관찰에서 과립구들처럼 다양한 색상으로 나타나지는 않는다.[1]

14.1 단핵구

Monocytic

1 단핵구 성숙

Monocyte Maturation

다능줄기세포(pluripotential stem cell) → 골수계줄기세포(myeloid stem cell) → 과립구, 적혈구, 대식세포, 거대핵세포-집락형성단위(CFU-GEMM) → 과립구, 대식세포-집락형성단위(CFU-GM) → 대식세포-집락형성단위(CFU-M) → 단핵모구(monoblast) → 전단핵구(promonocyte) → 단핵구(monocyte)로 성숙한다.[2]

1) 단핵모구 *Monoblast*

크기는 12~16 μm 정도이며 세포질은 라이트염색에서 청회색(gray-blue)으로 염기성을 나타낸다. 일반적으로 과립은 존재하지 않는다. 때로는 세포질에 공포(vacuole)도 관찰된다. 핵은 둥글거나 난원형이고 일정하지는 않으나 대부분 접힌(folding) 듯이 보이고, 핵막이 분명하다. 핵소체는 1~2개 나타나고 핵과 세포질의 비가 4:1 정도이다[그림 14-1]. 골수흡인 도말표본 관찰에서 골수모구와 구별이 쉽지 않으나 단핵모구는 핵이 함몰되어 있는 경우가 많다.[3]

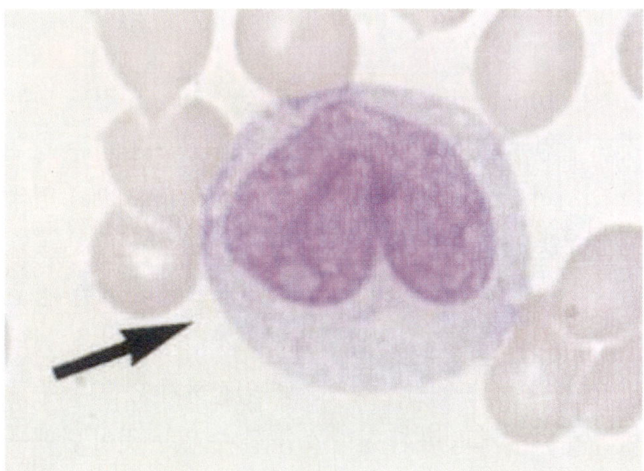

그림 14-1 **단핵모구**(Monoblast). 골수, 라이트염색, 1,000X

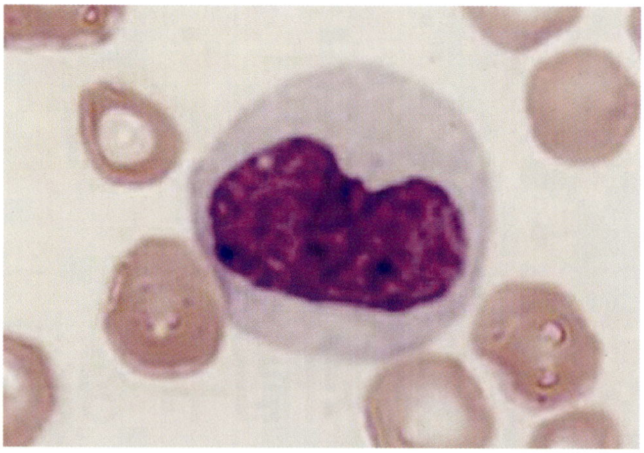

그림 14-2 전단핵구(Promonocyte). 골수, 라이트염색, 1,000X

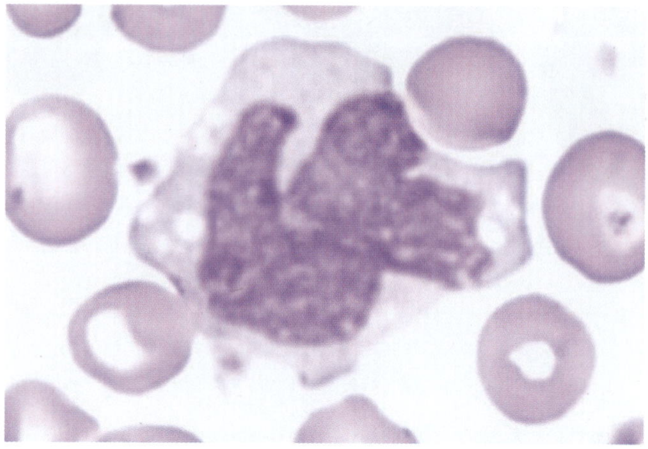

그림 14-3 단핵구(Monocyte). 말초혈액, 라이트염색, 1,000X

2) 전단핵구 *Promonocyte*

크기는 11~13 μm 정도이고 세포질은 옅은 청회색이며, 전자현미경 관찰에서 비특이에스테라제(non specific esterase, NSE), 용해소체효소, 과산화효소, 용해효소 등이 들어있는 라일락-호아주르(lilac-azurophilic) 과립을 포함하는 경우가 있다. 핵은 콩팥(kidney) 모양이거나 크게 분엽되는 듯하게 보인다. 핵의 염색질은 섬세하고(fine) 종종 연한 자주색으로 실가닥(thread) 같은 모양을 보이기도 한다. 핵소체는 없거나 보이더라도 희미하게 1~2개 보이며 핵과 세포질의 비가 2~2.5:1 정도이다[그림 14-2].[1,4] 단핵모구와 전단핵구는 정상적으로 말초혈액에 출현하지 않는다.

3) 단핵구 *Monocyte*

크기는 10~11 μm 정도이고, 큰 것은 30 μm 정도 되는 것도 발견된다. 세포질에는 아주르과립을 포함하는 경우가 있어서 골수세포과산화효소(myeloperoxidase) 염색에서 보통 양성반응을 나타내지만 호중구에 비해서는 약하다. 세포질의 염색성은 옅은 청회색으로 보이는 경우가 많고, 핵과 세포질에서는 공포가 자주 관찰된다. 핵의 모양이 원형 내지는 부정형으로 일정하지 않으나 주로 한쪽에 위치하고, 특히 접힌 것을 볼 수 있는 것이 단핵구의 특징 중의 하나이다. 핵염색질은 림프구에 비하여 좀 더 응축되어 있고 핵과 세포질의 비율은 보통 1:1이다[그림 14-3].

말초혈액 도말표본 라이트염색 후 광학현미경 관찰에서는 큰림프구(large lymphocyte)나 비정형림프구(atypical lymphocyte) 또는 반응림프구(reactive lymphocyte)와 형태학적 구별에 유의하여야 한다. 일반적으로 단핵구는 림프구에 비해 세포질에 공포를 형성하고, 세포 모양이나 핵의 모양이 불규칙하며, 핵은 주로 함몰되어 마치 콩팥이나 말발굽 모양을 하기도 하며, 한쪽으로 치우쳐(편재) 있고 핵표면도 림프구보다 거칠어서 표면 요철의 윤곽이 뚜렷하게 보인다.

일반적으로 정상 성인의 순환 말초혈액 중에서 그 크기가 가장 큰 세포는 단핵구이다. 하지만 흐름세포측정(flow cytometry)을 이용해 용적을 측정하면 중성구보다 작다. 단핵구는 비특이에스테라제(non specific esterase)염색에 양성이지만 불화나트륨(NaF)을 첨가하면 효소활성이 저해(억제)된다. CD14, CD11, CD64, CD36에 양성이다.

2 단핵구 생성과 순환
Monocyte Production & Circulation

단핵구는 다능모세포(조혈모세포) → 골수계줄기세포 → CFU-GEMM으로 분화 후 과립구/단핵구 선조세포(progenitor cell)인 CFU-GM 그리고 CFU-M 과정을 거쳐 성숙한다([그림 3-1] 참고). CFU-GEMM, CFU-

GM 및 CFU-M은 각각 GM-CSF나 M-CSF 그리고 IL-3의 자극에 의해 분열을 반복하여 단핵구의 가장 미숙한 세포인 단핵모구가 되고 더욱 분열하여 전단핵구, 단핵구의 순으로 성숙한다.[1,2]

말초혈액 내 단핵구 수는 평균 3×10^7/체중 kg 정도 되고 골수 내에서는 단핵모구와 전단핵구 풀만 존재하고 성숙한 단핵구 풀은 존재하지 않으며, 전단핵구는 두 번의 분열 결과 4개의 단핵구를 생산한다.[3,5] 골수 내에 존재하는 단핵구계 세포는 중성구계 세포에 비하여 1/50 정도 분포하고 있다. 전단핵구는 골수 내에서 24시간 후에 단핵구로 성숙하면 말초혈관으로 이동하여 3일 정도 순환하다 조직으로 이동한다.[6] 운동성이 있는 단핵구는 조직으로 이동하여 대식세포(macrophage)로 분화되어 고유의 기능을 수행한다[그림 14-4]. 대식세포는 40~50 μm로 크며 존재하는 기관은 간, 폐, 가슴막공간(pleura cavity), 골수, 가슴샘, 지라, 뇌 및 신장 등이며 근육이나 심장에는 비교적 적은 수의 대식세포가 존재한다. 대식세포는 존재하는 장기나 조직에 따라 이름이 다른데 예를 들면 간에 있을 때는 쿠퍼세포(Kuffer cell) 그리고

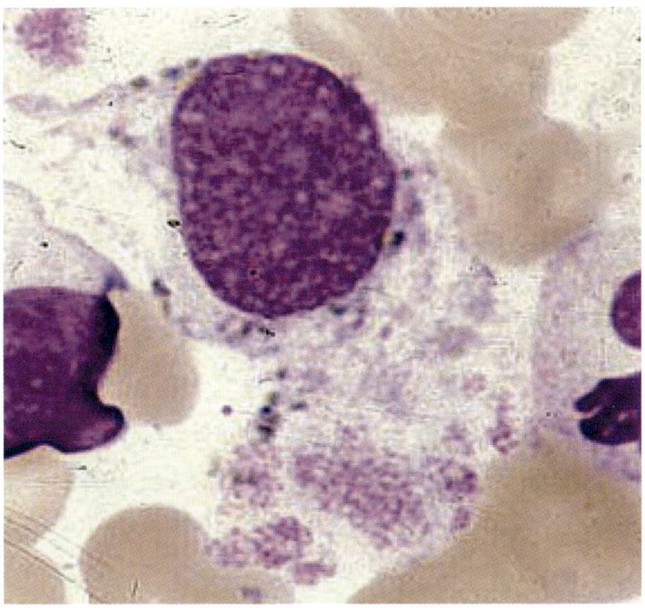

그림 14-4 대식세포(Macrophage). 골수, 라이트염색, 1,000X

폐에 존재할 때는 허파꽈리대식세포(alveolar macrophage) 등으로 부른다. 조직에서 대식세포의 수명은 일정하지 않으나 쿠퍼세포의 경우 21일로 조직 내 중성구보다 더 길다.[6]

3 단핵구와 대식세포 기능

Monocyte & Macrophage Function

단핵구는 혈관 내보다는 혈관 외로 나와 내피세포계(endothelial system)에서 대식세포로 분화 후 고유의 기능을 수행한다. 대식세포는 산화질소를 생산하여 바이러스, 세균, 곰팡이, 기생충 그리고 종양세포 등에 독성을 발휘한다.[3] 염증부위에 도달한 단핵구는 과립 내에 세린단백분해효소(serine protease)인 카텝신G(cathepsin G)와 엘라스타제(elastase)와 같은 효소가 있어서 세균들을 탐식하고 탐식 후 죽은 세균은 세포질 내에 있는 용해소체(lysozyme)에 의해서 소화된다. 림프절에 존재하는 대식세포(가지세포, dendritic cell)는 이물질을 항원으로 인식하고 정보를 림프구에 전달하는 항원제시세포(antigen presentation cell, APC)의 기능으로 면역반응을 유도한다.[7] 단핵구는 세균 및 암세포의 성장을 억제하거나 사멸시키고, 혈관생성 자극 및 상처치유의 기능이 있다. 단핵구는 조직으로 이동하여 대식세포가 되고 간, 골수, 지라, 림프절, 폐 등의 혈액이나 림프액이 흘러가는 장기에 있는 대식세포는 감염이나 손상된 조직 부위의 죽은 세포를 제거하거나 수명을 다한 노화 적혈구를 파괴하여 노출된 철분을 조혈을 위해 유지하며 효소, 성장인자, 응고인자 등의 단백질을 합성한다.[8]

14.2 림프구

Lymphocytic

1 림프구 성숙

Lymphocyte Maturation

다능줄기세포(pluripotential stem cell) → 림프계줄기세포(lymphoid stem cell)를 거쳐 가장 미숙한 세포가

림프모구(lymphoblast)이며 전림프구(prolymphocyte) 단계를 거쳐 림프구(lymphocyte)로 성숙한다. 정상적으로 림프모구와 전림프구는 말초혈액에 출현하지 않으며 림프구로 성숙해야 말초로 이동한다.

1) 림프모구, 림프모세포 *Lymphoblast*

크기는 10~20 μm 정도이고 세포질은 짙은 청색(deep blue)이며 가끔 핵 주위가 밝게(pale) 보인다. 정상적인 림프모구는 핵이 세포의 대부분을 차지하여 핵과 세포질 비율이 7:1~4:1이며 핵염색질은 어두운 자주색(dark purple)으로 핵막을 따라 엉킨 듯이 보이는데 골수모구(myeloblast)와 구별점이지만 두 세포의 구별이 쉽지 않다. 핵소체는 1～2개가 뚜렷하게 나타난다.[9] 골수세포과산화효소염색에서 후기 골수모구는 약양성이지만 림프모구는 항상 음성이다[그림 14-5].

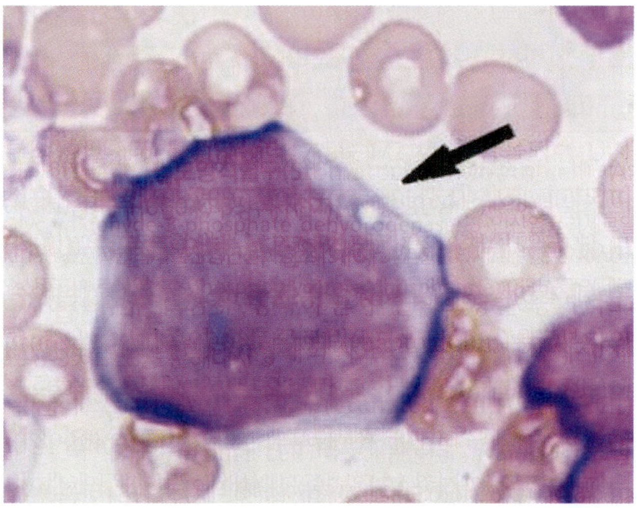

그림 14-5 **림프모구**(Lymphoblast). 골수, 라이트염색, 1,000X

2) 전림프구 *Prolymphocyte*

크기는 9~18 μm 정도 되고 세포질은 림프모구보다 염기성을 덜 띠고 있어서 약간 밝은 청색(light blue)으로 보이며 때때로 아주르친화과립(azurophil granule)이 관찰된다. 핵은 원형 또는 한쪽이 함몰된 듯하게 보이며 염색질은 조금 거칠어져서 림프모구보다 더 어두운 자주색을 보인다. 핵과 세포질의 비가 3~4:1 정도로 약간 작아진 형태다[그림 14-6].[1,9] 전림프구는 정상적으로 순환 말초혈액에 출현하지 않는다.

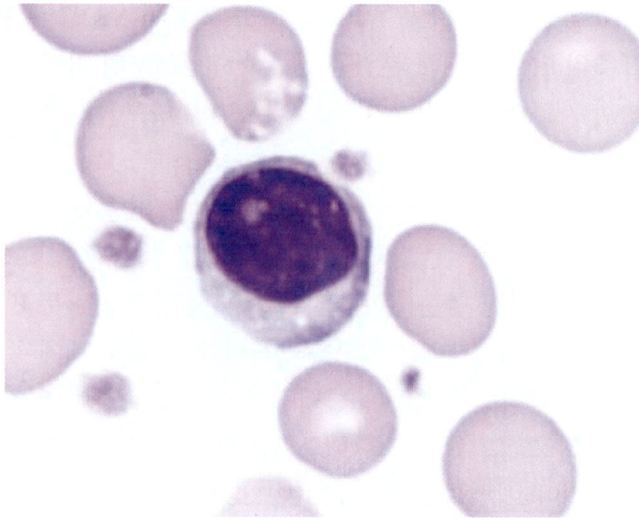

그림 14-6 전림프구(Prolymphocyte). 골수, 라이트염색, 1,000X

3) 림프구 *Lymphocyte*

크기는 7～18 μm로 다양하게 나타난다. 세포질은 엷은 청색으로 보이는데, 때로는 핵주위가 더 엷게 염색되기도 한다. 큰과립림프구(large granular lymphocyte, LGL)의 세포질에는 아주르친화과립이 나타난다. 핵은 원형이거나 난원형이며 핵염색질은 거칠고 결절상이다. 림프구는 골수세포과산화효소염색에서 음성이다. 림프구는 CD19, CD20, CD22를 발현한다.

림프구는 크기에 따라 큰림프구(large lymphocyte)와 중간 크기의 림프구(lymphocyte) 그리고 작은림프구(small lymphocyte) 구분한다[그림 14-7 A, B, C]. 큰림프구(large lymphocyte)는 11~16 μm로 세포질의 비율이 증가하고, 핵은 중심성 내지 편재성이며 아주르친화과립을 많이 볼 수 있는데 큰과립림프구이거나 감염단핵구증(infectious mononucleosis)에서 볼 수 있는 반응림프구(reactive lymphocyte)이고, 두 림프구는 비정

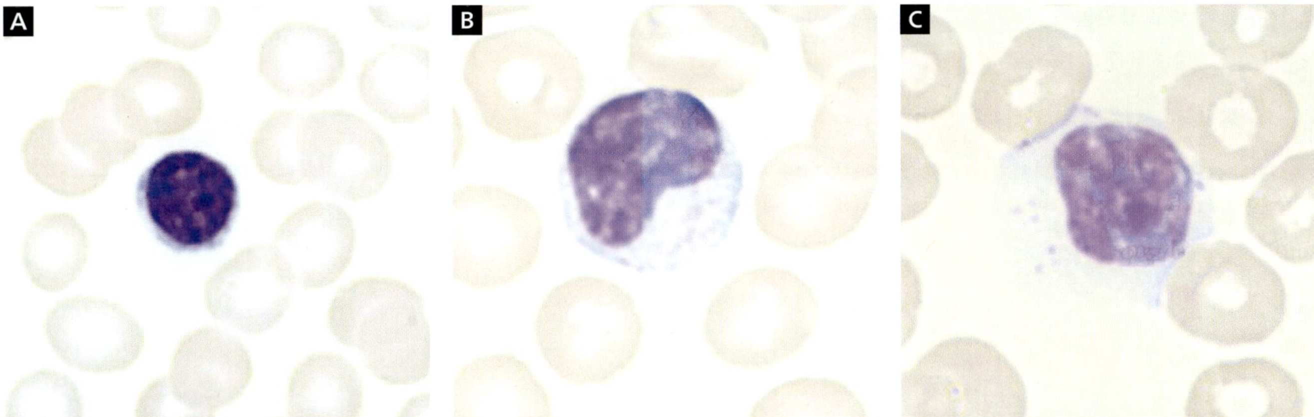

그림 14-7 A. 작은림프구(Small lymphocyte), B. 림프구(Lymphocyte), C. 큰림프구(Large lymphocyte). 말초혈액, 라이트염색, 1,000X (A는 400X)

형림프구(atypical lymphocyte)로 부른다. 작은림프구(small lymphocyte)는 7~10 μm이며 핵이 대부분으로 세포질의 비율이 적다. 작은림프구의 핵 크기는 라이트염색한 말초혈액 도말표본 현미경 관찰 때 적혈구 크기 평가에 유용하다. 정상크기 적혈구는 작은림프구의 핵 크기와 비슷하며 작은림프구의 핵보다 작으면 작은적혈구(microcyte)이고 작은림프구의 핵보다 크면 큰적혈구(macrocyte)로 평가한다.[10]

2 림프구의 분화와 증식

Lymphocyte Differentiation & Multiplication

림프구는 T-세포(T-lymphocyte, T-cell)와 B-세포(B-lymphocyte, B-cell) 그리고 자연살해세포(natural killer cell, NK-cell)로 나눈다. 림프구는 골수 조혈모세포에서 림프계줄기세포(lymphoid stem cell)로 분화하여 림프모구–전림프구–림프구로 성숙하여 말초혈액으로 이동하는데 이 과정에서 T-세포는 가슴샘(흉선, thymus)에서 성숙하고 B-세포는 골수에서 성숙한다.[10] 골수에서 기원한 NK-세포는 T-세포나 B-세포 항원표지자는 발현하지 않고 CD16 또는 CD56을 발현한다. 가슴샘에서 성숙한 T-세포는 이차림프기관으로 이동하여 혈액과 림프절을 순환하다 되돌아오는 재순환을 한다.[11]

일반적으로 성인의 경우 말초혈액 순환 림프구는 T-세포가 60~70%, B-세포 10~20%, NK-세포가 10~15% 정도이다.[11] 하지만 말초혈액 도말표본 라이트염색 후 현미경 관찰에서는 3종류의 림프구 구별은 불가능하다.

1) T-림프구 분화와 증식

T-림프구로 운명이 결정된 pre T-cell에는 많은 종류의 CD (cluster of differentiation)가 발현한다[표 14-1]. 성숙T-세포(CD3+)는 도움T-세포(helper-T-cell, T_H, CD4+)와 세포독성T-세포(cytotoxic T-cell; CTL, CD8+)로 구분된다. 정상 말초혈액에는 CD4+T-세포가 45%이고 CD8+T-세포는 28% 정도로 비율로는 1.6~2:1 이지만 후천성면역결핍증(AIDS) 환자의 경우에는 CD4 세포가 감소한다.[11]

2) B-림프구 분화와 증식

B-림프구로 분화되는 초기에는 pro B-세포는 표면에 5종류의 세포표면표지자(CD marker)가 발현한다[표 14-2]. 세포질 내에는 면역글로불린이 출현한다. 그렇게 되면 세포표면에 Ig M이 존재하는 미성숙 B-세포로 분화한다. 미성숙 B-세포(immature B-cell)는 림프기관으로 이동 후 CD19와 CD20 양성인 성숙B-세포가 된 후 면역모세포(immunoblast)와 림프형질모양세포(lymphoplasmoid cell)를 거쳐 형질세포(plasma cell)가 된다. 항

표 14-1 T-세포 표면항원

성상	T-세포			
	전 T-세포	가슴샘세포	말초혈액 내 T-세포	
			도움 T	억제 T
CD2	−/+	+	+	+
CD4	−	+	+	−
CD7	+	+	−	−
CD8	−	+	−	+
PHA 반응성	−	−	+	+
TdT	+	+	−	−

* PHA: phytohemagglutinin; 피토혈구응집원
* TdT: terminal deoxynucleotidyl transferase; 종말데옥시누클레오티딜전달효소

표 14-2 B-세포 표면항원

구분	세포군	세포표지자
골수	림프계 선조세포	CD34, MHC II
	선조B-세포 MHC II	CD34, CD19, CD10, CD38, CD24
	전구B-세포 MHC II	CD34,1/2, CD19, CD10, CD24, CD20, Cμ
	미성숙 또는 중간B-세포, MHC II	CD19, CD10, CD20, CD24, CD21, CD22, SIgM
말초혈액	성숙B-세포 MHC II	CD19, CD20, CD21, CD22, CD24
	형질세포계 MHC II	CD19, CD20, SIgM
골수 림프절	형질세포 CIg	CD24, SIg±, PCA-1

* Cμ: 세포질 μ 사슬(cytoplsmic μ changes); SIg: 표면막면역글로불린(surface membrane immunoglobulin); CIg: 세포질면역글로불린(cytoplasmic immunologlobulin); MHC II (class II HLA antigens): 사람백혈구항원 II; CD: 세포표지자(cluster of differentiation)

원과 접촉한 성숙 B-림프구는 골수나 림프조직에서 형질세포로 분화하여 면역글로불린(항체)을 생성한다. 정상적인 말초혈액에 형질세포는 출현하지 않는다.[11]

3 림프구 기능
Lymphocyte Function

림프구는 후천면역의 중심세포다. 후천면역은 선천면역에 비하여 여러 항원과 반응하는 다양성(diversity) 및 특정한 항원과 반응하는 특이성(specificity) 그리고 접촉했던 동일한 항원에 신속하게 반응하는 면역기억(immunological memory)이 특징이다. 림프구의 수가 감소하거나 기능이 떨어지면 면역기능을 상실하여 각종 감염에 쉽게 노출된다. 림프구의 기능을 [표 14-3]에 정리하였다.

그 외 non T-림프구, non B-림프구(null cell)로 분류되는 살해세포(killer cell)와 자연살해세포(natural killer, NK cell; CD16+)가 있다. B-림프구는 면역글로불린을 생산하며 T-세포는 면양 적혈구(sheep RBC)에 대한 수용체를 가지고 있어서 면양 적혈구와 혼합하면 림프구에 면양 적혈구가 달라붙어 로제트(rosette)를 형성한다.

표 14-3 림프구의 기능

종류	주요 기능
B-림프구:	체액성면역반응(형질세포로 분화하여 면역글로불린 생성)
T-림프구:	세포성면역반응
도움T-림프구	B-세포로부터 형질세포로의 분화를 촉진
억제T-림프구	B-세포로부터 형질세포로의 분화를 억제
살해T-림프구	항체 존재하에 각종 세포를 상해
non B, non T-림프구:	각종 세포를 상해(항체가 필요)
K-세포	각종 세포를 상해(항체가 불필요)
NK-세포	

1) T-림프구

T-림프구는 세포성면역(cellular immunity)을 담당한다. T-림프구는 적합한 항원과 주조직적합복합체(major histocompatibility complex, MHC) 분자를 가진 항원제시세포(antigen presentation cell, APC)의 상호작용에 의하여 T-세포수용체(T-cell receptor, TCR)를 통하여 활성화되고, 분열을 반복하면서 기능을 수행한다.

T-림프구를 피토혈구응집원(phytohemagglutinin, PHA)과 같은 비특이적인 유사분열촉진제(mitogen)를 첨가하여 배양하면 T-림프구는 다시 미성숙 림프구(림프모구)로 변하는데 이를 림프구모구화(lymphocyte blast transformation)라고 한다.

T-림프구는 면역글로불린의 생산을 조절하는 기전도 있어서 B-림프구가 항원의 자극을 받으면 형질세포(plasma cell)로 분화하는 것을 도와주는 CD4+ 도움T-림프구(helper T-cell, T_H)와 T-림프구의 활성을 억제시키는 조절T-림프구(regulatory T-cell)도 있다. 조절T-림프구는 B-림프구의 활성을 직접 억제시키는 역할을 한다.

T-림프구는 CD4+와 CD 8+세포로 나눈다.

흔히 도움(조력)T-세포(T_H)로 알려진 CD4+세포는 T_H1, T_H2, T_{H17} 등의 하위세포가 있는데 T_H1은 세포 내 감염 병원균에 대하여 면역반응을 매개하고 T_H2는 세포 외 기생충에 대하여 숙주를 보호하는 작용을 매개하며 T_H17은 세포 외 감염 세균이나 진균에 대한 면역반응을 담당한다.[12]

세포독성T-림프구(cytotoxic T-lymphocyte, CTL)로 알려진 CD8+ 효과세포(effective cell)는 세포질 내 분비 과립에 존재하고 세포독성이 있는 퍼포린(perforin)과 그랜자임(granzyme)을 분비하거나 세포자멸사(apoptosis)를 활성화시켜 표적세포(target cell)를 사멸(killing)시킨다.[13]

림포카인(lymphokine)은 항원의 자극을 받아 활성화된 림프구에서 분비된 물질로 일부는 B-림프구에서도 분비하지만 대부분 T-림프구가 분비한다.

중요한 림포카인은

① 대식세포활성화인자(macrophage를 활성화하여 세균 등의 이물질탐식을 촉진)
② 대식세포주화인자(macrophage를 염증부위로 주화시키는 인자)
③ 대식세포유주저지인자(macrophage를 염증부위에 고정함)
④ 림프독소(lymphotoxin; virus 감염세포, 이식세포, 종양세포 등의 이상세포를 상해)
⑤ 인터페론(interfero; virus나 종양세포를 상해)
⑥ GM-CSF(조혈자극인자의 일종으로 과립구와 단핵구의 생성을 자극)
⑦ 인터루킨(IL-1에서 13까지 있으며 림프구나 조혈모세포의 증식과 분화를 자극) 등이 있다.

무표지세포(Null cell)는 T-림프구나 B-림프구의 세

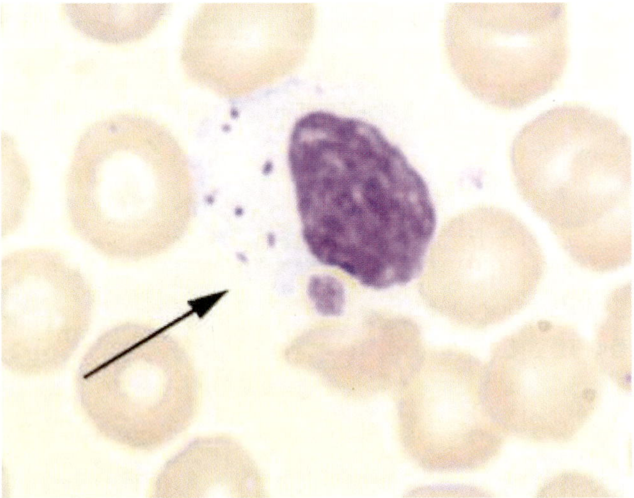

그림 14-8 **큰과립림프구**(Large granular lymphocyte, LGL). 말초혈액, 라이트염색, 1,000X

포표면항원을 발현하지 않는 세포로 살해세포(killer cell)와 자연살해세포(NK cell)가 있다. 선천면역(innate immunity)에 관여하는 자연살해세포는 CD16과 CD56을 표현하고 TCR, CD3, CD4는 표현하지 않는 세포이며, MHC에 제한 없이 바이러스 감염세포나 이식세포 및 종양세포 등의 다양한 표적세포에 대해 비특이적 세포독성 작용을 가지고 있다.[11] 말초혈액 림프구 중 큰과립림프구(large granular lymphocyte, LGL)가 여기에 속한다[그림 14-8].

2) B-림프구

항체 형성에 중요한 B-림프구는 체액성면역(humoral immunity) 기능이 있고 T-세포에 항원을 제시하며 CD4 세포 활성에 필요한 세포로 T-세포 및 항원제시세포(APC cell)의 기능을 조절하는 사이토카인(cytokine)을 생산한다.[3] B-림프구는 세포표면에 항원을 수용하는 수용체를 갖고 있는데 수용체와 결합된 항원이 세포 내로 들어가고 그중 일부는 펩티드(peptide)로 분해된 후 주조직적합복합체 II (major histocompatibility complex II, MHC II) 분자와 결합한다. 항원과 MHC-II 분자 복합체는 항원을 제시하여 항원 특이적인 T-림프구를 활성화한다. B-림프구는 항체매개면역에 의해 세균을 옵소닌화(opsonization)하거나 독소 및 바이러스를 중화시켜 감염으로부터 숙주를 보호하고, 보체를 활성화한다.

B-림프구 표면의 항원과 MHC-II 분자 복합체와 반응한 T-림프구는 B-림프구를 활성화시켜 성장과 분화를 촉진시키는 능력을 갖게 된다. 이 과정에서 T-림프구가 생산하는 림포카인들 중에서 B-림프구에 작용하는 것으로 알려진 인터루킨-1(IL-1), 인터루킨-2(IL-2), 인터루킨-4(IL-4), 인터루킨-5(IL-5), 인터루킨-6(IL-6) 및 인터페론γ (IFN γ) 등이 B-림프구의 분화와 분열에 관여해서 골수나 림프절에서 B-세포가 형질세포(plasma cell)로 분화하여 항체를 생산한다. B-세포는 CD19, CD20, CD22 등을 발현하는데 CD19는 형질세포를 포함하여 모든 단계의 B-세포에서 발현하므로 범B-세포 표면항원이라고 할 수 있다.[11]

14.3 형질세포
Plasma Cell

1 형질세포의 성숙
Plasma Cell Maturation

1) 형질모세포 *Plasmoblast*

B-림프구로부터 분화하였고, 크기는 14~24 μm 정도이며 비교적 세포질이 풍부하고 짙은 청색이 얼룩덜룩하게 보이기도 한다. 핵은 중심성이거나 한쪽으로 치우쳐(편재성)있고 염색질은 거친 그물구조로 자주색이다. 핵소체는 1~3개 정도 출현하며 핵과 세포질의 비는 1:1~2:1 정도다[그림 14-9].

2) 전형질세포 *Proplasma Cell*

크기는 14~22 μm 정도, 세포질은 형질모세포보다 더 풍부하다. 핵은 한쪽으로 치우친 편재성이고 핵 쪽의 세포막이 더욱 짙은 청색을 나타내며 치우친 반대쪽 핵 주위에 밝은 부위(hof)가 나타난다. 염색질은 더욱 거칠어진

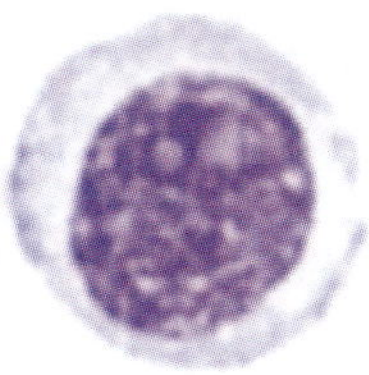

그림 14-9 **형질모세포**(Plasmoblast). 골수, 라이트염색, 1,000X

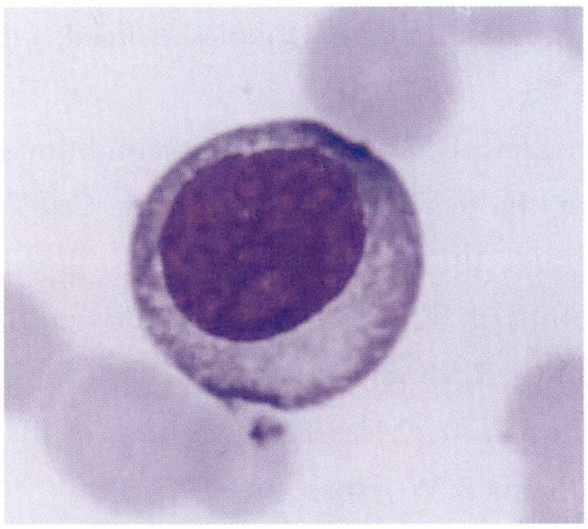

그림 14-10 **전형질세포**(Proplasma cell). 골수, 라이트염색, 1,000X

모양이고 핵이 차지하는 비율이 감소한다. 핵소체는 1~3개 정도 출현하지만 불분명하다[그림 14-10].

3) 형질세포 *Plasma Cell*

크기는 9~20 μm 정도이고 비교적 풍부한 세포질은 옅은 청색(pale blue)으로 염색된다. 치우친 핵 반대쪽 주위에 핵주변밝은부위(핵주명, hof)가 명확하다. 세포질에는 과립이 없으며 염색질은 퍼진염색질(euchromatin)과 뭉친염색질(condensed chromatin)이 분명하게 나타난다. 핵은 거친 편으로 습윤표본 제작 후 관찰에서 차바퀴(cart wheel) 모양을 볼 수 있다.[14] 공포가 보이는 경

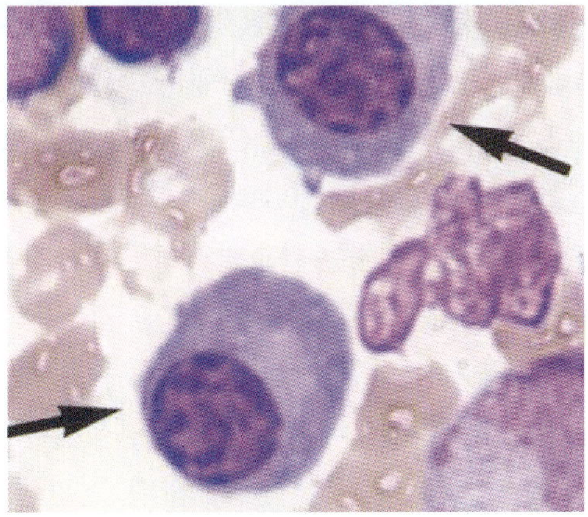

그림 14-11 **형질세포**(Plasma cell). 골수, 라이트염색, 1,000X

우가 많으며 핵이 편재성일 때가 많다. 핵과 세포질의 비가 1:2 이상 되고 핵소체는 나타나지 않는다. 형질세포는 B-림프구로부터 분화한 것이라 림프구계에 속하지만 CD19와 CD20은 발현하지 않고 CD38과 CD138을 발현한다[그림 14-11].[11,14]

정상적인 순환혈액에 형질세포는 존재하지 않으며, 말초혈액이나 골수에 형질세포가 출현하면 고감마글로불린혈증(hypergammaglobulinemia), 다발골수종(multiple myeloma) 또는 형질세포백혈병(plasma cell leukemia) 등과 관련이 있다[그림 14-12].[14]

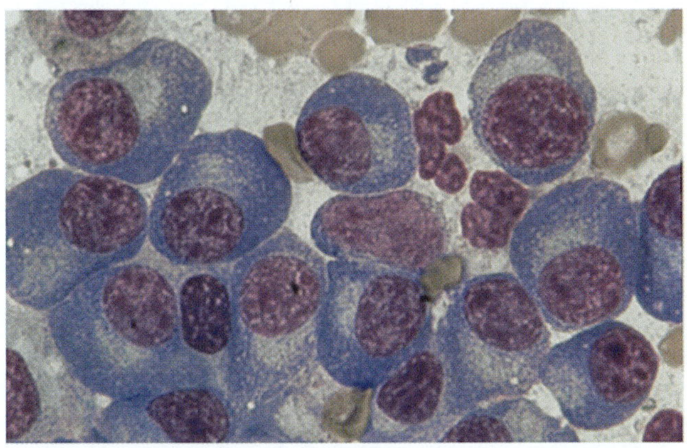

그림 14-12 **형질세포**(Plasma cell). 골수, 라이트염색, 1,000X, 다발골수종(multiple myeloma)

핵심

- 비과립백혈구는 단핵구와 림프구다.
- 단핵구는 CFU-GEMM → CFU-GM → CFU-M으로 분화 후 단핵모구–전단핵구–단핵구로 성숙하고 단핵모구나 전단핵구는 말초혈액에 출현하지 않는다.
- 단핵구는 정상순환 말초혈액 세포 중 가장 크고 항원 제시세포의 기능이 있다.
- 단핵구는 비특이에스테라제 염색에 양성이다.
- 단핵구는 암세포의 성장 억제나 사멸, 혈관생성 자극 및 상처치유 기능이 있다.
- 활동성폐결핵 환자는 단핵구가 증가한다.
- 단핵구가 조직으로 이동하면 대식세포이며, 간에 있는 대식세포를 쿠퍼세포라고 한다.
- 림프구는 다능모세포에서 림프계줄기세포로 분화 후 림프모구–전림프구–림프구로 성숙한다.
- 림프구는 B-림프구, T-림프구, NK-세포가 있다.
- B-림프구는 골수에서, T-림프구는 가슴샘에서 성숙한다.
- B-림프구는 체액성 면역반응, T-림프구는 세포성 면역반응을 한다.
- B-림프구는 CD19, CD20, CD22를 발현하고 CD19는 범B-세포 표지자이다.
- B-림프구는 항원자극이 있으면 형질세포로 분화하여 항체를 생산한다.
- T-림프구는 CD4+(협력T-세포)와 CD8+(세포독성 T-세포) 세포가 중요하다.
- T-림프구는 면양 적혈구와 혼합하고 배양하면 로제트가 형성되고, PHA를 첨가하면 모구화가 가능하다.
- NK-세포는 CD16, CD56을 발현하고 B-세포와 T-세포 표지자는 발현하지 않으며, 다양한 세포에 비특이적 세포독성을 갖는다.
- 형질세포는 B-림프구에서 기원하였으며 CD38과 CD138을 발현한다.
- 형질세포는 정상 순환혈액에서는 발견되지 않는다.
- 형질세포는 고감마글로불린혈증인 다발골수종에서 관찰된다.

참고문헌

1. 권현영 외, *임상병리혈액학. (제3판),* 범문에듀케이션, 2020, pp. 100-102.
2. Shirlyn B. McKenzie, *Clinical Laboratory Hematology.* New Jersey, Pearson Education, 2004, pp. 102-105.
3. Elaine M. Keohane, et al., *RODAK'S Hematology. (5th ed.),* ELSEVIER, 2016, pp. 159-161.
4. Nichols, B. A., Bainton, D. F., & Farquhar, M. G., Differentiation of monocytes. Origin, nature, and fate of their azurophil granules. *J Cell Biol, 50(2),* 1971. 498-515.
5. Meuret, G., Bammert, J., & Hoffmann, G., Kinetics of human monocytopoiesis. *Blood, 44(6),* 1974, 801-816.
6. Whitelaw, D. M., Observations on human monocyte kinetics after pulse labeling. *Cell Tissue Kinet, 5(4),* 1972, 311-317.
7. Weinberg, T. B., *Mononucler phagocytosis.* In; Lee, G. R., Foerrest, J., Lukens, J. et al., *Wintrobe's Clinical Hematology. 10th ed.,* Baltimore, Williams & Wilkins, 1999, 377-414.
8. Nathan, C. F., Secretory products of macrophages. *J Clin lnvest, 79(2),* 1987, 319-326.
9. 박상묵 외, *임상혈액학 아틀라스. (4th ed.),* 범문에듀케이션, 2014, 85-92.
10. Haynes, B. F., The human thymic microenvironment *Adv lmmunol, 36,* 1984, 87-142.
11. 대한혈액학회, *혈액학. (제3판),* 범문에듀케이션, 2018, pp. 170-175.
12. Zhu, J., Pual, W. E., CD4 T cells; fates, functions and faults, *Blood, 112(5),* 2008, 1557-1569.
13. Rufer, N., Zippelius, A., Batard, P., et nal., Ex vivo characterization of human CD8+ T subsets with distinct replicative history and effector functions. *Blood, 102(5),* 2008, 503-510.
14. Shirlyn B. McKenzie, *Clinical Laboratory Hematology.* New Jersey, Pearson Education, 2004, pp. 113.

15

백혈구 비정상

Abnormal Leukocyte

15.1 독성과립

Toxic Granule

일반적으로 분엽중성구의 세포질 과립은 뚜렷하게 관찰되지 않으나, 중성구, 밴드중성구, 중성후골수구의 1차과립에 산성 점액물질이 증가하여 나타나는 독성과립은 세포질에 거친(coarse) 흑청색(blue black) 또는 진한 자주색(dark purple) 과립이 정상적인 중성구의 2차과립보다 크고 진하게 나타난다. 폐렴(pneumonia)이나 패혈증(sepsis) 등의 중증 감염이나 화학물질 중독(chemical agent poisoning) 및 과립구-집락자극인자(G-CSF)를 투여했을 경우 나타난다. 유전이상으로 나타나는 알더-레일리(Alder-Reilly)과립이나 체디악-히가시증후군(Chediak-Higashi syndrome)에서 나타나는 과립과 구별해야 한다[그림 15-1].[1]

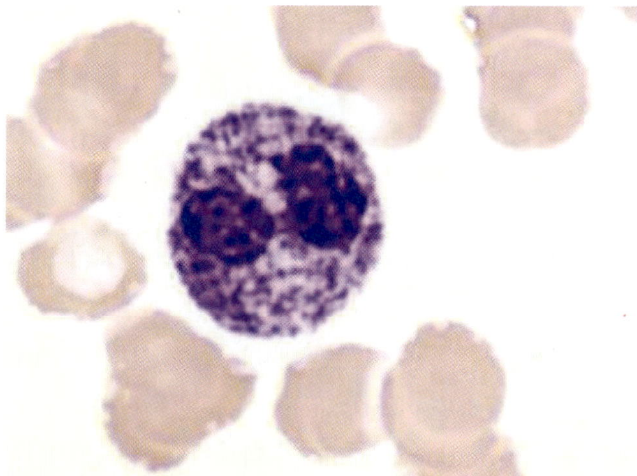

그림 15-1 독성과립(Toxic granule). 말초혈액, 라이트염색, 1,000X

15.2 될소체

Döhle Body, Amato Body

r-RNA 성분으로 분엽중성구나 밴드중성구 세포질에 청색으로 직경 1-5 μm 정도의 불규칙한 봉입체가 1~2개 출현한다. 전자현미경 관찰에서 거친세포질그물이 응집한 상태이며, 거친세포질그물의 무리리보소체(polyribosome)는 라이트염색에서 염기성색소와 결합하여 청색으로 보인다. RNA를 포함하고 있는 무리리보솜은 정상적인 성숙 과정에서는 단백질합성이 끝나면 세포질에서 소실되는데, 성숙 과정에 기능상실이 일어나면 세포질에 남게 된다. 폐렴(pneumonia), 성홍열(scarlet fever), 디프테리아(diphtheria)와 같은 중증의 감염에서 나타나는데 치료 후에는 없어진다. 그 외 악성종양이나 화학요법치료(chemotherapy) 중인 환자에서도 많이 발

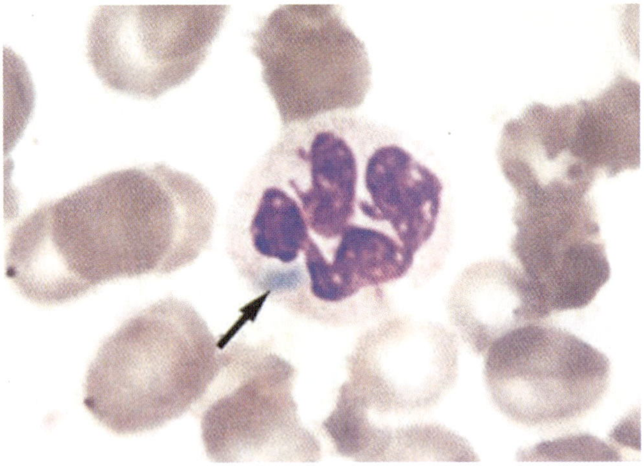

그림 15-2 **될소체**(Döhle body). 말초혈액, 라이트염색, 1,000X

견된다[그림 15-2].[2]

15.3 메이-헤글린 이상
May-Hegglin Anomaly

과립구와 단핵구의 세포질 안에 푸른색의 될소체와 비슷하게(될소체보다는 길쭉하게) 나타난다. 과산화효소와 PAS 염색에서 음성이고 RNA와 리보솜 성분이다. 말초혈액에 거대혈소판(giant platelet)이 동반 출현하며 혈소판수감소(thrombocytopenia)가 나타난다. 상염색체 우성 유전질환에서 자주 발견된다[그림 15-3]. 혈소판 수명이 3일 정도로 단축되며 혈병수축시간(clot retraction time)이 불량하고 모세혈관저항시험에서 양성을 보인다.[3]

15.4 아우어 소체
Auer Body, Auer Rod

골수모구(myeloblast)나 전골수구(promyelocyte) 또는 단핵모구(monoblast)의 세포질에 적색 바늘 모양으로 관찰된다[그림 15-4A]. 이 봉입체는 급성골수세포백혈병(acute myeloid leukemia, AML) 환자의 세포에서 관찰된다. 특히 전골수구 세포질에 다수(5개 이상)의 아우어 소체가 다발로 나타나면 이것을 파곳세포(Faggot cell)라고 한다[그림 15-4B]. 파곳세포의 출현은 급성골수세포백혈병 프랑스-미국-영국(FAB) 분류 중 급성 전골수구백혈병(acute promyelocytic leukemia, AML FAB M3) 진단의 중요한 단서이다.

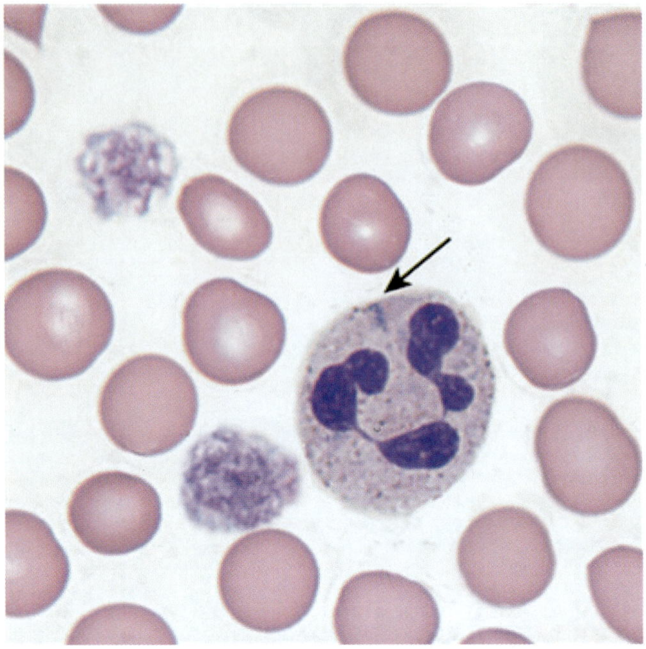

그림 15-3 **메이-헤글린 이상**(May-Hegglin anomaly). 말초혈액, 라이트염색, 1,000X, 왼쪽에 2개의 거대혈소판

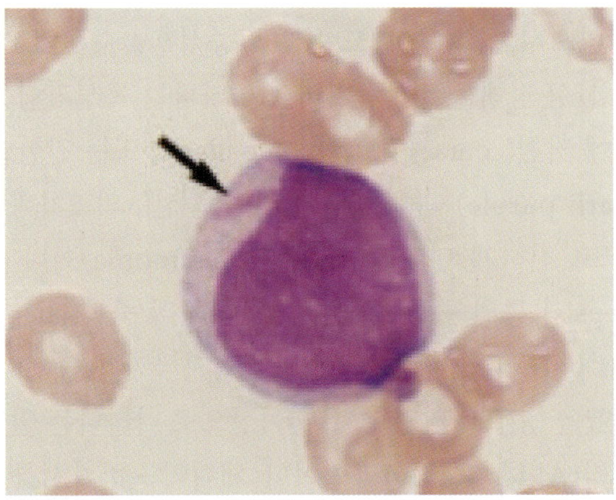

그림 15-4A **아우어 소체**(Auer body). 골수, 라이트염색, 1,000X

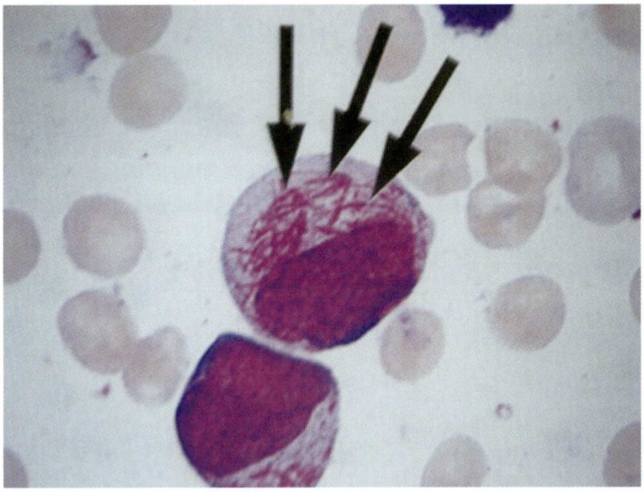

그림 15-4B 파곳세포(Faggot cell). 골수, 라이트염색, 1,000X

아우어 소체는 골수세포과산화효소(myeloperoxidase, MPO) 염색과 naphthol AS-D chloroacetate esterase를 기질로 사용한 특이에스테르분해효소(specificesterase, SE) 염색 그리고 산성인산분해효소(acid phosphatase, ACP)염색에서 양성 반응을 나타낸다.[3]

15.5 알더-레일리 이상

Alder-Reilly Anomaly

상염색체 우성(autosomal dominant) 질환이며 점액다당류분해효소(mucopolysaccharidase) 결핍으로 대사 과정의 문제로 인하여 분엽핵백혈구의 세포질 안에 부분 분해된 단백질과 탄수화물이 침착되어 나타나는 연한 자주색, 혹은 진한 아주르과립(azurophilic granule)이다. 중성구 외의 과립구와 단핵구, 림프구에서도 발견되며 골수세포과산화효소염색은 음성이고 피에이에스(periodic acid-Schiff, PAS)염색에는 양성 반응을 나타낸다. 유전성점액다당류축적으로 인한 헐러-헌터증후군(Hunter-Hurler syndrome) 환자의 백혈구에서 볼 수 있다[그림 15-5].[3]

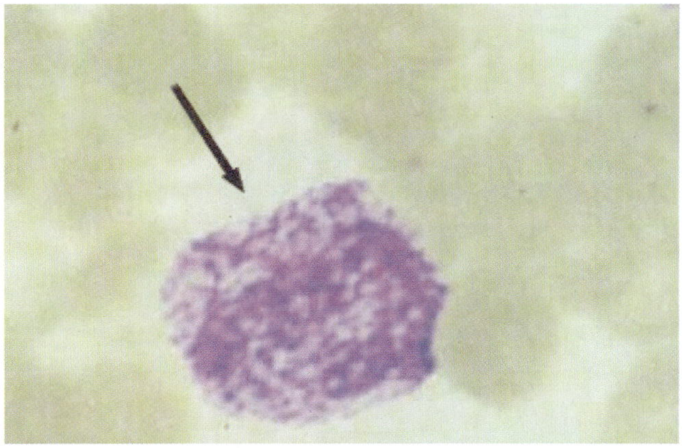

그림 15-5 알더-레일리 이상(Alder-reilly anomaly). 말초혈액, 라이트염색, 1,000X

15.6 체디악-히가시-스타인브링크 이상

Chediak-Higashi-Steinbrink Anomaly

과립구의 세포질에 회색(gray), 녹색(green), 오렌지(orange)색의 다양한 용해소체소포(lysosomal vesicle) 과립을 갖고 출현하는데 림프구나 단핵구에서도 비슷한 과립이 관찰되기도 한다. 눈피부백색증(oculocutaneous albinism)을 동반하는 상염색체 열성 유전질환에서 관찰되고 증세는 어릴 때 나타난다. 혈액학 검사 결과 빈혈(anemia)과 중성구감소(neutropenia) 및 혈소판감소(thrombocytopenia)가 나타난다. 중성구의 기능적 결함 때문에 감염에 대한 감수성이 증가하여 쉽게 감염증을 일으키며 출혈성 경향이 있다. 중성구는 골수세포과산화효소 염색, PAS 염색 및 산성인산분해효소 염색에서 양성 반응을 나타낸다[그림 15-6].

15.7 성염색체

Sex Chromatin, Barr Body

성염색체는 정상 여자의 분엽핵 중성구에서 1~5% 정도 관찰되고, 조산(premature birth) 여아의 경우에는 과립구의 10% 정도를 차지한다. 정상 남자에서는 발견할 수

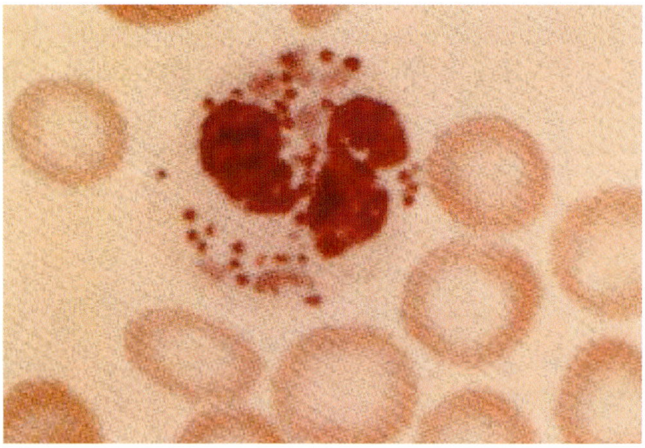

그림 15-6 체디악-히가시-스타인브링그 이상(Chediak-higashi-Steinbrink anomaly). 말초혈액, 라이트염색, 1,000X

없으나 X염색체가 하나 더 있는 XXY 성염색체 질환인 클라인펠터증후군(Klinefelter's syndrome) 환자에서는 발견된다. 분엽된 핵의 한쪽 끝에 붙어 있는 핵 부속물로 그 모습이 북채 같다고 하여 북채돌기(drum stick)라고 하며 엄마의 XX 염색체 중 1개가 불활성화 상태로 유전 결과 나타난다[그림 15-7].

- 성염색체(sex chromatin, Barr body): 불활성화X염색체 유전 결과이며 남자에게서 관찰되면 클라인펠터 증후군(47,XXY)

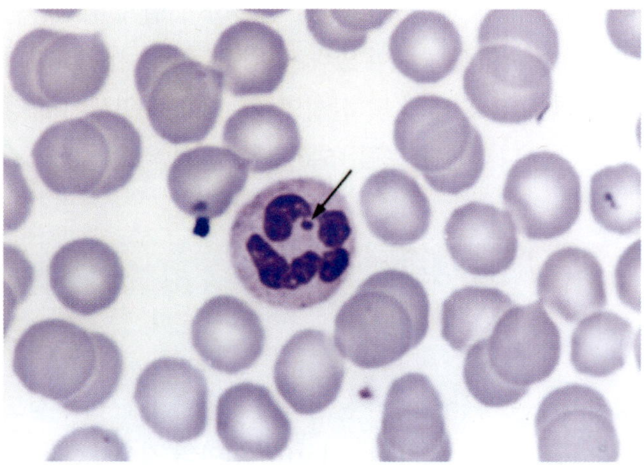

그림 15-7 성염색체, 북채돌기(Barr body, drum stick). 말초혈액, 라이트염색, 1,000X

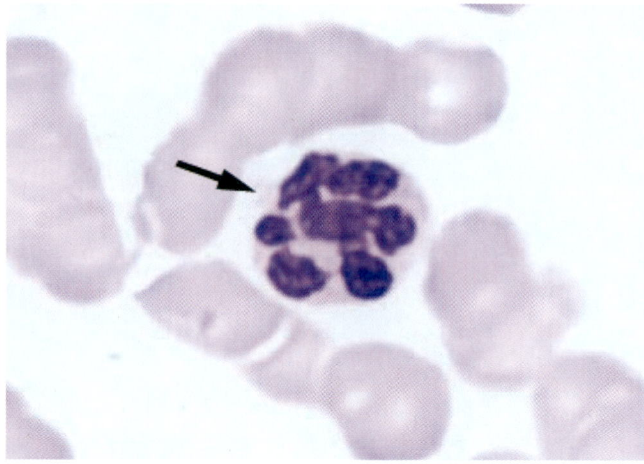

그림 15-8 과다분절(Hypersegmentation). 말초혈액, 라이트염색, 1,000X

15.8 과다분절

Hypersegmentation

정상적인 중성구 핵 분절은 2~5개인데 핵이 6개 이상으로 분엽된 것으로 비타민 B_{12}(cyanocobalamin) 또는 엽산(folate) 결핍에 의한 거대적혈모구빈혈(megaloblastic anemia)이나 악성빈혈(pernicious anemia) 환자의 말초혈액 도말표본에서 관찰된다. 세포질의 배수성은 세포가 분열하기 전에 2N에서 4N으로 정확히 배수로 되는데 4N이 된 골수구가 분열기구에 이상을 일으켜 핵과 세포질이 더 이상 분열하지 않고 4N 상태로 성숙하여 골수에서는 비정상적인 거대후골수구(giant metamyelocyte)가 되고 성숙과정을 거쳐 말초혈액에 과다분엽핵 백혈구가 출현한다. 따라서 세포 크기도 일반적으로 정상 백혈구보다 큰 것이 많이 관찰된다[그림 15-8].[4]

15.9 펠거-휴에트 이상

Pelger-Huët Anomaly

유전질환으로 라민B수용체(lamin B receptor) 돌연변이가 원인이다. 비정상백혈구 중 핵의 비정상으로 분엽핵 중성구의 핵이 분엽되지 않아 땅콩(peanut) 모양이

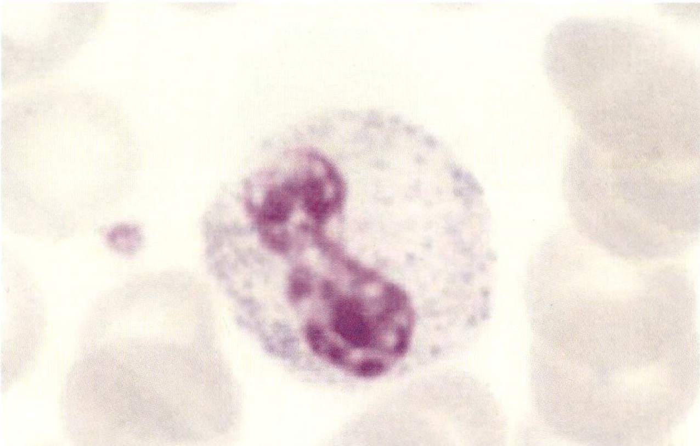

그림 15-9 펠거-휴에트 이상(Pelger-Huët anomaly). 말초혈액, 라이트염색, 1,000X

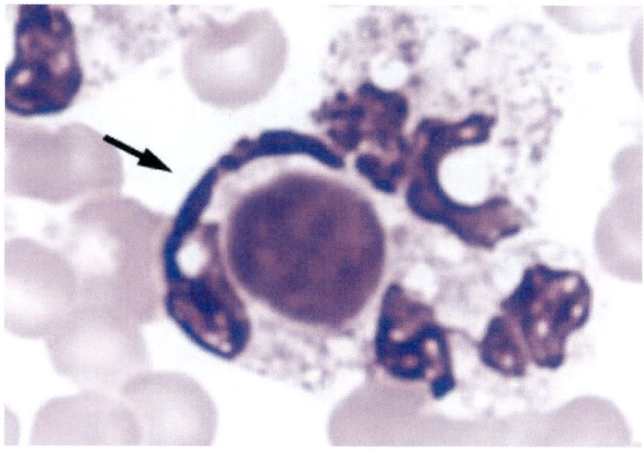

그림 15-10 엘이세포(LE cell). 말초혈액, 라이트염색, 1,000X

거나 코안경(spectacle) 모양 또는 아령(dumbbell) 모양으로 농축되어 나타난다. 염색질은 성숙된 형태이고, 상염색체 우성 유전질환으로 나타나는데 이 세포들의 기능은 정상이다. 핵 형태 때문에 골수구나 후골수구 또는 밴드중성구와 감별이 필요하다. 거짓펠거-휴에트 이상(pseudo Pelger-Huët anomaly)은 판코니증후군(Fanconi's syndrome), 감염단핵구증(infectious mononucleosis), 중증의 점액수종, 골수화생, 무과립증, 다발골수종, 급성창자염, 화학요법치료 중인 급·만성골수세포백혈병 환자 등의 말초혈액에 출현한다[그림 15-9].[3]

15.10 엘이세포
Lupus Erythematosus Cell, LE Cell

전신홍반루푸스(systemic lupus erythematosus, SLE) 환자에서 볼 수 있다. 일명 헤마톡실린 소체(hematoxylin body)로 이 세포는 순환 말초혈관에 존재하는 세포가 아니고, 시험관 내(in vito)에서 환자 혈청 속에 들어 있는 엘이인자(LE factor)라 불리는 면역글로불린이 손상 받은 백혈구의 핵과 반응하여 균등한 덩어리(LE body)를 만들고 이것을 주로 중성구 핵이 탐식한 모양으로 나타난다. 류마티스관절염(reumatoid arthritis) 환자의 관절활액(sinovial fluid) 또는 가슴막액(pleural effusion fluid)을 검체로 이용한 검사에서도 형성된다[그림 15-10].

15.11 비정형림프구
Atypical Lymphocyte

비정형림프구는 면역세포(immunocyte), 튜크세포(Türk cell), 바이러스세포(virocyte), 다우니세포(Downey cell) 등으로도 불리며 바이러스 감염 시 증가한다. 감염단핵구증(infectcious mononucleosis) 환자의 말초혈액에는 비정형림프구인 반응성림프구(reactive lymphocyte)가 나타난다[그림 15-11A].[5] 정상적인 말초혈액에 5% 정도 존재하고 바이러스 감염 때 증가하는 CD8 양성인 큰과립림프구(large granular lymphocyte, LGL)도 비정형림프구에 포함된다[그림 15-11B].[5]

15.12 털세포
Hairy Cell

털세포백혈병(hairy cell leukemia, HCL)에서 특징적으로 출현하는 이 세포는 환자의 골수나 말초혈액 도말표본 라이트염색 후 광학현미경 관찰에서 세포질의 가장자리가 갈라져서 헝클어진 머리카락 모양의 작은 크

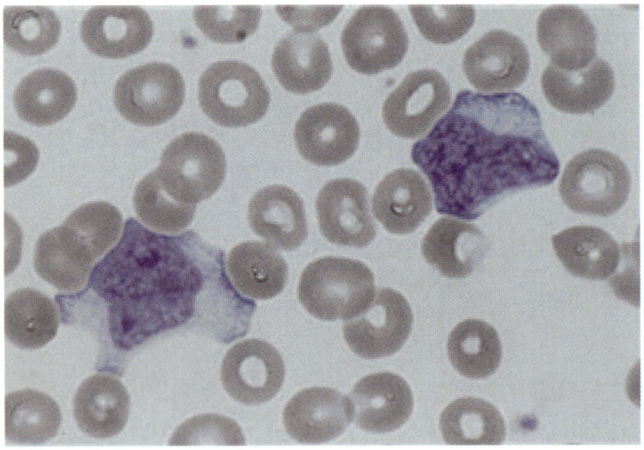

그림 15-11A **반응림프구**(Reactive lymphocyte). 말초혈액, 라이트염색, 1,000X

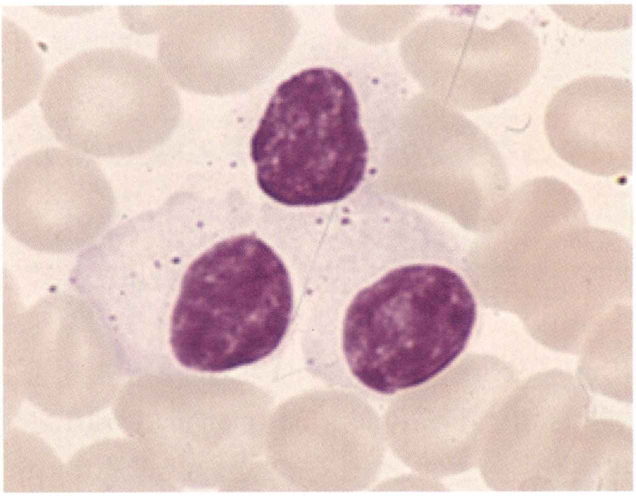

그림 15-11B **큰과립림프구**(Large granular lymphocyte, LGL). 말초혈액, 라이트염색, 1,500X

기 B-림프구이다[그림 15-12]. 핵은 둥글거나 난원형이고 풍부한 세포질은 청회색(gray blue)으로 보인다. 털세포백혈병의 경우 세포표면 표지자 CD19, CD20, CD22, CD123, DBA-44, 아넥신 A1(anexin-A1) 등을 발현한다. CD123과 아넥신 A1은 털세포백혈병에 특이적인 표지자로 비장변연부림프종(splenic marginal lymphoma)과의 감별에 유용한 세포표면 표지자이다. 세포화학염색(cytochemical stain)은 산성인산분해효소(acid phosphatase, ACP)에 양성이고 주석산염저항산성인

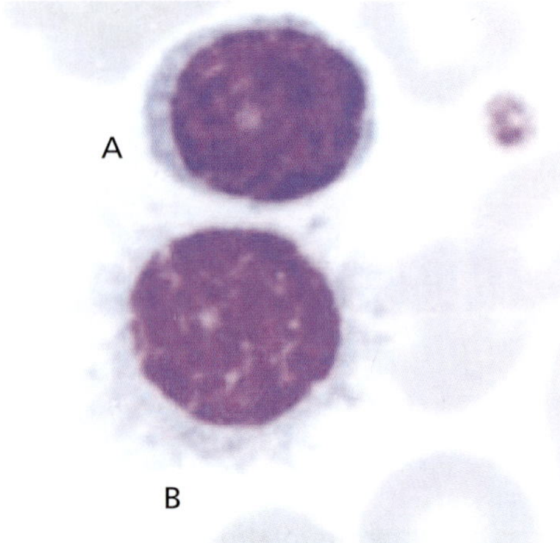

그림 15-12 A. 림프구(Lymphocyte), B. 털세포(Hairy cell). 말초혈액, 라이트염색, 1,000X

산분해효소(tartaric acid-resistant acid phosphatase, TRAP)에 양성반응을 나타낸다.[6]

15.13 러셀소체
Russell Body

러셀소체는 형질세포[그림 15-13A]의 세포질 안에 단백질 변성물이 거품방울(globule)처럼 형성되고 주변이 푸른색으로 염색된다[그림 15-13B]. 방울 안은 무색으로

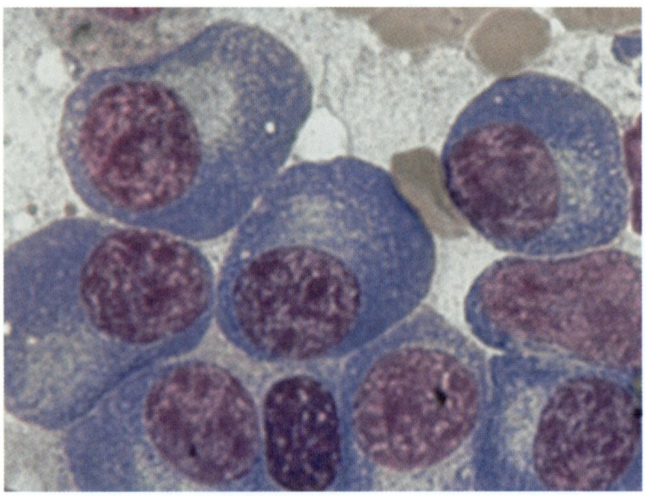

그림 15-13A **형질세포**(Plasma cell). 골수, 라이트염색, 1,000X

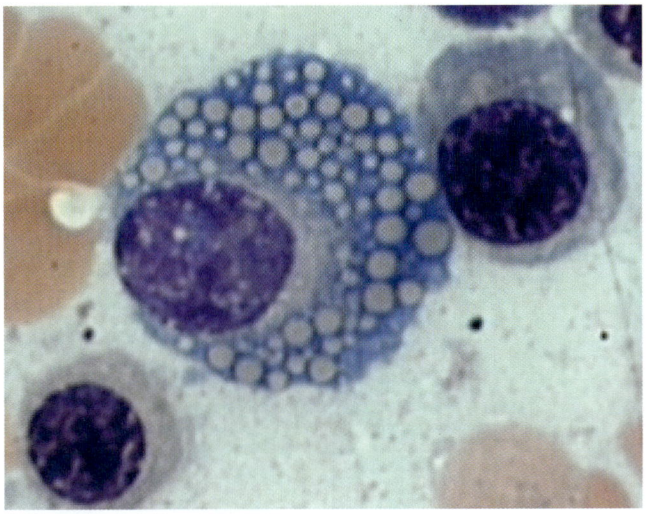

그림 15-13B **러셀소체**(Russell body). 골수, 라이트염색, 1,000X

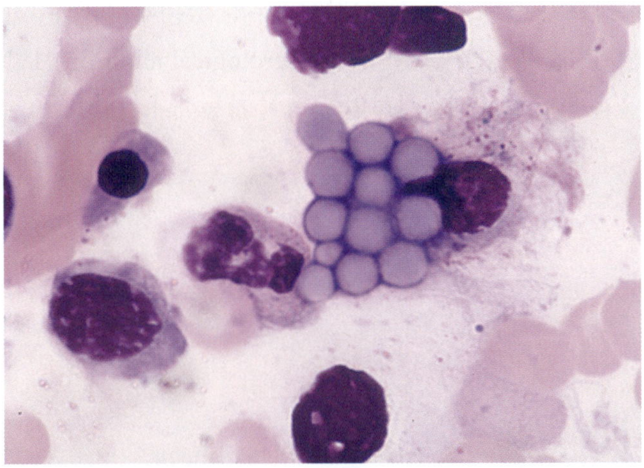

그림 15-13C **포도세포**(Grape cell). 골수, 라이트염색, 1,000X

보이는 봉입체로 일명 fuchsin body라고 한다. 이는 단백질변성물 분비 폐쇄(obstruction)에 의해 거친세포질그물(rough endoplasmic reticulum)과 매끈세포질그물(smooth endoplasmic reticulum) 그리고 골지복합체(golgi complex) 안에 축적(accumulation) 결과이며 만성감염질환(chronic infectious disease)에서 발견된다. 단백질 변성물에 의한 공포가 큰 덩어리로 연결된 경우 포도세포(grape cell)라고 하며[그림 15-13C] 형질세포가 붉은색으로 염색되었을 때는 불꽃세포 또는 화염세포

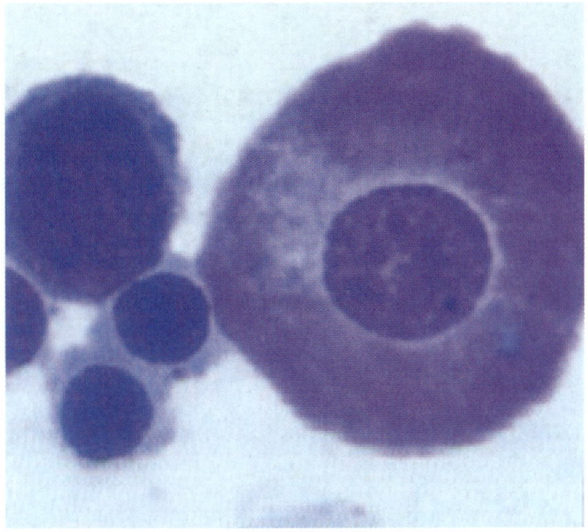

그림 15-13D **불꽃세포**(Flame cell). 골수, 라이트염색, 1,000X

(flame cell)라고 한다[그림 15-13D].

15.14 세자리세포

Sézary Cell

균상식육종(mycosis fungoides)이나 피부침범T-세포 림프종(Cutaneous T-cell lymphoma) 또는 만성림프종(chronic lymphoma)에서 발견되는 세포로 크기가 작은 것은 8~10 μm, 큰 것은 15~25 μm 정도로 핵 비율이 높은 림프구이다. 핵은 원형 또는 난원형으로 주름이 접힌 듯한 형태가 마치 대뇌 모양(cerebrum form)으로 보이는 것이 특징이다[그림 15-14]. 세포질 양은 적으며 전형적인 염기성으로 과립은 없고 가끔 공포가 관찰되기도 한다. 범T-세포표지자 CD2, CD3, CD4 및 CD5가 발현하고, CD7은 음성이다.

15.15 얼룩세포, 압좌세포

Smudge Cell or Basket Cell

만성림프구백혈병(chronic lymphocytic leukemia, CLL)에서 관찰되는 세포로 핵이 파열(rupture)되어 세포의 형태가 불분명하다. 세포가 파열되면 파괴된 핵이

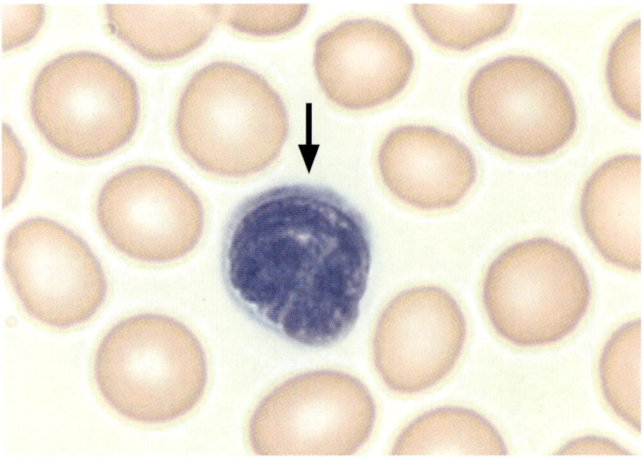

그림 15-14 **세자리세포**(Sézary cell). 말초혈액, 라이트염색, 1,000X

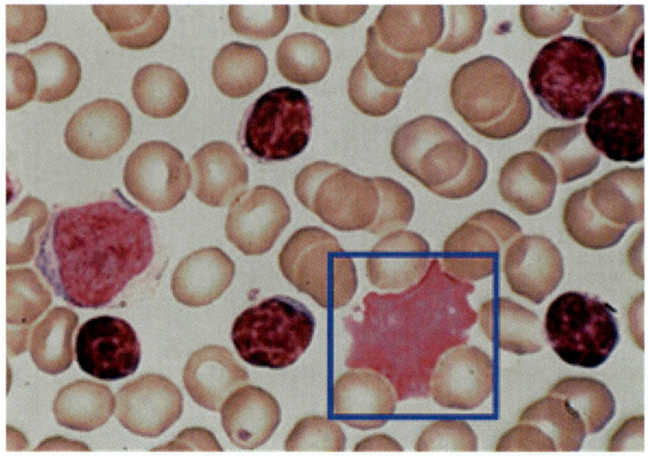

그림 15-15 **얼룩세포**(Smudge cell). 말초혈액, 라이트염색, 400X

퍼져서 세포 전체를 차지하고 세포질은 보이지 않거나 조금 남아있다[그림 15-15].[5] 얼룩세포는 CD51, Ig M1, Ig D1을 표현하는 B-림프구이다. 오래 방치된 검체로 혈액 도말표본을 제작하거나 염색 과정에서도 형성될 수 있다. 얼룩세포가 증가한 혈액을 자동염색슬라이드 제작 후 자동혈구계산기에서 백혈구감별계산을 시행하면 얼룩세포가 림프구로 산정되는 경우가 있는데, 이때는 전혈 4방울에 22% 알부민(22% serological albumin) 1방울을 혼합하여 재검사하면 교정이 가능하다.[7]

핵심

- 독성과립(toxic granule): 화학물질중독, 폐렴, 폐혈증, 과립구-집락자극인자 투여, 악성종양.
- 될소체(Döhle body): r-RNA로 구성된 세포질 내 봉입체로 폐렴, 성홍열, 디프테리아 등의 중증감염, 악성종양, 화학요법치료.
- 메이-헤글린 이상(May-Hegglin anomaly): RNA와 리보솜 성분, 상염색체우성혈소판질환(메이-헤글린 이상, 세바스티안증후군, 페크너증후군, 엡스타인증후군).
- 아우어 소체(Auer body): 급성골수포백혈병에서 골수모구, 전골수구, 단핵모구에 출현하고, 파곳세포는 급성전골수구백혈병(AML FAB M3)의 중요한 단서이다.
- 알더-레일리 이상(Alder-Reilly anomaly): 단백질과 탄수화물침전물로 점액다당증후군[헌터-헐러 증후군, 샌필립포증후군(Sanfilippo syndrome)] 환자의 백혈구에서 관찰된다.
- 체디악-히가시-스타인브링크 이상(Chediak-Higashi-Steinbrink anomaly): 용해소체소포이며 눈피부백색증이나 상염색체열성 질환과 관련있다.
- 과다분절(hypersegmentation): 핵의 6분엽이 1개 이상 또는 5분엽이 5% 이상, 비타민 B_{12} 또는 엽산결핍, 거대적혈모구빈혈, 악성빈혈.
- 펠거-휴에트 이상(Pelger-Huët Anomaly): 라민 B 수용체 돌연변이, 상염색체 우성 유전질환, 거짓펠거-휴에트 이상, 판코니증후군, 감염단핵구증, 중증의 점액수종, 골수화생, 무과립증, 다발골수종, 급성장염, 화학요법치료 중인 급·만성골수세포백혈병.
- 엘이세포(LE cell): 형성 요건은 엘이인자, 손상 받은 백혈구, 균등한 덩어리와 덩어리를 탐식한 중성구의 핵이며 전신홍반루푸스 진단에 필요한 검사이고 혈액 외 관절활액이나 가슴막액(흉막액)을 검체로 사용한다.
- 큰과립림프구(large granular lymphocyte, LGL): 바이러스감염, 반응림프구(reactive lymphocyte): 감염단핵구증.
- 털세포(hairy cell): B-림프구 기원, CD19, CD20, CD22, CD 123양성, 털세포백혈병(hairy cell leukemia, HCL), 주석산염저항산성인산분해효소염색(TRAP) 양성.
- 세자리세포(Sézary cell): T-림프구 기원이며 세자리증후군(Sézary syndrome), 균상식육종, 피부침범 T-세포림프종과 관련 있고 CD2, CD3, CD4 및 CD5 발현.
- 러셀소체(Russell bodies, fuchsin body): 형질세포 세포질 안의 단백질변성물이며 만성감염질환, 만성형질세포과다형성(chronic plasmocyte hyperplasia), 기생충감염, 악성종양과 관련 있다.
- 얼룩세포(Smudged cell, basket cell): B-림프구 기원, 만성림프구백혈병.

참고문헌

1. van de Vyver, A., Delport, E. F., Esterhuizen, M., &. Pool, R.. The correlation between C-reactive protein and toxic granulation of neutrophils in the peripheral blood. *S Afr Med J, 100(7)*, 2010, 442-444.
2. 조경진 외, *Rodak 혈액학, 제5판*, 범문에듀케이션, 2019, pp. 500-505.
3. 권현영, 박상묵 외, *임상병리혈액학. (제3판)*, 범문에듀케이션, 2020, pp. 115-116.
4. Zittoun, J., & Zittoun, R., Modem clinical testing strategies in cobalamin and folate deficiency. *Semin Hematol, 36,* 1999, 35-46.
5. Tkachuk, D, C., Hirschmann, J. V., and McArthur, J. R., *atlas of Clinical Hematology,* W.B. SAUNDERS COMPANY, 2002, pp. 17-19.
6. Elaine M. Keohane, et al., *RODAK'S Hematology. (5th ed.)*, ELSEVIER, 2016, pp. 628.
7. 구본경 외, 대한임상검사학회 2023 추계학술대회 초록집, 혈청 알부민 첨가 후 Smudge Cell의 변화, 2023, pp. 204.

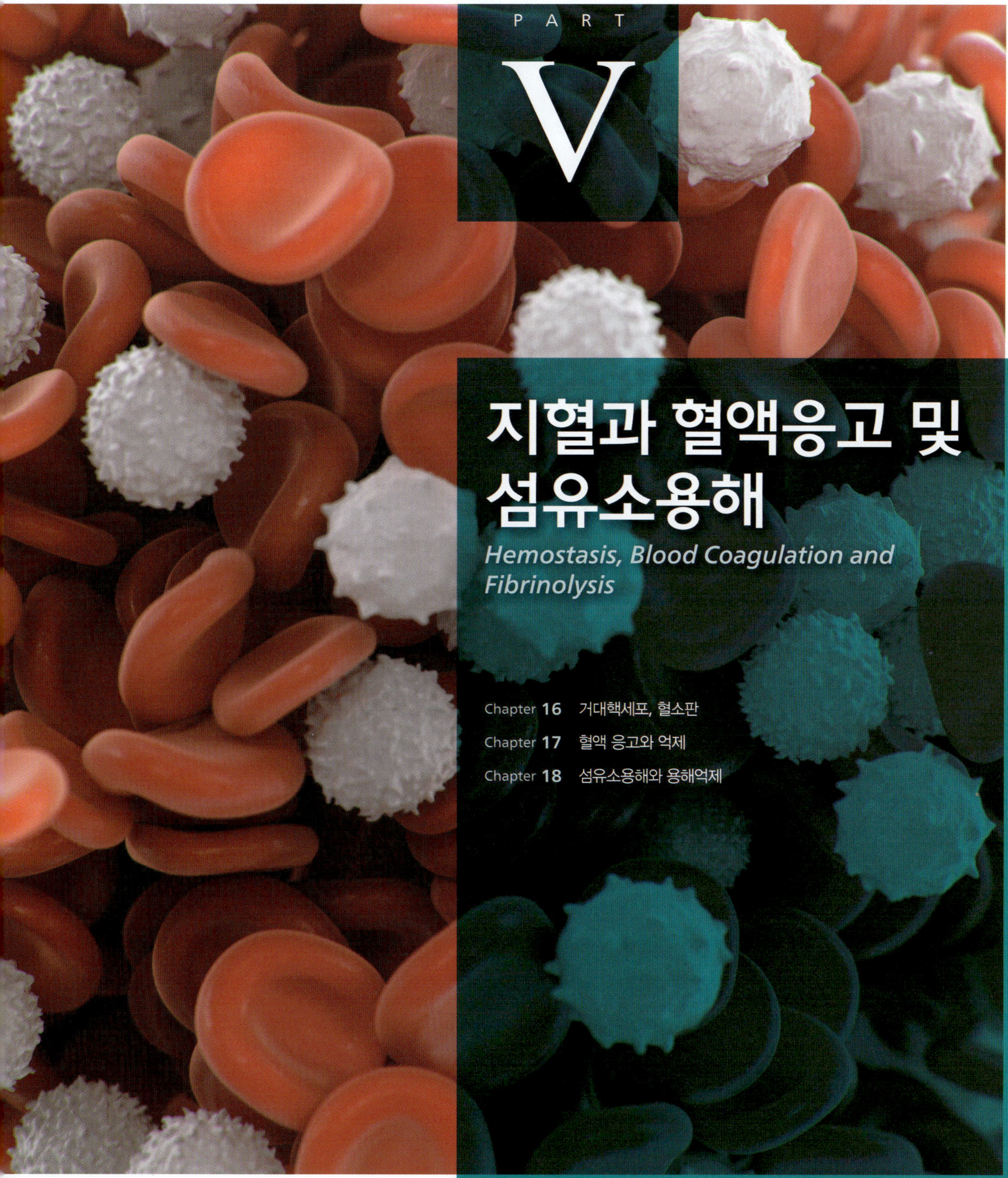

PART V

지혈과 혈액응고 및 섬유소용해

Hemostasis, Blood Coagulation and Fibrinolysis

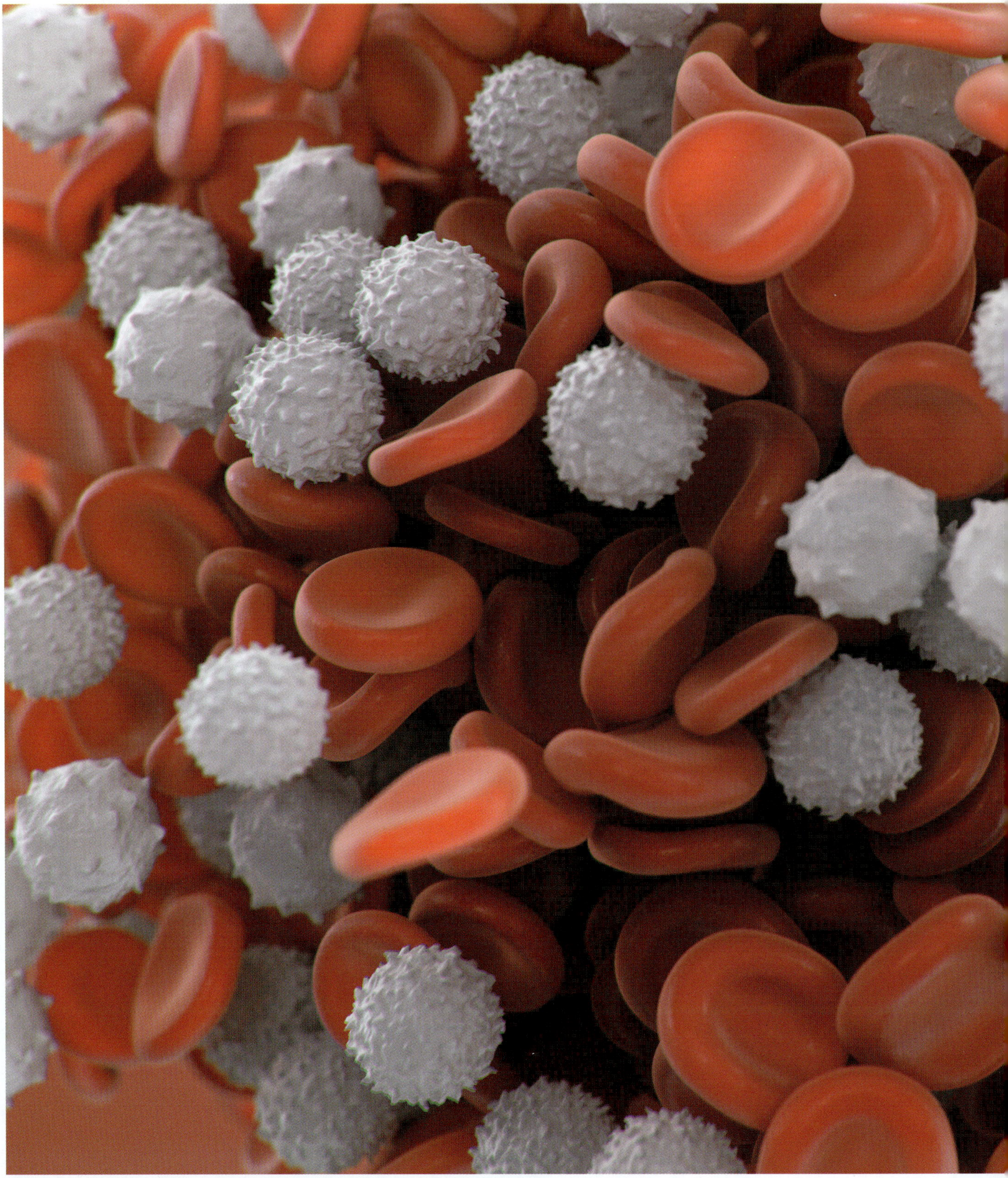

16

거대핵세포, 혈소판

Megakaryocye and Thrombocyte

16.1 거대핵세포 성숙

Maturation of Megakaryocyte

다능줄기세포 → 골수계줄기세포 → 과립구, 적혈구, 대식세포, 거대핵세포–집락형성단위(CFU-GEMM)→ 거대핵세포–집락형성단위(CFU-Meg) → 거대핵모세포(megakaryoblast) → 전거대핵세포(promegakaryocyte) → 거대핵세포(megakaryocyte) → 혈소판(thrombocyte, platelet)의 과정을 거쳐 분화 및 성숙을 하는 거대핵세포계는 거대핵모세포보다 전거대핵세포가 더 크고, 전거대핵세포보다 거대핵세포가 더 크다.

거대핵모세포와 전거대핵세포는 혈소판을 생산·분비·방출하지 못하며 오로지 거대핵세포 단계에서 혈소판을 생산한다. 거대핵모세포–전거대핵세포–거대핵세포 단계까지는 골수에서 성숙하고 이어서 혈소판으로 분화가 되어야 말초혈관으로 이동하여 순환한다. 거대핵세포로 성숙하면 세포질을 이용하여 혈소판을 생산하여 순환 말초혈관으로 내보낸다.[1]

1 거대핵모세포

Megakaryoblast

크기는 14~18 μm이며 핵과 세포질비는 3:1 정도이다. 세포질과 핵은 라이트염색 후 현미경 관찰에서 비교적 원형이거나 타원형으로 보이지만, 핵은 원형이거나 타원형 또는 콩팥 모양들도 관찰되며 염색질은 섬세(fine)하지만 일부 거친(coarse) 부분도 관찰된다. 핵소체는 2~6개이다.[1] 세포질은 염기성이며 세포질에 과립은 나타나지 않는다. 세포질의 가장자리는 움푹 패인(protrusions) 것처럼 나타나기도 한다. 전자현미경 관찰에서 세포질 안에 골지체, 리보솜, 미토콘드리아 등 세포소기관과 글리코겐 등도 보인다[그림 16-1].[2] 거대핵모세포는 세포

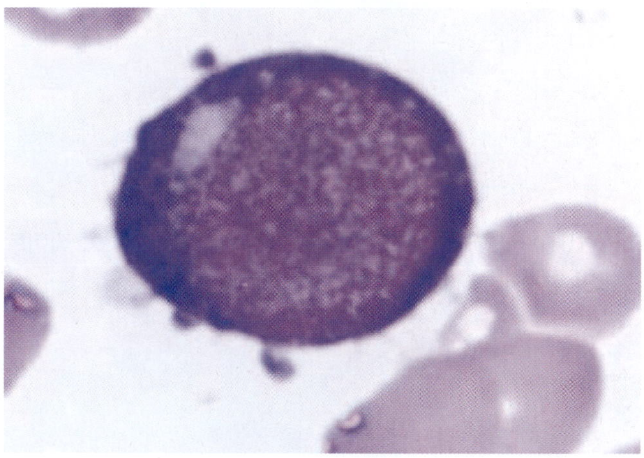

그림 16-1 거대핵모세포(Megakaryoblast). 골수, 라이트염색, 1,000X

분열 없이 핵분열만 하여 2N부터 64N까지 배수체로 복제를 반복하는 세포내분열 과정을 거쳐 15~40 μm 크기의 전거대핵세포로 성숙한다. 거대핵세포계는 핵의 성숙도가 낮은 것부터 MK-I형(거대핵모세포), MK-II형(전거대핵세포), MK-III형(거대핵세포)으로 나눈다.[1]

2 전거대핵세포

Promegakaryocyte

크기는 15~40 μm이며 핵과 세포질의 비가 1:2 정도로 거대핵모세포에 비해 세포질이 풍부하다. 핵은 크고 타원형이거나 일부가 함몰되어 보이며 때로는 다분엽의 모양을 보인다. 핵소체는 거대핵모세포보다 수가 적거나 있어도 희미하게 보이는 등 다양하다. 세포질은 푸른 호염기성이며 때로 공포가 출현하기도 하고 아주르과립(azure granule)이 나타난다. 세포질막 가장자리는 풍부한 거품처럼 보이지만 혈소판은 아직 생산하지 않는다[그림 16-2].

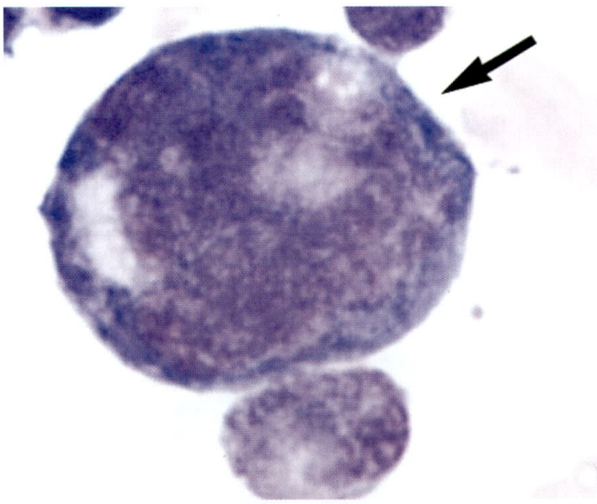

그림 16-2 **전거대핵세포**(Promegakaryocyte). 골수, 라이트염색, 1,000X

3 거대핵세포

Megakaryocyte

세포의 크기는 평균 30~50 μm이지만 큰 것은 200 μm 정도로 거대핵세포는 골수 내 조혈세포(유핵세포) 중

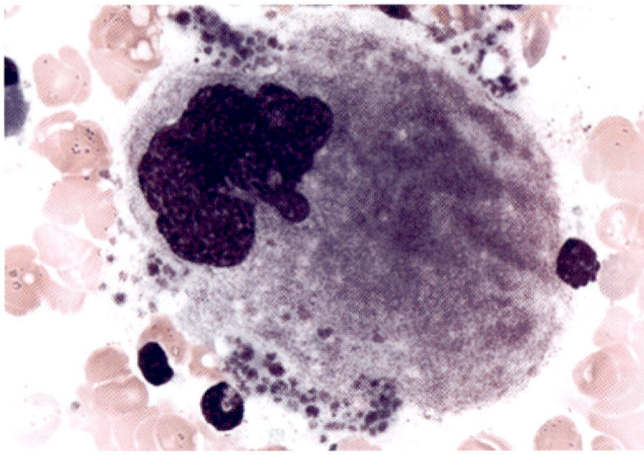

그림 16-3 **거대핵세포**(Megakaryocyte). 골수, 라이트염색, 1,000X, 혈소판을 분비, 방출하고 있다.

에서 가장 크다. 핵에 비해 세포질이 많이 커져서 1:4 정도이다. 골수흡인(bone marrow aspirate) 도말표본을 라이트염색하고 현미경으로 관찰해보면 핵은 거칠게(coarse) 여러 개로 분엽되어 있으며 어두운 자주색(dark purple)이고 핵소체는 보이지 않는다. 세포질은 연한 자주색으로 보이고 섬세한 아주르과립이 세포질 전체에 분포되어 있다[그림 16-3].

1개의 거대핵세포가 2,000~4,000개 정도의 혈소판을 생산하는데 혈소판을 생성하는 시기는 8핵형기(8N), 16N, 32N까지로 알려져 있다.[3] 세포질을 이용해 혈소판을 생산하고 남은 거대핵세포의 핵은 골수 내 대식세포(macrophage)에 의해 처리된다. 정상 골수에서 거대핵세포는 유핵세포 중 0.1~0.4% 정도 존재한다. 정상 성인의 골수흡인 도말표본을 라이트염색 후 광학현미경 저배율(100×) 관찰에서는 시야당 2~10개의 거대핵세포가 보인다. 거대핵모세포에서 거대핵세포로 성숙하면서 세포질이 왕성하게 풍부해지고 세포 크기가 커지는 것은 세포분열이 완전하게 일어나지 못하면서 핵물질이 2N(배수체기)으로 됨에 따라 세포질을 늘리는 핵내분열 동시핵복제(endomitotic synchronous nuclear replication) 방식으로 세포 크기를 키우면서 성숙하기 때문이다. 따라서 세포질이 풍부할수록 많은 혈소판을 생산한다.[2] 골수에서 거대핵모세포가 전거대핵세포(promegakaryocyte), 거대핵세포(megakaryocyte) 과정을 거쳐 혈소판으로 성숙은 5~7일 정도 소요된다.[2]

16.2 혈소판

Thrombocyte, Platelet

1 혈소판 생성과 순환

Platelet Production and Circulation

평균 크기가 2.5 μm 정도이고 평균혈소판용적(mean platelet volume, MPV)은 8~10 fL이다. 거대핵모세포가 거대핵세포로 성숙한 후 거대핵세포의 세포질에서 2,000~4000개 정도가 골수 내 중심굴(central sinus)에 접하고 있는 내피세포와 내피세포 사이를 거대핵세포 세포질이 돌기를 만들어 통과하면 파편화되어 다양한 크기의 혈소판이 생성되고 말초혈관으로 이동하여 순환한다[그림 16-4].

조혈줄기세포가 혈소판이 되기까지는 약 10일이 소요되며 말초혈관으로 나온 혈소판은 지라에서 24~36시간을 보낸 뒤 말초혈액 중에 약 7~10일 정도 순환한다. 세포질 내에는 혈소판특이단백(platelet specific proteins), 소기관(microorganelle) 등으로 가득 차지만 핵은 없다. 성인에서 하루에 생산되는 혈소판 수는 20억개/체중kg 정도 된다. 혈소판이 말초순환혈액에서 성숙할수록 평균혈소판용적은 작아진다. 혈소판체적(platelet volume)에 따른 분포폭의 변이계수에 의한 지수를 혈소판분포폭(platelet distribution with, PDW)이라 하며 혈소판의 크기 변화가 심할수록 혈소판분포폭이 증가한다[그림 16-5]. 크기가 8 μm 정도 되거나 적혈구보다 더 큰 혈소판을 거대혈소판(giant platelet)이라 하는데, 혈

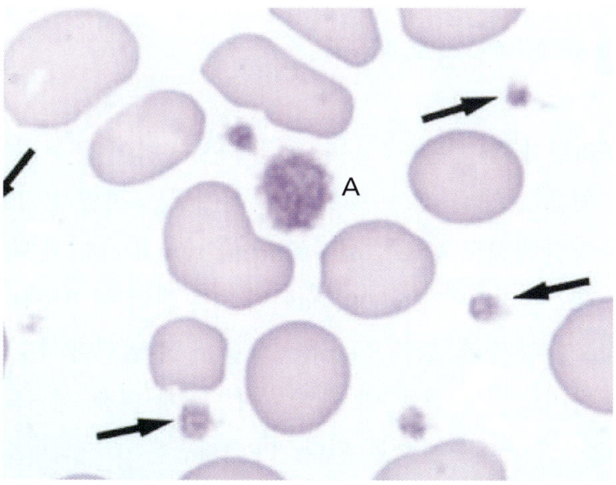

그림 16-4 **혈소판**(thrombocyte, platelet). 화살표: 정상 혈소판, A: 거대혈소판(Giant platelet), 말초혈액, 라이트염색, 1,000X

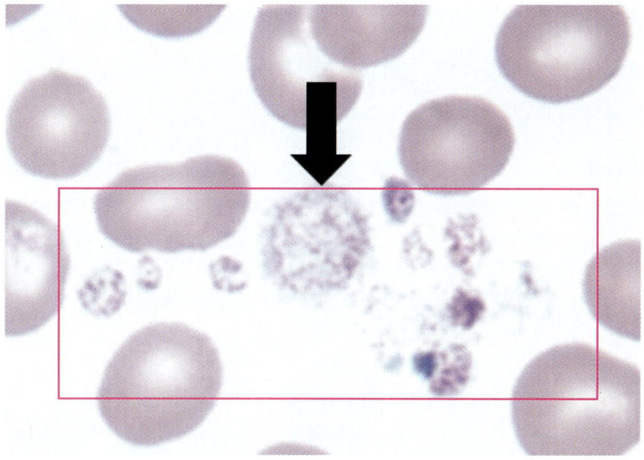

그림 16-5 **혈소판부동증**(Platelet anisocytosis). 말초혈액, 라이트염색, 1,000X

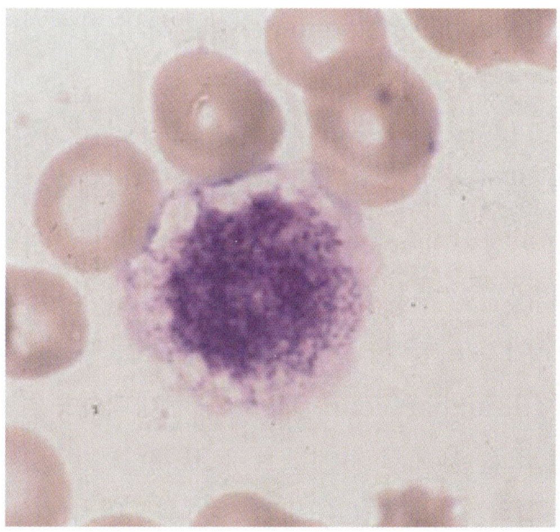

그림 16-6 **거대혈소판**(Giant platelet). 말초혈액, 라이트염색, 1,000X

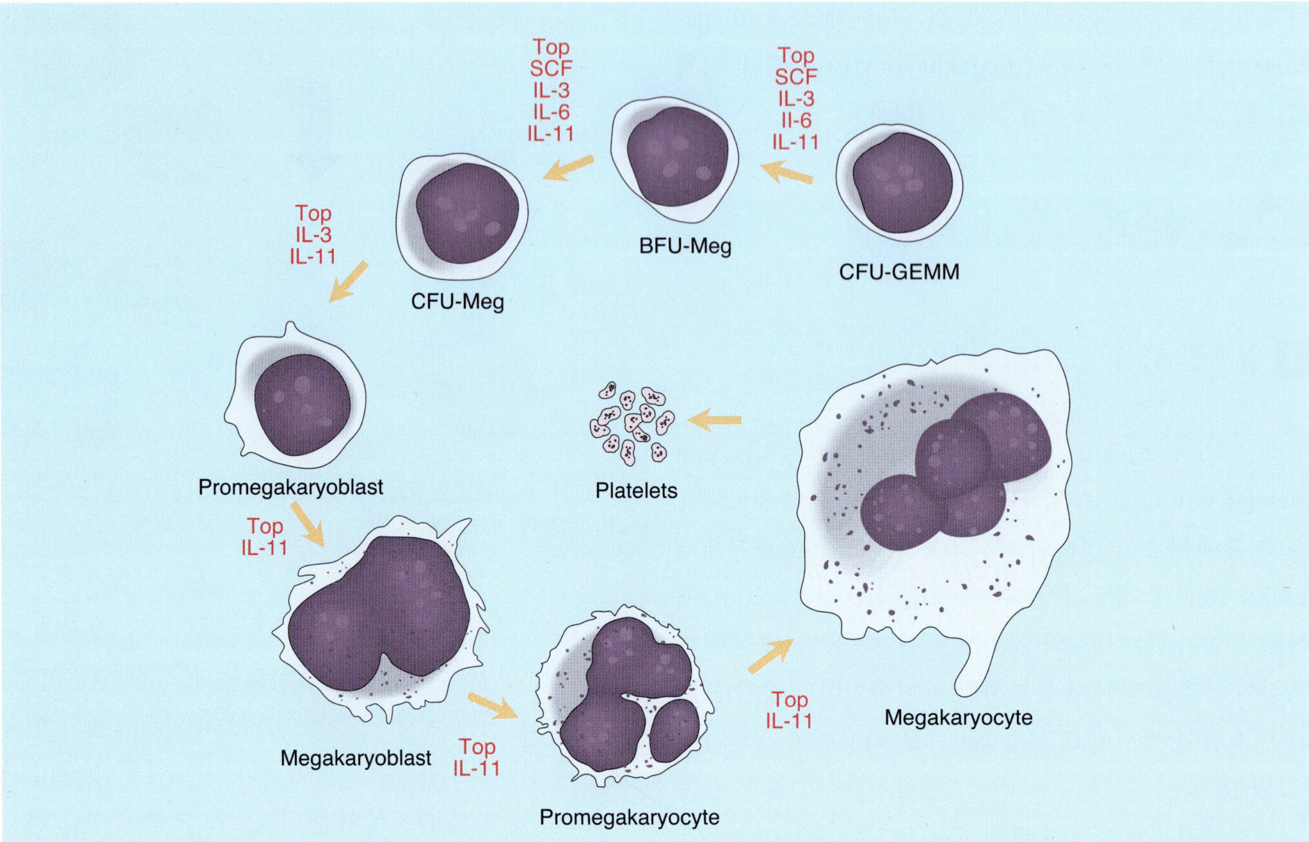

그림 16-7 거대핵세포 성숙 사이토카인과 호르몬

소판감소증(thrombocytopenia)에 대한 보상으로 나타나는 미성숙혈소판(그물혈소판)이거나 버나드-소울리어증후군(Bernard-Soulier syndrome) 또는 메이-헤글린 이상(May-Hegglin anomaly) 환자의 말초혈액에 출현한다[그림 16-6].[2,4]

정상 성인의 혈소판 수는 150~400 × 10^9/L이며 2/3 정도는 순환하고 나머지 1/3은 지라 내피세포에서 체류한다.[1] 비장비대(splenomegaly) 환자에서는 지라 내에 많은 혈소판이 체류하기 때문에 순환혈액에 혈소판감소증을 보이기도 한다. 골수 내에서 분화될 때 혈소판형성호르몬(thrombopoietin, TPO)가 거대핵세포의 증식과 분화를 조절한다. 그 외에도 IL-1, IL-3, IL-6, IL-11과 과립구-집락자극인자(G-CSF), 줄기세포인자(SCF) 그리고 호르몬 등도 증식과 분화에 관여한다[그림 16-7]. 그리고 2개의 조혈계특이전사인자(hematopoietic lineage specific transcription factors)인 GATA-1과 NF-E2 또한 거대핵세포의 성숙과 혈소판 생성에 필요하다.[1,2]

2 혈소판형성호르몬

Thrombopoietin, TPO

1958년에 혈소판 생성을 조절하는 능력이 있는 물질로 처음 소개된 후 1994년에 분리에 성공하였다. TPO는 당단백질로 간실질세포(parenchymal cell)에서 합성되고 분자량은 36,000 Da이다. 353개의 아미노산 잔기로 합성된 후 혈액으로 유입되면서 N-말단에서 21개의 아미노산이 혈액 내 단백분해효소에 의해 제거되어 332개의 아미노산으로 된다. TPO결핍은 주기성혈소판감소증(cyclic thrombocytopenia)을 유발한다. 거대핵세포-집락형성단위(megakaryocyte colony forming units, CFU-Meg)를 자극시켜 거대핵세포 성숙을 촉진

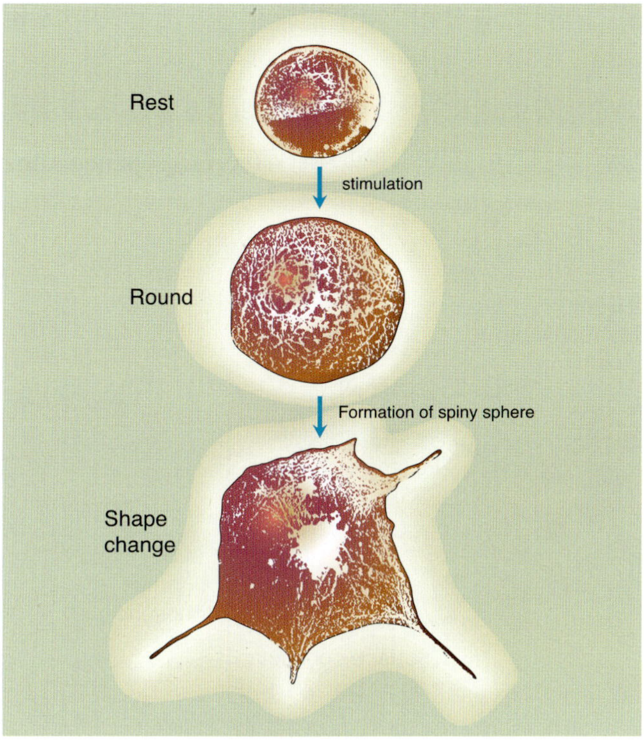

그림 16-8 혈소판의 형태 변화

시킨다. 적혈구형성호르몬형도메인(erythropoietin like domain; residues 1-153)과 탄수화물풍부도메인(carbohydrate rich domain; residues 154~332)으로 나눈다. 1~153번까지의 아미노산 중에 23%가 사람 적혈구형성호르몬(EPO)과 일치하며 50%가 유사하다. 혈소판형성호르몬수용체(TPOR)는 성숙한 거대핵세포와 혈소판 그리고 CD341을 발현하는 모든 미성숙세포와 원시세포(pluripotential stem cells)에서도 발견된다.[2]

3 혈소판 미세구조와 형태 변화

Platelet Microstructure and Shape Change

말초혈관을 순환하는 휴지기(rest phase) 혈소판은 원반구조이며[그림 16-8] 각종 과립이 채워져 있고 형질막이 복합체를 구성하고 있다[그림 16-9]. 그러나 혈관 또는 조직 손상으로 인한 출혈을 방지하기 위해 혈소판이 아교질(콜라겐, collagen), 트롬빈(thrombin), 아드레날린(adrenaline) 등의 자극(stimulation)을 받으면 원반형의 혈소판은 공모양(round)으로 변하면서 각종 과립이

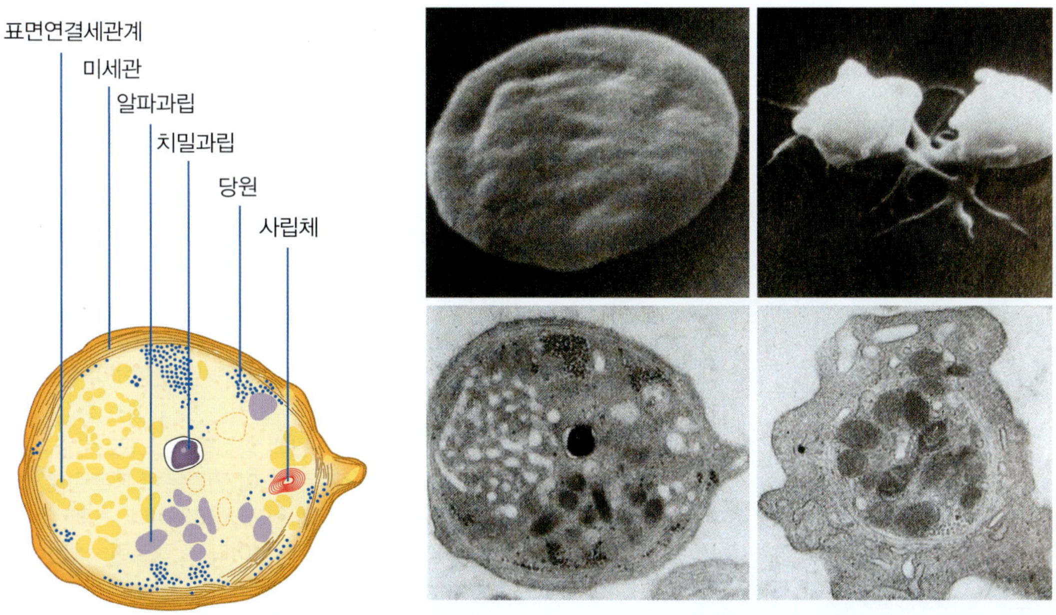

그림 16-9 휴지기혈소판과 활성혈소판의 전자현미경 형태[위 왼쪽사진: 정상순환 혈소판(주사전자현미경 320,000X), 위 오른쪽 사진: 활성화된 혈소판으로 긴거짓다리와보다 공 모양화됨(주사전자현미경 310,000X), 아래사진: 휴지기 혈소판의 절편을 투과 전자현미경관찰(321,000X)]

혈소판 중심으로 모이게 되고, 이때 이온화칼슘(Ca^{++})의 저장체인 치밀관계(dense tubular system)로부터 방출된 Ca^{++}에 의해 수축단백질의 인산화가 일어난다. 이어서 혈소판은 활성화되면서 거짓다리(spiny sphere)를 형성하고 응집형의 형태 변화가 일어난다[그림 16-8, 16-9].

응집형의 형태 변화가 일어날 때 혈소판의 중심에 모였던 과립들이 표면열린막세관계(surface opened can-

A

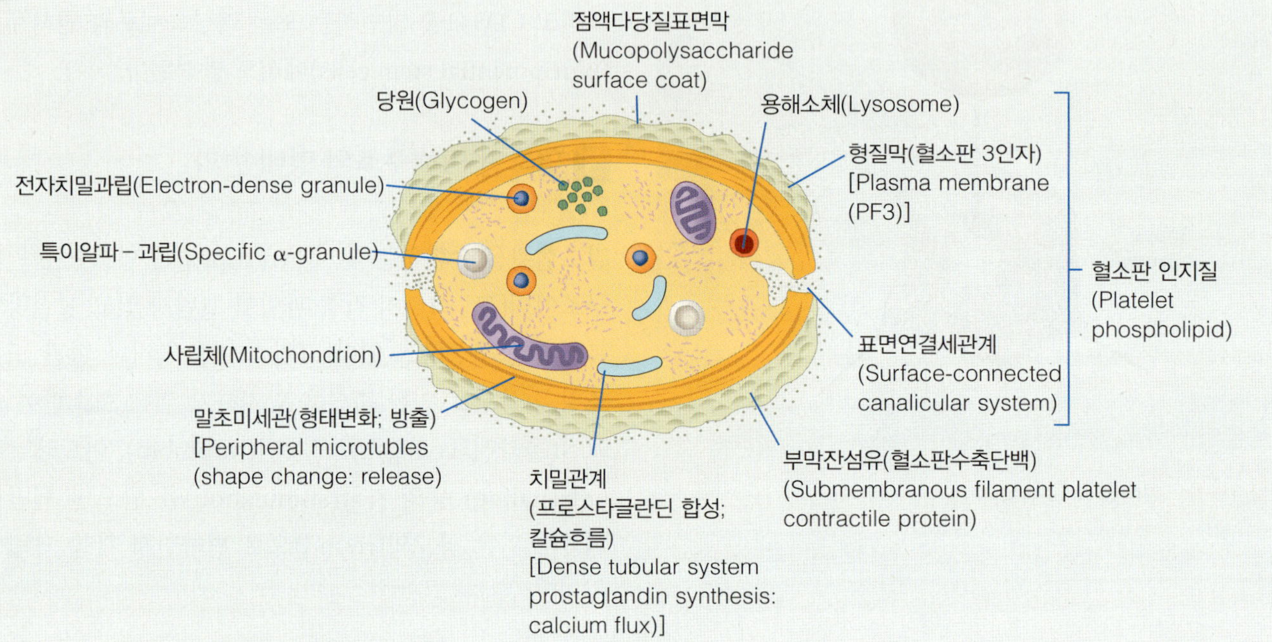

B

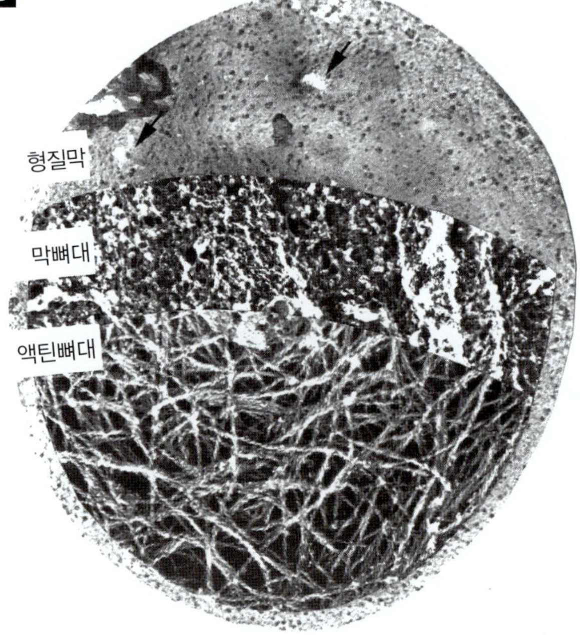

그림 16-10 혈소판초미세구조

A. 막성분(형질막, 표면-접촉작은관계통. 치밀관계통), 사립체, 미세관 그리고 당원, 4개의 세포소기관이 관찰된다: 알파과립, 치밀과립, 용해소체 그리고 미세과산화효소체. 알파과립과 치밀과립은 형태학적으로 구별이 가능하지만 용해소체와 미세과산화효소체는 세포화학적 염색으로만 구별 가능하다.

B. 휴지기 혈소판의 구조와 액틴을 기본으로 한 세포골격(뼈대).
- 형질막: 휴지기 세포의 형질막은 편평하며 열린작은관계통 안으로 주기적인 함입을 유도하는 것 외에는 특징이 없다(OCS ↓).
- 막골격(뼈대): 혈소판의 형질막은 스펙트린을 기초로 한 막모양 골격에 의해 유지된다. 이 연결은 스펙트린분자의 1차 구성이며, 액틴결합부 끝과 함께 사합체이다. 스펙트린에 액틴섬유 끝이 결합하면 연결의 완성이다. 스펙트린-액틴섬유 연결은 에듀신에 의해 촉진된다.
- 액틴세포골격: 스펙트린 연결은 직간접적으로 액틴섬유 밑에 붙는다. 세포형질 표면에는 액팀섬유로 빽빽이 채워져 있다.

표 16-1 혈소판 알파과립 단백질(platelet α-granule protein)

물질	설명	막
혈장에 존재		**α 과립막 제한**
(세포내로 이동)		P 셀렉틴
섬유소원	응집리간드(Ligand for aggregation)	GMP33
알부민		오스테오넥틴
피브로넥틴		
면역글로불린		
(Megakaryocyte synthesized)		**α 과립막과 혈장**
폰빌레브란트인자	부착반응에 작용(Role in adhesion)	**막**
응고인자 V	응집반응 시 필요한 보조효소(Cofactor for coagulation)	GPIV
트롬보스폰딘		CD9
		PECAM 1
혈장에 없음		GPIb-IX
(혈소판 특이 다중결합)		Rap 1[c]
β 트롬보글로불린	활성화마커(Marker for activation)	
혈소판4인자	혈소판활성화마커 (Marker for platelet activation)	
혈소판유래성장인자(PDGF)	민무늬근 분열 촉진물질(Smooth muscle mitogen)	
내피성장인자(EGF)		
TGF β[a]	활성화경로(Activation pathway);	
	트롬보스폰딘에 결합(Binds thrombospondin)	
VEGF/VPF[b]		

[a] TGF-β: 변형성장인자-β(transforming growth factor-β)
[b] VEGF/VPF: 혈관내피성장인자/혈관투과성장인자(vascular endothelial growth factor/vascular permeability factor)
[c] Rap 1: 억제활성단백1(repressor activator protein1)

alicular system)에 접합하여[그림 16-10] 과립 안의 각종 물질([표 16-1] 참고)이 혈소판 외부로 방출된다. 이 방출물질에 의해 혈소판은 더욱 강하게 응집하고 동시에 응고반응이 촉진되어 지혈(hemostasis)이 일어난다.

4 혈소판 막

Platelet Membrane

휴지기 혈소판 막은 단백질과 지질로 구성된 이중 층 막이다. 핵심인 지질은 인지질(phospholipid)과 콜레스테롤(cholesterol)이고 인지질은 이중막(bilayer membrane)이다. 극성머리(polar heads)는 수용성인 세포막 외부 혈장 쪽과 세포막 안쪽의 세포질 방향으로 향해 있다. 인지질 중성지방(triglyceride) 뼈대의 탄소 1과 2에 그리고 에스테르화지방산(esterified fatty acid) 사슬은 양쪽의 친수성층(hydrophilic layers) 사이 막의 평면에 수직으로 마주보면서 소수성(hydrophobic) 차단벽(barrier)을 형성하고 있다. 중성의 인지질인 포스파티딜콜린(phosphatidylcoline)과 스핑고미엘린(sphingomyelin)은 세포막 외측 혈장 쪽에 더 많이 분포한다. 음이온 인지질인 포스파티딜이노시톨(phosphatidylinositol)과 포스파티딜에탄올아민(phosphatidylethanolamine) 및 포스파티딜세린(phosphatidylserine)은 세포막 안의 세포질 쪽에 더 많이 존재한다. 그리고 포스파티딜이노시톨은 혈소판이 활성화되는 동안 에이코사노이드 프로스타글란딘(eicosanoids prostaglandin)과 트롬복산 A2(thromboxane A2, Tx A2)로 되는 아라키돈산(ara-

표 16-2 혈소판 막 당단백질(GP)

GP	대체 (Alternate)	수용체 기능 (Receptor function)	단백질 리간드 (Protein ligands)
Ib-IX-V	GPIb complex	부착(Adhesion)	vWF
IIb β_3	GPIIb-IIIa, CD41/CD61	부착(Adhesion) 응집(Aggregation)	Fibrinogen Vitronectin vWF
α_2 β_1	GPIa-IIa, VLA-2, CD49b/CD29	부착(Adhesion)	Collagen
α_5 β_1	GPIc-IIa, VLA-5, CD49e/CD29	부착(Adhesion)	Fibrinectin
α_6 β_1	GPIc-IIa, VLA-6, CD-6, CD49f/CD29	부착(Adhesion)	Laminin

VLA: very late activation (antigen)

chidonic acid)을 공급하여 혈소판 활성화를 도와준다. 포스파티딜세린은 혈소판활성화 시작과 동시에 세포막 외부로 이동하여 세포표면에 음전하를 발생시켜 Ca^{++}를 매개로 혈소판 표면에서 응고인자 VIII/IX복합체와 V/X 복합체 형성을 도와준다.[5] 에스테르화콜레스테롤(esterifiied cholesterol)은 막의 소수성 층 전반에 걸쳐 자유롭게 이동하고 비에스테르화 혈장 콜레스테롤과 교환한다. 콜레스테롤의 기능은 세포막을 안정시키고 유동성을 유지하며 물질의 이동 막 통로의 조절을 돕는 것이다. 세포막 안에 붙어 고정되는 것은 당단백질(glycoprotein)과 프로테오글리칸(proteoglycan)인데 이들은 표면의 글리코사미노글리칸(glycosaminiglycan)과 올리고당 oligosaccharides) 및 당지질(glycolipids)을 받쳐(sport) 준다. 혈소판 표면의 당질층(glycocalyx)은 알부민 섬유소원(fibrinogen) 및 다른 혈장 단백질을 흡수하며 대부분 세포이입(endocytosis) 과정을 통해 세포기관 안으로 이동시키고 저장한다. 혈소판 당지질층인 글리코칼릭스(glycocalyx)는 백혈구나 적혈구의 막 층보다 두꺼운 20~30 nm로 부착기능이 있어서 혈관 손상 시 지혈반응에 즉각적으로 대처한다. 혈소판은 이러한 기능을 가지고 있어서 다른 혈소판과 혈구 그리고 혈관에 존재하는 내피세포들에 대해 반발력을 나타내는 표면 음전하를 유지한다. 혈소판 형질막(platelet plasma membrane)은 선택적 투과성이 있으며, 이중지질막은 인지질을 제공하여 막 내부에서는 혈소판을 활성화시키고 외부에서는 혈액응고인자를 활성화시킨다. 혈소판 막 안에 고정되어 있는 당단백질은 혈장 쪽의 당화 수용체들을 지탱하고 있는데, 이 수용체들은 리간드(ligands)라고 부르는 세포성 자극이나 체액성 자극에 반응하고 그 자극을 세포막의 통로를 통해 세포 소기관에 전달해서 혈소판 활성이 일어나게 한다.

5 혈소판막수용체

Membrane Receptor of Platelet

혈소판막수용체는 주로 혈소판 막에 존재하는 당단백질(glycoprotein, GP)이며 지혈을 위한 부착(adhesion)과 응집(aggregation)에 관여한다. 이 수용체들은 혈소판이 활성화될 때 적극적으로 참여한다[표 16-2].

1) 당단백질(glycoprotein, GP) IIb-IIIa (CD41a, CD42b)복합체는 혈소판 밖으로는 조금 돌출한 수용체인 반면에 다른 수용체인 GPIb/IX/V복합체는 혈소판 바깥쪽으로 많이 돌출하고 있다[그림 16-11]. GPIIb/IIIa복합체는 막수용체의 한 집단으로 GPIIb를 aIIb 소단위(subunit)로 그리고 GPIIIa를 b3 subunit로 명명(aIIbb3)한다. GPIIb는 17번염색체에 합성 유전자(17.6 Kb, length)가 있고 거대핵세포와 혈소판이 합성을 조절한다.
2) GPIIIa도 17번염색체에 합성 유전자(63 Kb length)가 있으나 내피세포와 다른 세포들에 의해 합성이 조절된다. GPIIb/IIIa는 혈소판 외막과 혈소판 알파−

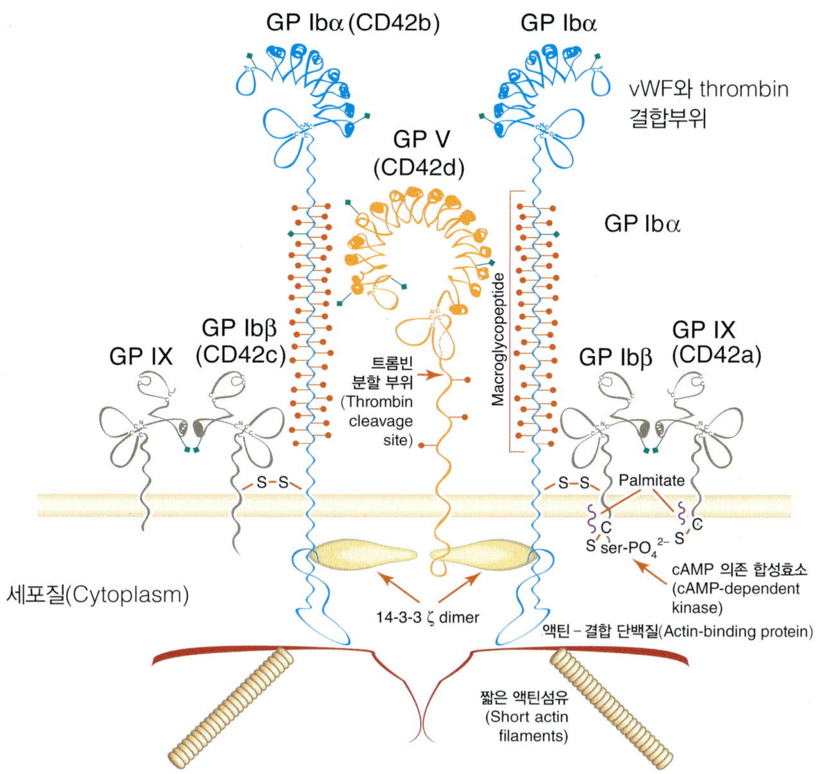

그림 16-11 당단백질 GPIb/IX/V복합체와 막 단백질

과립 막에 많이 존재하는 당단백질이다. 폰빌레브란트인자(vWF)와 결합하는 N-말단의 당단백질(glycoprotein, GP)은 3군데 구조적 특징이 있는데, ① 류신-풍부반복영역(leucine-rich repeat region)과 ② Asp269에서 Asp287까지 음이온서열영역(anion sequence region, 3군데 sulfated tyrosine 포함), ③ Cys209와 Cys248 사이 이황화고리(bisulfate ring)가 보이는 기능획득변이영역(gain-of-function mutations region)이다.

3) GPIb의 세포질 부분은 96개의 아미노산잔기로 이루어져 있고 GPIb/IX/V복합체의 활성을 조절하는 액틴결합단백질과 14-3-3z과 결합하고 있다. 액틴결합단백질의 결합부위는 내부서열(internal sequence) Thr536에서 Leu554 사이이고 14-3-3z 결합부위는 C-말단의 마지막 5개의 아미노산이다. GPIb는 181개의 아미노산으로 분자량 25,000 Da이며 GPIX (CD42a)는 160개의 아미노산에 분자량 22,000 Da이다. GPIbb는 GPIba와 이황화결합(bisulfate bond) 구조이며 GPIbb의 세포질영역은 34개의 아미노산으로 구성되어 있다.

4) Ser166은 단백질활성효소A인산화(protein kinase A phosphorylation)에 관여하는 아미노산으로 액틴과의 중합을 조절한다. GPV (CD42d)는 544개의 아미노산 잔기로 분자량은 82,000 Da이다. 류신풍부반복영역(leucine-rich repeat domain)이 15개 나타나고 세포질 방향으로 끝은 16개의 아미노산으로 이루어져 있다.

5) 혈소판은 활성과 분비 과정에서 GPIIb/IIIa수용체의 표면밀도가 30~50% 증가한다. 휴지기의 혈소판에서 GPIIb/IIIa는 섬유소원과 다른 수용성리간드들에 대해 친화력이 낮으나 아테닌이인산염(ADP), 트롬빈(thrombin), 아교질(collagen) 등과 같은 작용제(agonists)들에 의해 활성화되면 혈소판이 구조변화를 일으켜 리간드와의 친화력이 크게 증가한다.

6) GPIIb/IIIa의 주요 결합리간드는 섬유소원이고 섬유소원이 혈소판응집을 매개(mediator)한다. 손상된 혈관이 복구되기 전까지 혈소판 막 인테그린(integrin)인 GPIIbb3은 섬유소원과 폰빌레브란트인자(vWF)와 결합이 유지되어야 한다. GPIIbb3은 이를 적절하게 조절하는 기전이 있다. 이 기전은 첫째, 외부 작용제(agonists)로부터 신호를 받아 세포 내에서 신호반응(signal reaction)을 거쳐 전달된 정보는 당단백질로 구성된 인테그린 조절자를 활성화시켜 수용체인 aIIb b3의 구조변화를 일으키게 하는 Inside-out 경로가 있고 둘째, Inside-out 신호전달 결과 섬유소원이나 폰빌레브란트인자 등의 리간드가 aIIb, b3에 결합하면 각종 정보전달계(signal transduction)에 관여하는 단백질활성효소C(protein kinase C, PKC)와 티로신인산화(tyrosine phosphorylation) 그리고 저분자량G-단백질(Rho 단백질)의 활성화 및 Ca^{++}의 증가 등에 의해 활성화되는 Outside-in 경로가 있다. 이를 통해 부착과 응집의 증가(1a)와 견고하게 유지(1b) 또는 생화학적 형태학적 변화를 거쳐 응집이 유지되도록 조절한다.
7) GPIb/IX/V는 4개의 유전자에서 생성된 복합물이며, 이종이합체공유결합(covalent heterodimer)인 Iba, Ibb 그리고 비공유결합(noncovalent)으로 이루어진 4개의 운반막소단위(transmembrane subunits)로 구성되어 있다. Iba-Ibb 사이와 비공유결합을 하고 있는 GPIX와 GPV끼리는 이황화결합을 하고 있고 형질막에서 이들의 몰비는 2:2:2:1이다.
8) GPIIb/IIIa와 GPIb/IX/V 등의 복합체는 혈소판 막과 알파-과립막 양쪽에 존재하는 당단백질이다. 2개의 특이 혈소판부착수용체(specific platelet adhesion receptors)인 GPIb/IX/V복합체는 혈소판부착 개시 때 작용하는 vWF와 결합하고 GPIIb/IIIa복합체는 혈소판응집을 매개하는 vWF 그리고 섬유소원과 결합한다.[2]

6 혈소판 과립

Platelet Granule

1) 알파-과립 *α-Granule*

한 개의 혈소판 내에 50~80개 존재하고 크기는 지름이 200~500 nm로, 공모양이지만 때로는 길쭉한 형태이고 주로 분비기능을 담당한다. 치밀핵모양부위(dense nucleoid region)에서 프로테오글리칸(proteoglycans)과 혈소판특이단백(platelet-specific proteins), 혈소판4인자(platelet factor 4, PF4) 그리고 베타트롬보글로불린(β-thromboglobulin) 등을 분비하고, 20 nm 크기의 관모양 구조의 밝은구역(light zone)에서는 vWF의 고분자량키니노겐다중결합(HMWK multimer)을 분비한다. 이 구역(zone)의 중간부위에는 섬유소원와 알부민 그리고 다른 곳에서 유래한 단백질들을 많이 포함하고 있다 [표 16-1].

과립 내에 많이 포함되어 있는 섬유소원과 vWF 같은 단백질들은 지혈반응에 기본 성분들인데 알파-과립에 나타나는 것들은 ① 혈소판 내에서 합성(예: vWF와 PF4)된 것과 ② 섬유소원은 세포 안으로 유입(endocytosis)된 것 그리고 ③ 알부민이나 Ig G 등은 세포막의 능동적운반(pinocytosis) 과정을 거쳐 들어온 것들이다.

2) 델타(치밀)과립 *δ(dense)-Granule*

한 개의 혈소판 내에 2~7개 존재하며 지름은 200~300 nm 정도이다. 델타과립에는 ADP, ATP, 세로토닌(serotonin), Ca^{++}, Mg^{++} 등이 풍부하며 지혈을 위해 혈소판을 응집시킨다. 특히 세로토닌은 뇌의 시상하부(hypothalamus)에서 합성되어 혈중으로 분비되며 혈소판의 혈관수축능력을 강하게 하고 혈소판응집을 촉진시켜 지혈을 돕는다. 또한 델타-과립에서는 응고 덩어리를 녹이는 용해소체 효소들과 손상된 조직을 수축(wound healing)시키는 성분들도 분비한다. 그리고 산성인산분해효소(acid phosphatase), 아릴황산분해효소(arysulfatase), 베타글루쿠론산분해효소(β-glucuronidase)와 같은 효

표 16-3 혈소판 과립 물질

알파과립(α-granule)	델타과립(δ-granule, 치밀과립)
섬유소원(I인자)	아데노신이인산염(adenosine diphosphate, ADP)
V인자	아데노신삼인산염(adenosine triphosphate, ATP)
XI인자	칼슘(Ca^{++})
폰빌레브란트인자(vWF)	세로토닌(serotonin)
혈소판4인자(PF IV)	
혈소판유래성장인자(PDGF)	
단백질S	
베타-트롬보글로불린(β-thromboglobulin)	

소들이 많이 있으며 이들 효소도 혈소판활성을 촉진한다. 혈소판 과립 물질은 [표 16-3]에 정리하였다.[2]

7 혈소판 기능

Platelet Function

출혈시간(bleeding time, BT)이 연장된 경우 혈소판 수가 현저히 낮거나 혈소판 기능에 이상이 있는 것을 발견한 후 혈소판이 지혈반응에 관여하는 기본 물질이라는 것이 확인되었다. 혈소판은 정상적으로는 혈관내피세포(vascular endothelial cell)에 부착하지 않으나 혈관내피세포가 탈락되면 혈관내피 밑 조직인 콜라겐섬유(collagen fiber)가 노출되고 콜라겐섬유의 결합부위에 혈액응고 VIII인자가 복합물을 형성하여 순환하고 있던 vWF에 결합한다. vWF는 2,050개 아미노산의 단백질로 거대

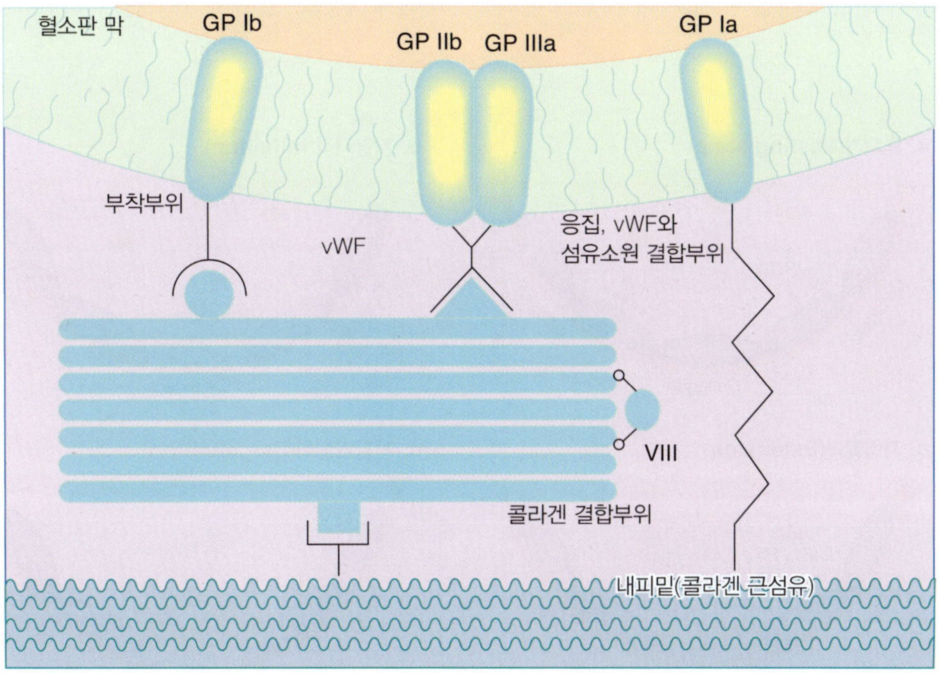

그림 16-12 혈관내피에 혈소판의 부착[폰빌레브란트인자의 매개와 VIII 인자와 운반인자 복합체(VIII:C)에 의해서 이루어진다. 혈소판막에는 vWF:GP Ib복합체와 vWF:GP IIb-IIIa복합체에 대한 2개의 결합부위가 있다.]

핵세포나 내피세포세포질그물(endoplasmic reticulum)에서 합성되고, GPIb/IX/V (GPIba)와 복합체를 형성하며 콜라겐과의 결합을 매개(mediating)한다. vWF와 결합부위를 갖고 있는 혈소판 당단백질(glycoprotein, GP)은 IbIX(IIb/IIIa복합체)이 결합하면 콜라겐섬유에 부착(점착)된다[그림 16-12]. 특히 콜라겐은 혈소판의 형태변화를 유도하고 분비 및 응집을 촉진한다[그림 16-13].

혈소판 GPIa/IIa는 콜라겐과 직접 결합하고 GPIb/IX/V는 vWF의 수용체가 된다. 혈소판에서 합성되어 저장되어 있던 물질들(ADP, thromboxane A2)이 분비되면 혈소판의 가역적 응집이 일어난다. 일차지혈을 형성하고 혈액응고 단계에서 생성되는 트롬빈에 의해서 비가역적 응집이 일어난다. 동시에 혈액응고인자들의 활성화로 섬유소그물(fibrin net)이 형성되어 2차 지혈이 완성된다. 부착단백질들은 혈소판이 혈관내피밑결합조직에 결합하도록 도와주는 역할을 한다.

혈소판의 가역적 응집반응은 혈소판표면막인테그린(surface platelet membrane integrin, GPIIb/IIIa; fibrinogen ligand)이 섬유소원을 매개로 다른 혈소판의 표면막인테그린인 GPIIb/IIIa와 결합하면서 일어난다. 이때 혈소판과 혈소판 사이에 가교역할을 하는 섬유소원은 혈소판응집에 중요한 역할을 한다. 혈소판 막에 있는 일부 인테그린(GP IIIa, b3)들은 비트로넥틴(vitronectin)과 같은 혈장부착단백(adhesive plasma proteins)이 달라붙는 수용체의 역할을 한다. 비트로넥틴은 내피세포 표면에 결합(혈구들의 표면에서도 검출)되어 있으며 이것이 혈소판의 GPIIb/IIIa와 결합한다. 그리고 vWF와 콜라겐은 활성화된 혈소판에 있는 GPIIb/IIIa수용체와 친화력이 강한 비활성혈소판이나 섬유소원과 상호작용을 한다.

선천혈소판무력증(선천혈소판기능저하증)인 글란츠만혈소판무력증(Glanzmann's thrombasthenia) 환자에서는 GPIIb/IIIa복합체가 결핍되어 섬유소원과 결합에 이상이 생겨 출혈경향을 나타낸다. 선천성무섬유소원혈증(heriditary afibrinogenemia) 환자에서 혈소판응집의 이상을 나타내는 것도 같은 원리이다. 혈소판표면에는 작용제에 대응하는 특이 수용체들이 존재한다. 모세관투과억제기능도 있어서 혈소판이 혈관내피세포 사이의 접

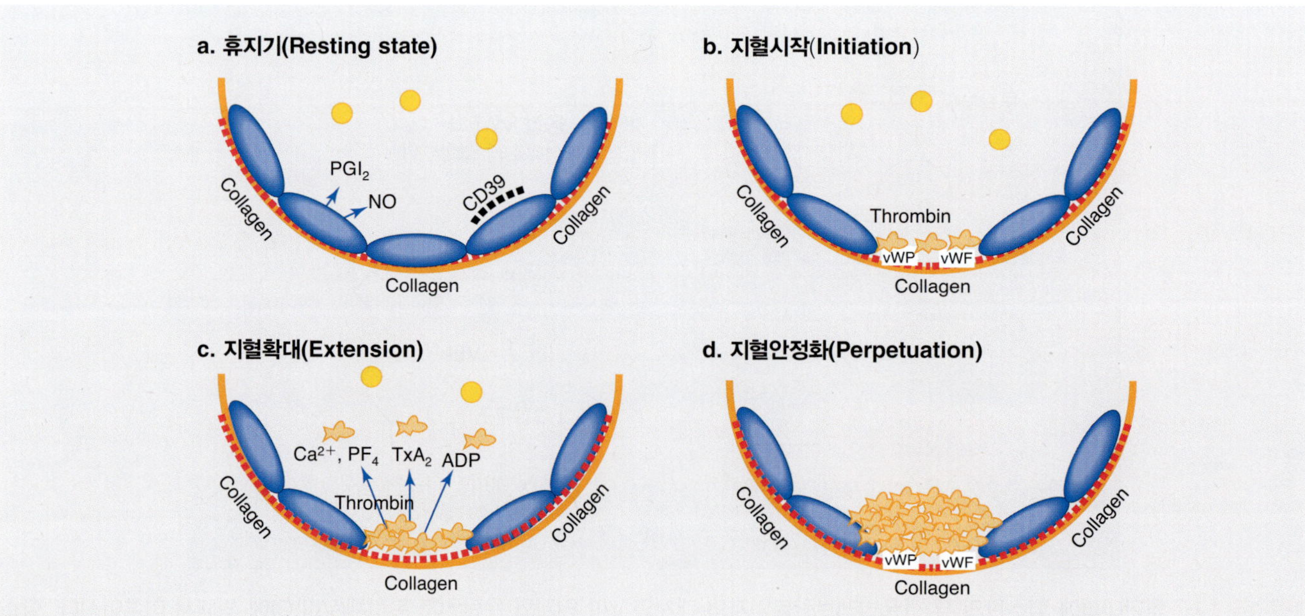

그림 16-13 혈소판마개 형성과정

합부를 막아 그 사이로 투과되는 것을 억제한다(혈관 통합성). 면역복합체가 혈관내피세포에 점착하는 것을 방지하는 작용과 바이러스를 흡착하여 생체를 보호하는 역할도 한다.[2]

1) 부착(adhesion): 혈관손상이 일어나면 내피밑결합조직(subendothelial connective tissue)이 노출된다. 이때 원반형이던 혈소판은 구형으로 형태를 변화시킨다. 노출된 내피밑결합조직에 폰빌레브란트인자(vWF)가 결합하고 이어서 폰빌레브란트인자는 부풀어오른 혈소판 막의 GPIb와 결합하여 혈소판이 손상된 혈관 내피밑결합조직에 부착된다.
2) 분비(secretion): 혈관손상으로 내피밑결합조직 콜라겐이 노출되거나 프로트롬빈(혈액응고 II인자)이 트롬빈(활성화된 응고 II인자)으로 활성화되면 혈소판 과립에서 혈소판4인자(PF4, 헤파린중화인자), 섬유소원(혈액응고 I인자), 세로토닌, 용해소체효소, 아데노신이인산염(ADP) 등이 분비된다. 동시에 프로스타글란딘(prostaglandin) 합성의 활성화 결과로 트롬복산 A2 (thromboxane A2, Tx A2)가 생성된다. 트롬복산 A2가 혈소판의 고리아데노신일인산염(cAMP) 농도를 낮추면 혈소판 분비가 시작된다. 트롬복산 A2는 혈소판의 분비작용과 응집을 강화시키는 기능이 있으며 손상된 혈관수축제로도 강력하게 작용한다.
3) 응집(aggregation): 혈관이 손상되고 내피세포가 노출되면 폰빌레브란트인자와 공 모양으로 된 혈소판 막의 GPIb가 결합하여 부착이 일어나고, 혈소판은 계속적으로 입체구조에 변화가 일어난다. 이때 혈소판 막의 GPIIb/IIIa복합체가 활성화되고 섬유소원과 결합하면서 혈소판이 응집된다. 혈소판응집은 손상된 혈관을 충분히 막을 수 있을 정도가 되어야 하는데 그 과정은 혈액 내 섬유소원이 부착된 혈소판과 혈소판을 응집시키는 접착제 역할을 하며 분비된 트롬복산 A2 (Tx A2)나 ADP는 손상된 혈관부위에 혈소판을 응집시킨다. 그리고 ADP는 부착되어 있는 혈소판을 부풀어 오르게 하여 혈소판끼리 응집이 잘되게 하고,

표 16-4 혈소판 인자

인자	생리적 기능	임상
Factor 1	프로트롬빈 활성화 촉진	유사혈우병(Parahemophilia)
Factor 2 (fibrinoplastic factor)	트롬빈의 활성화 촉진(섬유소생성 촉진)	
Factor 3 (phospholipid)	트롬보플라스틴 형성 촉진	혈소판병증(Thrombocytopathy)
Factor 4 (antiheparin)	항응고제(heparin)의 활성억제	
Factor 5	혈소판 섬유소원과 관련	
Factor 6	프라스민억제제	폰빌레브란트 질환 (von Willebrand disease)
Factor 7	보조트롬빈플라스틴	
Factor 8	항트롬빈플라스틴	
Factor 9	촉진인자 글로불린, 안티트롬빈 활성 안정화인자	
Factor 10 (serotonin 5-hydroxyptamine)	혈관수축	혈관수축기능
vWF	혈소판 부착	

다른 한편으로는 분비작용을 활성화시켜서 필요한 만큼의 ADP 등과 트롬복산 A2를 분비하여 손상된 혈관내피세포 부위를 막을 수 있도록 2차 응집이 일어나게 한다.

4) 응고촉진(coagulation activation): 혈소판이 분비 및 응집 후에 노출된 혈소판3인자(PF III: 혈소판막인지질)는 혈액응고 과정에서 여러 응고인자를 활성형으로 만든다.
5) 융합(fusion): 분비과정 중 과립에서 나온 ADP, 효소 등이 응집된 혈소판의 비가역적 융합이 일어나게 하는 한편, 활성화된 혈액응고 과정에서 형성된 섬유소(fibrin)가 혈소판융합을 더욱 단단하게 하여 최종적으로 안정된 혈소판마개(platelet plug)가 만들어진다[그림 16-13].

혈소판에는 지혈과 응고 및 혈관의 항상성유지에 관여하는 각종 인자를 포함하고 있으며 대부분이 과립과 혈소판 막에 포함되어 있다. 지금까지 10종의 인자에 대한 기능이 잘 알려져 있다[표 16-4].

16.3 지혈
Hemostasis

1 혈관내피세포
Vascular Endothelial Cell

혈관내피세포는 전신혈관에 걸쳐 10^{13}개 이상이 존재하며, 응고억제제와 혈소판활성억제제들과 섬유소용해계 활성제 등을 합성·분비하여 혈액을 항상 액체 상태로 유지한다[그림 16-14]. 그 기전은 내피세포막에 있는 트롬

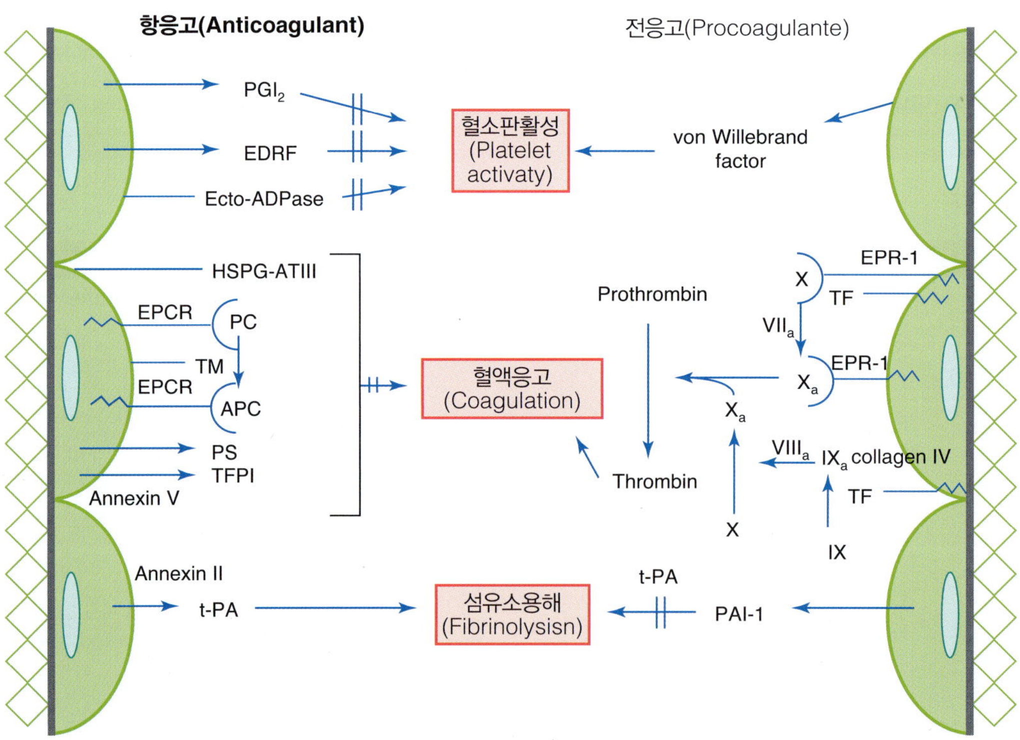

그림 16-14 혈관내피세포에서 분비되는 물질들에 의한 혈소판의 활성(억제), 혈액응고(항응고), 섬유소용해(억제). (EDRF: endothelium derived relaxing factor; 내피세포유래이완인자, EPCR: endothelial protein C receptor; 내피단백C수용체, EPR-a: effect cell protease receptor-1; 효과세포단백분해효소수용체-1, HSPG: heparan sulfate proteoglycans; 황헤파란프로테오글리칸, PC: protein C; 단백질 C, PGI_2: prostaglandin I_2; 프로스타글란딘 I_2, PS: protein S, TFPI: tissue factor pathway inhibitor; 조직인자경로억제제)

보모듈린(thrombomodulin, TM)이 트롬빈(thrombin)과 복합체(complex)를 형성하여 단백질 C (protein C, PC)를 활성화시키면 활성화된 응고인자 V, VIII을 불활성화시켜서 응고를 억제(항응고; anticoagulation)한다. 헤파란황산염(heparan sulfate)을 분비하여 항트롬빈과 반응한 후 활성화된 X인자(Xa)와 트롬빈의 활성을 억제하므로 혈액응고가 억제되고, 조직-플라스미노겐활성제(tissue plasminogen activator, t-PA), 뇨플라스미노겐활성제(urine plasminogen activator, u-PA)를 합성하여 분비하고 이것들에 의해 플라스미노겐이 플라스민(plasmin)으로 활성화되면 섬유소를 용해시키기도 하는 반면에 플라스미노겐의 활성화를 억제시키는 억제제들도 합성하고 분비하여 초기에 형성된 섬유소용해를 억제(fibrinolysis inhibition)시키는 조절역할도 한다.[8] 그리고 외상이 발생하거나 트롬빈이나 ADP 또는 에피네프린(epinephrine) 등에 노출되면 산화질소(nitric oxide, NO)와 프로스타글란딘 I2(prostaglandin I2, PGI2) 및 아데노신이인산염분해효소(ADPase)의 분비를 촉진시켜 혈소판의 활성을 억제한다.

혈관벽의 구조적 이상이나 혈관주위 조직의 이상 또는 플라스미노겐활성화억제제(plasminogen activator inhibitor, PAI)들의 생성 조절기전의 이상 등의 혈관기능 결함이 발생하면 내피세포 사이로 혈구들이 흘러나가 비정상적인 출혈이 일어난다. 출혈은 내피세포 손상을 유발시키는 면역복합체와 바이러스 등에 의해서도 일어난다. 내피세포들에는 비트로넥틴수용체(vitronectin receptor) α2β3와 결합하는 피브로넥틴(fibronectin) α1β1, 라민(laminin) α3β1, α6β1 그리고 세포부착형(cytoadhesive type) 인테그린(일종의 수용체)이라는 말기항원(very late antigen, VLA)을 포함하고 있다. 활성화된 내피세포는 단핵구화학쏠림단백질(monocyte chemoattractant protein), 인터루킨-8, ANTES (regulated upon activation normal T cell expressed and presumably secreted)와 같은 케모사이토카인(chemocytokine)들도 합성한다. 내피세포는 음전하가 하전되기 때문에 정상적인 경우에는 음전하를 띠고 있는 혈소판이 부착하지 못하게(surface antithrombotic properties) 된다. 내피세포에서 합성 분비된 PGI2는 혈소판마개(platelet plug) 형성을 억제하므로 혈관 내에서 혈소판의 응집을 억제시킨다.

글리코사미노글리칸(glycosaminoglycan) 구조의 헤파란황산염은 항트롬빈-III (antithrombin-III, AT-III)를 활성화시켜서 트롬빈과 활성화된 응고인자 X(Xa)을 억제시키는 기능이 있다. 내피세포유래 ADPase (CD39)는 ADP를 아데노신일인산염(AMP)으로 탈인산화시켜 혈소판응집을 억제시킨다. 플라스미노겐활성억제제-1 (plasminogen activator inhibitor-1, PAI-1)의 결핍이 있으면 섬유소용해와 지혈 사이에 균형이 깨져 출혈 원인이 된다. 외상, 에피네프린, ADP는 내피세포로부터 NO, PGI2, ADPase의 분비를 촉진시켜 휴지기 혈소판이 활성화되는 것을 억제하고, 내피세포로부터 유리된 트롬보모듈린(thrombomodulin, TM)은 트롬빈과 반응하여 단백질 C를 활성화시켜 Va와 VIIIa를 불활성화한다. 마지막으로 t-PA와 u-PA를 분비하여 플라스미노겐을 플라스민으로 활성화시켜 섬유소를 용해시킨다.

1) 피브로넥틴(fibronectin): 분자량 230,000 Da의 당단백질로 혈소판의 알파-과립에 존재하며 세포외 바탕질(extracellular matrix)에 부착하는 것을 돕는다. 피브로넥틴의 수용체는 GPIIb, IIIa가 있다.
2) 비트로넥틴(vitronectin): 혈청과 혈소판에서 검출되는 단백질로 피브로넥틴과 기능이 유사하다. 내피밑층(subendothelium)에 혈소판의 부착을 촉진한다. Vitronectin의 수용체로 αvβ3와 GPIIb, IIIa가 있다.
3) 라미닌(laminin): 혈소판이 플라스틱과 같은 표면 등에 부착하는 것을 돕는다. 세포외 바탕질과 바닥막(basement membrane)의 구성성분으로 당단백질이다. 섬유모세포(fibroblast), 내피세포(endohelial cell) 등에 부착하는 데 관여한다. 라민의 수용체로 GPIc/IIa (α6β1)가 있다.

혈소판의 당단백 IIb [(glycoprotein IIb), αIIb/II-

Ia(β3)]와 또 다른 혈소판의 당단백 GPIIb/IIIa는 섬유소원을 매개로 하여 혈소판끼리 응집하게 된다. 응집이 일어남과 동시에 혈소판에서 분비된 에피네프린, ADP, TXA2 등이 혈소판응집을 더욱 촉진한다. 알파-과립에서 분비된 단백질들은 트롬복산 A2의 합성과 특이 단백질의 인산화 그리고 세포내 칼슘의 이동을 유도한다. 혈소판에서 분비된 V인자나 혈장성응고인자 V와 같은 단백질보조인자들은 혈소판 표면에 있는 효소(enzyme)/보조인자(cofactor) 복합물들이 결합하도록 돕는 역할도 하며 응고인자 X의 활성화와 프로트롬빈을 트롬빈으로 전환시킨(혈액응고 II인자 활성화) 후 섬유소원이 안정적섬유소중합체(stable fibrin polymer)가 형성되면 응고가 완료된다.[2]

혈관내피세포에서 지혈과 응고억제 및 섬유소용해 반응을 조절하는 물질

① Antithrombotic lipids (prostacyclin or PGI2)
② Thrombomodulin (TM)
③ Nitric oxide (NO) 같은 무기화합물
④ Heparan 같은 다당류
⑤ ADPase (CD39) 같은 표면결합효소(surface binding enzymes)
⑥ 혈장 단백분해효소억제인자
⑦ 응고인자 IXa, Xa, 트롬빈의 활성을 강하게 억제시키는 항트롬빈-III
⑧ C1 억제제에 의한 접촉계효소들(응고인자 XIIa, 응고인자 XII 조각의 활성억제)
⑨ 응고인자 XIa를 활성 억제시키는 α1-항트립신(α1-antitrypsin)
⑩ α2-거대글로불린(α2-Macroglobulin) 등이 있다.

프로트롬빈(prothrombin)이 활성화된 트롬빈(IIa)은 섬유소원을 가수분해하여 섬유소단량체(fibrin monomer)와 섬유소펩티드(fibrinopeptide) A, B를 만들고 섬유소단량체는 활성화된 응고XIII인자(XIIIa)의 촉매로 중합하여 불용성의 안정화섬유소중합체로 만든다. 트롬빈은 섬유소를 형성하지만 트롬빈이 활성화된 응고XIII인자와 교차결합을 형성하면 응고덩어리가 용해되는 것을 억제하는 효과를 나타내기도 한다.

플라스미노겐(plasminogen)은 내피세포에 있는 최소한 두 종류의 플라스미노겐활성제(plasminogen activator, PA)들에 의해 플라스민(plasmin)으로 활성화되며 플라스미노겐의 활성화로 인한 섬유소의 용해는 3개의 플라스미노겐활성화억제제(plasminogen activator inhibitor, PAI)에 의해 조절을 받는다.

첫째, 플라스민은 정상적인 상태에서는 혈액 내에 있는 α2-항플라스민에 의해 순환혈액 내 섬유소원을 분해하지 못한다. 그러나 섬유소응괴표면(fibrin clot surface)에 포함되어 있던 플라스민은 플라스민억제제들의 영향을 적게 받기 때문에 섬유소를 분해시켜 분해산물을 생성한다. 둘째, 내피세포에서 분비된 플라스미노겐활성억제제와 혈소판이 조직-플라스미노겐활성제(t-PA)를 중화시켜서 응고를 용해시키지 못하며 셋째, 트롬빈에 의해 활성화된 탄소펩티드분해효소 B(carboxypeptidase B), 효소전구체(proenzyme) 트롬빈활성섬유소용해억제제(thrombin-activate fibrinolytic inhibitor, TAFI) 등이 섬유소의 용해를 억제한다.[2]

2 지혈

Hemoatasis

혈관이 손상을 받았거나 혈관벽에 결함이 발생하면 혈관 밖으로 혈액이 흘러나오면(출혈, bleeding) 혈관수축, 혈소판의 부착(adhesion)과 응집(aggregation) 그리고 응고인자(coagulation factor) 활성화 등의 체계적 상호작용에 의해 출혈을 막는다.[6] 정상적인 혈관내피세포의 기능은 혈전(thrombus) 생성을 억제하고 산화질소(nitric oxide, NO)나 프로스타글란딘I2 (prostaglandin I2, PGI2)와 같은 물질을 분비하여 혈소판의 활성화를 억제시켜 혈관 내에서 혈소판이 부착되는 것과 혈액이 응고(coagulation)되는 것을 방지한다[그림 16-15].

혈관내피세포가 탈락하면 그 밑에 있던 콜라겐섬유가 노출되고 여기에 혈소판이 부착하고 응집하여 혈전이 형

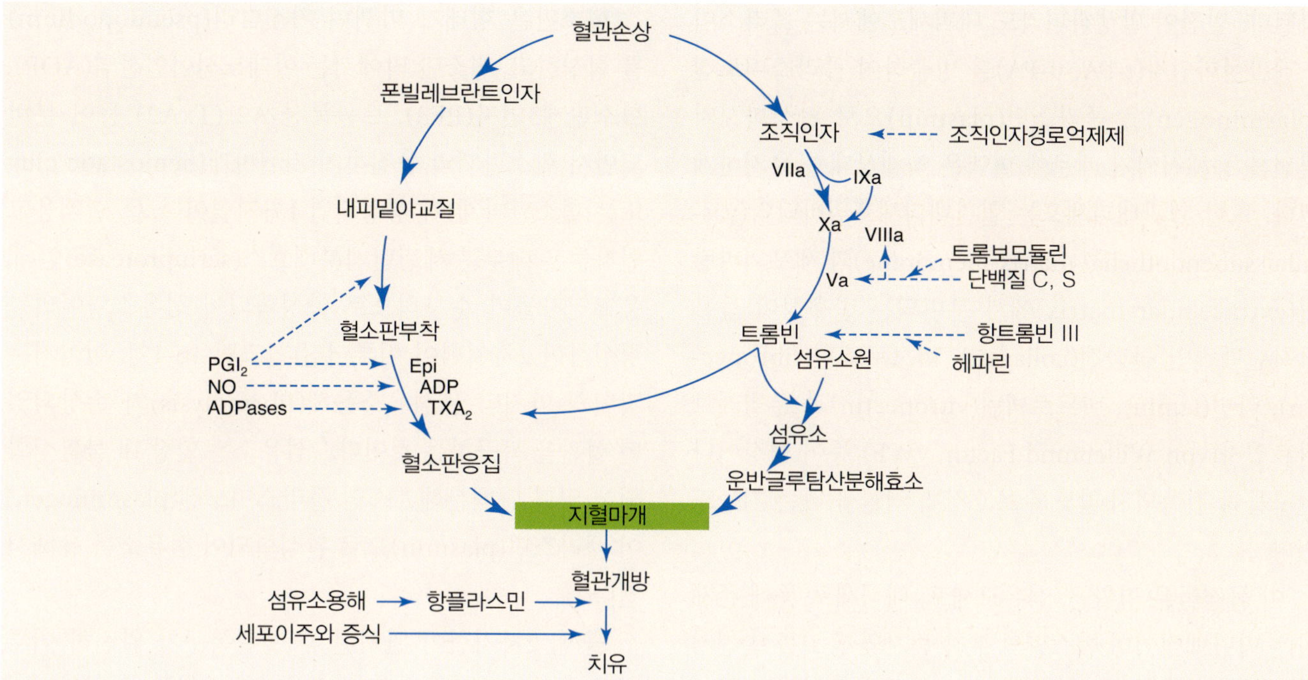

그림 16-15 지혈과정

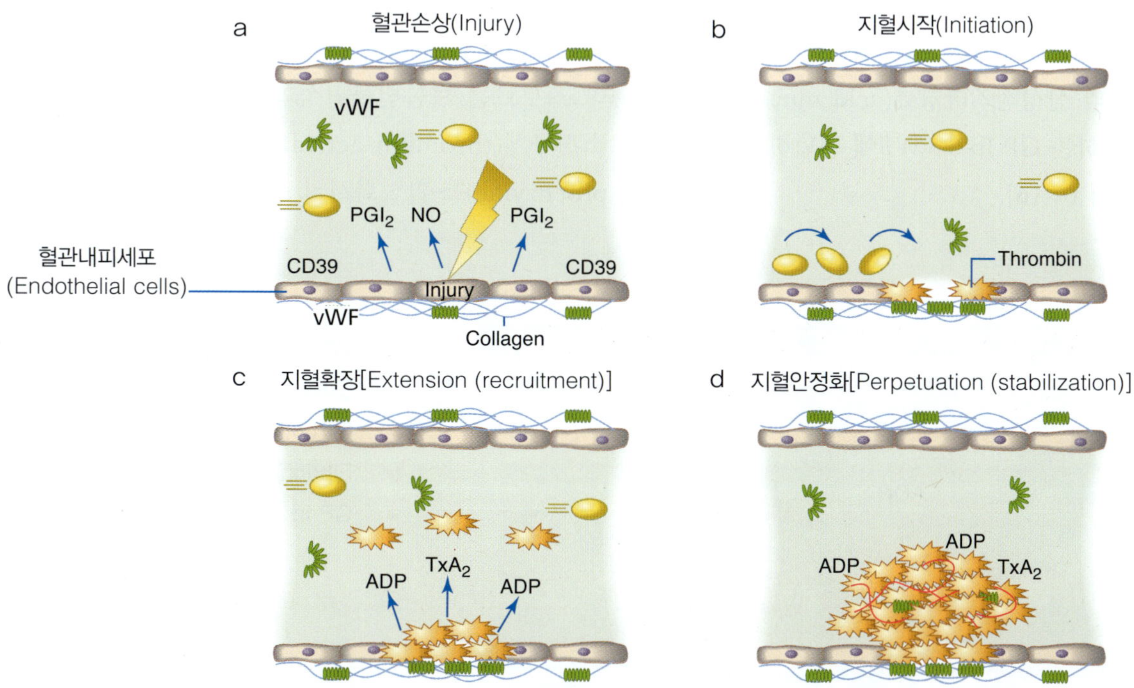

그림 16-16 혈소판마개형성 과정[혈관이 손상되기 전에는 내피세포에서 분비된 프로스타글린딘 I_2 (PGI_2)와 산화질소(NO) 같은 억제인자에 의해서 혈소판 활성이 억제된다.]

성된다. 혈전이 발생하더라도 내피세포에서는 플라스미노겐활성화인자(t-PA, u-PA)를 방출하여 플라스미노겐(plasminogen)을 플라스민(plasmin)으로 활성화시켜 혈전을 용해시키기 때문에 혈액은 액체상태를 유지하게 된다. 또한 혈관내피세포는 혈관내피세포밑바닥막(vascular subendothelial matrix membrane)과 세포외바탕질(extracellular matrix)에서 분비되는 반응성이 높은 부착단백질인 콜라겐(collagen), 피브로넥틴(fibronectin), 라민(lamin), 비트로넥틴(vitronectin)과 폰빌레브란트인자(von Willebrand Factor, vWF) 등이 혈장이나 혈구들과 접촉되지 않도록 보호장벽 역할을 하는 기능도 있다.

이 물질들은 평활근, 섬유모세포, 대식세포 등에 존재하는 막단백질이며 혈소판의 부착 증가와 응고를 촉진시키는 기능을 갖고 있다. 혈관이 손상 받으면 지혈이 이루어지고 지혈(hemostasis)의 유지는 3가지의 과정에 의해서 이루어진다.

첫째, ① 혈관(arteriole) 수축이 일어나고 콜라겐섬유가 노출되면 혈장 안의 vWF가 혈관내피세포 밑층에 있던 콜라겐미세섬유(collagen microfibrils)와 결합하고 혈소판 막 표면의 산성점액다당류(acid mucopolysaccharide)를 함유하는 GP Ib가 vWF에 결합하면 혈소판이 부착한다[그림 16-16].

혈소판은 형태가 바뀌며 거짓다리(pseudopodium)를 형성하고, 혈소판 막에서는 아데노신이인산염(ADP), 혈소판제3인자(PF3), 트롬복산 A2 (TxA2) 등이 분비되면서 혈소판끼리 응집하여 지혈마개(hemostatic plug 또는 혈소판마개)가 형성되면 1차지혈이다. ② 혈액응고인자들은 대부분 세린단백분해효소(serinprotease)인데, 응고인자들이 순차적으로 활성화되어 섬유소덩어리를 형성하면 2차지혈이 이루어진다[그림 16-17]. 이어지는 지혈의 마지막은 섬유소용해(fibrinolysis)와 손상되었던 혈관을 복구하는 것이다.[7] 섬유소는 혈장 내 불활성화되어 있던 단백분해효소인 플라스미노겐(plasminogen)이 플라스민(plasmin)으로 활성화되어 섬유소를 용해시킨다.

둘째, 2차지혈이 완성된 후 혈관복구가 완전히 이루어지기 전까지는 섬유소가 유지되어야 하는데, 혈관내피세포와 혈소판에서 분비되는 플라스미노겐활성화억제제(PAI-1)는 조직-플라스미노겐활성제(t-PA)의 활성을 중화시켜 초기에 형성된 섬유소의 용해를 억제한다.

셋째, 트롬빈은 트롬빈활성섬유소용해억제제(thrombin-activatable fibrinolysis inhibitor, TAFI)라고 부르는 트롬빈불활성화탄소펩티드분해효소 B 효소전구체(thrombin activatable carboxypeptidase B, proenzyme)를 활성화시켜서 섬유소용해를 억제한다.[2]

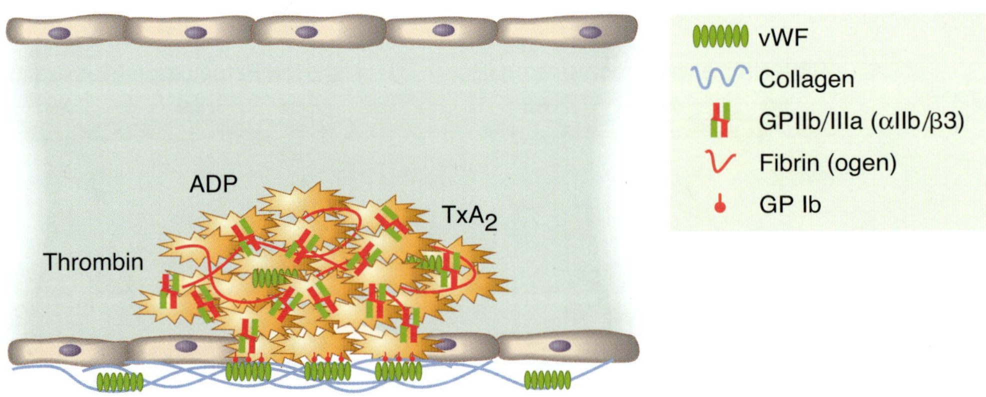

그림 16-17 섬유소 형성(fibrin formation)

핵심

- 다능모세포(PSC) → 과립구, 적혈구, 대식세포, 거대핵세포-집락형성단위(CFU-GEMM) → 거대핵세포-집락형성단위(CFU-MEG) → 거대핵모세포(Megakaryoblast) → 전거대핵세포(Promegakaryocyte) → 거대핵세포(Megakaryocyte)로 성숙.
- 거대핵세포-집락형성단위(CFU-MEG)는 혈소판 생성의 최초 선조세포다.
- 거대핵모세포와 전거대핵세포는 혈소판을 생산하지 못한다.
- 거대핵세포계 성숙 과정에서 혈소판을 생산, 분비, 방출하는 것은 거대핵세포뿐이다.
- 정상 골수도말표본 중 가장 크고 배수체기(핵형기)를 보이는 것은 거대핵세포다.
- 혈소판 생산을 촉진하는 것은 TPO(혈소판형성호르몬)이다.
- 말초혈관을 순환하는 혈소판은 크기 2~3 μm, 혈소판 평균용적(MPV) 8~10 fL이고 정상성인 μL당 15만~40만 개이다.
- 생산되는 혈소판의 1/3은 지라에 머물고 있다.
- 혈소판의 기능은 부착, 응집, 분비, 응고촉진 그리고 지혈을 위한 혈소판마개 형성이다.
- 혈소판 델타과립(치밀과립)에는 세로토닌, ADP, ATP, Ca^{++}, Mg^{++} 등이 있다.
- 알파과립에는 응고제1인자 섬유소원도 있고, 응집에 관여하는 혈소판IV인자(PF4, 항응고억제 작용)가 있다.
- 혈소판의 활성은 헤파린에 의해 억제 받는다.
- 혈소판 부착은 GP Ib, vWF, collagen 등에 의해 이루어진다.
- vWF는 거대핵세포에서도 생성되고 GP Ib와 결합하여 혈소판이 손상된 내피세포에 부착할 때 중요한 물질이다.
- 혈소판응집은 GP IIb/IIIa와 섬유소원이 반응하여 일어난다.

참고문헌

1. Elaine M. Keohane, et al., *RODAK'S Hematology. (5th ed.)*, ELSEVIER, 2016, pp. 169-172.
2. 권현영, 박상묵 외, *임상병리혈액학. (제3판)*, 범문에듀케이션, 2020, pp. 134-136.
3. Deutsch, V. R., & Tomer, A., Advances in megakaryocytopoiesis and thrombopoiesis: from bench to bedside. *Br J Haematol, 161,* 2013, 778-793.
4. Rodak, B. F., & Carr, J. H., *Clinical Hematology Atlas. (4th ed.),* St. Louis: Elsevier, 2019, pp. 182.
5. Zieseniss, S., Zahler, S., Muller, I., et al., Modified phosphatidylethanolamine as the active component of oxidized low density lipoprotein promoting platelet prothrombinase activity. *J Biol Chem, 276,* 2001, 19828-19835.
6. Aird, W. C., Hemostasis and irreducible complexity. *J Thromb Haemost, 1,* 2003, 227-230.
7. Collen, D., & Lijnen, H. R., Tissue-type plasminogen activator: a historical perspective and personal account. J Thromb Haemost, 2, 2004, 541-546.
8. 대한혈액학회, *혈액학. (제3판),* 범문에듀케이션, 2018, pp. 541-542.

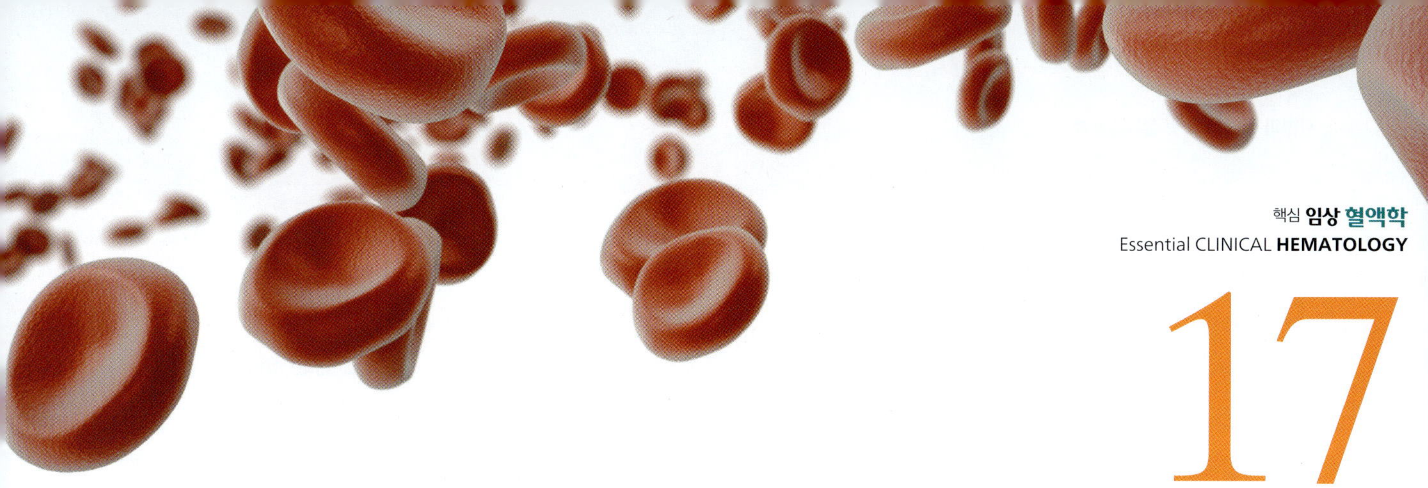

17 혈액 응고와 억제

Blood Coagulation and Inhibition

17.1 응고인자

Coagulation Factors

혈액 응고인자(응고촉진물질)와 응고에 관여하는 단백질은 대부분 간에서 합성되며 몇몇 인자는 내피세포와 단핵구(monocyte) 및 거대핵세포(megakaryocyte)에서도 합성된다.

1958년 국제응고인자명명위원회는 응고인자를 발견하고 확인된 순서에 따라 로마숫자로 I~XIII인자로 분류하였으나 나중에 VI인자가 활성화 Va인자와 기능과 구조가 유사함에 따라 VI인자는 삭제되었다.[1] 응고인자가 활성화되면 숫자 뒤에 소문자 a (activated)를 붙인다. 그리고 숫자 대신 흔히 I인자를 섬유소원(fibrinogen), II인자는 프로트롬빈(prothrombin), III인자를 조직인자 또는 조직트롬보플라스틴(tissue factor, TF or thromboplastin), IV인자는 이온화칼슘(Ca^{++}) 등으로 부른다.

로마 숫자로 표기하는 것 외에 고분자무게키니노겐(HMWK), 프리칼리크레인(PK), 폰빌레브란트인자(vWF), 혈소판3인자(PF3) 등도 응고인자에 포함된다[표 17-1].[2]

응고인자 중 II, VII, IX, X, XI, XII, XIII, PK 8개는 불활성 형태로 혈중에 존재하며 효소원(zymogen)으로 부른다. 그리고 III, V, VIII, HMWK는 각 활성인자(효소)에 결합하여 안정화하고 활성을 증강시키는 보조인자(cofactor)들이다. 응고인자 중에는 간에서 합성될 때 비타민K가 꼭 필요한 인자들이 있는데 II, VII, IX, X인자이며 이들을 비타민K의존형 인자(vitamin K-dependent factor)라고 한다.[2]

1 응고 I 인자, 섬유소원

Fibrinogen

섬유소원은 분자량 340,000 Da인 이합체(dimer) 당단백(glycoprotein, GP)으로 혈장과 혈소판 α-과립에 존재한다. Aα와 Bβ 그리고 γ 소분자가 2개씩 3쌍이 이황화결합(disulfide bond)으로 구성된 폴리펩티드 사슬(polypeptide chain) 구조이다[그림 17-1]. 가운데 1개의 E도메인(E domain)과 양쪽에 하나씩 2개의 D도메인으로 구성된 섬유소원이 단백질분해효소인 플라스민(plasmin)에 의해 Aα사슬의 카르복실말단기와 Bβ사슬의 아미노말단기 잘려 나가면 X분절(X fragment)이 형성되고, X분절의 D도메인 하나가 잘려나가면 Y분절이 형성된다. Y분절에 남았던 D도메인이 잘려나가면 E조각 1개와 D조각 2개가 형성된다. 이 조각들을 섬유소원 분해산물(fibrinogen degradation product, FDP)이라

표 17-1 혈액 응고인자(Blood coagulation factors)

응고인자	명칭	기능	혈장농도(mg/dL)	분자량(Da)
I	섬유소원	트롬빈기질	200~400	340,000
II	프로트롬빈	세린단백분해효소	10~15	71,600
III	조직트롬보플라스틴	조직인자, 보조인자	–	–
IV	칼슘이온	미네랄	8~10	40
V	불안정인자	보조인자	1	33,000
VII	안정인자	세린단백분해효소	0.05	50,000
VIII	항혈우병인자	보조인자	0.01	260,000
IX	크리스마스인자	세린단백분해효소	0.3~0.5	57,000
X	스튜어트-프라우어인자	세린단백분해효소	1	59,000
XI	혈장트롬보플라스틴전구체	세린단백분해효소	0.5	143,000
XII	하게만인자	세린단백분해효소	3	84,000
XIII	섬유소안정화인자	트랜스글루타미나제	2~6	320,000
HMWK	고분자무게키니노겐(피츠제랄그인자)	보조인자	5	120,000
PK	프리칼리크레인(플렛처인자)	세린단백분해효소	35~50	85,000
vWF	폰빌레브란트인자	VIII인자운반, 혈소판부착	1	600,000~20,000,000
PF3	혈소판3인자	인지질	–	–

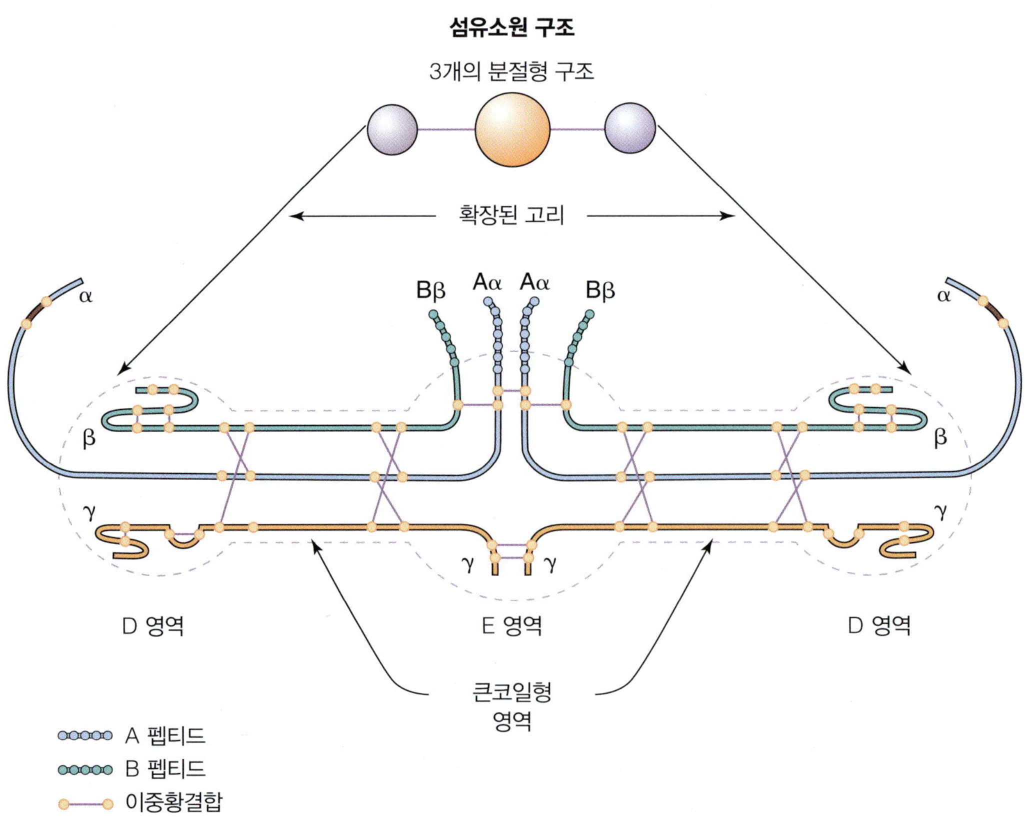

그림 17-1 섬유소원 구조

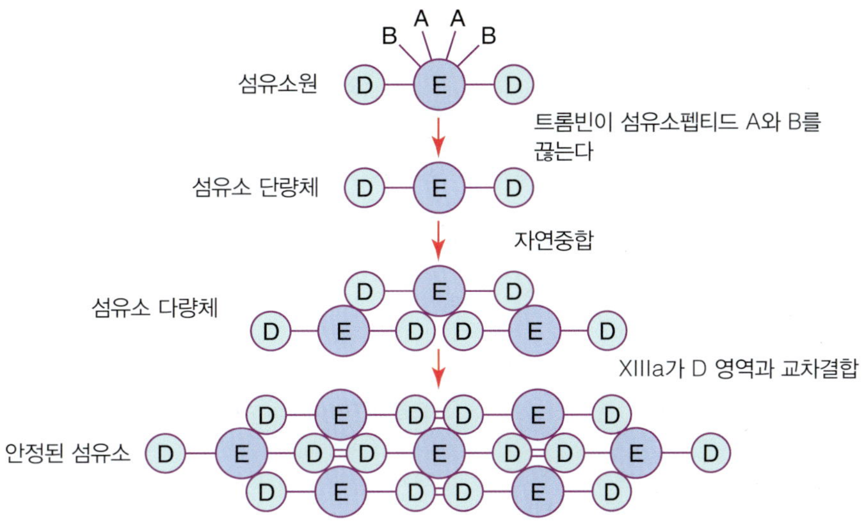

그림 17-2 섬유소 형성 과정

고 한다.

섬유소원은 응고과정 공통경로(common pathway)에서 활성화 IIa인자 트롬빈(thrombin)에 의해서 수용성섬유소단일체(soluble fibrin monomer)가 된 다음, 활성화 XIIIa인자와 칼슘이온에 의해서 안정화섬유소중합체(stable fibrin polymer)를 형성하여 응고를 완료한다[그림 17-2].

혈장 섬유소원 농도는 200~400 mg/dL로 응고인자 중 양이 가장 많으며 급성반응물질(acute reactant)로 심한 염증 때는 생산이 20배까지 증가하고, 섬유소원이 증가하면 혈액검사에서 적혈구침강속도(erythrocyte sedimentation rate, ESR)가 촉진된다. 대표적 혈전질환인 파종혈관내응고(disseminated intravascular coagulation, DIC)에서는 혈전(thrombus)이 형성되면서 섬유소원이 소모되므로 혈장 섬유소원 농도가 정량적으로 감소한다.[2,3]

2 응고 II 인자, 프로트롬빈

Prothrombin

프로트롬빈은 간에서 합성되며 분자량 72,000 Da의 비타민K의존형 당단백질이다. 혈액 중에는 세린단백분해효소의 효소원으로 단일사슬 구조이다. 반감기가 약 60시간이고 2개의 크린글 도메인(kringle domain)을 갖고 있다. 혈액 중에 10~15 mg/dL가 존재하고 칼슘이온, 인지질(phospholipid, PF3), 활성화 Xa/Va인자 복합체(프로트롬빈분해효소복합체) 등에 의해 펩티드구조가 절단되면 활성화 IIa인자 트롬빈(thrombin)이 된다[그림 17-3].

혈액응고 공통경로에서 트롬빈은 섬유소원에 작용하여 수용성섬유소단일체(soluble fibrin monomer)를 만들고 한편으로는 V인자와 VIII인자 활성화시키며 칼슘이온과 함께 XIII인자도 활성화시키면서 혈액응고에 작용한다. 그러나 트롬빈이 내피세포 표면에 존재하는 트롬보모듈린(thrombomodulin, TM)과 결합하면 V, VIII, XII인자를 활성화시키지 않으며 섬유소원에도 작용하지 않는다.

트롬보모듈린과 결합한 트롬빈은 C단백(protein C)을 활성화시키고, 트롬빈활성섬유소용해억제제(thrombin-activatable fibrinolysis inhibitor, TAFI)를 활성화시켜 플라스민(plasmin)에 의한 섬유소용해(fibrinolysis)를 억제한다[그림 17-4].[4]

트롬빈은 항트롬빈(anti-thrombin, AT)에 의해 응고기능이 억제되며 항트롬빈의 활성이 증가하면 출혈이 발생한다. 항트롬빈은 항응고물질(anticoagulant)인 헤파

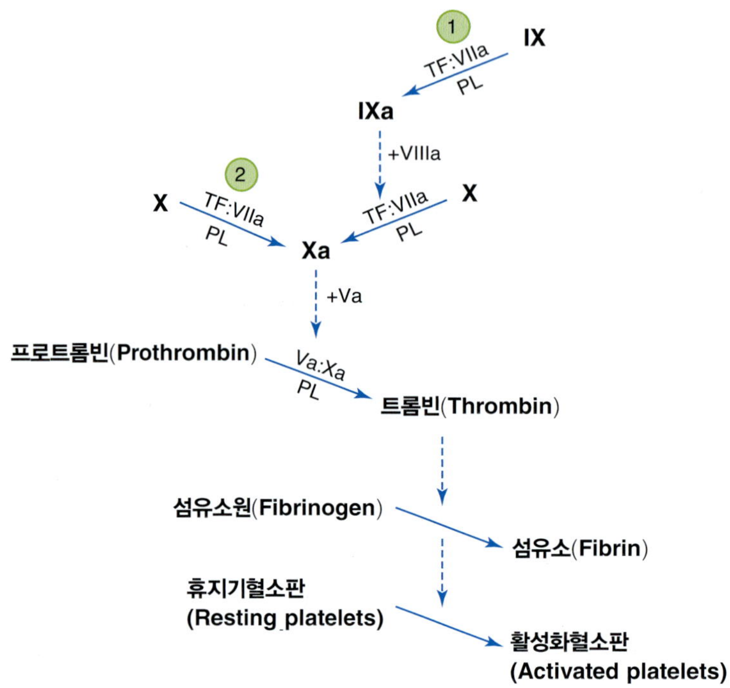

그림 17-3 응고 II인자(프로트롬빈)가 활성화되어 트롬빈이 되는 과정

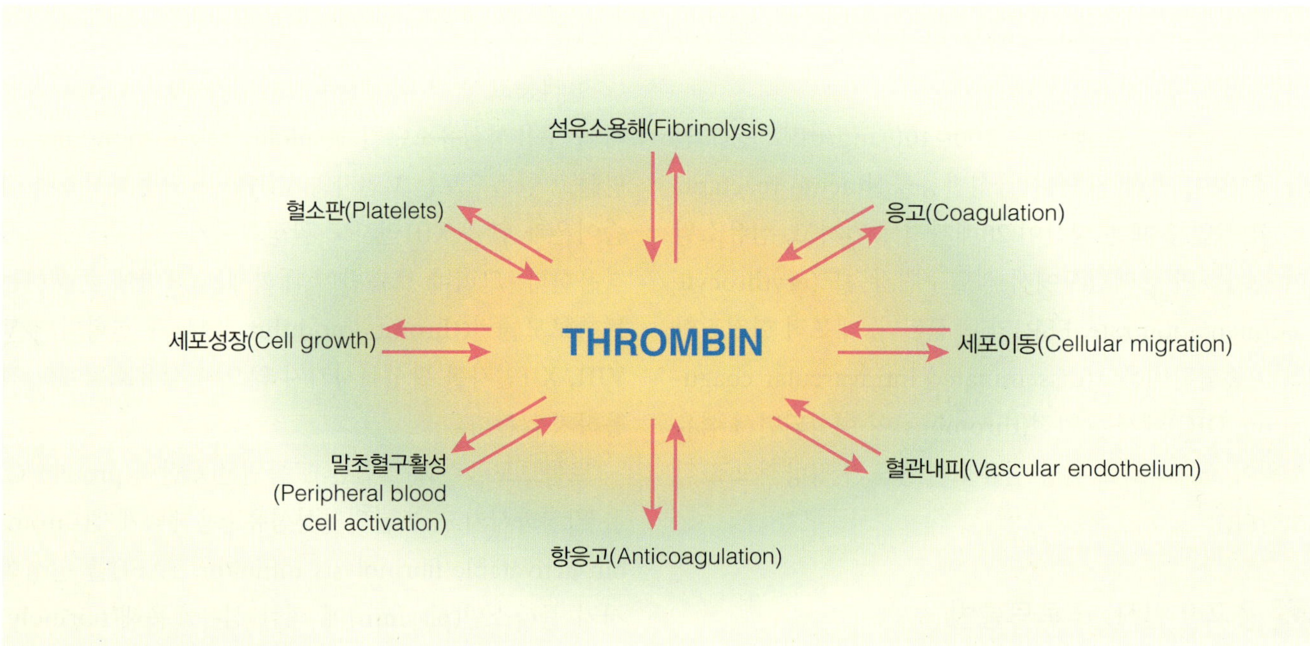

그림 17-4 트로빈의 작용

린(heparin)이 존재할 경우 그 억제력이 1000~2000배 증가한다.

3 응고 III 인자, 조직인자

Tissue Factor, TF

III인자는 조직인자 또는 조직트롬보플라스틴(tissue thromboplastin)으로 부른다. 지단백(lipoprotein) 성분으로 지질은 콜레스테롤과 지방 및 인지질(phopolipid)이며, 혈장에는 존재하지 않고 여러 조직에 존재하며 특히 뇌(brain), 폐(lung), 태반(placenta) 등의 조직에서 많이 발견되기 때문에 조직인자이다. 혈관 손상 시 혈중으로 들어와 혈장 VII인자와 복합체(TF/VII)를 형성하고 칼슘이온에 의해 활성화(TF/VIIa)되면 외인계경로(extrinsic pathway) 혈액응고의 시작이다. X인자와 IX인자를 활성화시킨다[그림 17-5].[5]

4 응고 IV 인자, 이온화칼슘(Ca^{++})

칼슘이온은 비타민K의존인자 II, VII, IX, X인자의 활성에 중요한 작용을 하며, 이디티에이(EDTA) 구연산염(Sod. Citrate) 같은 항응고제가 들어있는 검체관에 전혈을 넣으면 칼슘이 킬레이트화(칼슘이온을 묶어서 칼슘고리를 형성)되면서 응고가 일어나지 않는다(항응고). 칼슘이온은 Gla잔유물에 결합하면 음전하를 띠고 있는 혈소판의 인지질막과 결합한다.

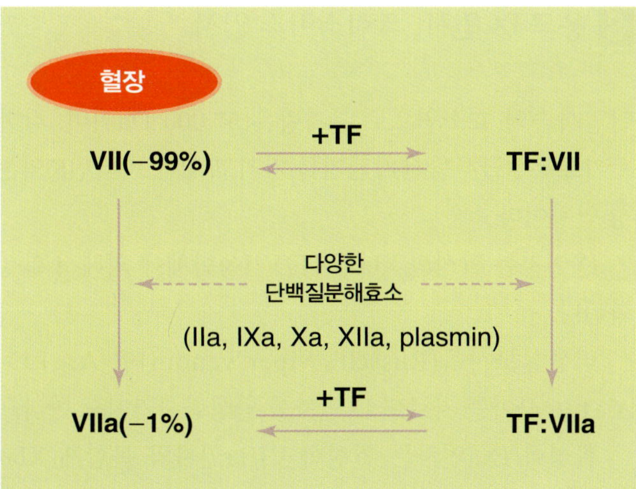

그림 17-5 III인자 VII인자 복합체 활성(TF/VIIa)

5 응고 V 인자, 불안정인자

Proaccelerin

당단백질이며 단일사슬 구조이고 분자량은 330,000 Da이다. 간과 거대핵세포(megakaryocyte)에서 생성되고 혈중 농도는 평균 1 mg/dL 정도다. 혈장과 혈소판α과립에 존재하며 혈소판 내에서는 중합체형(polymer) 단백과 복합체를 구성하고 있다.

V인자는 도메인 A1, A2, A3, B, C1, C2를 가지고 있다. 트롬빈에 의해 잘라지면 분자량 110,000 Da의 A1, A2 무거운사슬(heavy chain)과 분자량 73,000 Da인 A3, C1, C2 가벼운사슬(light chain)로 나누어지고 두 사슬은 금속이온에 의해 비공유결합체(noncovalent bond)가 된다.[4]

V인자는 공통경로에서 트롬빈에 의해 활성화된 후 다시 프로트롬빈이 트롬빈으로 활성화될 때 보조인자인데, Ca^{++}과 혈소판3인자(PF3)의 존재하에 활성화 Xa인자가 프로트롬빈(II)을 트롬빈(IIa)으로 활성화시키는 응고과정에 작용한다.[6]

※ 응고 VI 인자는 1958년 국제응고인자명명위원회에서 최초 명명 때는 부여되었으나 나중에 화학적 구조나 기능이 활성화V인자(Va)와 유사함이 밝혀져 삭제되었다.

6 응고 VII 인자, 안정화 인자

Proconvertin

분자량 50,000 Da의 단일사슬형태 효소원으로 간에서 합성되어 혈액 중으로 유입된다. 혈중에서 반감기간이 가장 짧아 약 4시간이고, 406개의 아미노산으로 구성되어 있다.[7] 아미노산 1번에서 35번 사이에 10개의 감마-카르복실글루탐산(γ-carboxylglutamic acid, GLA) 잔기를 가지고 있으며 합성 때 비타민K가 필요하다.

VII인자는 혈장에 존재하지만 혈관 손상 시 조직에서 혈장으로 들어온 III인자와 복합체(TF/VII)를 형성하고 응고작용을 하므로 III인자와 함께 외인계인자로 분류한다.

혈중 VII인자 IIa(트롬빈), IXa, Xa, XIIa인자 등에 의해 활성화(VIIa) 형태로 순환한다. 혈관벽 손상으로 분비된 조직인자(III인자)와 복합체를(VII/TF) 형성하고 인지질과 칼슘이온의 존재하에 활성화(VII/TFa)되어 X인자를 Xa로 활성화시킨다. 이 과정이 혈액응고 외인계 경로이다. 동시에 내인계경로의 IX인자를 IXa로 활성화시키는 응고작용도 한다[그림 17-3].

III인자 VII인자복합체는 외인성 테나제(extransic tenase)라고도 부른다. TF/VII복합체는 조직인자경로억제제(tissue factor pathway inhibitor, TFPI)의 첫 번째, 쿠니쯔 도메인(Kunitz domain)에 위치한 활성화 VIIa인자 수용체에 결합하면 응고작용이 억제되며, 헤파린 존재하에 항트롬빈(AT)에 의해서도 억제된다[그림 17-5].[4]

혈전 환자가 혈전증(thrombosis) 치료용 항응고제 와파린(Warfarin, 상업명으로는 쿠마딘/쿠마린)을 경구투여 받는 경우 비타민K 길항제(antagonist)인 와파린에 의해 비타민K 기능이 억제되고, 그로 인해 VII를 비롯한 비타민K의존인자 II, IX, X 등의 활성이 영향을 받는다.

7 응고 VIII 인자, 항혈우병 인자

Antihemophilic Factor

2,332개의 아미노산이 단일사슬을 형성한 분자량이 330,000 Da의 폴리펩티드 구조이다. 간과 내피세포(endothelial cell)에서 합성되며 혈중에서는 폰빌레브란트인자(vWF)와 비공유복합체로 순환한다.[8]

VIII인자는 트롬빈에 의해서 활성화(VIIIa)되면 내인계경로에서 활성화 IXa인자가 X인자를 활성화시킬 때 보조인자로 작용한다. VIII인자가 X인자 활성화 과정에서 보조인자로 작용할 때는 Ca^{++}와 인지질(PF3)이 함께한다. VIII/vWF복합체의 반감기는 8~12시간이지만 vWF가 분리되면 반감기는 급속도로 감소한다.

VIII인자 분자는 A1-A2-B-A3-C1-C2 영역으로 구성되어 있다. 트롬빈에 의해서 372, 740, 1689 아미노산이 잘라지면 B도메인이 제거되고 무거운사슬 A1, A2 도메인과 가벼운사슬 A3, C1, C2 도메인이 Ca^{++}에 의해 연결되면 활성화된다.

A1도메인에 활성화 IXa인자에 대한 결합부위가 있고, C2도메인에는 인지질에 대한 결합부위가 있다. A3도메인의 아미노산 164-168 부위에 vWF에 대한 결합부위가 있어서 VIII/vWF복합체를 형성하고 순환하지만 트롬빈 또는 활성화 Xa인자에 의해서 활성화되면 VIII/vWF복합체는 분리된다.

VII인자의 불활성화는 트롬빈, 활성화 IXa인자, 활성화 Xa인자와 활성C단백이 무거운사슬 336번 아미노산의 아르기닌(arginine)을 자르면서 불활성화시킨다.

VIII인자는 X염색체(X chromosome)의 유전자 발현에 의해 생성되며 결핍 시 혈우병 A와 관계가 있어서 혈우병 A (Hemophilia A) 환자의 혈장 VIII인자 활성이 감소되어 나타난다.

저장된 혈장성분제제에서 VIII인자는 다른 응고인자들보다 빠르게 활성을 잃는다. 해동시킨 혈장성분제제의 VIII인자는 5일 후에 50%가 감소한다.[6]

8 응고 IX 인자, 크리스마스 인자

Christmas Factor

단일사슬의 효소원으로 분자량은 57,000 Da이며, 감마-카르복실글루탐산12잔기를 가지고 있는 비타민K의존성 인자이다.

IX인자는 활성화 XIa와 TF/VII복합체에 의해서 활성화된다.

러셀살모사독(Russell's viper venom)이 Arg145-Ala146 사이를 자르면 IX인자를 활성화시키기도 한다.

활성화 IXa인자는 활성화 VIIIa인자와 복합체(XIa/VIIIa)를 형성하여 X인자를 활성화시킨다. XIa/VIIIa복합체를 내인성 테나제(intransic tenase)라고 한다.

활성화 IXa는 항트롬빈에 의해서 활성이 억제되며, IX인자 결핍은 혈우병 B (Hemophilia B)를 유발한다.[4,6]

9 응고 X 인자, 스투아트 프라우어 인자

Stuart Prower Factor

단일사슬이 이황화물에 의해 연결된 효소원으로 분자량 59,000 Da의 세린단백분해효소(serin protease)로 비타민K의존성 인자이다.

X인자는 외인계경로의 활성화 III인자와 VII인자 복합체(TF/VIIa)와 내인계경로의 활성화 VIII인자, IX인자 복합체(VIII/IXa)에 의해서 공통경로를 통해 활성화된다.

활성화 Xa인자는 V, VII, VIII인자를 활성화시킨다. 그리고 활성화 Xa인자는 인지질막 표면에서 활성화 Va인자와 복합체(X/Va)를 형성하여 트롬빈을 활성화시키며, 활성화 X/Va 복합체를 프로트롬빈분해효소복합체(prothrombinase complex)라고 부른다.

활성화 Xa인자는 활성화 Va인자, Ca^{++}와 함께 혈소판에 부착하면 활성도가 30,000배 증가한다. 활성화 Xa인자는 헤파린 존재하에 항트롬빈에 의해서 활성이 억제된다.

10 응고 XI 인자, 혈장트롬보플라스틴 전구체

Plasma Thromboplastin Antecedent

혈장트롬보플라스틴전구물질(plasma thromboplastin precursor, PTP)로 알려진 XI인자는 분자량 80,000짜리 단일사슬 2개가 이황화결합(bisulfite bond)으로 160,000 Da이다. 간에서 합성되고 혈중에는 고분자량키니노겐(HMWK), 프리칼리크레인(PK)과 복합체를 형성하여 순환한다. XI인자는 4개의 사과영역(apple domain)을 갖고 있으며 apple도메인에는 트롬빈, IX인자, 활성화 XIIa인자, 혈소판 및 HMWK의 결합부위가 XI인자가 활성화된 혈소판에 부착하면 트롬빈에 의해서도 활성화된다.

XI인자는 α1-항트립신(α1-antitrypsin), 항트롬빈(AT), α2-항플리스민(α2-antiplasmin), C1-억제제(C1-inhibitor) 등에 의해서 활성이 억제된다.[3]

11 응고 XII 인자, 하게만 인자

Hageman Factor

간에서 합성되며 분자량 80,000 Da인 단일사슬 형태의 효소원이고 596개의 아미노산으로 구성된 당단백이다.

혈관손상으로 혈관내피밑(vascular subendothelium)의 교원질(collagen)과 접촉하고 칼리크레인(K)에 의해서 활성화되며, HMWK도 XII인자 활성에 작용한다.

활성화 XIIa인자는 다시 프리칼리크레인을 활성화시켜서 XII인자를 활성화하는 되먹임(feedback)을 하면서 XI인자를 활성화시킨다.

XII인자는 보체를 활성화하며, 섬유소용해계(fibrinolytic system)의 플라스미노겐(plasminogen)을 플라스민(plasmin)으로 전환시킨다. 플라스미노겐활성제(plasminogen activator, PA)와 유사성이 있다.

시험관내(in vitro)에서는 음전하를 갖는 유리(glass), 셀라이트(celite), 카올린(kaolin), 엘라지산(ellagic acid) 등의 인지질(phospholipid)에 의해 세린단백분해효소로서 활성을 갖게 된다.

XII인자, XI인자, HMWK, 프리칼리크레인(PK)은 접촉인자(contact factor)로 부른다. 접촉인자들은 염증과 상처회복 때 섬유소 형성과 섬유소용해에 관여한다.[9]

12 응고 XIII 인자, 섬유소안정화 인자

Fibrin Stabilizing Factor

혈액응고 마지막 단계에서 수용성섬유소단일체(soluble fibrin monomer)를 C^{++}와 함께 안정화섬유소중합체(stable fibrin polymer)를 형성하여 응고과정을 마무리하는 인자이며 섬유소안정화인자(fibrin stabilizing factor)로 불린다. 혈장글루타민전달효소(plasma glutamin transferase) 역할을 하는 효소원으로 분자량은 320,000이며 A와 B 소단위로 구성된 이종사합체(heterotetramer)의 당단백이다. 혈중에서 기질인 섬유소원과 결합하여 순환하며 활성화되면 트랜스글루타미나제(transglutaminase)의 역할을 한다.

활성화 XIIIa인자는 섬유소단량체의 α와 γ사슬이 감마-글루타밀리-입실론-라이신 다리(γ-glutamyl-ε-lysin bridge)를 형성하고 서로 교차결합(cross link)함으로써 섬유소 마개(fibrin plug)를 안정화시킨다[그림 17-2].[3] 간과 거대핵세포(megakaryocyte)에서 합성되며 혈소판, 단핵구(monocyte) 및 대식세포(macrophage)도 발견된다.

혈장을 황산바륨($BaSO_4$)으로 흡착 처리하면 I인자, V인자, VIII인자, XI인자, XII인자는 혈장에 남아있고 나머지 응고인자는 황산바륨에 흡착되어 혈장에 존재하지 않는다.

13 고분자량키니노겐, 피츠제랄드 인자

High Molecular Weight Kininogen, HMWK, Fitzgerald Factor

HMWK는 XI, XII인자, 프리칼리크레인 등과 함께 접촉활성(contact activation) 보조인자(cofactor)이다. HMWK와 프리칼리크레인은 응고과정에 작용하면서도 국제혈액응고인자명명위원회에서 번호를 부여받지 못하였다. 혈장 내에서 프리칼리크레인은 XI인자와 결합된 형태로 순환하며 음전하를 띠는 인지질이다. 활성화 XIIa에 의해서 활성화되면 XI인자와 프리칼리크레인(PK)을 활성화(칼리크레인, P)시키는 보조인자로 작용한다.

항혈전(antithrombotic)과 혈소판점착억제 및 전섬유소용해(profibrinolytic) 기능이 있다.

14 프리칼리크레인, 플랫처 인자

Prekallikrein (PK), Fletcher Factor

접촉인자 및 보조인자로 응고과정에 작용하면서도 국제혈액응고인자명명위원회에서 번호를 부여받지 못하였다. 분자량 85,000 Da과 88,000 Da을 갖는 두 가지 형태의 프리칼리크레인(PK)이 존재한다. 이는 포도당화(glycosylation)에 따라 달라진다. 15%의 당을 포함하는 감마글로불린(γ-globulin)의 일종으로 혈중 농도는 4263 mg/mL이다. 이 중에 75% 정도는 HMWK와 결합하고 25% 정도는 자유프리칼리크레인(free PK)으로 순환한다. 혈장 프리칼리크레인은 효소원으로 순환하며 Arg^{371}~Ile^{372} 사이가 활성화 XIIa인자와 HMWK에 의해 잘라지면 칼리크레인(K)으로 활성화된다. 활성화된 칼리크레인은 무거운사슬과 가벼운사슬로 구분된다. 무거운사슬은 HMWK와 결합하고, 가벼운사슬은 세린단백분해효소로 작용하여 다시 XII인자를 활성화하고, HMWK를 분해하여 브라디키닌(bradykinin)을 형성한다. 브라디키닌은 섬유소용해계의 플라스미노겐을 플라스민으로 전환시킨다.[3]

15 폰빌레브란트인자

von Willebrand Factor, vWF

vWF인자는 거대핵세포와 내피세포에서 생산되는 분자구조가 큰 다량체당단백(glycoprotein polymer)이다. 혈관내피세포(vascular endothelial cell)의 손상(injury)이 발생하면 내피밑층 기질성분인 콜라겐(collagen)과 상화작용으로 vWF농도가 증가한다. 혈장 vWF는 응고 VIII인자의 운반단백(transprotein) 역할을 하며 VIII인자의 정상회복과 생존에 필요하다. vWF결핍 때는 운반기능이 없어지고 VIII인자가 제거되면서 이차적으로 VIII인자 결핍이 발생해 폰빌레브란트병(von Willebrand disease, vWD)이 발생한다. 콜라겐과 결합한 vWF는 입체형태의 변화가 생기면서 혈소판 당단백Ib/IX/V인자복합체수용체(GPIb/IX/V complex receptor) 수용체와 결합하여 혈소판부착(platelet adhesion)을 일으킨다.[8]

16 혈소판3인자

Platelet Factor 3, PF3

혈소판3인자(PF3)는 인지질(phospholipid) 성분으로 트롬보플라스틴(thromboplastin) 형성을 촉진하여 응고과정에 관여한다.

응고인자의 분류를 표로 정리하였다[표 17-2].

표 17-2 응고인자 분류

기능	응고인자
외인계인자	III (tissue factor, TF; 조직인자), VII
내인계인자	XII, XI, IX, VIII, PK (Prekallikrien), HMWK (high molecular weight kininogen, 고분자량키니노겐)
공통인자	I, II, V, X
접촉인자	XI, XII, HMWK, PK
보조인자	III, V, VIII, HMWK
비타민K의존	II, VII, IX, X, PC (protein C, C단백), PS (S단백)

17.2 응고경로

Coagulation Pathway

혈액응고는 혈장 내에 비활성 효소원(zymogen)으로 존재하는 단백성분인 혈액 응고인자[표 16-1]들이 내인계경로(intrinsic pathway)와 외인계경로(extrinsic pathway)를 통해 순차적으로 활성화되면 비활성 X인자가 활성화(Xa)되어 프로트롬빈(prothrombin, 응고 II인자)을 트롬빈(thrombin, 활성화 II인자, IIa)으로 분해하고 트롬빈에 의해 마지막 단계에서 섬유소원(fibrinogen)이 수용성섬유소단일체(soluble fibrin monomer)가 된 후 최종적으로 안정화섬유소중합체(stable fibrin polymer)를 형성하는 과정이다.

응고 과정이 마치 폭포수가 흐르는 것 같다고 하여 응고경로를 혈액 응고 폭포이론(blood coagulation cascade theory) 이라고도 한다[그림 17-6].[1]

비활성 응고인자들이 활성화되면 숫자에 activation(활성)의 첫 자 a를 붙인다.

1 외인계경로

Extrinsic Pathway

혈관손상(vascular injury)이 발생하면 조직에 있던 III인자가(tissue factor; TF, tissue thromboplastin)가 혈관으로 들어와 혈중 VII인자와 복합체(TF/VII)를 형성한 후 칼슘이온(Ca^{++}, IV인자)에 의해 활성화(TF/VIIa) 된다.

이때 활성화된 IXa와 Xa는 TF/VII 복합체 활성을 증폭시켜준다.

활성화된 III인자/VII인자 복합체(TF/VIIa)는 X인자를 활성화(Xa)시킨다. 그리고 TF/VIIa는 내인계경로의 IX인자 활성에도 작용한다.

TF/VIIa와 내인계경로에 의해 활성화된 Xa는 칼슘이온(Ca^{++})과 혈소판3인자(platelet factor III, PF3) 그리고 활성화된 V인자(Va)의 도움을 받아 응고 II인자 프로트롬빈(prothrombin)을 활성형인 트롬빈(thrombin, IIa)으로 만든다.

이어서 활성화된 IIa인자 트롬빈에 의해서 응고 I인자 섬유소원(fibrinogen)은 수용성섬유소단일체(soluble fibrin monomer)를 형성한 후 활성화 XIIIa인자와 칼슘이온의 도움으로 안정화섬유소중합체(stable fibrin polymer)를 형성하는 과정이 혈액 응고 외인계경로이다.

혈액 응고 VII인자는 순환 혈장에 존재하지만 혈관 손상 시 조직에 있던 III인자가 혈관 안으로 들어와 VII인자와 복합체를 형성하여 응고과정에 참여하므로 III인자와 함께 외인계 인자로 분류된다.

조직인자(tissue factor, tissue thromboplastin), 즉 III인자는 대식세포나 혈관내피세포에서 합성되며 내독소(endotoxin)나 인터루킨-1 (IL-1) 그리고 종양괴사인자(tumor necrosis factor, TNF) 같은 사이토카인(cytokine)에 의해 합성된다. 조직인자경로억제제(tissue factor pathway inhibitor, TFPI)는 조직인자(TF)/VII인자복합체(III/VII)와 X인자의 활성화를 억제시킨다.

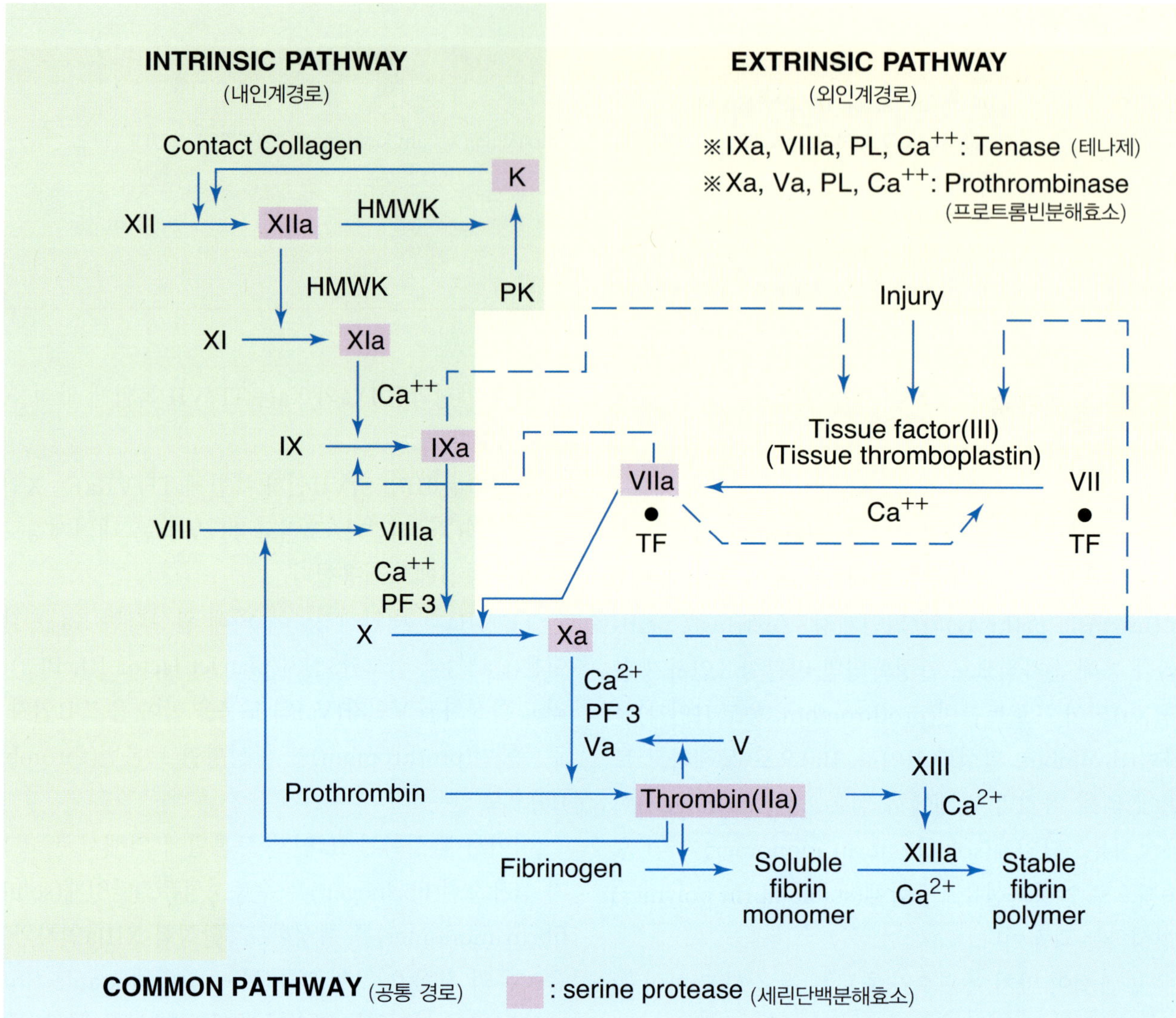

Blood coagulation: The cascade theory
(혈액 응고 폭포이론)

enzymes which activate (활성효소)
amplifiers cofactors: (증폭인자) (V and VIII)

Lab tests

aPTT monitors:
XII, XI, IX, VIII(Intrinsic)
X, V, II, I(Common)

PT monitors:
VII(Extrinsic)
X, V, II, I(Common)

그림 17-6 혈액 응고 경로(Blood coagulation pathway)

외인계응고 과정을 주도하는 혈장 내 VII인자는 비타민K의존성(vitamin K-dependent)이며 II, VII, IX, X, XI, XII 인자 및 프리칼리크레인(pre-K) 등은 세린단백분해효소(serine protease)로서 활성화를 갖는다. 응고인자는 대부분 간에서 합성되는데 합성 때 비타민K가 필요한 것들을 비타민K의존인자라고 부르며 II, VII, IX, X 인자 그리고 단백질 C (protein C, PC)와 단백질 S (PS) 등이다.[3]

그리고 비타민K의존인자 II, VII, IX, X은 모두 단백질 N-말단에 칼슘이온이 결합하는 감마-글루타밀카르복실산(γ-glutamyl carboxylic acid, Gla)을 포함하고 있어서 이 4가지 인자들을 프로트롬빈 그룹(prothrombin group)이라고 부른다.[10]

II, VII, IX, X 인자와 C단백은 아미노말단기에 위치한 글루탐산(glutamic acid)을 카르복실화(carboxylation)하여 Gla잔류물을 형성한다. Gla잔류물은 9~12개가 존재하며 Ca^{++}이 Gla잔류물에 결합하면 Gla잔류물은 입체형태로 변화(conformational change)한다. Gla 잔류물 도메인(domain)의 소수성 부위가 혈소판의 인지질막(phospholipid membrane)에 삽입되어 응고인자와 혈소판 인지질막 표면이 결합하도록 한다.[6]

2 내인계경로

Intrinsic Pathway

혈관손상으로 인해 혈관내피밑 콜라겐(collagen)이 XII인자(접촉인자; contact factor)와 접촉하면 XI인자가 활성화(XIIa)된다. 활성화 XIIa인자는 고분자무게키니노겐(high molecule weight kininogen, HMWK)의 도움을 받아 프리칼리크레인(prekallikrein, PK)을 칼리크레인(kallikrein, K)으로 전환시켜서 XII인자 활성을 더 강하게 하는 되먹임 기전(feedback mechanism)을 거친다.

활성화 XIIa인자는 HMWK의 도움을 받아 XI인자를 활성화(XIa)시킨다.

활성 XIa인자는 세린단백분해효소(serine protease)로서의 기능을 갖는다.

활성화 XIa인자는 칼슘이온(Ca^{++}, IV인자)의 도움을 받아 IX인자를 활성화(IXa)시킨다. 이때 외인계경로에서 활성화된 III/VIIa(TF/VIIa) 복합체는 XI인자 활성을 증폭시켜준다.

활성화 IXa는 활성화 VIIIa인자, Ca^{++}, PF3(혈소판 III인자)의 도움을 받아 X인자를 활성화 Xa시키면 내인계경로 응고가 완성된다.

응고인자 XII과 PK 및 HMWK 그리고 XI인자를 접촉인자 그룹(contact factor group)이라고 하는데 이들은 내인계경로의 초기 활성화에 관여하며 활성화를 위해 음전하(negatively charge)를 띤 표면과의 접촉이 필요하다.[5]

외인계경로와 내인계경로를 통해 X인자가 활성화(Xa)될 때까지를 혈액 응고 1단계라고 할 수 있고 이어지는 응고 과정은 공통경로(common pathway)이다.

3 공통경로

Common Pathway

외인계경로와 내인계경로를 통해 활성화된 Xa는 비활성 응고 II인자 프로트롬빈(prothrombin)을 활성화 IIa인자 트롬빈(thrombin)으로 전환시키면 혈액응고 2단계이다.

활성화IIa는 혈액응고 I인자 섬유소원(fibrinogen)을 먼저 수용성섬유소단일체(soluble fibrin monomer)를 만들고 이어서 활성화 XIIIa와 Ca^{++}에 의해 안정화섬유소중합체(stable fibrin polymer)가 형성되면 3단계 혈액응고가 완료된다[그림 17-7].

이때 XIII인자는 활성화 IIa와 Ca^{++}에 의해 활성화(XIIIa)되며 IIa는 V인자와 VIII인자도 활성화시킨다[그림 17-8].

V인자와 VIII인자는 조직인자(TF, III) 그리고 HMWK와 함께 응고 과정에서 보조인자(cofactor)이다.[11]

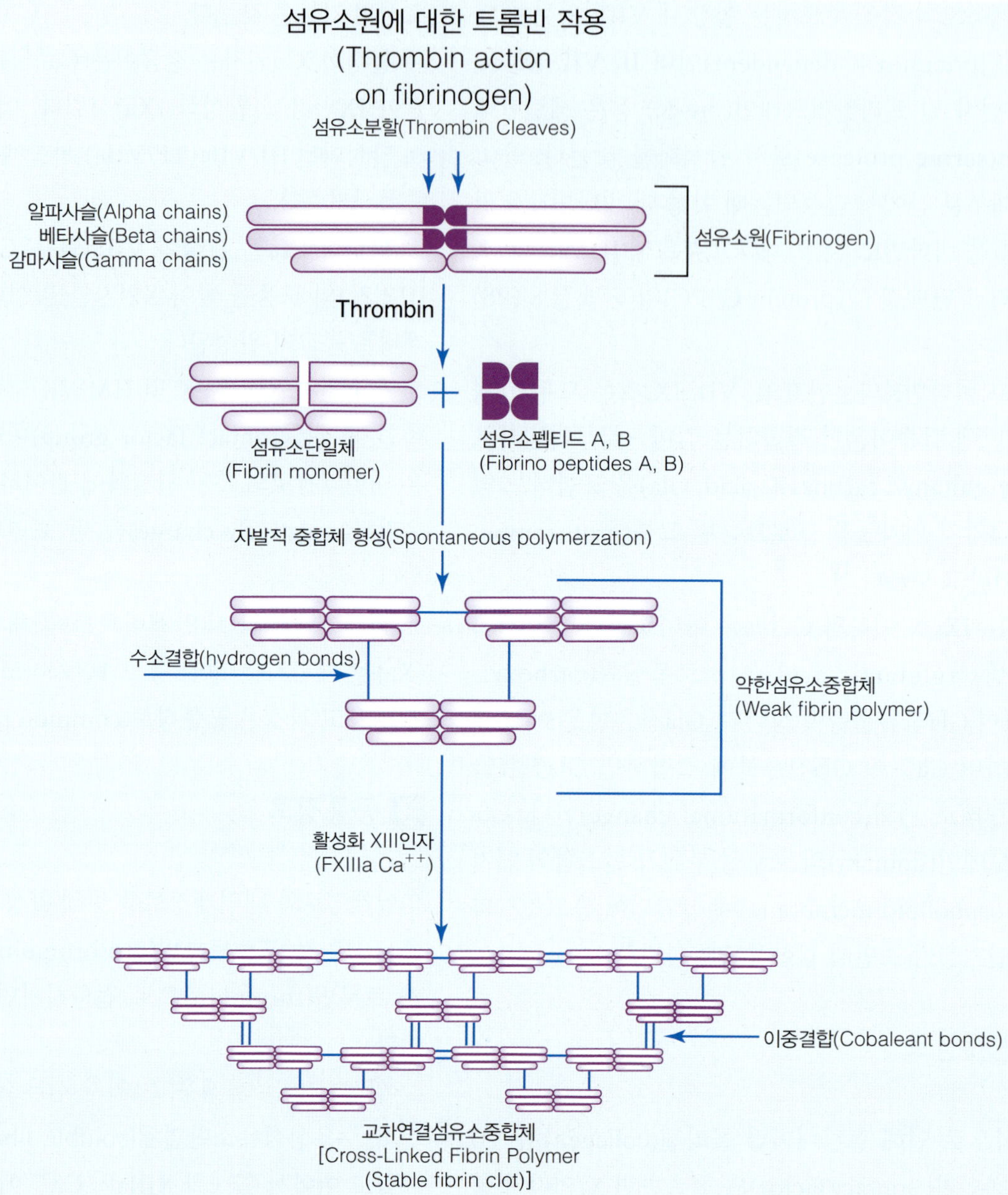

그림 17-7 활성화 IIa인자 트롬빈에 의한 섬유소형성

활성화 XIIIa인자는 혈액 응고 마지막 단계에서 섬유소중합체를 안정화시키기 때문에 섬유소안정화 인자(fibrin stabilizing factor)라고 한다.

응고인자 I(섬유소원), V, VIII과 XIII인자를 섬유소원 그룹(fibrinogen group)이라고 하며 모두 트롬빈(thrombin, IIa)에 의해서 응고 과정에 작용한다.[4]

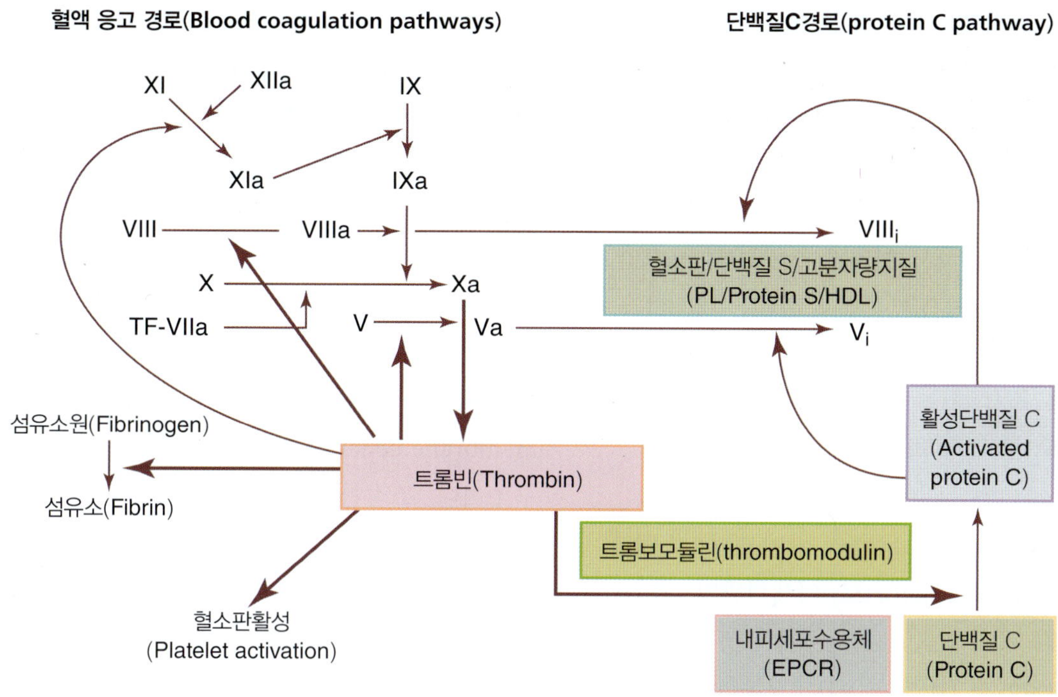

그림 17-8 트롬빈의 작용

17.3 응고억제

Coagulation Inhibition

지혈 및 응고 조절기전을 보통 응고억제(항응고, anticoagulation)라고 한다. 대표적인 응고억제(자연항응고) 물질은 항트롬빈(anti-thrombin, AT)과 조직인자경로 억제제(tissue factor pathway inhibitor, TFPI) 그리고 C단백(protein C, PC) 등이고 트롬보모듈린(thrombomodulin, TM), C1-억제제(C1-inhibitor)와 알파1-항트립신(α1-Antitrypsin)도 응고억제제이다.

1 항트롬빈

Anti-thrombin, AT

항트롬빈(AT)은 트롬빈(IIa), IXa, Xa 등을 억제한다. 항트롬빈은 자살기질억제기전(suicide substrate inhibition mechanism)으로 응고억제에 작용하는데, 효소가 항트롬빈의 반응부위 루프를 자르면서 효소의 활성부위와 잘라진 부위의 카르복실기 사이에 아실 중간생성물(acyl in-process material)이 만들어져 고유결합이 생성되고, 이 복합체의 전위(translocation)로 인해 효소의 활성부가 변형되어 트롬빈(IIa), IXa, Xa 등의 불활성화(inactivation)로 응고가 억제된다. 항트롬빈(AT)은 응고억제제이므로 항트롬빈이 과도하게 활성화되면 출혈을 유발한다.

혈장에서 항트롬빈이 트롬빈을 불활성화시키는 속도는 다소 느리지만, 트롬빈과 항트롬빈이 헤파린(heparin)과 결합하면 두 분자가 가까워지고 항트롬빈이 형태변화를 일으키면서 활성화되고 반응속도가 몇 천 배 빨라진다. 이미 형성된 트롬빈/항트롬빈 복합체(thrombin/antithrombin complex)는 유리 항트롬빈보다 헤파린이나 내피세포(endothelial cell)의 글루코사미노글리칸(glucosaminoglycan)과의 친화력이 낮다. 이들은 글루코사미노글리칸과 분리되어 단핵구(monocyte)에 의해 신속히 순환계에서 제거된다. 음전하를 띠면서 균일하지 않은 글루코사미노글리칸인 헤파린은 비만세포(mast cell)의 과립에서 발견되기는 하지만 정상적인 혈액성분은 아니다. 내부 글루코사미노글리칸은 내피세포에 결합되어 있으며, 10% 정도가 트롬빈/항트롬빈 복합체 형성을 촉매한다.[3]

혈액학 검사에 사용하는 검체관 중에 녹색 마개로 헤파린이 들어있는 검체관은 트롬빈의 활성을 억제하는 기전으로 항응고작용(응고억제)을 한다.

2 조직인자경로억제제

Tissue Factor Pathway Inhibitor, TFPI

조직인자경로억제제(TFPI)는 혈장 단백분해효소억제인자(protease inhibition factor)로, 미세혈관의 내피세포 및 단핵구나 대식세포(macrophage)에서 생성되며 혈액응고 외인계경로에서 III인자, VII인자복합체(TF/VII)의 활성을 억제하는 응고억제 인자이다.

일부 조직인자경로억제제는 혈장의 저밀도지질단백(low density lipoprotein, LDL)이나 고밀도지질단백(high density lipoprotein, HDL)과 복합체 형태로 순환한다. 지질단백과 결합된 조직인자경로억제제는 유리형보다 항응고 효과가 작다.

조직인자경로억제제는 3개의 쿠니쯔 도메인(Kunitz domain)과 양이온(cation) 아미노산 잔기가 풍부한 C-말단이 있다. 교대잘라이음(alternate splicing)을 해보면 TFPI-α와 TFPI-β 형태가 있고, TFPI-β는 Kunitz-3도메인이 없는 형태로 GPI 고정기(anchor)를 통해서 내피세포 표면에 결합되어 있는TF/VIIa 복합체의 억제작용이 증가된다. 활성화 TF/VIIa 복합체는 Kunitz-1 도메인과 결합하고, 활성화 Xa인자는 Kunitz-2 도메인과 결합하며, C-말단의 양이온 잔기는 헤파리노이드(heparinoids)와 결합한다. TFPI가 활성화 VIIa인자를 억제시키는 기전은 두 가지이다. 첫째, 활성화 Xa인자가 TFPI와 결합하여 불활성화된 다음 TFPI/Xa 복합체가 TF/VIIa 복합체와 결합하여 비활성형 단백질 4차 구조를 형성하는 것이다. 둘째, TFPI가 TF/VIIa 복합체와 먼저 결합한 후 활성화 Xa인자와 상호작용하는 것이다. S단백(protein S, PS)은 TFPI에 의한 활성화 Xa인자의 불활성화 속도를 증가시켜서 조직인자경로억제제의 작용을 증가시킨다.

3 C, S 단백 및 기타 응고억제

Protein C, S and other Coagulation Inhibition

응고억제 C단백(PC)경로는 트롬빈 생성을 억제하는 활동적인 항응고 시스템이다. C단백활성복합체(protein C activation complex)는 세포막의존항응고복합체(cell membrane dependent coagulation complex)와 유사한 구조이다. 조직인자경로억제제나 항트롬빈경로는 단백분해효소의 불활성화가 기전인 반면, C단백경로는 단백분해 능력이 없는 두 조절단백, 즉 보조인자 Va와 VIIIa 인자의 활성도를 조절한다.

C단백경로에 관여하는 중요단백은 트롬빈, 트롬보모듈린(thrombomodulin, TM), C단백, S단백(PS) 등이고 그 외 V인자와 VIII인자 그리고 내피세포C단백수용체(endothelial protein C receptor, EPCR), C4b결합단백(compliment 4b binding protein, C4BP), C1단백억제인자(protein C1 inhibitor), α1-항트립신(α1-antitrypsin), α2-거대글로불린(α2-macroglobulin) 등도 C단백경로에 관여한다.

C단백은 비타민K의존형 단백분해효소의 전구체이며 내피세포 표면에서 세포막구조단백인 트롬보모듈린에 결합되어 있는 트롬빈에 의해서 활성화된다.

활성화C단백은 Va인자와 VIIIa인자의 펩티드결합 자르고 이들 인자를 불활성화시켜서 응고억제작용을 한다.

트롬빈은 혈액 응고 공통경로에서 활성화된 IIa인자이지만 트롬보모듈린과 친화력이 높고 트롬보모듈린과 결합하면 강력한 C단백활성제로 작용하여 응고억제에 관여한다.

S단백은 비타민K의존형으로 음전하를 띠는 인지질막에 부착하여 활성화C단백과 세포막부착복합체를 형성한 후 활성화 Va인자와 활성화 VIIIa인자를 절단하여 응고를 억제한다.

내피세포C단백수용체는 C단백의 감마카르복실글루탐산 부위에 작용하여 C단백을 활성화한다.

C4b결합단백은 S단백과 상호작용으로 응고억제 과정에 관여한다.

접촉계에 작용하는 응고억제제인 C1-억제제(C1-inhibitor)는 분자량 105,000 Da의 단백질로 혈장 내 활성화 XIIa인자와 칼리크레인(K)의 활성화를 억제한다.

알파1-항트립신(α1-antitrypsin)은 활성화 XIa인자를 억제하고, 알파2-거대글로불린(α2-macroglobulin)은 칼리크레인과 트롬빈 같은 혈장 응고인자와 섬유소용해계효소(fibrinolytic enzyme)인 플라스민(plasmin)을 억제시키는 2차 응고억제제(응고조절물질)들이다.[3,6,7]

4 트롬보모듈린

Thrombomodulin, TM

혈관내피세포막에 존재하는 항응고성 당단백으로 아미노산 557개 분자량 78,000의 막 단백이다. 순환 혈장 중에는 TM의 분해산물인 저분자의 TM항원이 있으며 혈장 중에 항원 양이 증가하면 내피세포의 장애 정도를 추측하는 데 지표가 된다. 트롬보모듈린은 혈액 응고와 응고억제 과정 모두에 작용하는데, 최종산물인 트롬빈과 결합하여 혈액 응고 V인자, VIII인자, XIII인자의 활성화 및 혈소판활성화를 통해 섬유소를 형성하여 혈액을 응고시키는 것과 단백질 C를 활성화시켜 응고를 억제시키는 기능이다. 응고억제에 작용할 때는 트롬빈과 트롬보모듈린이 결합하면 응고억제 기능이 있는 단백질C의 활성화가 트롬빈으로 존재할 때보다 20,000배 증가한다. 트롬보모듈린은 장기의 동·정맥과 모세혈관 및 림프관의 내피세포에 존재하는데 폐에 많고 그 외 태반, 지라, 이자, 간, 심장, 콩팥 등에서 발견된다.[1]

핵심

- III인자(조직인자, tissue factor 또는 tissue thromboplastin)와 VII인자는 외인계경로(조직인자경로) 인자이다.
- VIII, IX, XI, XII인자와 HMWK, PK(프리칼리크레인)은 내인계경로 인자이다.
- I, II, V, X인자는 공통경로 인자이다.
- I인자는 혈중에서 응고인자 중 양이 가장 많고 ESR을 증가시는 인자이며 파종혈관내응고(DIC) 환자는 양이 감소한다.
- III인자는 조직에 있고 혈장에는 없으며, 혈관 손상 시 혈중으로 들어와 VII인자와 복합체를 형성하고 응고 작용을 하기 때문에 혈장에 있는 VII인자도 외인계인자로 분류한다.
- VII인자는 혈전치료제 와파린(Warfarin)에 의해 활성이 영향을 받는다.
- II, VII, IX, X인자는 간에서 합성될 때 비타민K가 필요하기 때문에 비타민K의존성 인자로 부른다.
- 비타민K 기능억제제는 와파린(Warfarin: 상업명 쿠마딘/쿠마린: 혈전억제제)이다.
- III, V, VIII인자와 HMWK는 응고 과정에서 보조인자이다.
- 혈관 손상 시 혈관내피밑에 있던 콜라겐이 혈중으로 들어오고 XII인자와 접촉하면서 내인계 응고가 시작되며 XII인자 활성과 관계된 HMWK, PK 그리고 XI, XII인자를 접촉인자라 부른다.
- 혈소판3인자 PF3(섬유소 형성에 필요)는 인지질 성분으로 혈액응고에 작용한다.
- XIII인자는 응고 마지막에서 Ca^{++} 존재하에 교차결합된 섬유소 응괴를 안정화시켜 안정화섬유소중합체를 형성하므로 섬유소안정화 인자라고 부른다.
- Ca^{++}는 혈액응고에 필요한 이온이다.
- XIII인자를 활성화시키는 것은 트롬빈(IIa)과 Ca^{++}이다.
- VIII인자 결핍 시 혈우병 발생과 관계가 있어서 VIII인자를 항혈우병인자라고 한다.
- 외인계 응고인자 VII인자 활성은 프로트롬빈시간(PT) 검사이고, 내인계 인자 VIII, IX, XI, XII인자는 활성부분트롬보플라스틴시간(aPTT) 검사이다.
- 공통인자 I, II, V, X인자 결핍 때는 PT, aPTT 검사가 모두 연장된다.
- 응고인자 중 황산바륨($BaSO_4$)으로 흡착 혈장에 남아 있는 것은 I, V, VIII, XI, XII인자이다.
- 혈전 환자에게 와파린 투여 시 VII인자 기능이 감소한다. 따라서 와파린 경구 투여 환자 모니터링은 PT 검사로 한다.
- I인자 섬유소원은 혈소판 GPIIb/IIIa와 결합하고 혈소판 응집에 관여한다.
- 혈액내에는 응고억제 물질(응고억제, 항응고)이 있어서 혈액이 응고되지 않고 혈관을 순환하며 항트롬빈-III (AT-III), 트롬보모듈린(TM), S단백(PS), C단백(PC), 조직인자경로억제제(TFPI), C1-억제제 등이 자연항응고 물질이다.
- AT-III는 트롬빈(IIa)과 X인자를 억제한다.
- AT-III가 활성화되면 출혈이 발생하고, AT-III는 헤파린에 의해 기능이 증가한다.
- AT-III는 응고인자를 불활성화시켜 출혈을 유발한다.

참고문헌

1. Sherry, S., The founding of the International Society on Thrombosis and Hemostasis: how it came about. *Thromb Hemost, 64,* 1990, 188-191.
2. Rodak, B. F., & Carr, J. H., *Clinical Hematology Atlas. (4th ed.),* St. Louis: Elsevier, 2019, pp. 648-659.
3. Mosesson, M. W., Fibrinogen and fibrin structure and functions. *J Thromb Haemost, 3,* 2005, 1894-1904.
4. 대한혈액학회, *혈액학. (제3판),* 범문에듀케이션, 2018, pp. 545-555.

5. Eigenbrot, C., Structure, function, and activation of coagulation factor VII. *Curr Protein Pept Sci, 3,* 2002, 287-299,
6. Saito, H., Normal hemostatic mechanisms. In Ratnoff, O. D., & Forbes, C. D., (Eds.), *Disorders of Hemostasis. (3rd ed.),* Philadelphia: WB Saunders. 1996, pp. 23-52.
7. Motissey, J.H, Neuenschwander, R.F., Comp, P.C., Quantitation of activated factor VII levels in plasma using tissue factor mutant selectively defient in promoting factor VII activation. *Blood, 81,* 1993, 734-744
8. Rodak, B. F., & Carr, J. H., *Clinical Hematology Atlas. (4th ed.),* St. Louis: Elsevier, 2019, pp. 652-655.
9. Rapaport, S. I., Blood coagulation and its alteration in hemorrhagic and thrombotic disorder. *West. J. Med., 158,* 1993, 153-161.
10. Shirlyn B. McKenzie, *Clinical Laboratory Hematology.* New Jersey, Pearson Education, 2004, pp. 679.
11. Lane, D. A., Philippou, H., & Huntington, J. A., Directing thrombin. *Blood, 106,* 2005, 2605-2612.

18

섬유소용해와 용해억제

Fibrinolysis and Inhibition

18.1 섬유소 형성

Fibrin Formation

혈액 응고 내인계와 외인계 경로를 통해 X인자가 활성화되면 활성화 Xa인자는 CA^{++}, PF3(혈소판3인자), 활성화 Va인자와 함께 II인자 프로트롬빈을 활성화 IIa인자 트롬빈으로 만든다.

트롬빈은 응고 I인자 섬유소원을 수용성섬유소단일체로 만들고 이어서 활성화 XIIIa인자와 Ca^{++}에 의해서 안정화섬유소중합체가 형성된다[그림 17-7 참고].

트롬빈은 섬유소원 외에도 응고인자 V인자, VIII인자, XIII인자와 단백질 C 및 단백질 S 같은 기질들에 효소로 작용한다[그림 18-1]. 트롬빈이 섬유소원의 Aα사슬의 특이 Arg16-Gly17 결합을, Bβ사슬의 Arg14-Gly15 사이를 가수분해시켜 섬유소펩티드 A와 B를 유리시키면 수용성섬유소단일체(soluble fibrin monomer)가 생성된다. A-사슬의 E영역(E domain)이 노출되고 B-사슬의 D영역이 결합하면서 섬유소이합체(fibrin dimer)를 형성한다. 트롬빈이 계속적으로 섬유소원을 분해하게 되면 2가닥의 섬유소중합체(fibrin polymer)를 생성시킨다. 이를 프로토피브릴(protofibril)이라 한다. 프로토피브릴이 충분히 생성되면 γ-사슬 C-말단 부위에 존재하는 Lys 406과 Gln398 잔기가 중심이 되어 교차결합(cross-link) 구조의 불용성섬유소(insoluble fibrin)를 만든다. 이때 활성화 XIIIa인자는 교차결합을 매개하여 안정화섬유소중합체(stable fibrin polymer)를 형성한다.

18.2 섬유소용해

Fibrinolysis

혈관손상이 발생하면 혈액의 손실 방지를 위해 매우 복잡한 지혈기전이 작동하고 결과는 혈전(thrombus) 형성인데 혈전은 작은 응고덩어리다. 혈전이 흘러 다니다가 혈관을 막으면 혈전색전(thrombotic embolism)이며 혈전이나 색전이 혈관에 존재하면 혈액흐름에 장애가 발생한다. 이를 제거할 목적으로 섬유소용해계(fibrinolysis system)가 활성화된다. 섬유소용해는 혈액 내 효소원(zymogen)으로 존재하는 혈장단백질인 플라스미노겐(plasminogen)이 세린단백분해효소(serin protease)에 의해 특정부위가 절단되고 활성형인 플라스민(plasmin)이 되어야 섬유소를 용해할 수 있다.

플라스미노겐활성인자는 조직-플라스미노겐활성제(tissue-type plasminogen plasminogen activator, t-PA)와 우로키나제(소변)-플라스미노겐활성제(uroki-

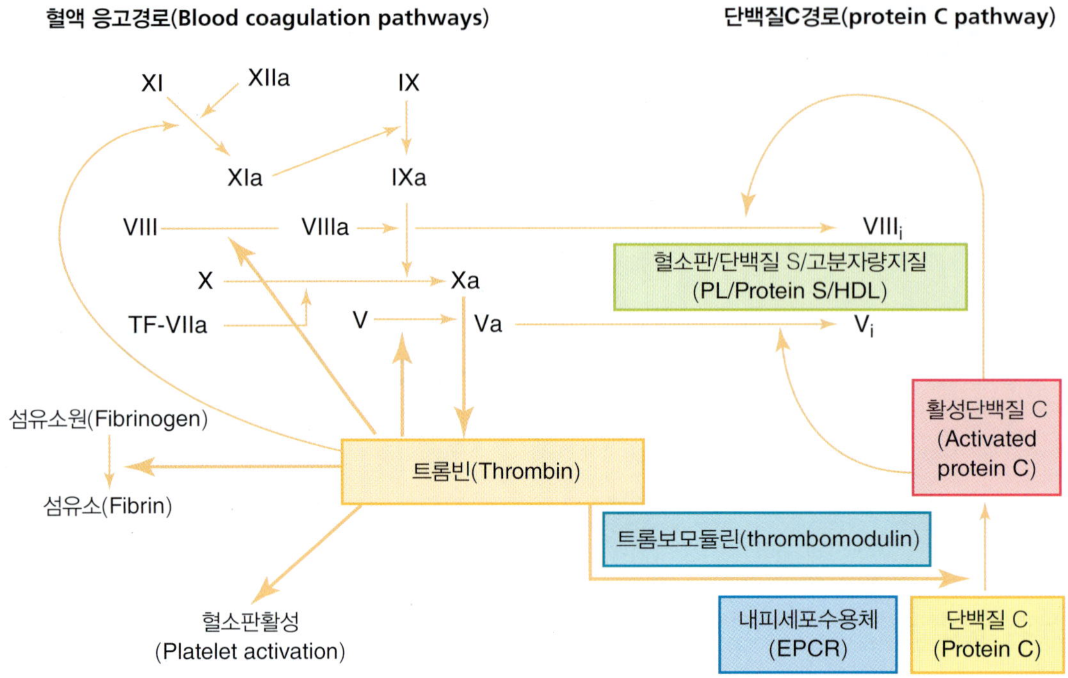

그림 18-1 트롬빈의 작용

nase-type plasminogen activator, u-PA)이며 이들이 없으면 플라스미노겐은 플라스민으로 전환되지 않는다. 섬유소를 직접 분해하는 것은 플라스미노겐이 아니라 활성화된 플라스민이다.

혈전이 생긴 후 섬유소용해가 너무 일찍 활성화되면 출혈을 유발할 수 있고 너무 늦게 활성화되면 혈소판성 질환과 혈전으로 인하여 응고질환을 일으킬 수 있다. 섬유소용해계에 작용하는 기본물질은 플라스미노겐으로 혈액 내에 트립신형(trypsin like) 세린단백분해효소와 같이 효소원(zymogen)으로 순환하고 있다.

섬유소용해계의 플라스미노겐활성제(plasminogen activator, PA)는 조직-플라스미노겐활성제와 우로키나제-플라스미노겐활성제이며 세린단백분해효소들이다. 그리고 플라스미노겐활성억제제는 조직-플라스미노겐활성억제제(tissue-plasminogen activation inhibitor, PAI-1), 우로키나제-플라스미노겐활성억제제(urokinase-plasminogen activation inhibitor, PAI-2)와 알파2-항플라스민(α2-antiplasmin, α2-AP) 등이다.[1]

1 플라스미노겐

Plasminogen

플라스미노겐은 간에서 생성되며 971개의 아미노산으로 구성된 92,000 Da의 혈장 내 효소원이다. 아미노 말단 활성펩티드 도메인(Glu1-Lys77)과 5개의 크링글 포함 도메인(K1-K5, Lys78-Arg541) 및 촉매 도메인(Val562-Asn791)으로 구성되어 있다.[2,3]

5개의 크링글 영역은 78~80개의 아미노산으로 구성되어 있으며 기능은 섬유소(fibrin), 알파2-항플라스민(α2-antiplasmin), 알파2-테트라넥틴(α2-tetranectin), 히스티딘풍부당단백질(histidine-rich glycoprotein), 아교질(collagen), 고분자량키니노겐(HMWK), 저분자량키니노겐(LMWK), 세포외바탕질(extracellular matrix), 트롬보스폰딘(thrombospondin), 면역글로불린 G(immunoglobulin G, Ig G) 등을 라이신 잔기와 결합하기 쉽게 해준다. 크링글은 플라스미노겐이 응고과정에서 형성된 섬유소의 라이신에 부착할 수 있게 한다. 섬유소에 결합된 플라스미노겐은 플라스미노겐활성제(PA)에 의해 Arg561-Val562 결합부위가 잘라지면서 활성화되어 플라스민으로 전환되고 플라스민은 섬유소를 분해한다.

플라스민에 의해 섬유소가 분해되면 섬유소분해산물(fibrin degradation products, FDP)과 D-이합체(D-dimer)가 생성된다[그림 18-2]. 섬유소가 분해되면 혈전이 녹아 분해된다.

그러나 활성형으로 변환된 플라스민에 ε-아미노카프로산(ε-aminocaproic acid, EACA), p-아미노메틸벤조산(p-aminomethyl benzoic acid, p-AMBA), 운반-4-아미노메틸시클로헥산카르복실산(trans-4-amino-methyl-cyclohexane-carboxylic acid, trans-AMCHA) 등이 결합하면 플라스민은 섬유소를 용해시키지 못한다.

플라스민이 혈장의 섬유소원, 응고 V인자, VIII인자, 피브로넥틴 등을 분해하여 과도한 1차 섬유소용해가 일어날 수도 있지만 이때는 혈장의 알파2-항플라스민(α2-AP)에 의해 조절되므로 효과적인 섬유소용해가 가능하다.[4]

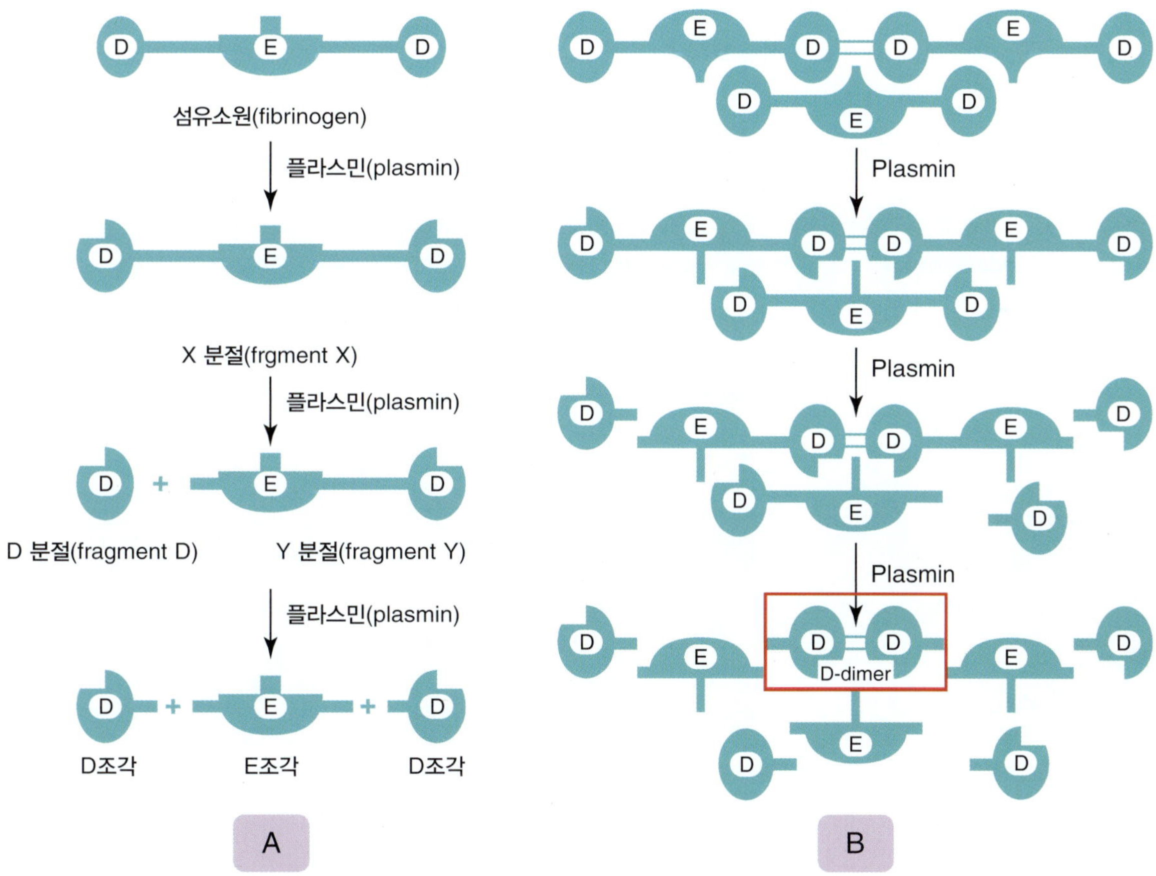

그림 18-2 플라스민에 의해 섬유소원(A)과 섬유소(B) 분해 과정. 섬유소원의 Aα-사슬 C말단과 Bβ-사슬 N말단이 잘라지면 X분절이 형성되며, 한쪽 D영역이 잘려 나가면 Y분절이 되고, Y분절의 D영역이 잘려 나가면 각각 D조각과 E조각(섬유소원분해산물, fibrinogen degradation products, FDP)으로 분해된다. 그러나 섬유소는 XIIIa에 의해 생성된 D=D 교차결합을 플라스민이 잘라내지 못하므로 D조각과 E조각(섬유소분해산물, fibrin degradation products, FDP) 그리고 D-이합체(D-dimer)로 분해된다.

2 조직–플라스미노겐활성제

Tissue-Plasminogen Activator (t-PA)

분자량 68,000 Da의 세린단백분해효소로서 조직–플라스미노겐활성제(t-PA), 혈관플라스미노겐활성제(vascular-PA), 외인계–플라스미노겐활성제(extrinsic-PA)가 알려져 있다. 조직–플라스미노겐활성제는 주로 내피세포에서 생산되고 혈관평활근세포, 신경세포, 거대핵세포, 단핵구 등에서도 생산된다.[3]

t-PA는 아미노산 527개가 단일사슬 형태로 구성되어 있다.

N-말단에 손가락 영역(finger domain), 피브로넥틴 영역(fibronectin domain) 및 내피세포성장인자영역(EGF domain)과 2개의 크링글 영역(two krinlge domain) 그리고 세린단백분해효소를 포함하는 5개의 영역으로 구성된다.

t-PA는 섬유소에 결합된 플라스미노겐을 분해하여 섬유소용해를 시작한다.

단일사슬 형태의 t-PA는 섬유소용해 과정에서 만들어진 플라스민에 의해 Arg275-Ile276 결합부위가 잘라지면 이중사슬 형태의 t-PA로 전환되어 더욱 활성을 띤다. 2개의 크링글 영역을 갖는 t-PA는 섬유소다량체가 형성되는 동안 섬유소의 라이신과 공유결합하여 섬유소표면의 플라스미노겐을 플라스민으로 전환시켜서 섬유소용해를 이루어 간다. 순환중인 혈장의 유리 t-PA는 플라스미노겐활성억제제-1 (PAI-1)에 의해서 제거된다.[2]

3 우로키나제(소변)형–플라스미노겐활성제

Urokinase-Plasminogen Activator (u-PA)

u-PA는 요로 상피세포와 단핵구 및 대식세포에서 생산된다. 단일사슬 u-PA (Sc-uPA)는 아미노산 411개로 구

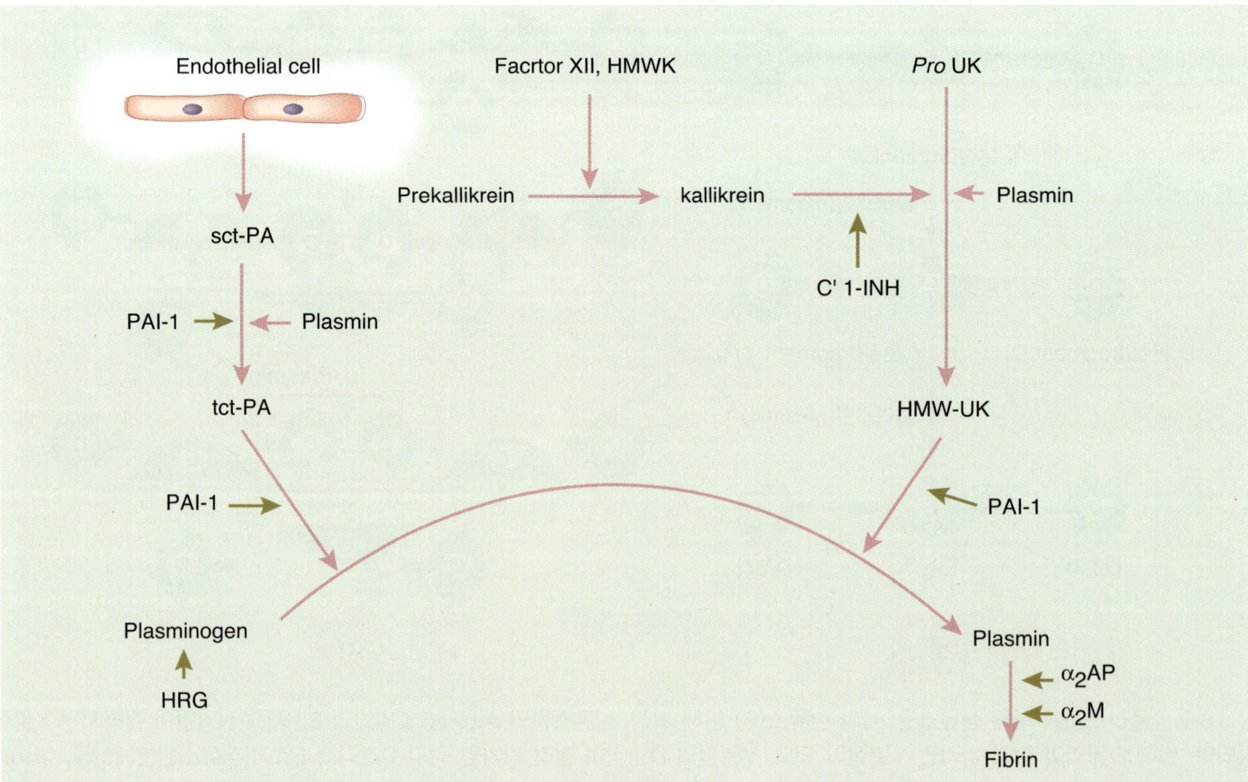

그림 18-3 섬유소용해와 억제(sct-PA: 단일사슬 조직–플라스미노겐활성제, tct-PA: 이중사슬 조직–플라스미노겐활성제, HRG: 히스티딘풍부당단백질)

성된 당단백질이다. Lys158-Ile159 결합이 잘라지면 이중사슬u-PA (Tc-uPA)로 전환된다. 단일사슬 u-PA는 활성도가 낮아서 섬유소가 없는 혈장에서는 플라스미노겐을 플라스민으로 활성화하지 못한다. 주로 이중사슬 u-PA가 수용체에 결합하여 플라스미노겐을 효과적인 섬유소용해제 플라스민으로 전환시킨다. 생성된 프라스민은 다시 단일사슬 u-PA (Sc-uPA)를 이중사슬u-PA (Tc-uPA)로 전환시켜서 플라스미노겐의 활성화를 더 증가시킨다. u-PA는 플라스미노겐활성억제제-2 (PAI-2)에 의해서 억제된다[2][그림 18-3].

섬유소용해와 섬유소용해억제 과정을 [그림 18-4]에 정리하였다.

4 플라스미노겐활성 응고인자

Plasminogen Activation Factor

혈액 응고 과정의 내인계경로에서 접촉인자로 분류되는 XII인자, 프리칼리크레인(PK), 고분자량키니노겐(HMWK), XI인자 등도 플라스미노겐과 접촉하여 플라스민으로 활성화시키는 작용으로 섬유소용해에 관여한다.[3]

18.3 섬유소용해억제

Fibrinolysis Inhibition

1 플라스미노겐활성억제제-1

Plasminogen Activator Inhibitor-1, PAI-1

PAI-1은 간, 비장, 지방세포, 내피세포, 대식세포, 거대핵세포 등에서 생성되지만 혈중 PAI-1의 대부분은 혈소판 알파과립에서 분비된다.

PAI-1은 단일사슬t-PA, 이중사슬t-PA와 이중사슬 u-PA를 억제하여 섬유소용해를 조절한다. 그러나 단일사슬u-PA는 억제하지 못한다. 분자량 52,000 Da이며

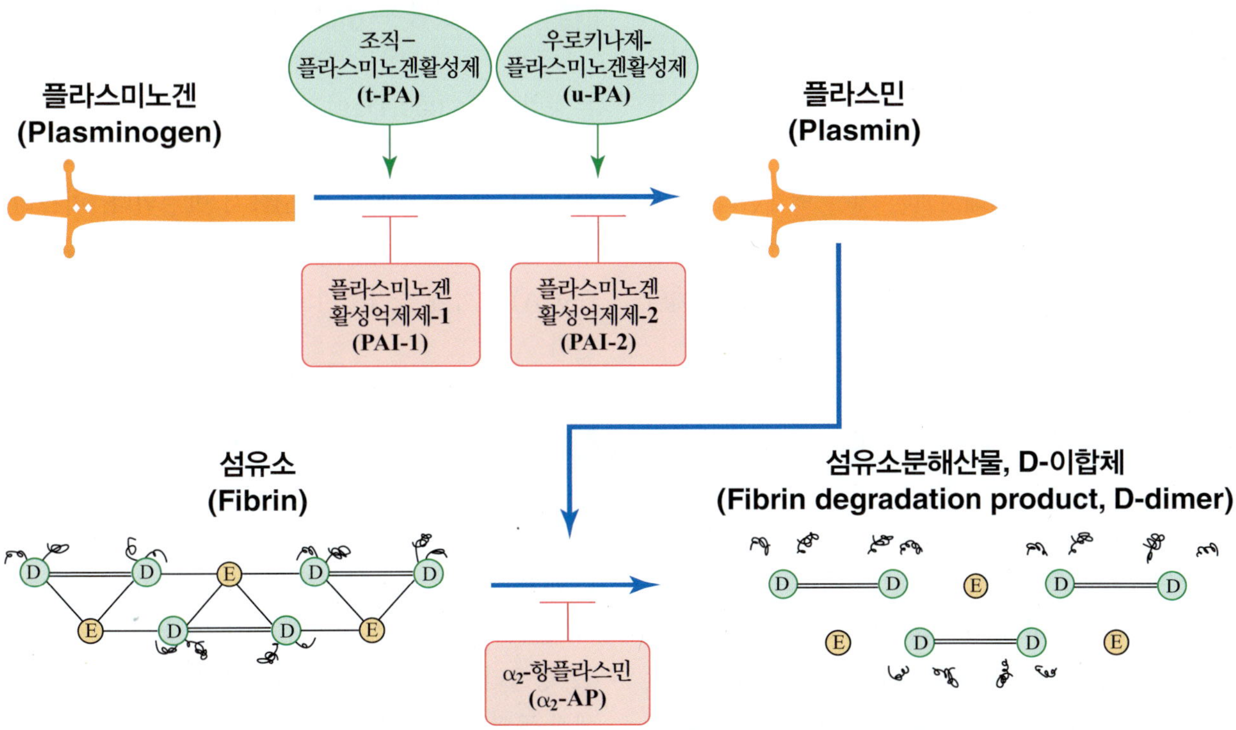

그림 18-4 섬유소용해 및 섬유소용해억제 과정. t-PA: tissue-type plasminogen activator, u-PA: urokinase-type plasminogen activator, PAI-1: plasminogen activator inhibitor-1, PAI-2: plasminogen activator inhibitor-2, α_2-AP: α_2-antiplasmin

379개의 아미노산으로 구성된 당단백질이다.

혈중 농도는 낮은 편이며 혈중 반감기는 10분 정도이다.

2 플라스미노겐활성억제제-2

Plasminogen Activator Inhibitor-2, PAI-2

PAI-2가 처음 발견될 때는 태반에서 우로키나제(urokinase)를 억제하는 물질로 분리되었기 때문에 태반형 플라스미노겐활성억제제로 불렸으나 혈액에서도 발견되었으며, 임산부 혈중에서 높은 농도로 검출된다. u-PA에 작용하여 섬유소용해억제에 관여한다.[1,3]

3 알파2-항플라스민

α2-Antiplasmin, α2-AP

알파2-항플라스민은 혈장에서 1차적인 플라스민억제제(plasmin inhibitor)로 플라스민의 활성을 억제시켜 섬유소용해계를 조절하는 중요한 인자이다. 알파2-항플라스민은 아미노산 N-말단과 C-말단에 연장부위를 가지고 있는 특이한 세린단백분해효소 억제제이다.[2,5]

간에서 생성되며 혈중에서 섬유소와 결합되어 있고 일부는 유리형 플라스민(free plasmin)이다. 알파2-항플라스민은 유리형 플라스민과 결합한 후 혈장내 섬유소원이나 다른 응고단백을 분해시키는 것을 억제한다. 그리고 섬유소 라이신 잔기와 경쟁하거나 플라스민에 직접 결합하여 유리 플라스민을 불활성화시켜 섬유소용해억제 작용을 한다.[2,3]

4 트롬빈활성섬유소용해억제제

Thrombin-Activatable Fibrinolysis Inhibitor, TAFI

TAFI는 간에서 합성되는 혈장내 카르복시펩티드분해효소전구체(procarboxylpeptidase)이며 트롬빈/트롬보모듈린복합체(thrombin/thrombomodulin complex)에 의해서 활성화된다. 활성화TAFI는 섬유소용해억제효소의 기능이 있다.[1,3] 활성화TAFI는 섬유소가 부분적으로 분해되어 노출된 C-말단 라이신 잔기를 잘라내서 t-PA나 플라스미노겐이 섬유소에 결합하는 것을 방해하여 플라스민 형성을 차단하여 섬유소용해억제 작용을 한다.[1,3,6]

5 알파2-거대글로불린

α2-Macroglobulin

알파2-거대글로불린은 4개의 펩티드사슬로 구성된 분자량 735,000 Da의 당단백질로 간에서 합성된다.

아미노산 Arg681-Val-Gly-Phe-Tyr-Glu686 사이에 많은 절단부위가 있다(multipurpose proteolytic cleavage site). 펩티드결합(peptide bond)이 잘라지면 알파2-거대글로불린의 구조가 변하고 티올에스터결합(thiol ester bond)이 활성화된다. 티올에스터결합 활성화 결과 952번 글루탐산염(glutamate)이 단백분해효소의 결합부위로 작용하여 가수분해효소의 기능이 발생하여 플라스민을 억제하여 섬유소용해억제 작용을 한다.

6 히스티딘풍부당단백질

Histidine-Rich Glycoprotein, HRG

분자량이 75,000 Da이고 아미노산은 507개로 구성되어 있다. 키니노겐(kininogen) 분자 내에 히스티딘풍부영역(histidine rich region)에서 발견된다. 히스티딘풍부당단백질은 ε-아미노카프로산(ε-aminocaproic acid, EACA)과 함께 플라스미노겐의 활성을 경쟁적으로 억제한다.

7 C1-에스테르가수분해효소억제제

C1-Esterase Inhibitor, C1-INH

간에서 합성되는 478개 아미노산으로 구성된 분자량 105,000 Da의 포도당화세르핀(glycosylated serpin)이다. 플라스민과 같은 세린단백분해효소의 활성억제제이다. α2-항플라스민, α2-거대글로불린 및 히스티딘풍부당단백질 등과 작용기전이 유사하다.[1]

핵심

- 과도한 혈전을 제거하기 위해서 섬유소용해가 필요하다.
- 섬유소용해는 플라스미노겐이 플라스민으로 활성화되어야 가능하다.
- 플라스미노겐은 섬유소를 용해하지 못한다.
- 플라스미노겐을 플라스민으로 활성화시키는 것은 조직-(t-PA)와 우로키나제-플라스미노겐활성제(u-PA)이다.
- 플라스민이 섬유소를 분해하면 섬유소분해산물(FDP)과 D-이합체(D-dimer)가 된다.
- 섬유소용해에서 플라스미노겐을 플라스민으로 활성화시키는 과정을 억제하는 것은 플라스미노겐활성억제제-1 (PAI-1)과 플라스미노겐활성억제제-2 (PAI-2)이다.
- 섬유소용해 촉진 인자는 t-PA, u-PA이며 플라스미노겐을 플라스민으로 전환시킨다.
- 플라스민의 활성을 억제하는 섬유소용해억제제는 알파2-항플라스민(α2-antiplasmin, α2-AP)이다.

참고문헌

1. 권현영, 박상묵 외, *임상병리혈액학. (제3판)*, 범문에듀케이션, 2020, pp. 217-232.
2. 조경진 외, *Rodak 혈액학, (제5판)*, 범문에듀케이션, 2019, pp. 683-688.
3. 대한혈액학회, *혈액학. (제3판)*, 범문에듀케이션, 2018, pp. 549-551.
4. Fay, W. P., Garg, N., & Sunkar, M., Vascular functions of the plasminogen activation system. *Arterioscler Thromb Vasc Biol, 27,* 2007, 1237.
5. Coughlin, P. B., Antiplasmin: The forgotten serpin? *FEBS Journal, 272,* 2005, 4852-4857.
6. Bouma, B. N., & Meijers, J. C. M., Thrombin-activatable fibrinolysis inhibitor (TAFI, plasma procarboxypeptidase B, procarboxypeptidase R, procarboxypeptidase U)., *J Thromb Haemost, 1,* 2003, 1566-1574.

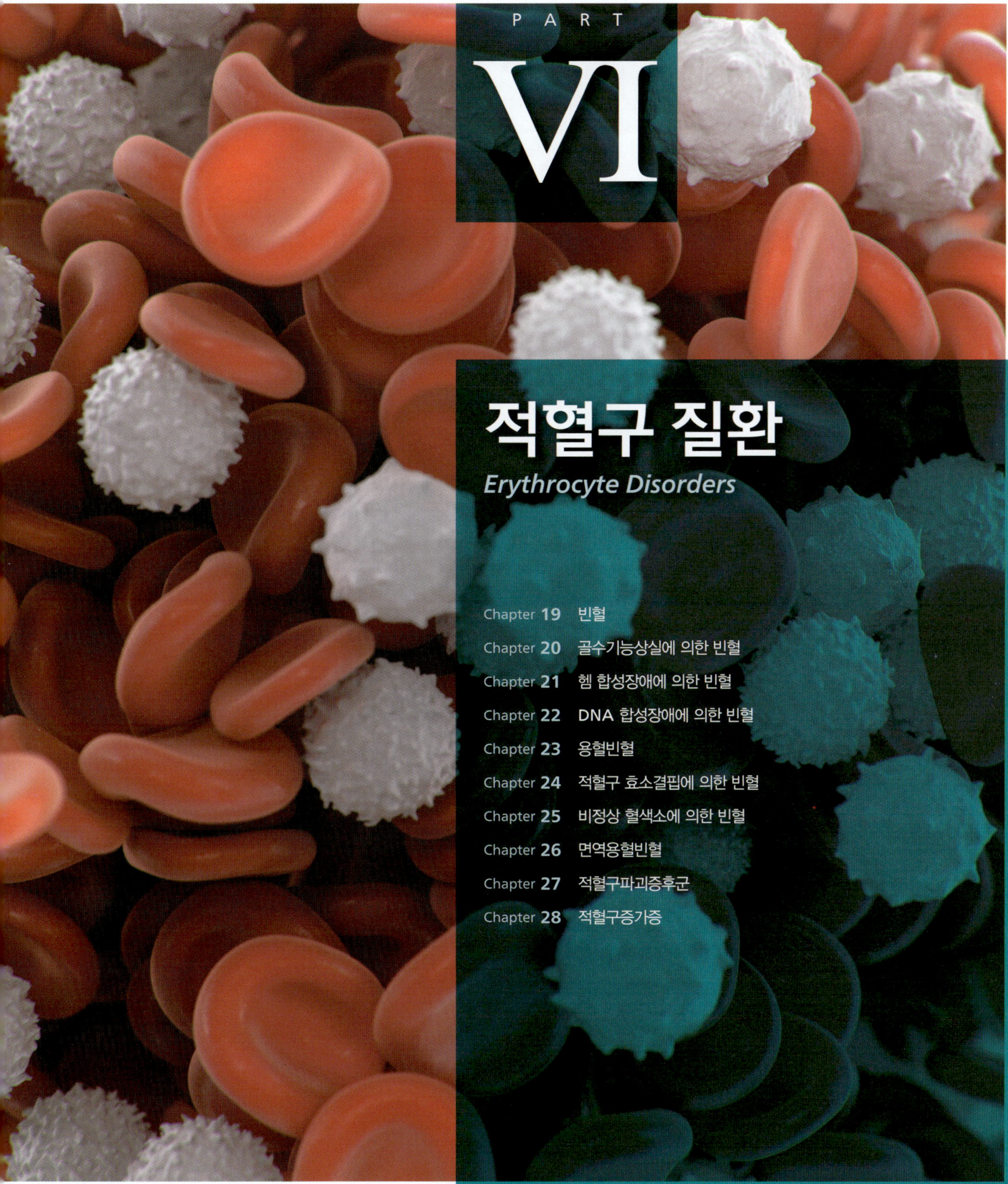

PART

VI

적혈구 질환
Erythrocyte Disorders

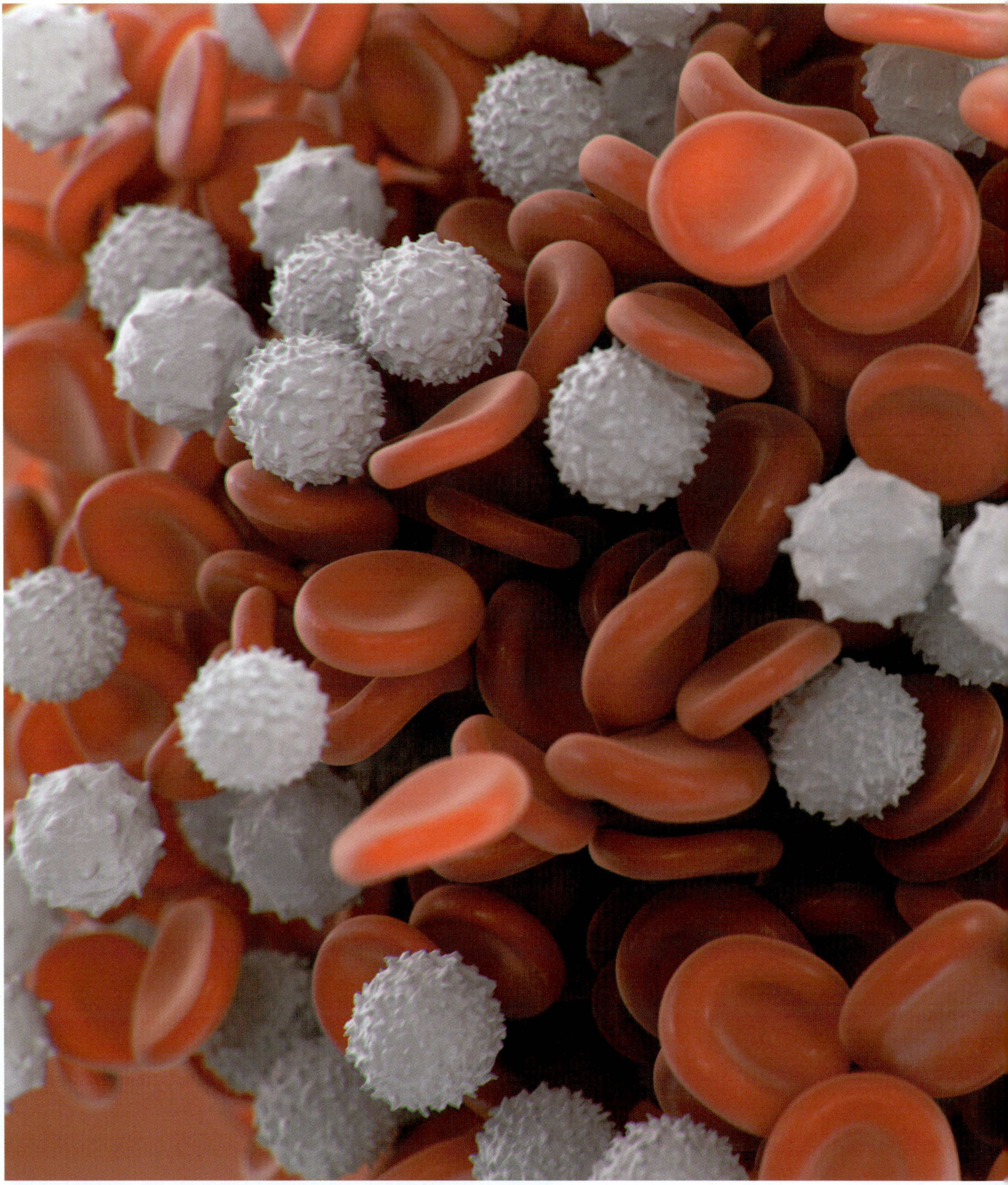

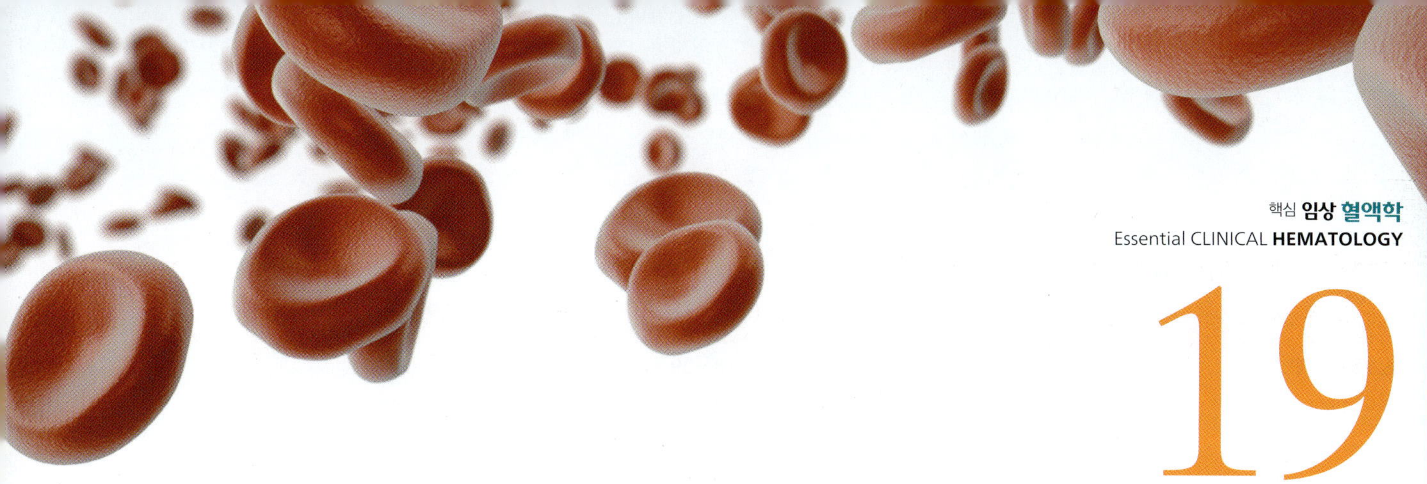

19

빈혈

Anemia

19.1 빈혈의 정의

빈혈(anemia)은 기능적으로 혈액의 산소운반능력 감소를 의미하며 혈색소가 감소하거나 혈색소 기능이 손상되어 발생할 수 있고 결과적으로 신체 조직의 산소부족이다. 적혈구 수(RBC count), 혈색소량(hemoglobin volume, Hb.), 적혈구용적률(hematocrit, Hct.) 검사결과가 참고범위(reference range)보다 낮아 발생하는 혈액내 혈색소 감소로 정의할 수 있다.[1,2,3] 임상에서 빈혈을 진단하기 위해서는 적혈구 수, 혈색소량, 적혈구용적률, 적혈구 지수(RBC indicis), 그물적혈구 수(reticulocyte count), 혈소판 수(platelet count), 백혈구 수(WBC count), 말초혈액 도말(peripheral blood smear) 검사와 필요에 따라서 세포화학염색(cytochemical stain), 화학적검사(chemical test) 및 골수검사(bone marrow study)가 필요하다.

적혈구 지수는 평균적혈구용적(mean cell volume, MCV, 80~100 fL), 평균적혈구혈색소량(mean cell hemoglobin, MCH, 28~32 pg), 평균적혈구혈색소농도(mean cell hemoglobin concentrate, MCHC 32~36 g/dL) 및 적혈구분포폭(RBC distribution width, RDW, 11.5~14.5 %) 등이 있는데 MCV와 MCHC를 빈혈진단을 위한 적극적인 자료로 활용하고, MCH와 RDW는 참고로 이용한다.

2012년 세계보건기구(WHO)에서 제시한 빈혈 진단을 위한 혈액학적 검사결과의 최소 기준은 성인 남자에서 혈색소량 130 g/L(13 g/dL) 미만, 적혈구용적률 39% 미만일 때 그리고 여성에서는 혈색소량 120 g/L(12 g/dL) 미만, 적혈구용적률 36% 미만일 때이다[표 19-1]. 이 기준은 단지 두 종목의 검사 결과만 가지고 빈혈이라고 진단하는 것이 아니라, 이때부터 빈혈을 의심하고 필요한 검사를 실시하여 그 결과를 기반으로 빈혈을 진단해 나간다는 의미이다.[4]

19.2 원인에 따른 빈혈 분류

1 골수기능상실에 의한 빈혈

(1) 재생불량빈혈
(2) 순적혈구형성부전
(3) 골수침윤빈혈

표 19-1 혈색소(g/L)에 따른 WHO의 빈혈 진단기준

나이	경증	중등도	중증
6개월~4세	100~109	70~99	<70
5~11세	110~114	80~109	<80
12~14	110~119	80~109	<80
15세 이상 여자	110~119	80~109	<80
임산부	100~109	70~99	<70
15세 이상 남자	110~129	80~109	<80

2 영양결핍에 의한 빈혈

(1) 혈색소합성 결함: 철결핍빈혈
(2) DNA합성 결함: 거대적혈모구빈혈, 악성빈혈

3 용혈에 의한 빈혈

1) 적혈구 외적 원인에 의한 빈혈림

(1) 항체매개: 동종혈구응집소(수혈부작용, 태아적혈모구증), 자가항체(자가면역용혈빈혈)
(2) 적혈구의 기계적 외상: 미세혈관용혈(혈전감소자색반, 파종혈관내응고), 심장 외상에 의한 용혈빈혈, 감염(말라리아 등), 화학적 손상(납, 중금속 중독)

2) 적혈구 결함에 따른 용혈빈혈

(1) 유전: 적혈구막 이상(막 세포골격 이상), 적혈구 포도당대사효소결핍(피루브산염키나아제, 헥소키나아제, G-6-PD, 글루타티온합성효소), 혈색소합성 장애[글로빈합성 장애(지중해빈혈), 비정상글로빈 합성(혈색소이상병)]
(2) 후천: 막 결함(발작야간혈색소뇨)

4 실혈에 의한 빈혈

(1) 급·만성실혈
(2) 외상 후 출혈

5 기전불명 또는 복합기전에 의한 빈혈: 철적혈모구빈혈, 만성질환빈혈

6 형태학적 빈혈 분류

(1) 소구성 저색소성빈혈
(2) 정구성 정색소성빈혈
(3) 대구성 과색소성빈혈

19.3 빈혈의 일반증상

빈혈로 인하여 혈색소량이 감소하면 조직으로 산소운반 능력이 저하된다. 발생 원인과 관계없이 일반적으로 빈혈증상은 몸이 나른하고, 두통 또는 피로가 쉽게 오거나 때로는 전신증상과 심장박동이 빨라지고 호흡곤란을 일으키는 심장이상증과 현기증이 나타나는 신경증상 그리고 실신(syncope) 및 소화기계 증상으로 식욕부진, 구토, 구역질, 변비, 복부 불쾌감 등이 있다.[4] 중등도 빈혈(혈색소 7~10 g/dL)의 환자들은 결막과 손·발톱이 가늘어지는 것이 일반적이지만 빈혈의 진행이 느린 경우 이러한 임상증상이 나타나지 않을 수 있다. 그러나 환자의 나이와 심혈관의 건강이 좋지 않는 경우 호흡곤란(dyspnea), 두통(headache), 현기증(dizziness) 및 혼수상태에 빠질 수도 있다. 중증 빈혈(혈색소 7 g/dL 미만) 환자들의 대부분은 일반적으로 중등도 환자들의 증상에 더해 빈맥과 저혈압 및 체중감소 등이 나타난다.

참고문헌

1. Tefferi, A., Anemia in adults: a contemporary approachto diagnosis. *Mayo Clin Proc, 78,* 2003, 1274–1280.
2. Beutler, E., & Waalen, J., The definition of anemia: what is the lower limit of normal of the blood hemoglobin concentration? *Blood, 2006, 107,* 1747–1750.
3. Marks, P. W., *Approach to anemia in the adult and child. In Hoffman*, R., Benz, E. J., Jr., Silberstein, L. E., et al., (Eds.), *Hematology: basic principles and practice. (6th ed.)*, Philadelphia: Elsevier, Saunders., 2013, pp. 418–426.
4. 권현영, 박상묵 외, *임상병리혈액학. (제3판),* 범문에듀케이션, 2020, pp. 245-276.

20

골수기능상실에 의한 빈혈

Anemia with Bone Marrow Failure

20.1 재생불량빈혈

Aplatic Anemia

후천성으로 골수기능상실(bone marrow failure)에 의한 골수 세포충실성감소(hypocellularity, 지방골수 증가)와 말초혈액 내에 적혈구, 백혈구 및 혈소판 모두가 감소(범혈구감소증, pancytopenia)한다. 그물적혈구 수가 절대적으로 감소하며, 골수섬유화(myelofibrosis)나 종양세포의 침윤(infiltration)이 없고 골수의 조혈줄기세포(hemopoietic stem cell) 고갈이 관찰되는 것이 특징이다. 골수 내에서 골수계모세포 수의 절대적 감소로 인해 모든 혈구의 생성이 감소된다(조혈기능 장애).

재생불량빈혈의 기본적인 병태생리는 세포독성T-림프구(cytotoxic T-lymphocyte, CTL)에 의한 골수내 전구세포(precursor cell) 및 조혈모세포(hematopoietic stem cell)의 손상에 기인한다. 원인불명의 특발성(idiopathy)과 약제투여로 인한 이차성(secondary)이 있다. 특발성은 어린이에게서 나타나는 선천성(발생빈도 5% 이하)과 후천성이 있다. 좁은 의미에서의 재생불량빈혈의 발생빈도는 95% 이상이 특발성 후천적인 것이지만 약제에 의해 발생하는 빈도도 높은 편이다. 재생불량빈혈을 잘 일으키는 약제와의 관계는 치료약을 적정량 사용하는 데도 발생하는 경우가 있고, 아주 드물게 발병하는 경우도 있다. 전자의 경우로는 대부분이 항암제이고, 후자의 원인으로 클로람페니콜(chloramphenicol)이나 설폰아미드(sulfonamide) 등이 잘 알려져 있다. 약제에 의한 경우는 약제 사용을 중단하면 보통 2~3주 후에 자연적으로 회복이 되지만 클로로마이세틴(chloromycetin)에 의한 경우에는 회복되지 않는 사례도 있다. 그 외 재생불량빈혈의 원인이 되는 것들을 [표 20-1]에 정리하였다. 특별한 원인이 없는 본태성(essential)으로 발병된 경우에는 치료로 잘 회복되지 않는 난치병의 하나로 분류하고 있다. 빈혈증상 외에도 백혈구의 감소로 감염증에 노출되기 쉬우며 혈소판감소(thrombocytopenia)로 인하여 출혈경향을 나타내는 경우도 많다.

재생불량빈혈은 발작야간혈색소뇨(paroxysmal nocturnal hemoglobinuria, PNH)와 관련해서 발생할 수 있다. 발작야간혈색소뇨는 글리코실포스파티딜이노시톨(glycosylphosphatidylinositol, GPI) 생성 장애로 중요한 적혈구 막 보호단백질인 GPI-고정단백(GPI-anchor protein)이 적혈구 막에 결합하지 못하게 되고, 이 때문에 적혈구가 보체에 대한 감수성이 높아져 쉽게 용혈되는 질환이다.

표 20-1 재생불량빈혈의 원인

후천성 (95% 이상)	약제:
	· 항암제: antimetabolites, alkylating agents, cytotoxic antibiotics
	· 술폰아미드계 유도체: antibacterials, diuretics, hypoglycemic, 항생제(항균제-chloramphenicol, dapsone, β-lactam antibiotics, 항진균제-amphotericin, flucytosine)
	· 소염제: phenylbutazone, indomethacin, ibuprofen, naproxen, sulindac
	· 중금속: gold, arsenic, bismuth, mercury
	· 항경련제: carbamazepine, hydantoin, ethosuximide, primidone
	· 항부정맥약제: quinidine, tocainimide
	· 진통제: phanacetin, salicylamide, aspirin
	· 항갑상선제: carbimazole, methimazole, methylthiouracil, potassium perchlorate, propylthiouracil
	· 고혈압제: captopril, enalapril, methyldopa
	· 항히스타민제: chlorpheniramine, pyrilamine, cimetidine
	· 진정제: chlordazepoxide, chlorpromazine, lithium, meprobamate
	· 항혈소판제: ticlopidine
	· 방사선, 화학물질(benzene, solvents, insecticides), 바이러스(EBV, Hepatitis, Parvovirus B19, HIV-1, CMV), 발작야간혈색소뇨증, 임신, 면역질환
선천성 (5% 이하)	판코니빈혈(Fanconi anemia), 선천이상각화증(dyskeratosis congenita)
	쉬바흐만-다이아몬드증후군(Shwachman-Diamond syndrome)
특발성	발생빈도는 후천 재생불량빈혈의 40~70%를 차지

혈액학 검사 결과

① 혈색소는 일반적으로 100 g/L(10 g/dL) 미만.

② 범혈구감소증(pancytopenia).

③ 절대중성구 수(absolute neutrophil count, ANC) 감소(500/μL 이하).

④ 그물적혈구(%)와 절대그물적혈구 수(absolute reticulocyte count) 및 자동혈구분석기에서 미성숙그물적혈구분획(immature reticulocyte fraction, IRF) 감소.

⑤ 적혈구형성을 위한 철이용의 감소로 인해 혈청철과 트랜스페린포화도 증가.

⑥ 말초혈액 도말표본 라이트염색 후 현미경관찰 결과 정색소성(normochromic), 정상크기 적혈구(normocytic, 정구성) 또는 큰적혈구(macrocyte, 대구성).

골수흡인 및 생검 검사 결과

① 세포충실성 감소(25% 이하)[그림 20-1].

② 유핵세포 수가 감소, 골수계세포가 모두 감소, 특히 거대핵세포 현저히 감소.

③ 골수계세포와 적혈모구계의 감소로 림프구와 형질세포 및 비만세포 상대적 증가.

④ 골수생검 조직검사 결과 지방골수가 대부분을 차지한다. 그러나 천자부위에 따라 저형성을 보이는 경우도 있다. 또 골수저형성을 나타내는 급성백혈병도 있으므로 이때는 적혈모구 증가의 유·무를 주의 깊게 관찰할 필요가 있다. 그 외 태아혈색소(Hb-F)가 증가하는 경우도 많다. 중증 재생불량빈혈 완치법으로 면역억제제 치료와 골수, 제대혈, 말초혈액(말초혈액조혈모세포채집)에 있는 조혈모세포이식(hematopoietic stem cell transplantation)이다.[1]

골수검체를 이용한 흐름세포측정(flow cytometry)에서는 CD34+ 세포 수가 정상보다 10배 정도 감소한다. 또한 CD34+ 세포의 세포자멸사(apoptosis)를 매개하는 Fas수용체의 발현이 높아 세포자멸사가 증가되어 있으

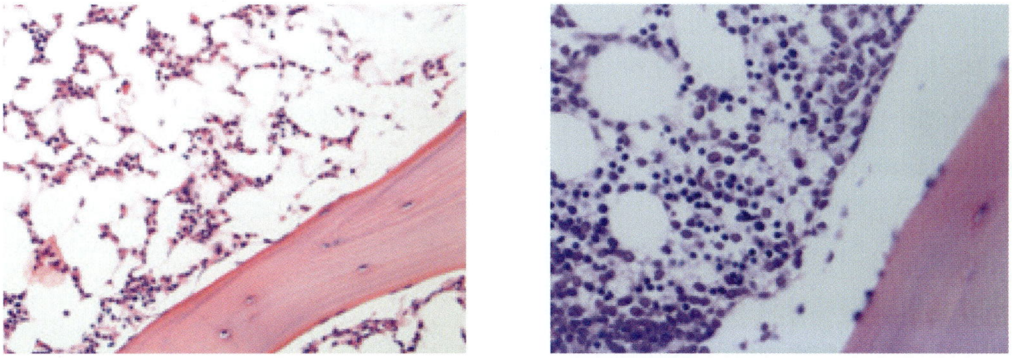

그림 20-1 재생불량빈혈 환자의 세포충실성 감소(저세포충실성) 골수(오른쪽은 정상 세포충실성 골수)

며 유전자미세배열분석(gene microarray analysis) 측정에서 세포자멸사 관련 유전자의 발현도 증가한다.

20.2 선천재생불량빈혈

Inherited Aplastic Anemia

재생불량빈혈과 유사하게 골수기능상실과 범혈구감소(pancytopenia)를 특징으로 하는 유전질환으로 판코니빈혈(Fanconi anemia), 쉬바흐만-다이아몬드증후군(Shwachman-Diamond syndrome) 그리고 선천이상각화증(dyskeratosis congenita)을 선천재생불량빈혈이라고 하며 일반적으로 어린 나이에 발병하고 신체기형(malformation)을 동반한다.[2]

1 판코니빈혈

Fanconi Anemia

1927년 Fanconi가 한 가족 세 명의 형제들이 작은 키와 피부색소침착 그리고 생식샘저하증을 나타내는 증상에 의해 처음 진단되었다. 판코니빈혈은 상염색체열성으로 유전되는 선천성질환으로 골수기능상실과 5~10세 때 범혈구감소증이 나타나지만 소수의 환자들은 성인이 될 때까지도 증상이 없기도 한다. 선천재생불량빈혈 중에서는 가장 흔하며 주로 미국과 유럽, 남아프리카 그리고 러시아계 유대인(Ashkenazi Jews)들에게서 발생한다.[3]

판코니빈혈 환자 중 성인들은 구강, 식도, 항문, 생식샘 등에서 고형암 발생 위험이 높다.

검사실 검사 결과는 범혈구감소증, 그물적혈구감소 및 골수세포충실성감소 등이 후천재생불량빈혈과 비슷하다. 범혈구감소증의 경우 가장 먼저 혈소판감소(thrombocytopenia)가 나타나며 혈색소전기영동에서 태아혈색소(Hb-F)가 증가하고 말초혈액 도말표본 관찰에서 큰적혈구(대구성, macrocytic)가 관찰되기도 한다. 또 다른 검사에서 알파-태아단백(α-fetoprotein, AFP)이 증가하고, 선별검사로는 미토마이신 C (mitomycin C)에 말초혈액 림프구나 피부 섬유모세포를 노출시킨 후 면역블롯검사(immunoblotting)에서 FANCD2가 검출되면 판코니빈혈로 진단할 수 있고 확진을 위해서는 골수검사가 꼭 필요하다.

골수기능상실로 인한 판코니빈혈 환자의 평균 생존은 30세 전후이며, 혈구형성기능을 정상적으로 회복시키기 위해서는 사람백혈구항원(human leukocyte antigen, HLA)이 일치하는 혈연간동종조혈모세포이식(allogenic hematopoietic stem cell transplantation)이 적절한 치료법이다.

2 쉬바흐만-다이아몬드증후군

Shwachman-Diamond Syndrome

상염색체열성 유전질환으로 조혈모세포(CD34+)의 질적·양적 이상과 골수기능상실 및 버팀질세포(stromal cell)의 기능장애 그리고 세포자멸사를 특징으로 한다.

조혈세포의 유사분열 방추사가 불안정하고 순환 말초혈액 과립구 끝분절단축(short telomeres) 또한 특징적이다. 혈구감소, 뼈 성숙 지연으로 인한 작은 키, 이자기능상실(pancreatic failure) 그리고 혈액종양질환 소인(predisposition) 등의 임상증상이 나타난다.

환자의 약 80%에서 정구성(normocytic) 정색소성(normochromic) 빈혈이 나타나고 대부분의 환자들에게서 중성구 감소가 나타나며 약 절반의 환자에서는 혈소판 감소를 그리고 25% 정도의 환자들은 범혈구감소증이 관찰된다. 태아혈색소(Hb-F) 증가는 환자의 75%에서 나타난다.

골수 세포충실성은 일반적으로 세포충실성 감소(hypocellularity)이지만 정상 세포충실성(normocellularity)이거나 드물게 과다세포충실성(hypercellularity)을 보이기도 한다. 환자의 1/3 정도는 골수형성이상증후군(myelodysplastic syndrome, MDS)이나 급성골수세포백혈병(acute myelocytic leukemia, AML)으로 전환된다.[4]

중성구 감소 치료를 위해서는 과립구-집락자극인자(G-CSF)를 투여하고, 빈혈이 심할 때는 적혈구제제 그리고 혈소판 감소를 보충하기 위해서는 혈소판제제를 수혈한다.

3 선천이상각화증

Dyskeratosis Congenita

X-염색체연관열성, 상염색체우성 및 상염색체열성 유전질환으로 평균 15세 청소년들에게서 100만 명당 1명 나타나는 희귀 질환이다. 환자들은 범혈구감소증, 골수기능상실, 피부점막이상, 피부색소침착, 그리고 손톱영양실조(dystrophic nails) 및 점막백반증(mucosal alum)을 나타낸다.

말초혈액 도말표본 염색 후 현미경 관찰에서 범혈구감소증이 흔히 관찰되고 혈색소전기영동 결과 태아 혈색소(Hb-F)가 증가될 수 있다. 골수기능상실은 많은 환자에서 관찰된다. 후천재생불량빈혈과 감별진단이 필요하며 X-염색체연관열성선천각화이상증은 *DKC1* 유전자의 돌연변이 그리고 상염색체우성선천각화이상증에서는 *TERG* 유전자의 돌연변이 확인이 진단 방법이다.

20.3 순적혈구빈혈

Pure Red Cell Anemia

백혈구나 혈소판의 감소를 동반하지 않으며 다만 적혈구의 형성에서 기능상실이 생겨 빈혈이 발생하는 경우이다. 골수에서는 과립구계와 거대핵세포계 세포의 증식은 정상을 보이는데 적혈구계 세포는 거의 출현하지 않는다.

선천적인 경우는 아주 드물지만 아아제증후군(Aase syndrome)과 피어슨증후군(Pearson syndrome) 그리고 다이아몬드-블랙판빈혈(Diamond-Blackfan anemia) 등이다.

후천적인 경우는 어린이일과성적혈모구부족증(transient erythroblastopenia of childhood) 그리고 이차성으로 약물, 감염, 영양실조, 가슴샘종, 급·만성용혈빈혈, 철결핍빈혈, 엽산 및 비타민B_{12}결핍에 의한 거대적혈모구빈혈(megaloblastic anemia) 등이 있다.

선천적인 경우 임상소견은 서서히 창백해지며 식욕이 없어지고, 빈혈증상을 보인다. 많은 사례에서 키가 작거나 안면형성이상증, 구순염, 구개열 등이 나타난다. 골수검사 소견은 적혈구계 유핵세포가 적거나 아주 없어 골수구계:적혈구계비율(M:E ratio)이 20:1 정도로 감소한다(정상 M:E는 3~4:1). 심한 경우는 50:1까지 감소한다. 말초혈액 검사소견은 약간 대구성(MCV 90 fL 이상)이지만 비타민B_{12}나 엽산 농도는 정상이고 중성구 핵의 과분엽(hypersegmentation)은 관찰되지 않는다. 태아혈색소는 증가하지만 혈소판과 백혈구는 정상을 보이고 백혈구감별계산(WBC differential count) 결과도 정상이다.

1 아아제증후군

Aase Syndrome

상염색체 열성유전 질환으로 선천순적혈구빈혈의 한 종

류이다. 골수 내 과립구계 및 거대핵세포계는 정상이며, 골수 저형성빈혈과 세마디엄지(triphalanger thumb)가 이 질병의 특징이다.

2 피어슨증후군

Pearson Syndrome

선천순적혈구빈혈의 일종이며, 피어슨골수이자증후군(Pearson bone marrow pancreas syndrome)이라고도 한다. 신생아 때 골수의 조혈장애가 시작되고 큰적혈구성(macrocytic)이며, 드물게 중성구와 혈소판이 동반하여 감소한다. 골수에서는 공포형성(vacuolation) 적혈모구와 조혈모세포가 나타나며 환상철적혈모구(ringed sideroblast)가 관찰된다.

3 다이아몬드 – 블랙판빈혈

Diamond-Blackfan Anemia

환자의 절반 정도가 상염색체우성 또는 열성유전이며 산발적인 유전자돌연변이도 발견된다. 선천순적혈구빈혈로 선천형성부전빈혈(congenital hypoplastic anemia) 또는 일차적혈구계형성부전빈혈(primary erythroid hypoplasia anemia)로도 부르며, 신생아 140,000명당 1명에서 발병하는 희귀질병이다. 검사소견은 말초혈액에서 큰적혈구가 나타나며 평균적혈구용적(MCV)이 증가하고 그물적혈구가 감소되어 있으며 태아혈색소가 증가되어 있다. 골수는 정상세포충실성을 보이지만 적혈구계 전구세포가 결핍되어 있거나 고갈되어 있는 소견을 보인다. 환자들은 급성골수세포백혈병(AML), 급성전골수구백혈병(APL, FAB M3), 급성거대핵세포백혈병(FAB AML M7), 급성림프모세포백혈병(ALL) 등을 비롯한 악성종양의 발생률이 높다. 유전자 분석에서 *RPS17*, *RPS19*, *RPS24*, *RPL5*, *RPL11*, *RPL35A* 돌연변이가 관찰된다.

후천순적혈구빈혈 중 어린이일과성적혈모구부족증(transient erythroblastopenia of childhood, TEC)은 생후 6개월에서 3세 연령의 건강한 소아에서 주로 발생하는데 발병원인은 면역억제 때문이다. 만성용혈(chronic hemolysis)과 관련된 순적혈구빈혈은 대부분 파르보바이러스 B19(Parvovirus B19) 감염과 관계있다. 파르보바이러스 B19는 적혈구 P 항원을 수용체로 이용하여 특이하게 골수에서 적혈구계 전구세포에 감염되어 세포독성효과를 나타낸다. 혈구포식으로 인해 과립백혈구나 혈소판의 감소를 보이기도 한다. 혈소판 감소는 대개 2주 이내에 회복되는 경향이 있다.

20.4 골수병증(골수황폐성)빈혈

Myelopathic Anemia

폐, 유방, 전립샘 등의 고형암이 골수에 전이(metastasis)되었거나 백혈병세포(leukemic cell)나 섬유모세포(fibroblast) 그리고 좁쌀결핵(miliary tuberculosis)에서와 같은 염증세포들과 비정상 세포 및 곰팡이 등이 골수를 침윤하여 골수 내 정상 조혈세포를 교체하거나 파괴시키므로 발생하는 질환이다. 또한 사이토카인(cytokine)이나 성장인자(growth factor) 같은 물질들이 방출되어 조혈모세포, 전구세포 또는 버팀질세포를 파괴하거나 혈구형성(조혈)을 억제하여 말초혈액에서 혈구감소증을 유발한다.

나빠진 골수 내 환경 때문에 조혈모세포나 전구세포들은 간과 지라로 이동하여 골수외조혈(extramedullary hematopoiesis)이 일어나게 된다.

말초혈액의 혈구형태는 정상적혈구성(normocytic)이면서 눈물적혈구(dacrocyte, teardrop cell)와 유핵적혈구(nucleated RBC)가 관찰되고 거대핵세포조각(megakaryocyte fragments)과 백적혈모구(leukoerythroblast) 같은 미성숙 골수계세포가 출현한다.

참고문헌

1. Bunn, H. F., *Approach to anemias. In Goldman*, L., & Schafer, A. I. (Eds.), *Goldman's Cecil medicine. (24th ed.)*, Philadelphia: Elsevier, Saunders. 2012, pp.1031–1039.
2. Dror, Y., & Freedman, M. H., *Inherited forms of bone marrow failure. In Hoffman,* R., Benz, E. J., Silberstein, L. E.,et al., (Eds.), *Hematology: basic principles and practice. (6th ed.),* Philadelphia: Saunders Elsevier, 2013, pp. 307-349.
3. Tischkowitz, M. D., & Hodgson, S. V., Fanconi anemia. *J Med Genet, 40,* 2003, 1-10.
4. Donadieu, J., Leblanc, T., Meunier, B. B., et al. Analysis of risk factors for myelodysplasias, leukemias and death from infection among patients with congenital neutropenia. Experience of the French Severe Chronic Neutropenia Study Groupematologica, *Hematologica, 90,* 2005, 45-53.

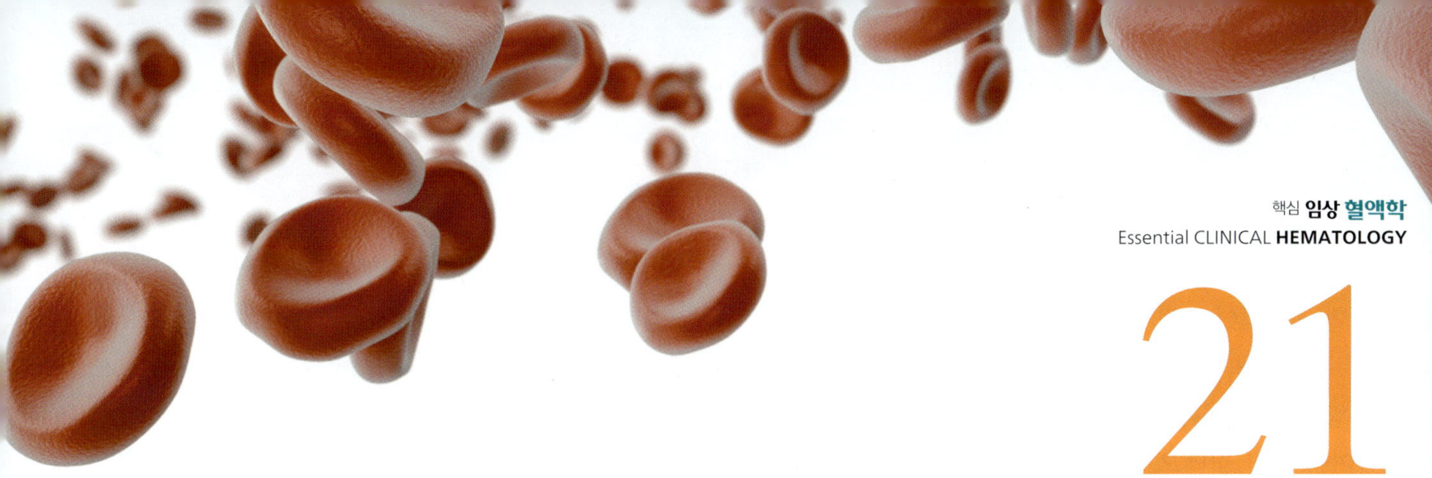

21

헴 합성장애에 의한 빈혈

Anemia with Heme Synthesis Disorder

21.1 철결핍빈혈

Iron Deficiency Anemia, IDA

철결핍은 세계적으로 가장 흔한 영양 결핍이며 저색소(hypochromic) 작은적혈구(microcytic) 빈혈을 유발한다. 철이나 헴과 관련된 빈혈은 혈색소 생산을 위한 성분 부족으로 인한 전형적인 합성장애빈혈로 분류한다. 철결핍빈혈은 지구상에서 가장 흔한 빈혈로 선진국에서는 발병률이 감소하는 추세이지만 개발도상국에서는 아직도 발병률이 높고 남자보다는 여자들에게서 흔하며, 어린이나 청소년에서도 빈번하게 발생하는 빈혈이다.

철부족으로 인해 철결핍빈혈이 발생하는 원인은
① 철 섭취 부족
② 철 흡수장애
③ 철 소실 증가
④ 철 필요량 증가로 나눌 수 있다[표 21-1].[1]

철 섭취 부족(inadequate iron intake)은 철을 포함하는 음식물 섭취 부족과 채식위주의 편식 특히 유아들에게 오랫동안 모유, 우유, 선식, 미음 등으로 영양섭취를 했을 때이다. 성인의 경우 체내에 혈색소(hemoglobin), 미오글로빈(myoglobin) 및 저장철(storge iron) 형태로 남자는 약 3,500~4,000 mg, 여자는 2,000~2,300 mg의 철을 가지고 있는데 피부세포, 위장관 및 비뇨기계 점막 상피세포 탈락과 가임기 여자들의 경우 생리(menstruation)로 매일 평균 1~2 mg의 철이 소실되므로 적혈구 재생산을 위해서는 그만큼 섭취가 필요하다. 음식 섭취를 통한 철 부족이 오래되면 저장철이 고갈(deletion)되고

표 21-1 철결핍빈혈의 원인

철 섭취 부족	철분이 부족한 식사: 모유, 우유, 선식 또는 미음만으로 오랫동안 영양섭취한 경우 채식주의자
철 흡수장애	외과적 절제: 위절제수술 질병에 의한 흡수장애: 만성설사, 흡수장애증후군, 장점막이상(Celiac disease), 크론병(Crohn's disease) 위산분비저하: 양성자펌프억제제(proton pump inhibitor), 제산제, H_2 길항제
철 소실 증가	태아실혈, 쌍생아수혈 만성실혈: 소화성궤양, 위암, 대장암, 치핵, 염증성장질환, 반복되는 코피, 용종, Meckel게실, 혈관종, 기생충감염 월경과다, 분만 시 출혈 잦은 헌혈, 과도한 채혈 급성실혈, 과도한 운동(마라톤, 행군 등)
철 필요량 증가	미숙아, 영아, 청소년, 임산부, 수유, 만성 신부전증환자 EPO치료
원인미상	위나선균감염

결국은 혈색소합성(hemoglobin synthesis)이 불가능하고 적혈구 생성이 느려지면서 빈혈이 발생한다.[2]

철 흡수장애(iron malabsorption)는 식사를 통해 적절한 양의 철을 섭취하더라도 장세포에서 흡수장애가 발생하여 장기간 혈액으로 충분한 철을 보내지 못할 경우 체내 철결핍 상태가 된다. 철조절단백질의 돌연변이가 유전되는 경우 철항상성(iron homeostasis)조절단백인 헵시딘(hepcidin)이 지속적으로 생성된다. 헵시딘은 장세포의 페로포틴(ferroportin) 활성을 억제하여 장에서 철흡수를 방해한다. 음식을 통해 피트산(phytate)이나 탄닌산(tannate)을 흡수하는 경우 위산도(pH)를 감소시켜 음식물의 3가철(Fe^{+++}, ferric)을 흡수가 가능한 형태의 2가철(Fe^{++}, ferrous)로 환원을 시키지 못해 흡수장애가 발생한다.[3]

위절제수술(gastrectomy)을 시행한 경우와 장점막이상(celiac disease), 흡수장애증후군(malabsorption syndrome), 흡수장애설사(malabsorptive diarrhea) 등의 질병에 의한 흡수장애 및 위산분비 저하(제산제, H_2 길항제, 양성자펌프억제제 등의 투여) 등에서도 흡수장애가 발생한다. 위절제술의 경우 위장관(gastrointerstinal tract) 특히 위와 샘창자(십이지장, duodenum)의 흡수장애로 철결핍이 발생한다.

철 소실 증가(increase iron loss)는 장기간에 걸쳐 체내 소량의 헴철(heme iron)이 빠져나가는 만성출혈(chronic hemorrhage)이나 용혈(hemolysis)의 경우이다. 임신 중의 태아실혈과 쌍생아 수혈 그리고 소화기계 궤양, 위암, 대장암, 염증성질환, 혈관종, 기생충감염(편충, 십이지장충, 아메리카구충, 만손주혈흡충, 방광주혈흡충 등), 반복되는 코피, 치핵 등에 의한 만성출혈과 분만 시 과다출혈 및 월경과다, 반복헌혈, 급성출혈 등도 철 소실의 원인이다. 신장결석, 비뇨생식기계의 종양이나 만성감염 때 요로를 통한 출혈로 과도한 철 소실이 발생할 수 있다. 발작야간혈색소뇨(PNH) 같은 만성혈관내 용혈의 경우 소변을 통해 혈색소철이 소실되어 철결핍이 발생할 수 있다. 알코올중독(alcoholism)이나 아스피린을 장기간 복용하는 경우 발생한 위염 또는 위궤양으로 인한 출혈 때문에 철결핍이 발생할 수도 있다.[1]

철 필요량의 증가(increase iron need)는 미숙아를 포함한 유년기, 폭풍성장기의 청소년들과 임산부 등에서 나타난다. 음식물 중에 철은 무기철(제2철, Fe^{3+})과 헴철로 구성되어 있고 이중 5~10%를 흡수하며, 수유중인 신생아는 철 이용률이 높아 모유에 들어있는 철의 50% (0.2 mg)를 흡수한다. 적혈구형성호르몬(EPO) 치료 중인 만성콩팥기능상실(chronic renal failure) 환자 등도 많은 양의 철을 필요로 한다. 철결핍빈혈(IDA)은 여성에서 압도적으로 많이 발생하고 있는데 사춘기와 가임기 여성에 많다. 그 원인은 식이조절(diet)과 임신으로 철분섭취의 부족이 생기거나 성장에 의한 수요 증가 때문이다. 노령기의 빈혈은 소화관의 악성종양일 때가 가장 많다.

빈혈의 가장 흔한 증상은 창백(pallor)이다. 피곤하고 운동능력의 저하, 빈맥(tachycardia), 심장비대와 기능성 심장잡음이 나타난다. 빈혈이 서서히 진행되며 어느 정도 진행될 때까지는 자각증상을 느끼지 못한다. 혈색소가 80 g/L(8 g/dL) 미만이면 심한 산소운반능력 감소로 빈맥과 저혈압(hypotension) 및 호흡곤란(dyspnea)이 올 수 있다. 철결핍이 심한 경우는 점막이 위축되고, 피로, 두통, 어지러움(dizziness), 입술가장자리 갈라짐[그림 21-1 A] 그리고 철결핍이 상당히 진행되었을 때는 손톱이 함몰(spoon nail)된다[그림 21-1B].

말초혈액 검사 결과

① 적혈구 수, 혈색소량, 적혈구용적률 감소.
② 평균적혈구용적(MCV) 감소, 평균적혈구혈색소량(MCH) 감소, 평균적혈구혈색소농도(MCHC) 감소, 적혈구분포폭(RDW) 증가.
③ 그물적혈구 수는 정상이거나, 중증에서는 감소한다.
④ 백혈구 수, 혈소판 수는 보통 정상이다.
⑤ 말초혈액 도말표본 염색 후 관찰에서 적혈구의 형태가 초기에는 정구성(normocytic) 정색소성(normochromic)이지만 빈혈이 진행되면서 소구성(micro-

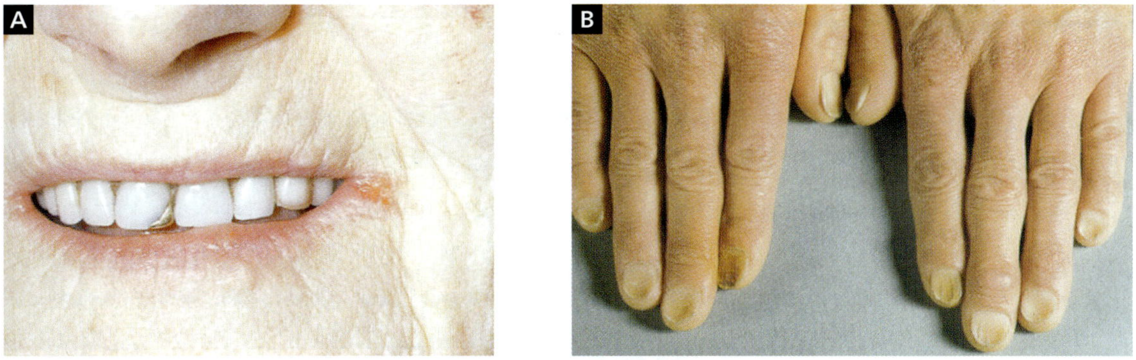

그림 21-1 **철결핍빈혈의 신체 증상.** A. 입술 가장자리 갈라짐, B. 손톱함몰(spoon nail)

cytic) 저색소성(hypochromic)이다[그림 21-2]. 소구성 적혈구가 증가한 결과 자동혈구계산기의 히스토그램과 프라이스-존스 곡선이 왼쪽으로 이동된 좌방이행이다.

⑥ 타원적혈구, 표적적혈구 등 형태이상 적혈구 증가(poikilocytosis) [그림 21-2].

⑦ 철 관련 화학검사 결과 혈청철(serum iron)과 혈청페리틴(serum ferritin)이 감소하고 트랜스페린과 결합해 있어야 할 철이 감소되어 트랜스페린포화도(transferrin saturation)가 감소되어 있고, 총철결합능(TIBC)은 증가한다. 그리고 혈청 내 수용성트랜스페린수용체(soluble transferrin receptor, s-TfR) 농도는 철결핍이 진행될수록 증가한다.

골수검사 결과

① 적혈모구는 다소 증가하고

② 다염적혈모구와 정염적혈모구에서 혈색소 합성장애로 세포질이 적거나 위축되는 경우가 많다.

③ 골수검체 철염색(prussian blue stain) 결과는 저장철 감소로 인해 철고갈이 관찰되고, 대식세포 내 혈색소 철도 감소되어 있다.

철결핍빈혈에서 체내 철의 변화는 ① 혈장철 농도를 유지하기 위해 먼저 저장철이 감소하고 ② 이어서 혈장철이 감소하며 ③ 적혈모구의 혈색소합성이 저하(혈색소철 감소)되어 빈혈이 발생하고 ④ 마지막으로 조직철이 감소하면 손·발톱이 숟가락 형태(spoon nail)가 되고 혀나 점막의 위축이 일어나게 된다[그림 21-1A, B].

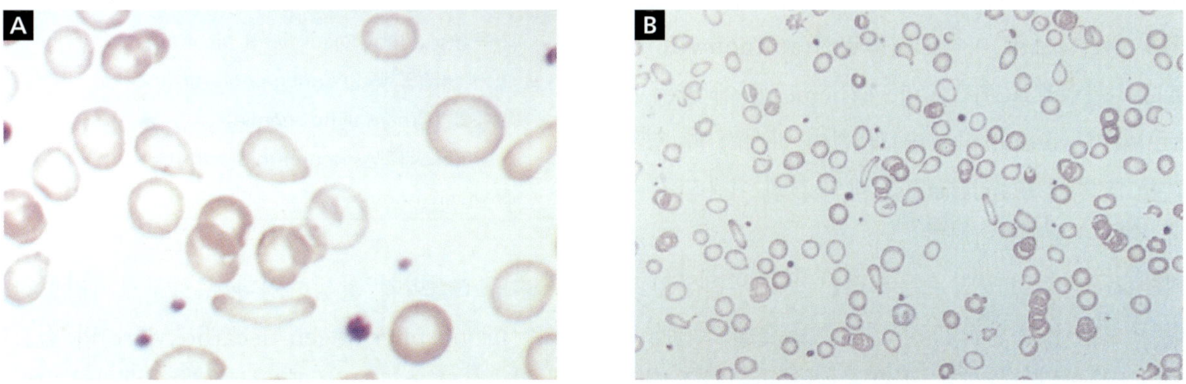

그림 21-2 **철결핍빈혈 환자 말초혈액 혈구 형태.** 저색소성 소구성(hypochromic microcytic), 표적적혈구(target cell)와 타원적혈구(elliptocyte)가 관찰되는 변형적혈구증가증(poikilocytosis). 라이트염색, 1,000X(A), 400X(B)

표 21-2 철결핍 진행과 검사결과

검사항목	정상	철부족 초기	철고갈	철결핍빈혈
적혈구 형태	정구성, 정색소성	정구성, 정색소성	정구성, 정색소성	소구성, 저색소성
페리틴(ng/mL)	40~160	25 미만	20	10
혈청철(μg/dL)	115±50	120 미만	115	40 미만
총철결합능(μg/dL)	250~400	250~400	400	350~500
트랜스페린포화도(%)	35±15	30	30	15 미만
골수저장철	정상	감소	부족	결핍
트랜스페린수용체	정상	정상 또는 증가	증가	매우 증가

빈혈의 형태학적 분류 결과 철결핍빈혈과 만성질환빈혈(ACD), 지중해빈혈(thalassemia)이 모두 소구성이므로 감별진단이 필요하다.

철결핍진행에 따른 검사결과의 변화를 [표 21-2]에 정리하였다.

21.2 철적혈모구빈혈
Sideroblastic Anemia

이 빈혈의 유래는 골수도말표본을 만들어 철염색(prussian blue stain)을 실시했을 때 적혈모구의 핵 주위 미토콘드리아에 축적된 철과립이 환상(반지모양 또는 링 형태)배열로 나타나는 환상철적혈모구(ringed sideroblasts)의 존재가 특징적 소견이다. 이 철은 적혈모구의 세포질에 있는 미토콘드리아 내에 인산철(ferric phosphorus)이 응집, 침착한 것이다. 혈색소 합성장애가 원인인데 유전적으로 아미노레불린산(aminolevulinic acid, ALA) 합성효소 결핍이나, 헴(heme) 안에 있는 프로토포르피린(protoporphyrin)과 철이 합성될 때 필요한 철결합효소(ferrochelatase) 결핍의 결과 이용되지 못한 철이 적혈모구에 결합한다.

철적혈모구빈혈의 원인은 유전적인 것과 후천성인 것이 있다[표 21-3]. 유전적인 경우는 주로 혈색소 합성효소인 아미노레불린산합성효소(ALA synthase)의 유전자 돌연변이로 피리독살인산염(pyridoxal phosphate) 결합 부위 구조변화가 발생하거나 우로포르피리노겐탈탄산효소(uroporphyrinogen decarboxylase)와 철결합효소의 결핍으로 소구성 저색소성 빈혈이 발생하지만 흔하지 않은 질병이다.

표 21-3 철적혈모구빈혈(Sideroblastic anemia)의 발생원인

I. 선천(congenital)
- a. 유전 성 연관(herediatry sex-linked)
- b. 상염색체(autosomal)

II. 후천(acquired)
- a. 1차(primary)
  - ① 골수형성이상증후군(myelodysplastic syndromes)
  - ② 특발후천철적혈모세포빈혈 (idiopathic acquired sideroblastic anemia)

III. 악성골수질환(malignant marrow disorder)
- ① 급성골수세포백혈병(acute myeloblastic leukemia)
- ② 진성적혈구증가증(polycythemia vera)
- ③ 골수경화증(myelosclerosis)
- ④ 골수종(myeloma)
- ⑤ 골수형성이상증후군(myelodysplastic syndromes)

IV. 2차적(secondary)
- ① 약물(이소니아지드, 시클로세린, 피리잔아미드, 클로람페니콜) [drugs (isoniazid, cycloserine, pyrizanamide, chloramphenicol 등)]
- ② 독성(납, 알콜) [toxins (lead, alcohol)]
- ③ 거대적혈모세포빈혈(megaloblastic anemia)
- ④ 용혈빈혈(hemolytic anemia)
- ⑤ 류마티스관절염(rheumatoid arthritis)
- ⑥ 암(carcinoma)

후천성의 경우는 알코올중독이 가장 흔한 원인으로 알려졌고, 골수형성이상증후군(myelodysplastic syndrome, MDS)과 방사선치료나 화학요법 치료를 받은 경우에도 발생한다. 그 외 피리독신 길항제(pyridoxine antagonist)를 비롯하여 클로람페니콜(chloramphenicol)과 같은 항생제 투여와 관련해서도 발생한다. 피리독신은 헴합성 자극제로 헴합성 첫 단계에서 글리신과 숙시닐보조효소가 축합반응을 할 때 보조인자이며 환자에게 투여하면 빈혈을 개선할 수 있다.[4]

말초혈액 도말표본 라이트염색의 적혈구를 보면 유전성이거나 후천성에서도 저색소성(hypochromic) 내지는 정색소성(normochromic), 과다색소성(hyperchromic)으로 보일 때도 있으나 유전성에서 저색소성 적혈구를 보일 때가 더 많다. 혈구 크기는 정구성(normocytic)이거나 대구성(macrocytic)인 경우가 많다.

골수 검사 결과

① 적혈구계의 증가(적혈모구 과다형성).
② 철염색 관찰에서 환상철적혈모구(ringed sideroblast) 출현[그림 21-3].
③ 철염색에서 혈철소(hemosiderin) 철을 포함하는 대식세포 증가(저장철의 증가).
④ 혈청철이 증가하므로 철포화도가 높아지고 혈청 페리틴이 증가한다.

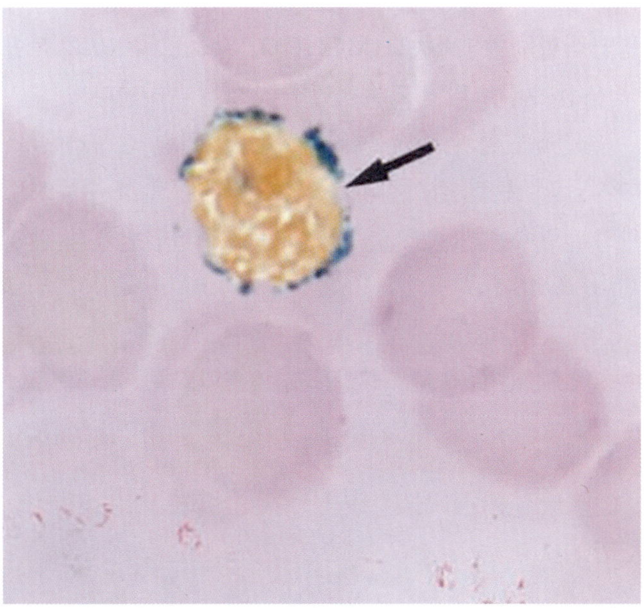

그림 21-3 **환상철적혈모구**(Ringed sideroblast). 골수, 프루시안블루염색, 1,000X

21.3 만성콩팥질환빈혈

Anemia of Chronic Renal Disease, ACD

만성염증빈혈로도 불리는 이 빈혈은 만성콩팥질환 환자의 대부분에서 발생하는데 이는 콩팥기능상실(renal failure) 때문에 혈관에 요소(urea)가 축적되어 적혈구 형성을 억제하고 적혈구 수명을 단축시켜 빈혈이 발생한다. 치료목적으로 재조합에리트로포이에틴(recombination erythropoietin, rEPO)과 적혈구자극인자(erythrocyte stimulating factor, ESF)를 투여하는데 환자들은 기능철결핍(functional iron deficiency)으로 인해 이에 대한 반응이 저조할 수도 있다. 기능철결핍 상태에서는 골수 내에 적혈구 조혈은 증가하지만 이에 상응하는 충분한 철을 방출하지 못한다. 만약 환자가 저장철이 충분하다면 트랜스페린포화도(transferrin saturation)는 20% 이하로 감소하지만 혈청페리틴(serum ferritin)은 정상이거나 증가되어 있을 수 있다.[5]

21.4 만성염증빈혈

Anemia of Chronic Inflammation

만성염증빈혈은 류마티스 관절염(rheumatoid arthritis, RA) 같은 만성염증성질환이나 결핵(tuberculosis) 또는 사람면역결핍바이러스(HIV) 등의 만성감염 및 악성종양(malignancy)을 포함하여 전신질환과 관련이 있다. 예전에는 만성전신질환과 관련된 빈혈을 만성질환빈혈(anemia of chronic disease, ACD)이라고 했지만 만성실혈 같은 경우 만성질환빈혈의 조건과 맞지 않기 때문에 만성염증빈혈이 옳은 표현이다.

원인 질병은
① 기생충, 바이러스, 세균, 진균 등에 의한 급·만성 감염
② 류마티스관절염, 사르코이드증, 염증창자병, 전신홍반루푸스, 혈관염 등의 자가면역질환
③ 혈액암, 고형암
④ 만성이식거부반응, 만성콩팥질환, 심한 외상, 알콜성 간질환, 울혈심장기능상실, 허혈성심장질환 등이다.

만성염증빈혈의 발병기전은 저장철이 부족하지 않지만 체내 철대사 중 철조절호르몬인 헵시딘(hepcidin)의 기능 때문에 혈청 철이 부족하다는 철항상성(iron homeostasis) 조절이상 그리고 적혈구계 전구세포증식부전, 에리트로포이에틴(EPO) 같은 적혈구형성호르몬에 대한 둔한 반응과 적혈구수명 감소 등으로 설명할 수 있다.

헵시딘은 장에서 철의 흡수와 대식세포로부터 철의 배출을 조절하는데 헵시딘에 페로포틴(창자세포로부터 혈장으로 철을 운반하는 막 단백질)이 결합하면 혈관에 철 공급이 줄어든다.

간세포와 대식세포도 페로포틴(ferroportin)을 이용하여 철을 혈장으로 운반하는데 여기에도 헵시딘(hepcidin)이 관여한다. 체내 철 농도가 감소하면 간세포에서 생성되는 헵시딘이 감소하고 대신 창자세포들이 더 많은 양의 철을 체내로 흡수한다. 반대로 체내 철이 증가하면 헵시딘 생성이 증가하면서 창자세포에 의해 혈장으로 공급되는 철은 줄어들고 간세포와 대식세포는 철을 보유만 하고 철운반은 정지한다. 헵시딘은 급성기반응물질(acute reactant) 때문에 체내 철 농도와 관계없이 염증기에는 농도가 증가한다. 따라서 만성염증질환에서는 철항상성조절에 문제가 발생하여 그물내피계세포 안으로 철의 흡수 및 보유가 증가하고 이로 인해 골수에서 적혈구 조혈에 이용할 철이 부족한 상태로 철이 제한된 적혈구 조혈이 발생한다. 감마-인터페론(INF-γ)이 억제되어 적혈구 조혈과정에서 적혈구 선조세포(progenitor cell)인 적혈구돌발형성단위(BFU-E)와 적혈구-집락형성단위(CFU-E)의 증식과 분화에 결함으로 적혈구 전구세포(progenitor cell) 증식기능상실이 발생한다.

적혈구생성인자 적혈구형성호르몬(EPO)은 주로 콩팥에서 합성되는데 산소섭취 및 체내 혈색소와 반비례하여 생성된다. 만성염증빈혈에서는 적혈구생성인자에 대한 반응의 균형이 무너지고 염증성 사이토카인인 인터루킨-1 (IL-1)과 알파-조직괴사인자(α-TNF)가 적혈구생성인자 합성을 직접 억제한다.[1] 염증성질환이 진행되는 과정에서 적혈구포식의 증가 때문에 적혈구의 수명이 감소하고 자유라디칼(free radical)과 사이토카인에 의해서 적혈구 손상이 증가한다.

검사 결과 환자들은 보통 혈색소 8~10 g/dL이고, 말초혈액 도말염색 관찰에서 정구성 정색소성 적혈구형태와 대부분 경증 빈혈을 나타낸다. 일부에서 소구성 저색소성 중증 빈혈이 발생하면 평균적혈구용적(MCV)과 평균적혈구혈색소농도(MCHC)가 감소될 수 있고 적혈구 생산이 감소되어 그물적혈구 감소가 나타난다.

철결핍빈혈과 감별을 위해서는 철 관련 검사가 필요하지만 철 관련 검사결과가 모호할 때는 혈청 수용성트랜스페린수용체(sTfR) 측정을 통해 철결핍빈혈과 감별한다[표 21-4].[6]

표 21-4 만성염증빈혈과 철결핍빈혈의 철 관련 검사 비교

검사 항목	만성염증빈혈	철결핍빈혈	철결핍 동반 만성염증빈혈
혈청철	감소	감소	감소
혈청페리틴	정상 또는 증가	감소	감소 또는 증가
트랜스페린	감소 또는 정상	증가	감소
트랜스페린포화도	감소	감소	감소
수용성트랜스페린수용체	정상	증가	정상 또는 증가

참고문헌

1. 권현영, 박상묵 외, *임상병리혈액학. (제3판),* 범문에듀케이션, 2020, pp. 245-276. saturation. *Clin J Am Soc Nephrol, 1,* 2006, S4-S8.
2. Sears, D. A., Anemia of chronic disease. *Med Clin North Am, 76,* 1992, 567-579.
3. Silvestri, L., Guillem, F., Pagani, A., et al., Molecular mechanisms of the defective hepcidin inhibition in TMPRSS6 mutations associated with iron-refractory iron deficiency anemia. *Blood, 113(22),* 2009, 5605-5608.
4. Horrigan, D. L., & Harris, J. W., Pyridoxine responsive anemia: analysis of 62 cases. *Adv Intern Med, 12,* 1964, 103-174.
5. Wish, J. B., Assessing iron status: beyond serum ferritin and transferrin and Transferrin saturation. *Clin J Am Nephrol 1: S4-S8,* 2006
6. Weiss, G., & Goodnough, L. T., Anemia of chronic disease. *N Engl J Med, 352,* 2005, 1011-1023.

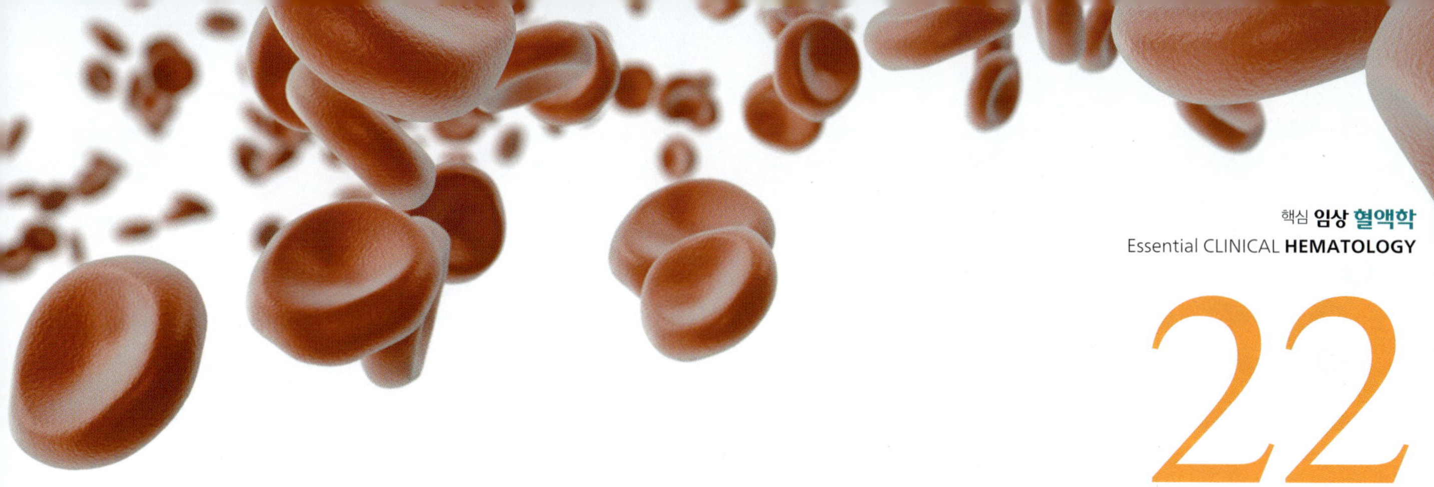

22

DNA 합성장애에 의한 빈혈

Anemia with DNA Synthesis Disorder

22.1 거대적혈모구빈혈

Megaloblastic Anemia

거대적혈모구빈혈은 적혈구 성숙과정에서 비타민 B_{12} (cyanocobalamin, 코발라민)나 엽산(folate, 비티민 B_9)이 부족하면 DNA 합성에 필요한 데옥시티미딘삼인산염(deoxythymidine triphosphate, dTTP)의 결핍으로 핵과 세포질 성숙도가 일치하지 않는 비동시성 성숙(asynchronic maturation) 결과 골수에서는 거대적혈모구(megaloblast)가 생성되고, 말초혈액에 비정상적인 거대적혈구(megalocyte)의 출현이 특징인 빈혈이다. 이런 상항에서 적혈구는 골수에서 성숙하면서 쉽게 파괴되고 말초에 있는 거대적혈구는 수명이 정상 적혈구의 120일보다 짧다(27~75일). 골수의 적혈구계열과 골수계 조혈세포에서 세포의 핵과 세포질의 성숙 정도가 일치하지 않는 성숙의 장애로 인하여 세포의 거대화나 세포분열 장애로 발생하는 변화이며 빈혈을 동반하므로 붙인 이름이다. 골수에 거대적혈모구(megaloblast)와 거대후골수구(giant metamyelocyte)가 나타나고 말초혈액에서 거대적혈구(macro or megalocyte)와 백혈구는 과다분절중성구(neutrophil hypersegmentation)가 특징적으로 관찰된다[그림 22-1]. 임상증상은 자색반(purpura)과 구순염(cheilitis) 및 설염(glossitis) 등을 보이기도 한다. 그러나 실제로는 같은 변화가 다른 골수계 세포, 즉 골수세포계나 거대핵세포계에서도 나타날 뿐 아니라 증식하는 모든 세포에서 나타난다.

발병 원인은 위점막세포의 위축으로 내인자분비가 저하되면 비타민 B_{12} 혹은 엽산의 흡수장애가 일어나는 것이지만 항암제와 항생제, 항바이러스제를 사용해도 발생하는데, 결국 비타민 B_{12}나 엽산결핍으로 인한 DNA 합성 장애가 주된 원인이다[표 22-1].

표 22-1 거대적혈모구빈혈의 원인

거대적혈모구빈혈의 원인
I. 비타민 B_{12} 결핍
① 섭취부족
② 흡수불량
• 내인자의 결핍: 악성빈혈, 위 적출 후
• 작은창자의 이상: 흡수불량증후군
③ 수요의 증가
II. 엽산결핍
① 섭취부족
② 임신 등에서 요구량증가
③ 위장관 흡수부전
III. 약제에 의한 경우
① 대사억제약제
IV. 적백혈병
① 섭취량의 부족

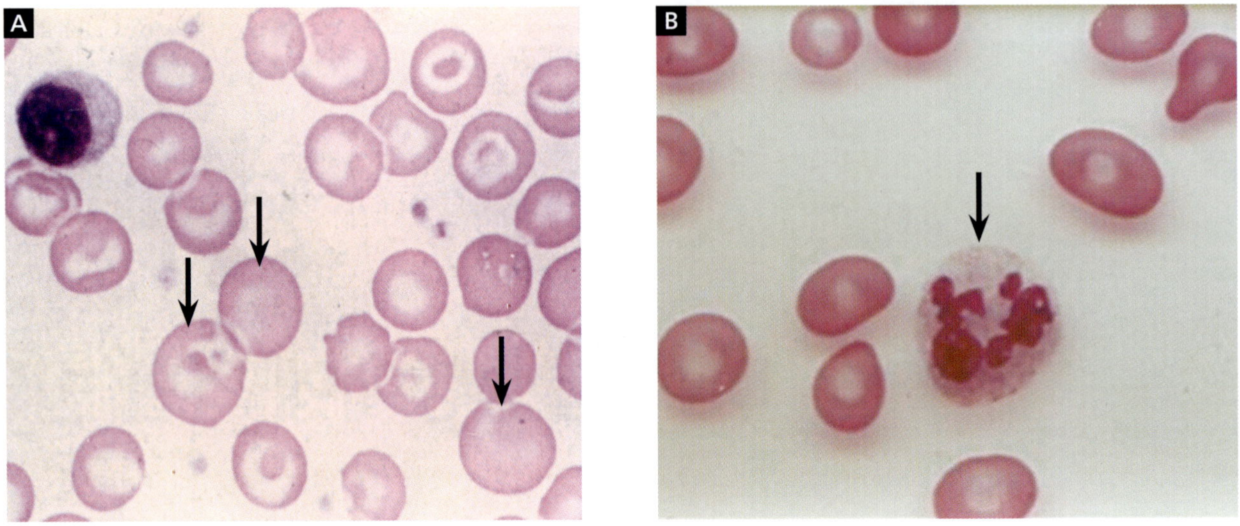

그림 22-1 **거대적혈모구빈혈**에서 A. 거대적혈구(Megalocyte), B. 과다분절중성구(N. hypersegmentation), 말초혈액, 라이트 염색, 1,000X

정상적으로 음식물을 섭취하는 경우에는 코발라민과 엽산이 충분하기 때문에 빈혈 발병까지는 가지 않지만 위절제술(gastrectomy)로 인한 흡수불량 그리고 무위산증(achlorhydria)의 경우, 비타민 B_{12}와 내인자가 결합하여 작은창자의 돌창자(ileum) 점막세포에서 흡수되어야 하는데 흡수부위의 장애 때문에 발생하는 흡수불량증후군 등과 장관 내 광절열두조충(*Diphyllobothrium latum*)이 기생하면 비타민 B_{12}를 탈취해 가므로 흡수부족이 발생한다. 또 장관수술 후 발생하는 흡수장애증후군에서는 장내 세균이 비타민 B_{12}를 소모하므로 결핍이 발생한다.

엽산결핍은 편식에 의한 섭취부족, 흡수장애증후군 등에 의해 빈창자(jejunum)에서 흡수불량이 발생하거나 알코올중독, 임신부, 성장기 아이들 등에서 수요 증가가 원인이 되기도 한다. 이와 같은 사례는 흔하지 않고 대부분 적혈구나 암치료용으로 사용하는 약제투여에 의해서 발생한다. 적백혈병(erythroleukemia)은 급성골수세포백혈병(AML)인데 종양화한 적혈모구가 특히 증가하는 질병이고, 이때 생성되는 적혈모구는 형성이상이 강하며 거대적혈모구모양세포(megaloblastic cell)라고 부른다.[1]

비타민 B_{12} 결핍으로 인한 거대적혈모구빈혈의 확진을 위한 검사는 ^{57}Co-cyanocobalamin 흡수능을 측정하는 실링검사(Schilling test)이다.

말초혈액 검사 결과

① 혈구감소, 백혈구 중 특히 중성구가 감소한다.
② 대구성빈혈(macrocytic anemia)로 MCV (100~160 fL) 증가, MCH 및 RDW도 증가하고 MCHC는 정상이다.
③ 적혈구 크기가 커져 있어서 자동혈구계산기의 히스토그램이나 프라이스-존스 곡선이 오른쪽으로 치우친 우방이행이다.
④ 그물적혈구 감소(reticulocytopenia)
⑤ 적혈구 형태는 난형거대적혈구(ovalmegalocyte)를 포함하는 적혈구부동증(anisocytosis)을 보이며 특히 거대적혈모구(megaloblast)가 출현한다.
⑥ 거대적혈모구나 큰적혈구에 하우엘-졸리 소체(Howell-Jolly body)나 호염기반점(basophilic stippling)이 자주 출현한다.
⑦ 중성구의 핵이 과다분절되어 6~10개까지 나타난다.

중성구의 과다분절이란 백혈구감별계산에서 5분엽 중성구가 5% 이상이거나 6분엽 중성구가 하나 이상 관찰될 때이다.

⑧ 혈소판 수가 감소하고 형태는 크고 괴상한(bizarre) 모양으로 나타나며 출혈시간(bleeding time, BT)이 연장된다.

골수 검사 결과

① 골수세포계 세포는 과다세포충실성(hypercellularity)이다.
② 거대적혈모구(megaoblast)가 보인다.
③ 과립백혈구의 거대화, 특히 거대후골수구(giant metamyelocyte)가 나타난다.
④ M:E 비율이 감소(1:1~1:3)된다.
⑤ 골수에서 세포자멸사(apoptosis)가 일찍 일어나 적혈모구가 성숙 도중 과다하게 없어지기 때문에 성숙한 적혈구가 효과적으로 생산되지 못하는 비효과적혈구조혈(ineffective erythropoiesis)이 발생한다.

그 외 소변 내 우로빌리노겐(urobilinogen) 증가와 혈청에서는 혈청간접빌리루빈 증가, 혈청젖산탈수소효소(LDH) 증가와 혈청철 소실 속도의 단축 및 적혈구 철 이용률이 저하된다.

※ 비타민 B_{12} 결핍 때 특이적인 소견

① 손발이 저리는 신경증상
② 혈청 비타민 B_{12} 농도의 저하
③ 요중 메틸말론산(methylmalonic acid)의 증가
④ 무위산증
⑤ 미량의 비타민 B_{12} 투여 후 그물적혈구 증가

※ 엽산결핍 때 특이적인 소견

① 혈청내 엽산농도의 저하
② 히스티딘부하 후 소변 중 개미글루탐산염(formino-glutamate, FIGlu) 증가
③ 미량의 엽산 투여 후 그물적혈구 수 증가

22.2 악성빈혈

Pernicious Anemia

위에서 분비되는 내인자에 대한 자가항체 형성으로 흡수장애 결과 코발라민(비타민 B_{12}) 결핍이 발생한다. 이로 인해 DNA 합성에 필요한 티미딘산(thymidylic acid) 생성이 되지 않아 DNA 합성장애가 발생하여 세포분열이 왕성한 조혈세포의 성장과 분화에 장애를 초래하게 되면 악성빈혈을 유발한다. 50세 이후 고령자에게서 주로 발병하며 주 증상으로는 빈혈, 소화기증상(설염, 식욕부진 등), 말초 및 중추신경계를 변성시켜 신경증상을 일으키고 백반증상을 보이기도 한다.[2] 위절제수술을 받은 환자들에서 악성빈혈은 코발라민결핍의 경우보다 더 흔하다. 비타민 B_{12} 결핍에 의한 것이라고 알려지지 않았던 예전에는 사망률이 높았기 때문에 악성빈혈이라고 불렀는데 비타민 B_{12}를 주사하면 빈혈증상은 거의 회복된다.[1] 악성빈혈은 중증(severe) 거대적혈모구빈혈로 이해할 수 있으며 거대적혈모구빈혈과 공통적인 검사소견과 비타민 B_{12}결핍의 특이적인 소견이 있다.

말초혈액 혈구형태는 대구성(macrocytic)으로 평균적혈구용적이 100 fL를 초과한다.

악성빈혈 역시 적혈구 크기가 커져 있어서 자동혈구계산기의 히스토그램이나 프라이스-존스 곡선이 오른쪽으로 치우친 우방이행이다.

검사 결과

① 쉴링검사(Schilling test: 비타민 B_{12} 흡수능 검사) 비정상
② 혈청에 항내인자항체 양성
③ 위액의 무위산증(anacidity)
④ 공복 시 혈청 코발라민 농도 감소(151 ng/L 미만)

2006년 Hershko 등은 악성빈혈 진단을 위해 다음과 같이 제안하였다.

① 공복 시 혈청 코발라민 농도 감소(151 ng/L 미만)
② 내인자에 의한 항체의 존재

③ 공복 시 혈청 가스트린 농도 증가
④ 혈청 내 위벽세포에 대한 항체역가 상승(2+ ~ 4+)
⑤ 위 내시경 검사에서 위축성위염의 확인
⑥ 비타민 B_{12} 치료 결과 혈색소가 정상으로 회복되고 MCV가 100 fL 이하로 정상화된다.

임상에서 악성빈혈의 확진은 쉴링검사(Schilling test)가 비정상이거나 항내인자항체가 양성이면서 Hershko 등이 제안한 항목 중 3가지 비정상 항목이 충족되어야 한다.

참고문헌

1. 권현영, 박상묵 외, *임상병리혈액학. (제3판),* 범문에듀케이션, 2020, pp. 245-276.
2. Carmel, R. Megaloblastic anemias: disorders of impaired DNA synthesis. In Greer, J. P., Foerster, J., Rodgers, G. M., et al. (Eds.), *Wintrobe's Clinical Hematology. (12th ed.),* 2009, pp. 1143-1172.

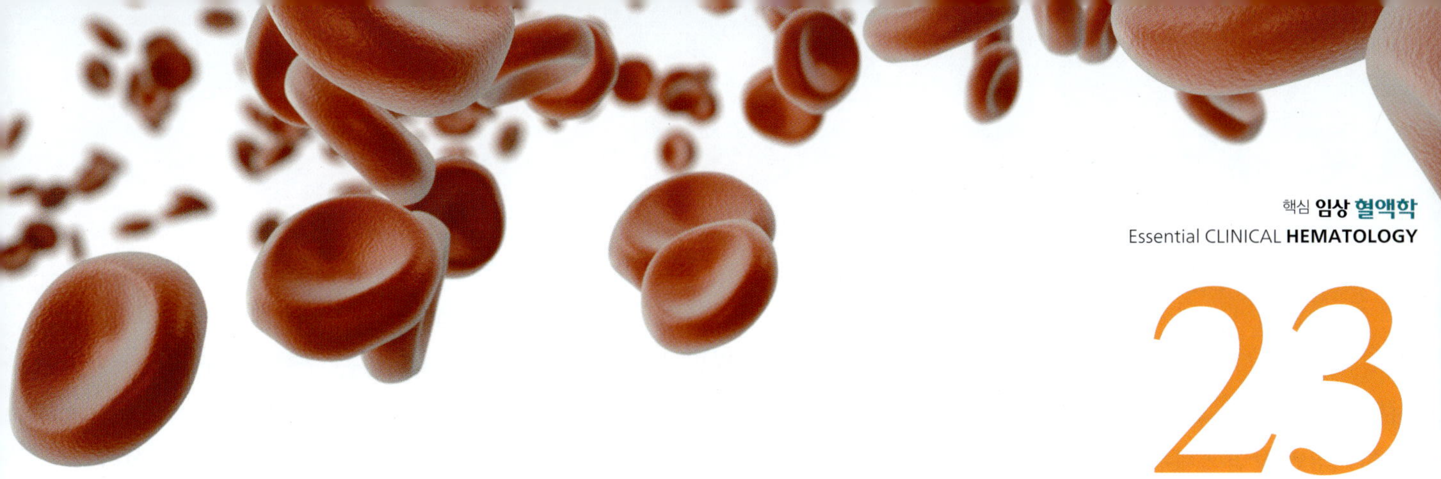

23 용혈빈혈

Hemolytic Anemia

적혈구의 파괴증가로 발생하는 빈혈 모두를 포함한다. 정상적으로 조혈이 이루어지는 경우에는 용혈이 일어나도 골수에서 적혈구의 생성을 6~8배 증가시킬 수 있지만 이를 초과하는 용혈이 발생하면 빈혈을 유발한다. 용혈빈혈은 두 가지로 크게 분류하는데, 첫째는 유전으로 발생하는 혈관내용혈(intravascular hemolysis)로 이는 적혈구 막 결함, 효소결핍, 비정상 글로빈 구조 등에서 발생한다. 두 번째는 후천성으로 발생하는 경우인데 혈관외용혈(extravascular hemolysis)이다.[1] 이경우는 황달을 주 증상으로 하는 자가면역용혈빈혈(autoimmune hemolytic anemia, AIHA)과 신생아적혈모구증(neonatal erythroblastosis) 그리고 발작야간혈색소뇨증(paroxysmal nocturnal hemoglobinuria, PNH)이 있다[표 23-1].

적혈구파괴 항진으로 나타나는 검사소견은 적혈구 크기가 보통 정구성(normocytic), 정색소성(normochromic)이며 그물적혈구가 증가하고 혈중 간접빌리루빈(indirect bilirubin) 증가, 혈장 헤모글로빈 증가, 메트헤모글로빈(methemoglobin) 출현, 합토글로빈(haptoglobin) 감소가 발생한다. 소변에서 우로빌리노겐(urobilinogen)의 증가와 알부민, 원주(casts), 혈철소(hemosiderin) 등의 출현이 있으며 혈청합토글로빈의 감소가 있고 대변 중에는 우로빌린체(urobiline body) 증가를 보인다. 적혈구삼투압취약성 증가(저항성 감소)도 나타난다.

말초혈액검사에서는 그물적혈구 수 증가(reticulocytosis), 적혈구부동증(anisocytosis), 변형적혈구증가증(poikilocytosis) 및 다염성(polychromatic)적혈구와 호염기반점(basophilic stipple) 적혈구가 관찰되며 혈소판과 백혈구의 증가 외에도 적혈모구의 증가를 나타낸다. 골수검사에서는 적혈모구의 과다형성을 보인다.

표 23-1 용혈빈혈의 분류

- I. 적혈구이상
  - a. 막이상
    - ① 유전구형적혈구증
    - ② 발작야간혈색소뇨증
  - b. 효소이상
    - ① Embden-Meyerhof 경로－피루브산염키나아제결핍
    - ② 오탄당인산회로 G-6-PD결핍증
  - c. 글로빈이상
    - ① 이상헤모글로빈증
    - ② 글로빈합성장애
- II. 적혈구 이외의 이상
  - a. 자가면역빈혈
  - b. 신생아적혈모세포증
  - c. 발작야간혈색소뇨증
  - d. 말라리아 감염

23.1 유전구형적혈구증가증
Hereditary Spherocytosis

적혈구 막 결함에 의한 빈혈이고, 선천용혈성황달이라고도 하며 8번 상염색체우성 유전질환이다.[2]

구형적혈구는 수명이 단축되고 적혈구삼투압취약성검사(RBC osmotic fragility test) 결과 취약성이 증가(저항성 감소)한다[그림 23-1]. 적혈구 막 단백질인 스펙트린(spectrin), 앤키린(ankyrin), Band 3 및 단백질 4.2 결핍으로 인하여 Na^+이 적혈구 내에 과잉 침투되고 수분이 축적되어 적혈구 이중함몰 부위가 부풀어 올라 공 모양으로 변화되면서 막이 얇아져 용혈이 일어난다. 적혈구 고유의 변형능력(deformability)을 잃은 구형적혈구가 지라굴(splenic sinuous)에 갇혀 지라 적색속질의 대식세포에 포식(phagocytosis)되어 파괴가 증가한다. 지라비대(splenomegaly)가 나타나고 상염색체 우성으로 유전되는 선천용혈빈혈 중에서 가장 흔하게 발견된다. 지라를 제거하면 근본적인 치료는 되지 않으나 용혈증상은 호전된다. 용혈의 정도에 따라 황달이 나타나기도 한다.

말초혈액 도말표본 라이트염색 후 관찰에서 적혈구는 표면적과 용적비율이 감소하므로 인해 직경이 작고 중앙밝은부위(central pallor)가 없는 구형적혈구(spherocyte) 출현을 특징으로 한다[그림 23-2].

골수검사에서는 말초혈관에서의 용혈에 대한 보상작용으로 적혈구 조혈의 항진 소견이 관찰된다. 혈청 간접빌리루빈 농도가 증가하고, 합토글로빈 농도가 감소하면 혈관 내에서 용혈이 일어난다는 증거이다.

혈색소는 보통 6~10 g/dL (60~100 g/L)이지만 정상인 경우도 있다. 평균적혈구용적(MCV)은 대부분 정상이거나 혹은 조금 감소되어 있으며 평균적혈구혈색소농도(MCHC)는 35 g/dL 이상으로 증가하며, 그물적혈구가 6~20% 정도로 증가한다. 적혈구삼투압취약성검사에서 취약성 증가(저항성 감소)를 보인다. 적혈구삼투압취약성검사가 검사용 혈액이 많이 필요하다는 단점 등을 보완한 글리세롤용해검사(glycerol lysis test, GLT)나 산성화글리세롤용해검사(acidfied glycerol lysis test, AGLT)가 있다. 유전구형적혈구증가증의 원인을 [표 23-2]에 정리하였다.[3]

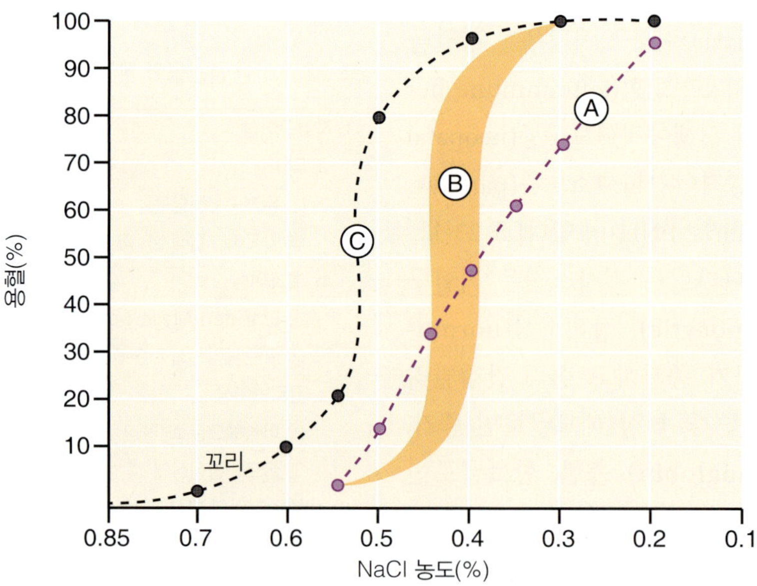

그림 23-1 **적혈구삼투압취약성검사 결과**. A. 지중해빈혈, B. 정상, C. 유전구형적혈구증가증

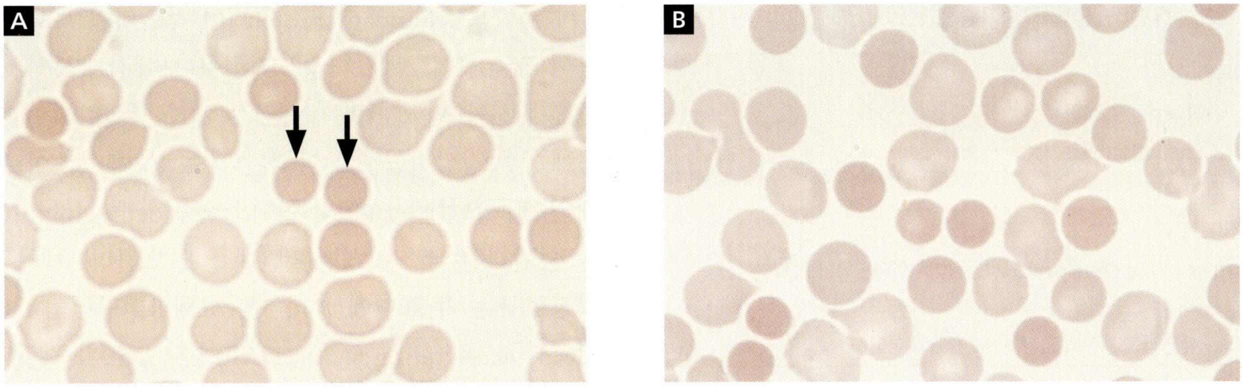

그림 23-2 **구형적혈구**(Spherocyte). 유전구형적혈구증가증(HS) 환자의 말초혈액(A, B)

표 23-2 유전구형적혈구증가증의 원인

앤키린결핍(50% 이상)	스펙트린결핍
아미노산치환	α-체인결함(일부)
구조이동과 무의미돌연변이	β-체인 결함(uncommon)
δ-비해독 부위/촉진자돌연변이	Pallidin(단백 4.2) 비정상(5%)
잘라이음결합	Band-3결핍(20%)
유전자결실	
균형자리옮김	

23.2 유전타원적혈구증가증
Hereditary Elliptocytosis

유전타원적혈구증가증은 적혈구 막 관련 특정 단백을 암호화(cording)하는 유전자 돌연변이(mutation)로 인한 적혈구 막 안정성의 문제로 발생하는 용혈빈혈이다. 유전자 돌연변이는 적혈구 막 뼈대구조의 α-스펙트린을 암호화하는 *SPTA1*과 β-스펙트린을 암호화하는 *SPTB* 그리고 4.1R단백을 암호화하는 *EPB41* 유전자이다.[4] 적혈구의 15~100%까지 타원적혈구(elliptocyte)가 된다[그림 23-3]. 상염색체우성 유전이며 대부분이 무증상이지만 심한 용혈을 일으키는 환자에서는 혈색소의 감소로 빈혈 증상을 보이며 그물적혈구는 20%까지 상승하고 적혈구 수명은 5일 정도로 단축된다.

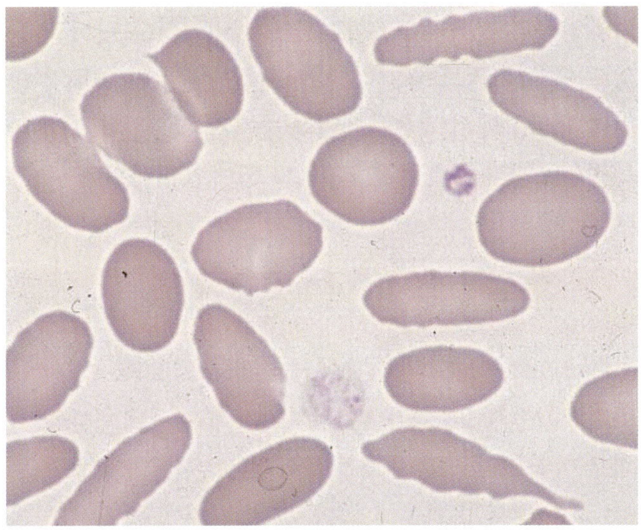

그림 23-3 타원적혈구(Elliptocyte)

MCV는 감소(50~60 fL)하고 MCHC는 증가(35~37%)를 보인다. 자연적돌연변이에 의해 발생하기도 한다. 혈구가 타원형으로 변형되는 시기는 그물적혈구 때부터이기 때문에 골수 내 적혈모구 수준에서는 발견되지 않는다. 그물적혈구 증가를 보이며 혈구 내에 Na^+의 증가를 나타내고 타원적혈구가 10~15% 이상에서 용혈빈혈을 일으킨다.

진단을 위한 검사에서 말초혈액 도말표본 염색 후 관찰에서 타원형적혈구 15% 이상의 소견이 중요하며 이때 타원적혈구는 막대모양(pencil type)으로 길어진 형태를 보일 수 있다. 용혈은 경미하기 때문에 보통은 혈색소가

표 23-3 유전타원적혈구증가증의 원인

스펙트린이상
α-Chain결함(80%)
β-Chain결함(5%)
단백4.1결핍(15%)
안키린결핍
Southeast Asian ovalocytosis(동남아시아타원적혈구증)
Band-3결핍
(막 도메인과 세포질의 접합부에서 9개의 아미노산결핍)

12 g/dL 이상이고 그물적혈구는 4% 이하이며 지라비대를 보이기도 한다. 그리고 중증의 경우에는 적혈구삼투압취약성검사와 자가용혈검사에서 비정상을 나타낼 수 있고 용혈의 정도에 따라 혈청 간접빌리루빈 농도가 증가하며 골수에서 적혈구계형성 증가가 관찰된다. 유전타원적혈구증가증의 원인을 [표 23-3]에 정리하였다.[1]

23.3 발작야간혈색소뇨증

Paroxysmal Nocturnal Hemoglobinuria, PNH

발작야간혈색소뇨증(PNH)은 야간에 혈관내용혈의 결과로 아침 소변에 혈색소가 포함되는 후천질병으로 주로 30~40대에서 발병률이 높다. 후천 클론성 줄기세포 돌연변이에 의한 희귀한 만성 혈관내용혈빈혈이다. 적혈구막의 글리코실포스파티딜이노시톨(glycosylphosphatidylinositol, GPI) 닻(고정기, anchor)에 결합할 CD55와 CD59 같은 단백성분(anchor protein)의 결실이 발생한다.[5] 조혈줄기세포 수준에서 X-염색체에 있는 포스파티딜이노시톨글리칸상보등급 A (phosphatidylinositol glycan complementation class A, PIGA) 유전자의 체세포돌연변이가 일어나 적혈구, 림프구, 단핵구, 중성구에 붕괴가속인자(decay accelerating factor, DAF)와 막공격복합억제인자(membrane attack complex inhibitory factor, MACIF)를 연결하는 보체제어 인자인 글리코실포스파티딜이노시톨(glycosylphosphatidylinositol, GPI) 고정단백(anchor protein)이 결핍되면 보체에 대하여 감수성이 높은 비정상적혈구(보체감수성적혈구)가 출현하게 되고 생체 내에서 보체가 활성화되면 혈관내에서 비정상적혈구가 파괴된다(혈관내용혈). 이로 인해 빈혈, 황달(icterus) 및 혈색소뇨증(hemoglobinuria)을 동반하는 후천만성용혈빈혈을 일으킨다. 보체감수성적혈구는 막 표면에 존재하는 보체방어단백인 CD55 (decay accelerating factor, DAF) 및 CD59가 결핍되어 보체에 대해 감수성이 높아진다. CD55나 CD59는 GPI 고정단백으로 포스파티딜이노시톨인지질분해효소 C (phosphatidylinositol phospholipase C)에 의해 분해된다. 적어도 발작야간혈색소뇨증 환자의 30%가 재생불량빈혈로 진행되며 재생불량빈혈로 진단받은 환자의 2/3에서 PNH 클론을 가지고 있다.

검사 결과에서 과립백혈구나 혈소판 수가 감소하는데 이 세포들의 막들도 적혈구와 마찬가지로 이상(abnormal)을 보이기 때문이다. 초기에는 정색소성을 보이고 발작이 짧게 반복되는 경우에는 철결핍 때와 같이 소구성, 저색소성을 보인다. 혈관내용혈의 결과로 혈색소혈증과 혈색소뇨증, 합토글로빈 감소 및 간접빌리루빈(indirect bilirubin)과 젖산탈수소효소(LDH) 증가 등이 나타난다. 그물적혈구 수는 경도 내지는 중등도로 증가하고 때로는 백혈구알칼리인산분해효소(leukocyte alkaline phosphatase, LAP)의 활성저하도 나타난다. 골수에서는 골수저형성을 보이나 약간의 적혈모구 과다형성을 동반하는 경우도 있다.

진단을 위해 시행하는 검사는 보체용혈 방법으로 함검사(Ham's test)와 설탕물용해시험(sugar water lysis test) 및 보체용해감수성시험(complement lysis sensitivity test, CLS)이 있다. 확진은 적혈구에 CD55 및 CD59 단클론(monoclonal)항체로 면역염색을 실시한 후 흐름세포측정(flow cytometry)으로 측정한다. 단클론 대신 FLAER (fluorescently labeled proaerolysin)을 사용한 흐름세포측정법을 이용하기도 한다.[6]

참고문헌

1. Antony, A. C. Megaloblastic anemias. In Hoffman, R., Benz, E. J., Silberstein, L. E., et al. (Eds.), *Hematology: basic principles and practice. (6th ed.),* 2013, pp. 473-504.
2. Scalabrino, G., & Peracchi, M. New insights into the pathophysiology of cobalamin deficiency. *Trends Mol Med, 12,* 2006, 247-254.
3. Carmel, R., & Rosenblatt, D. S. Disorders of cobalamin and folate metabolism. In Handin, R. 1., Lux, S. E., & Stossel, T. P. (Eds.), *Blood: principles and practice of hematology. (2nd ed.),* 2003, pp. 1361-1398.
4. An, X., Mohandas, N. Oisorders ofred cell membrane. *Br J Haematol, 141,* 2008.367-375.
5. 권현영, 박상묵 외, *임상병리혈액학. (제3판),* 범문에듀케이션, 2020, pp. 245-276.
6. Preis, M., & Lowrey, C. H. Laboratory tests for paroxysmal nocturnal hemoglobinuria. *Am J Hematol, 89,* 2014, 339-341.

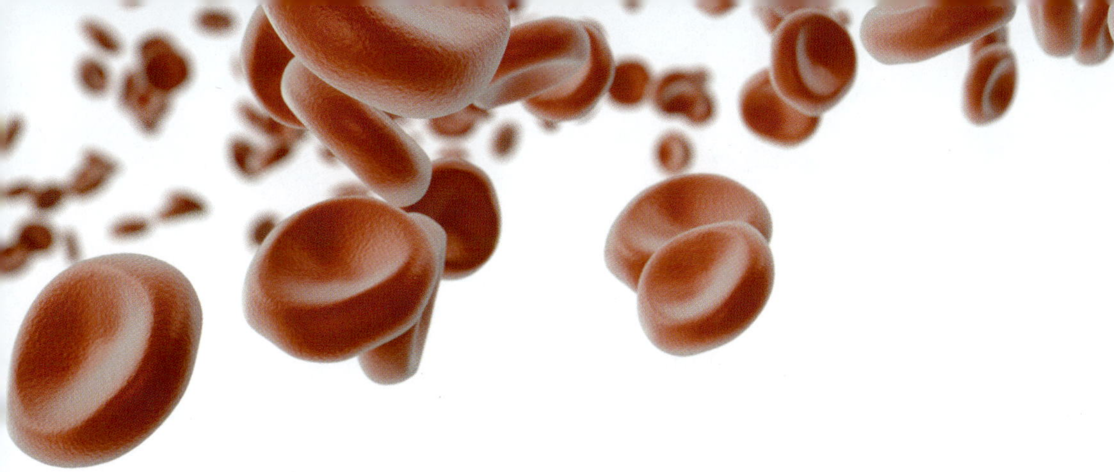

24

적혈구 효소결핍에 의한 빈혈

Anemia with RBC Enzyme

24.1 파이루브산염키나아제결핍

Pyruvate Kinase (PK) Deficiency

파이루브산염키나아제(PK)는 적혈구포도당대사(RBC glucose metabolism) 마지막 단계에서 인산에놀피루브산염(phosphoenolpyruvate, PEP)이 파이루브산염(pyruvate)으로 되면서 아데노신삼인산염(ATP)의 생성을 촉매하는 효소이다. 이때 Mg^{++}이 필요하며 간에서 지방이나 단백질로부터 포도당합성(gluconeogenesis)을 조절하는 효소이기도 하다. 파이루브산염키나아제결핍은 엠브덴-메이어호프 경로(E-MP) 대사효소결핍의 90% 정도를 차지할 만큼 흔하며 포도당대사에 관여하는 모든 효소 중에 포도당-6-인산염탈수소효소(G-6-PD) 결핍 다음으로 많이 발생한다. 파이루브산염키나아제결핍으로 ATP의 생성이 감소되어 만성용혈빈혈(chronic hemolytic anemia)을 유발한다. 유전질환으로 PK를 암호화하는 *PKLR* 유전자의 돌연변이에 의해 발생한다.

환자들에게서 만성용혈빈혈이 존재하고 직접항글로불린검사(direct anti-human globulin test, DAT) 결과가 음성이며, 말초혈액 도말표본 염색 후 관찰에서 구형적혈구나 확실한 형태이상 적혈구가 발견되지 않으며 혈색소이상이 없고 적혈구삼투압취약성검사가 정상일 때는 적혈구효소이상에 의한 빈혈을 의심해야 한다.

파이루브산염키나아제결핍 시 말초혈액 적혈구 형태는 정구성(normocytic) 정색소성(normochromic)이지만 용혈이 진행되어 말초혈액에 그물적혈구가 증가하는 경우에는 대구성(macrocytic)을 보이기도 한다. 그 외 적혈구부동증(anisocytosis), 변형적혈구증가증(poikilocytosis)과 톱니적혈구(echinocyte)가 출현하기도 한다. 용혈이 증가하면 혈중에 빌리루빈이 증가하고 합토글로빈이 감소하며 적혈구삼투압취약성은 증가한다. 자가용혈검사(autohemolysis test)에서 적혈구를 식염수로 세척하고 37°C에 48시간 방치 후에 용혈정도를 보면 정상인보다 현저하게 용혈이 증가한다. 그리고 포도당을 첨가하면 정상인 경우에는 용혈이 감소하지만 PK결핍 환자들은 용혈에 변화가 없거나 오히려 용혈이 증가한다. 확진을 위해서는 분광광도계(spectrophotometer)를 이용한 PK정량측정이 이용된다. 파이루브산염키나아제결핍 시 적혈구 대사 결과 ATP는 고갈되고 2,3-DPG는 증가하여 혈색소의 산소친화력이 감소한다.[1] 우리나라 최초 PK결핍환자에서 새로 확인된 돌연변이 유전자는 *PK Daegu*로 명명되었는데 이는 엑손9에서 1231GGC → AGC로 새로운 동형접합과오돌연변이(homozygous novel missing mutation) 결과 1개의 아미노산이 Gly41

→ Ser로 대치된 것이다.

24.2 포도당-6-인산염탈수소효소결핍

Glucose-6-phosphate Dehydrogenase (G-6-PD) Deficiency

포도당-6-인산염탈수소효소(G-6-PD)결핍은 효소결핍 질환 중 가장 흔한 것으로 누에콩(잠두콩, *Vicia faba*)이나 말라리아 치료약인 프리마퀸(primaquine)을 사용한 후에 용혈을 일으키며 염색체이상으로 발병하는 유전성은 성염색체열성으로 남성의 X염색체(Xq28)에서 주로 발견된다. *G6PD* 유전자는 140여 개의 돌연변이가 밝혀졌는데 대부분이 점돌연변이(point mutation)이다. 지중해 연안에서 살고 있는 흑인에게서 많이 발병한다. G-6-PD는 포도당분해 과정의 육탄당일인산경로(hexose monophosphate pathway, HMP)에서 니코틴아미드아데닌디누클레오티드인산(NADP)을 환원형니코틴아미드아데닌디누클레오티드인산염(NADPH)으로 환원시키는 역할을 한다. 환원형인 NADPH를 생성하는 유일한 효소로 결핍 시에는 적혈구가 산화적 손상을 받게 된다.

G-6-PD 결핍으로 적혈구 내에는 과산소(O_2-)나 과산화수소(H_2O_2) 같은 산화성물질이 축적되고 이 산화성물질로 인해 혈색소가 산화되어 메트헤모글로빈(Met-Hb)이 되며, 혈색소를 변성시키고 침전·응집시켜 하인츠 소체(Heinz body)를 형성한다. 적혈구 막 주위에 부착한 하인츠 소체가 결국에는 용혈(hemolysis)을 일으키지만 평상시에는 대부분 증상이 없고 극소수의 환자에서 만성용혈을 일으킨다. 동남아시아 지역에서 G-6-PD결핍이 있는 환자들과 정상인의 말라리아에 대한 내성비교 실험에서 G-6-PD결핍이 있는 사람들이 삼일열말라리아(*Plasmodium vivax*)에 대해 내성이 강하다는 결과가 나왔다. 무증상이던 환자가 감염이 되거나 산혈증 그리고 항균제, 해열진통제, 항말라리아제 등과 같은 약물에 노출되면 용혈현상을 일으키는데 용혈의 정도는 산화제의 강도, G-6-PD의 종류, 성(sex), 종족에 따라 다르다.

G-6-PD결핍 환자들의 말초혈액 도말염색에서는 물집적혈구(blister cell), 구형적혈구(spherocyte), 분열적혈구(schistocyte) 등이 관찰되며 브릴리안트크레실블루(brilliant cresyl blue) 또는 뉴메틸렌블루(new methylene blue)를 이용한 초생체염색(supravital stain)을 하면 하인츠 소체가 나타난다. 확진은 G-6-PD 정량검사이다.[2]

참고문헌

1. Van Wijk, R., & van Solinge, W. W. The energy-less red blood cell is lost: erythrocyte enzyme abnormalities of glycolysis. Blood, 106, 2005, 4034-4042.

2. Luzzatto, L., & Seneca, E. G6PD deficiency: a classic example of pharmacogenetics with on-going clinical implications. Br J Haematol, 164, 2014, 469-480.

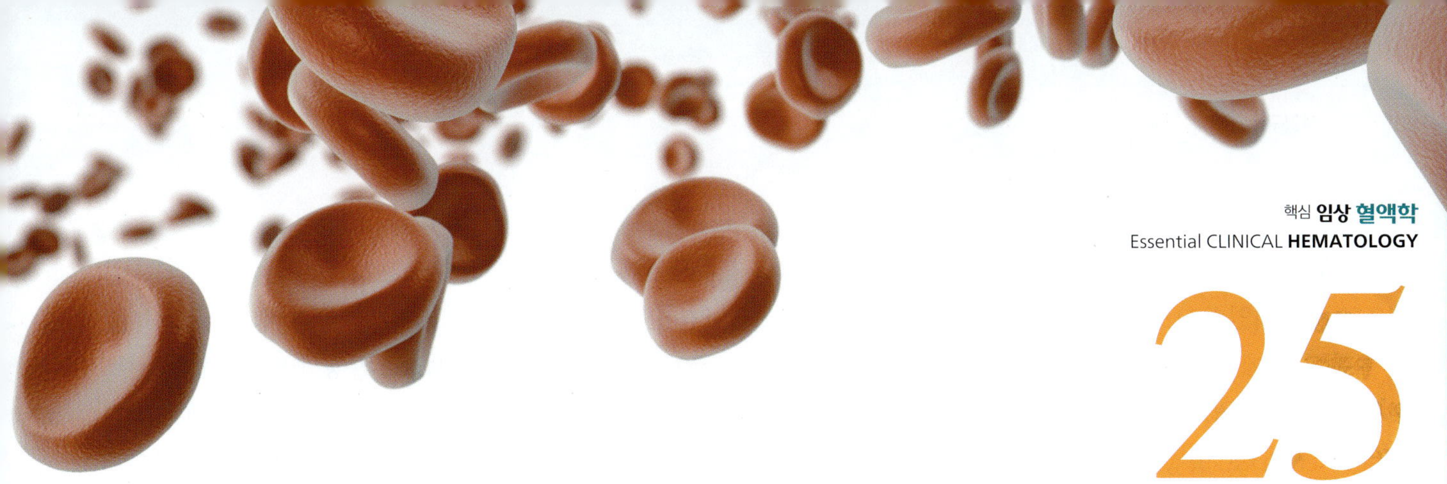

25

비정상 혈색소에 의한 빈혈

Anemia with Abnormal Hemoglobin

비정상 혈색소에 의한 빈혈을 종합하여 부르는 혈색소병증(hemoglobinopathy)은 내인성 적혈구결함에 의한 용혈빈혈이다. 혈색소 내 단백질 성분을 합성하는 유전자 11번(β-글로빈사슬)과 16번(α-글로빈사슬) 염색체에서 유전자의 결실(deletion), 촉진자돌연변이(promoter mutation), 무의미돌연변이(nonsense mutation), 정지코돈돌연변이(stop codon mutation), 접합부위돌연변이(splice site mutation) 등으로 [표 25-1] 인하여 글로빈합성 장애가 발생하여 글로빈사슬의 양적 불균형 또는 글로빈사슬의 구조적 비정상의 유전질환이다. 글로빈 α-사슬 합성이상으로 발생하는 α-지중해빈혈(α-thalassemia)과 β-사슬 합성이상으로 발생하는 β-지중해빈혈로 분류한다.

지중해빈혈은 1925년 Thomas Cooley가 빈혈과 지라비대, 경한 간비대 및 몽골형 얼굴모양의 어린이 4명을 보고하였고 이러한 특징은 나중에 난치성의 β-지중

표 25-1 지중해빈혈에서의 유전자이상

돌연변이 유형	지중해빈혈 발생	유전자에 미치는 영향	글로빈사슬에 미치는 영향
결손 (Deletion)	대부분의 α-지중해빈혈, 일부 β-지중해빈혈	유전자 손실	생성의 결여
촉진자돌연변이 (Promoter mutation)	대부분의 β-지중해빈혈	전사(transcription) 장애	생성의 감소 혹은 결여
무의미돌연변이 (Nonsenser mutation)	대부분의 β-지중해빈혈	틀이동(frame shift)에 의한 틀 대체	아미노산 변화 아미노산 말단 변화에 의한 더 길어지거나 짧아지는 글로빈사슬
정지코돈돌연변이 (Stop codon mutation)	대부분의 β-지중해빈혈	아미노산 코돈이 정지코돈으로 변환	약간 길어진 글로빈사슬(유지) 상당히 길어진 글로빈사슬(분해)
접합부위돌연변이 (Splice site mutation)	대부분의 β-지중해빈혈	새로운 접합부위 형성	약간 짧은 글로빈사슬(유지) 상당히 짧아진 글로빈사슬(분해)
		접합부위의 소실	약간 길어진 글로빈사슬(유지) 상당히 짧아진 글로빈사슬(저하) 변경되지 않은 글로빈 사슬

해빈혈(Cooley's anemia) 어린이 환자들에게서 전형적으로 발견되었다. 1935년 Whipple은 이 빈혈이 지중해 혈통 환자에서 많이 발생하였다는 이유로 Thalassic anemia(대양빈혈, 그리스어)라고 했다가, 지중해빈혈(Thalassemia)로 명칭을 변경하였다. 1950년대에는 α-사슬 결함에 의한 α-지중해빈혈이 보고되었고, 1960년대에 유전적 원인의 질병임이 밝혀졌으며 우리나라에는 흔하지 않지만 세계적으로 알려진 유전질환이다.[1]

25.1 지중해빈혈

Thalassemia

지중해빈혈은 지중해빈혈증후군(thalassemia syndrome)으로도 불린다. 발견 초기에 지중해 연안에 사는 사람들에게서 많이 발생하였기에 지중해빈혈이라고 하였으나 이 지역 외 중동, 인도, 아프리카 일부 지역, 동남아시아 등의 지역에서도 다발하는 질환이다. 사람의 혈색소는 α형(α, ζ) 2개와 β형(β, γ, δ, ε) 2개의 글로빈사슬로 구성되어 있고 2계열사슬의 결합으로 가우어-1혈색소(ζ2, ε2), 가우어-2혈색소(α2, ε2), 포트랜드혈색소(ζ2, γ2), 태아혈색소(α2, γ2 Hb F), 혈색소A(α2, β2), 혈색소 A2(α2, δ2) 6종류의 정상적인 혈색소가 생산된다.[2]

지중해빈혈은 α나 β 글로빈사슬의 생산 감소나 합성 이상에 의해 발생하는 질환이다. 16번염색체의 α1과 α2 유전자이상으로 나타나는 α-지중해빈혈 그리고 11번염색체 β-글로빈 유전자이상 때문에 β-글로빈사슬의 양적 감소로 인한 β-지중해빈혈로 나누며 그 외에 δβ, γδβ, εγδβ 지중해빈혈 등으로 분류하고 있다. 지중해빈혈보인자(thalassemia silent carrier)들은 열대열말라리아(*Plasmodium falciparum*)에 대한 저항성이 정상인들보다 높다.

지중해빈혈 환자의 말초혈액 적혈구 소견은 소구성(microcytic), 저색소성(hypochromic)이기 때문에 철결핍빈혈(iron deficiency anemia, IDA)과 감별 진단이 필요하다.

1 α-지중해빈혈

α-Thallassemia

α-글로빈사슬 유전자 결함으로 발생하며 유전자의 결실이나 기능저하 정도에 따라 빈혈증상이 다양하게 나타난다.[2] 혈색소 구조가 α2, γ2 (Hb F)인 태아 때는 γ-글로빈에 비해 α-글로빈이 부족하고, 태어난 후에는 α2, β2 (Hb A) 혈색소 구조에서 β-글로빈에 비해 α-글로빈이 양적으로 부족하여 발생한다. Hb F에서 α-글로빈과 결합하지 못한 과잉의 γ-글로빈은 γ4 사합체(tetramer)를 형성하는데 이를 바트혈색소(Hb Bart's)라고 하고, Hb A에서 α-글로빈과 결합하지 못한 β-글로빈은 β4 사합체(Hb H)들을 형성하여 α-지중해빈혈을 유발한다. α-유전자 3군데 결실(Hb-H)이 있으면 비장비대(splenomegaly)와 저색소성(hypochromic), 작은적혈구(microcytic) 형태를 보이는 중등도 이상의 빈혈(Hb 7.0~11.0 g/dL)이 발생한다.

α-지중해빈혈소질(α-thallassemia trait)은 1개의 유전자에 결실($α^0$ trait)이 있어서 발생하는 경우와 α-글로빈 유전자에 연결되어 있는 한 쌍 중에 한 군데 유전자결실에 의한 $α^+$ trait 경우가 있다[그림 25-1]. 어느 경우이든 저혈색소에 작은적혈구 형태이며 성인에 있어서 빈혈의 정도는 다양하게 나타난다. 나타날 수 있는 유전형(genotype)의 종류는 5종류이며 각 형에 따른 특성은 [표 25-2]에 나타냈다. 출생 후 $α^0$ trait를 보이는 환자와 Hb Bart's(γ4)를 보이는 환자가 5~15% 정도 되고 $α^+$ trait를 보이는 경우는 2% 정도 된다. $α^0$ trait를 보이는 환자의 혈액도말표본을 브릴리안트크레실블루(brilliant cresyl blue)로 초생체염색을 하여 관찰하면 가끔 Hb-H 결정[그림 25-2]이 관찰된다.

2 α-지중해빈혈, 바트혈색소(Hb Bart), 태아수종증후군(Hydrops fetalis syndrome)

α-유전자 4개 모두에서 결실(--/--)이며 γ4 tetramer를 형성하고 정상 혈색소는 없기 때문에 대부분 출생 후 곧

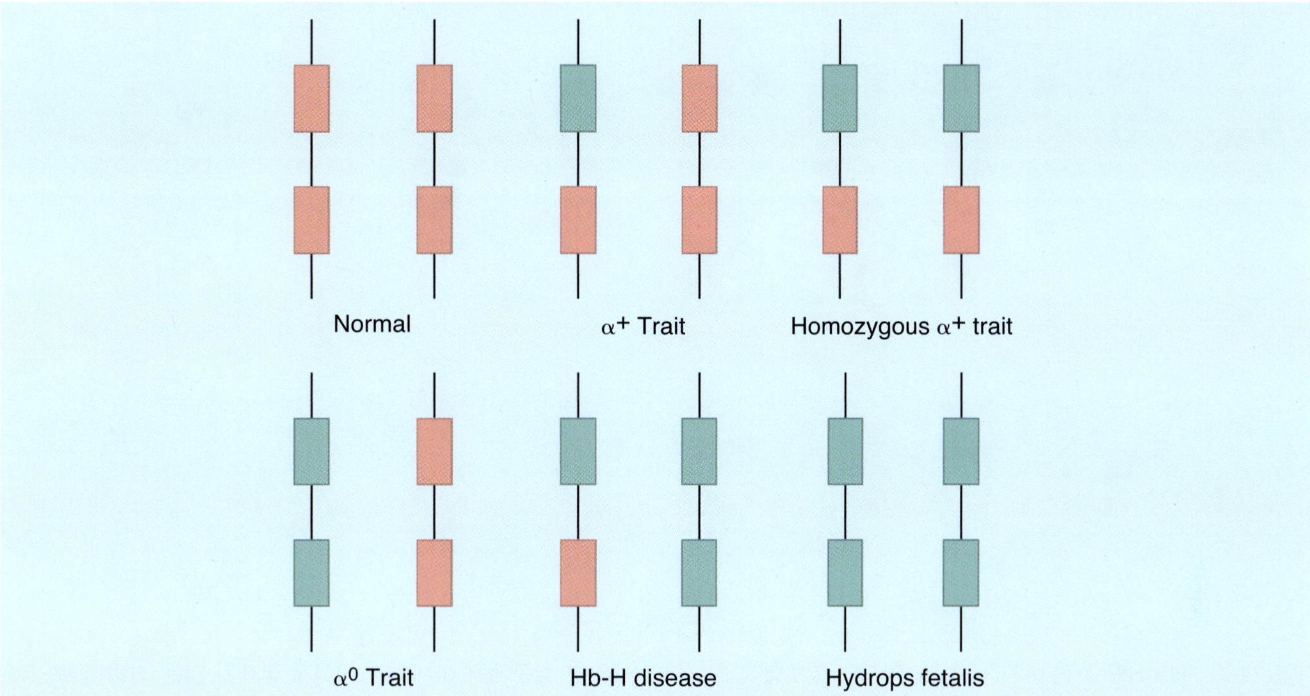

그림 25-1 유전자이상으로 발생하는 α-지중해빈혈의 예(α-지중해빈혈의 종류, 붉은색은 정상유전자, 초록색은 결손이나 부분 또는 완전한 유전자불활성)

표 25-2 α-지중해빈혈의 특성

유전형	유전자형 설명	표현형	혈액학적 소견	중증도	혈색소
(−−/−−)	동형접합 α^0-지중해빈혈-1	태아수종 (hydrops fetalis)	뚜렷한 빈혈 작은적혈구/저색소적혈구 부동변형적혈구증가증(↑↑↑) 태아적혈모구(↑)	태아에서 나타나는 빈혈	바트혈색소(Hb Bart) (80~90%) 포트랜드 혈색소(Hb Portland)(10~20%)
(−−/−α)	이형접합 α^0-지중해빈혈-1/ α^0-지중해빈혈-2	H-혈색소 병	중등도의 빈혈 작은적혈구/저색소적혈구 표적세포 호염기반점 변형적혈구증가증	만성, 중등도의 용혈빈혈	신생아 = 바트 혈색소(Hb Bart) 성인 = Hb H
(−−/αα)	이형접합 α^0-지중해빈혈-1	α-지중해빈혈 경중	약간의 빈혈 작은적혈구/저색소적혈구 표적세포 호염기반점 변형적혈구증가증	경미하거나 중등도의 빈혈	신생아 = 바트 혈색소(Hb Bart) 성인 = 정상
(−α/−α)	동형접합 α^0-지중해빈혈-1	α-지중해빈혈 경중	약간의 빈혈 작은적혈구/저색소적혈구 표적세포 호염기반점 변형적혈구증가증	경미한 빈혈	신생아 = 바트 혈색소(Hb Bart) 성인 = 정상
(−α/αα)	이형접합 α^+-지중해빈혈-2	무증상보인자 (silent carrier)	정상 혹은 약간 작은적혈구	정상	정상
(αα/αα)	정상	없음	정상	정상	정상

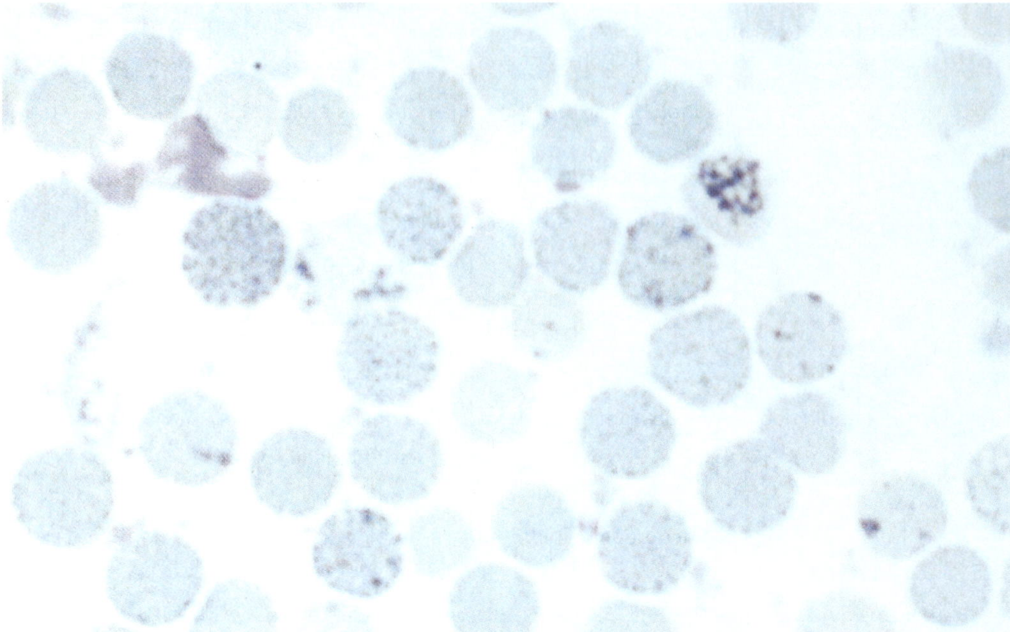

그림 25-2 Hb-H를 가진 α-지중해빈혈 환자의 말초혈액 초생체염색(일부 혈구에서 미세하고 진하게 염색된 많은 과립이 보인다. 이는 α-글로빈의 침전물이다.)

사망하는 경우가 많다. 태아수종증후군을 유발하는 바트혈색소(Hb Bart)는 산소와의 친화력이 대단히 높아 쉽게 조직으로 떨어져 나가지 않는다. 바트혈색소 태아수종증후군 태아는 보통 28~40주 사이에 사망할 확률이 높고 태어난 신생아에서는 저산소증으로 심한 창백함, 간지라비대(hepatosplenomegαly)와 부종을 보이며 저체중과 복부팽창 그리고 골수 내 혈구과다형성 및 혈철소의 침착 등을 볼 수 있다. 바트혈색소태아수종증후군 환자들은 혈색소가 6~8 g/dL 수준이고 말초혈액 도말표본 염색 후 현미경 관찰에서 심한 소구성 적혈구와 함께 많은 수의 유핵적혈구가 나타난다. 바트혈색소를 가지고 있는 환자에서 10~20% 정도는 포트랜드혈색소(Hb Portland, ζ2, γ2)를 함께 가지고 있는 경우가 많다.

3 α-지중해빈혈, H-혈색소병

Hb-H Disease

Hb-H 질환은 1956년에 처음으로 α-지중해빈혈로 보고되었고, 태아수종증후군 정도로 치명적이지 않은 중등도(intermedia)의 α-지중해빈혈이다. 4개의 α-유전자 중에서 3개가 결실(--/-α)을 가지고 있는 경우이다. 아버지와 어머니가 이형접합형(heterozygous type)의 유전자를 가지고 있는 경우 나타난다. 산소친화력이 Hb-A보다 120배 정도 강해서 조직으로 산소유리가 잘 되지 않는다[그림 25-3]. 빈혈의 정도가 다양하게 나타난다. 임신이나 감염, 산화제 투여 때는 주의를 해야 하며 비장비대나 간비대를 보이고 혈구형태는 소성이고 저혈색소(7~10 g/dL)를 보인다. 그물적혈구의 수가 증가하여 5~10% 정도 되고 적혈모구도 관찰된다. 변형적혈구증가증(poikilocytosis)이 있고 표적적혈구(target cell)가 출현하며 다염성적혈구(polychromic RBC)도 나타난다. 전기영동에서 어느 혈색소보다도 빠르게 이동한다[그림 25-4].

혈액도말표본을 뉴메틸렌블루(new methylene blue)로 초생체염색을 하여 관찰하면 골프공 모양으로 많은 봉입체가 나타나는 Hb-H결정[그림 25-2]이 관찰되고, 혈색소전기영동 결과는 Hb A가 가장 많으며 다음으로 Hb H는 5~40% 정도이고 A2는 정상이거나 약간 감소한다.

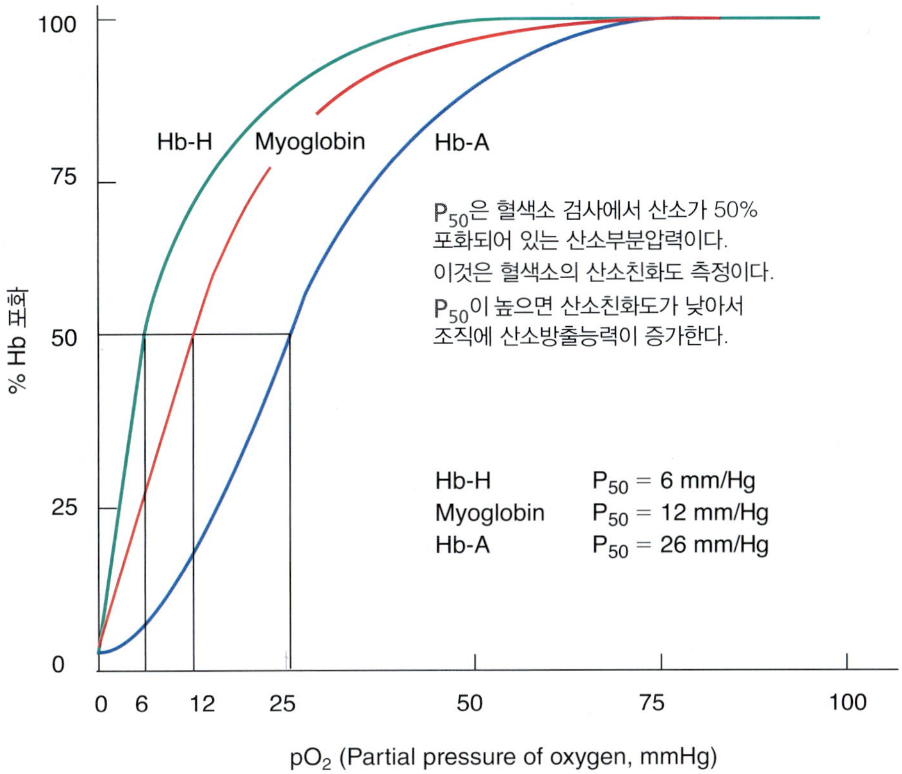

그림 25-3 산소포화도 50% (p50 value)에서 Hb-A, Hb-H와 근색소(Myoglobin)의 산소해리곡선

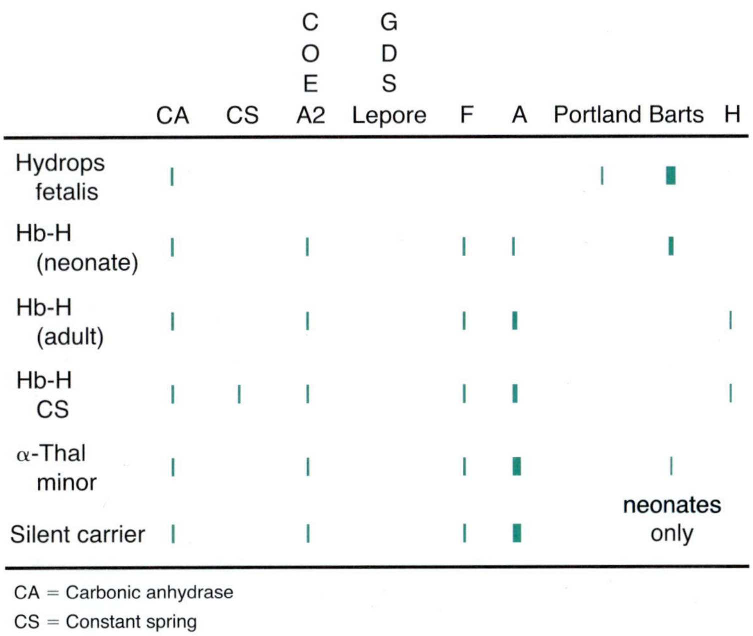

그림 25-4 혈색소전기영동(Cellulose acetate, pH 8.4, 혈색소병증에서 지중해빈혈 감별과 지중해빈혈 종류의 감별에 도움이 된다.)

4 경증 α-지중해빈혈

α-thalassemia minor; α^0 trait, homozygous α^0 trait

4개의 유전자 중 동형접합에서 α+(-α/-α)이거나 이형접합의 경우 α0(--/αα) 형태로 결실이 나타난다. 무증상이거나 혈색소가 12~13 g/dL를 유지하는 경미한 빈혈을 보이기 때문에 우연한 기회에 발견되는 경우가 많다. 혈구형태 관찰에서 작은적혈구(60~70 fL)가 증가하고 가끔 표적적혈구도 관찰된다.

5 β-지중해빈혈

β-Thalassemia

β-지중해빈혈은 기본적으로 열성유전질환이다. α-글로빈에 비해 β-글로빈의 양적 부족에 의해 발생하며 β-글로빈과 결합하지 못한 α-글로빈은 매우 불안정하여 적혈구계 전구세포에 침착하고 봉입체(inclusion body)를 형성한다. 적혈구 내에 침착된 글로빈이 적혈구계 성숙을 방해하고 적혈구 전구세포들이 파괴되는 비효과적혈구조혈(ineffective erythropoiesis)과 적혈구 수명 단축으로 인해 말초혈관에서 빈혈이 발생한다. 11번 염색체의 β-글로빈을 합성하는 DNA 유전자에 주로 점돌연변이(point mutation)가 생겨서 β-글로빈합성이 감소되며 일부는 결실이 원인이다. 동형접합(homozygous)형에서는 중증(major)의 증상을 보이고 이형접합(heterozygous)형에서는 증상이 경미(minor)한 편이다. β-지중해빈혈을 β^+와 β^0로 나누는데 β^+돌연변이는 β-사슬 합성 때 일부분에서 합성이 차단되어 나타나는 경우이고 β^0 유전자 돌연변이는 β-사슬 합성이 전혀 안 되는 경우이다. 6종류의 유전형(genotype)이 발생할 수 있다(β^0/β^0, β^0/β^+, β^+/β^+, β^0/β, β^+/β, β/β). 보인자(silent carrier) 돌연변이를 포함하면 7종류로 분류할 수 있다[표 25-3].

β-지중해빈혈은 혈색소량을 기준으로 표현형군(phenotype group)에 따라 초경증(minima), 경증(minor), 중등도(intermedia), 중증(major)으로 분류한다. 적혈구 형태는 작은적혈구성(microcytic), 저혈색소성(hypochromic)을 보인다.

6 중증 β-지중해빈혈

β-thalassemia major; β^0/β^0, β^0/β^+, β^+/β^+

중증 β-지중해빈혈은 Cooley's anemia라고 부르며, 가장 처음 보고된 지중해빈혈이다. 유전형식은 동형접합형(β^0/β^0, β^+/β^+) 경우이거나, 부부가 서로 이형접합형[double heterozygous (β^0/β^+)] 사이에서 발생한다. β-사슬의 합성이 되지 않거나 감소 때문에 발생하며, γ-사슬이 β-사슬로 전환되는 출생 6개월이 지나서 주로 증상이 나타난다. β-사슬의 합성이 감소되는 것에 비하여 α-사슬의 합성이 상대적으로 증가하여 그 비율이 0.25 이하이다. α-사슬만으로는 4량체의 혈색소 구조를 형성할 수 없어 적혈구 내에 침전·응집하고 적혈구 막에 손상을

표 25-3 β-지중해빈혈의 특성

유전형 (Geno type)	접합성 (Zygosity)	표현형 (Phenotype)	적혈구 수 (RBC Count)	적혈구 형태 (RBC Morphology)	전기영동	혈색소 중증도 (Hb Severity)
β^0/β^0	동형접합	중증	상대적 증가 ↑	↑↑↑ 표적적혈구	No A, ↑A2, ↑↑ F	중증
β^0/β^+	이중 이형접합	중증 혹은 중간	상대적 증가 ↑	↑↑↑ 표적적혈구 ↑↑ 표적적혈구	↓ A, ↑ A2, ↑↑ F ↓ A, ↑ A2, ↑↑ F	중증 중등도
β^+/β^+	동형접합	중증 혹은 중간	상대적 증가 ↑	↑↑↑ 표적적혈구 ↑↑ 표적적혈구	↓ A, ↑ A2, ↑↑ F ↓ A, ↑ A2, ↑↑ F	중증 중등도
β^0/β	이형접합	중증 혹은 중간	상대적 증가	↑↑ 표적적혈구포 ↑ 표적적혈구	↓ A, ↑ A2, ↑ F ↓ A, ↑ A2, ↑ F	중등도 경미
β^+/β β^{sc}/β	이형접합 이형접합	경증 초경증	상대적 증가 ↑ 정상	↑ 표적적혈구 1/2 표적적혈구	↓ A, ↑ A2, ↑ F 정상	경미 정상
β/β	동형접합	정상	정상	정상	정상	정상

일으켜 만성빈혈(chronic anemia)을 유발한다.

적혈구 전구세포가 골수 내 대식세포(macrophage)에 의해 파괴되어 적혈구생성이 억제되며 다량의 α-글로빈 침전은 세포자멸사를 유도한다. 골수에서 적혈구계형성기능상실로 골수외적혈구조혈(extramedullary erythropoiesis)이 발생하면 간지라비대가 있고 멜라닌색소 침착도 나타난다.

증상은 주로 신생아 때 나타나는데 과민성, 창백, 성장기능상실과 설사증, 열, 복부팽창 등이다. 심한 혈색소의 감소(3~4 g/dL)와 말초혈액 도말표본 염색 후 관찰에서 저혈색소, 작은적혈구(MCV 50~70 fL 이하) 증가를 보인다. 그 외 유핵적혈구가 출현하고 적혈구부동증이 있으며 변형적혈구증가증(표적적혈구, 눈물적혈구 등), 호염기반점(basophilic stippling)과 다염색적혈구(polychromatic RBC) 등도 관찰된다. MCH와 MCHC가 감소한다.[3] 혈관내용혈 때문에 빌리루빈이 증가하고 소변은 디피롤(dipyrrole)로 인하여 흑갈색을 보인다. 수혈을 필요로 하며 수혈을 하지 않을 경우 2년 안에 사망에 이른다. 지속적인 수혈로 혈색소를 11 g/dL 이상으로 유지하면 성장기능상실은 정상화되지만 철분이 조직 내에 침착하여 간기능상실, 갑상샘저하증, 2차성징후지연 등이 나타난다. 태아혈색소(Hb-F)가 많이 증가한다. 골수검사는 이 빈혈의 진단목적으로는 많이 이용하지 않으나 골수 내에 적혈구계의 과다형성으로 골수계:적혈구계(M:E)의 비율이 0.1 이하이다. 분자생물학적 기법으로 유전자 돌연변이 유·무를 확인하여 진단한다.

7 경증 β-지중해빈혈

β-thalassemia minor; β^0/β 또는 β^+/β

이형접합체 유전인자 β^0나 β^+ 또는 정상 β 유전자를 가진 부모로부터 유전된다. 임신이나 감염, 엽산결핍을 동반하고 있는 경우에는 중등도의 작은적혈구가 관찰되며, 그 외의 경우에는 무증이다. 검사 결과 저혈색소(MCHC 29~33 g/dL)와 MCH 22 pg 이하의 중간 정도 빈혈(Hb 9 g/dL 이상)이다. Hb A2가 약간 증가하여 3.5~5.5%를 차지하고 적혈구부동증과 표적적혈구 및 호염기반점을 포함하는 변형적혈구증가증도 관찰된다. 지라비대는 드물고, DNA 탐색기법(DNA probing technique)을 사용하면 유전자 돌연변이 유·무 확인이 가능하다.[4]

8 중등도 β-지중해빈혈

β-thalassemia intermedia; β^0/β^+, β^+/β^+, β^0/β

동형접합체, 부부이형접합체, 이형접합체 등 세 가지 형식의 부모로부터 유전된다. 혈색소는 4~6 g/dL로 중증과 경증의 중간 정도의 빈혈 보인다. 혈색소는 수혈 없이도 6 g/dL 이상으로 유지가 가능하며 대부분 지라비대를 동반한다. 나이 많은 환자들은 창자에서 철흡수가 증가하여 조직에 철침착이 나타나기도 한다.

9 δβ-지중해빈혈

δβ-Thalassemia

δ-글로빈사슬과 β-글로빈사슬에 변이가 발생한 경우이다. $\delta\beta^0$와 $\delta\beta^+$ 같이 2개의 유전형이 존재할 수 있다. $\delta\beta^0$은 β-사슬과 δ-사슬 모두에서 합성결함이 있고 $\delta\beta^+$에서는 δ-사슬 또는 β-사슬에서 합성 감소가 있다. 임상증상은 경미한 편으로 임신이나 감염증이 동반된 경우가 아니면 수혈 등과 같은 치료는 시행하지 않는다. 검사 결과 중등도의 저혈색소와 소구성 빈혈을 보인다. 간비대, 골수 내 적혈구계 과다형성, 용혈로 인한 그물적혈구 수 증가와 빌리루빈 농도가 증가한다.[1]

25.2 낫적혈구빈혈

Sickle Cell Anemia

낫적혈구빈혈 또는 낫적혈구병(sickle cell disease, SCD)은 글로빈사슬 구조의 비정상으로 발생하는 혈색소질환 중 흔한 질병이다. 흑인에서 많이 발생하지만 아프리카, 지중해, 동남아시아, 인도, 네팔 등 세계적 발생하는 질환이다. 말라리아 중 열대열원충이 많이 발생하는 지역에서 낫적혈구병(빈혈)이 많이 발생한다.[5] 낫적혈구병과 관계있는 Hb S는 염색체 11번에 위치한 β-글로빈 유전자의 누클레오티드의 극성기를 갖는 GAG가 비극성인 GTG로(GAG → GTG; 아데닌 → 티민) 점돌연변이를 일으켜 치환되면 혈색소분자 표면에 위치한 β-사슬 6번째 글루탐산(glutamic acid)이 발린(valine)으로 치환되어($\beta^{6Glu \rightarrow Val}$) 발생한다[표 25-2]. 글루탐산은 -1의 순전하(net charge)를 갖는 데 비하여 발린은 +0의 비극성전하를 갖는다. 결국 아미노산 치환에서 +1만큼의 순전하 증가는 산소가 해리된 환원형혈색소 상태에서 용해도가 저하되고 혈색소분자 간 결합으로 적혈구 내 중합체를 형성한다. 중합체는 미세섬유를 형성하며 이로 인해 적혈구의 변형능력(가변형성, deformability)이 낮아지고 경직성(rigidity)이 높아져 낫 모양의 적혈구로 형태가 변한다. 따라서 낫적혈구는 적혈구삼투압취약성 검사에서 취약성이 감소(저항성 증가)한다.[1]

낫 모양으로의 형태변화는 메트헤모글로빈 변성과 헴유리의 증가로 구조적이상을 일으켜 혈관 내·외 용혈의 원인이 된다. 이형접합인 Hb SC와 Hb S-β-지중해빈혈에서는 대부분 무증상이며 말초혈액 도말표본을 염색 후 관찰 때 가끔 낫 모양의 적혈구가 관찰되기도 한다. 이형접합형 환자의 혈액을 유리슬라이드(slide glass)에 올려놓고 2% sodium metabisulfite(환원제)와 혼합하고 주위를 밀봉한 후 산소분압을 낮추면 적혈구가 낫 모양으로 변한다. 시험관에 sodium hydrosulfite (dithionite, 완충염용액; buffered salt solution)와 환자 혈액을 혼합했을 때 정상 혈액은 용혈되어 맑은 적색으로 보이지만 낫적혈구는 가변형성이 감소되어 용혈이 되지 않으므로 혼탁해 보이는 특징을 이용하여 낫적혈구 존재를 확인한다(용해도시험; solubility test). 혈색소 관련 질환의 확진을 위해서는 혈색소전기영동[그림 25-4 참고]과 고성능액체크로마토그래피(HPLC)를 통해 비정상 혈색소를 확인하거나 DNA분석 기법으로 낫적혈구병을 명확하게 분류할 수 있다.

1 중증 낫적혈구병

- Hb S/S ($\beta^{6Glu \rightarrow Val}/\beta^{6Glu \rightarrow Val}$): 낫적혈구빈혈
- Hb S/β^0 지중해빈혈
- Hb S/β^0 지중해빈혈 중증
- HB S/O Arb ($\beta 6^{Glu \rightarrow Val}/\beta^{121Glu \rightarrow Lys}$)
- Hb S/D Punjab ($\beta^{6Glu \rightarrow Val}/\beta^{121Glu \rightarrow Gln}$)
- HB S/C Harlem ($\beta^{6Glu \rightarrow Val}/\beta^{6Glu}/\beta$, $\beta^{73Asp \rightarrow Asn}$)
- Hb C/S Antilles ($\beta^{6Glu \rightarrow Lys}/\beta^{6Glu \rightarrow Val}$, $\beta^{23Val \rightarrow Lie}$)
- Hb S/QuebecmCHORI ($\beta^{6Glu \rightarrow Val}/\beta^{87Thr \rightarrow Lie}$)

2 중등도 낫적혈구병

- Hb S/C ($\beta^{6Glu \rightarrow Val}/\beta^{6Glu \rightarrow Lys}$)
- Hb S/β^0 지중해빈혈 중등도
- Hb A/S Oman ($\beta/\beta^{6Glu \rightarrow Val}$, $\beta^{121Glu \rightarrow Lys}$)

3 경증 낫적혈구병

- Hb S/β^0 지중해빈혈 경증
- Hb S/E ($\beta^{6Glu \rightarrow Val}/\beta^{26Glu \rightarrow Lys}$)
- Hb A/Jamaica Plain ($\beta/\beta 6^{Glu \rightarrow Val}$, $\beta^{68Leu/Phe}$)

4 초경증 낫적혈구병

- Hb S/HPFH(유전지속태아혈색소혈증)
- Hb S/other Hb variants(기타 변종혈색소)

낫적혈구가 미세혈관을 폐쇄할 경우 혈액순환 장애를 유발하고 조직으로 산소공급에 문제를 발생시킨다. 순환하면서 정상 적혈구를 파괴시키기도 하기 때문에 혈관내 용혈도 일어난다. 낫적혈구빈혈 환자들에서 모든 적혈구가 낫 모양은 아니며, 낫 모양이 아닌 적혈구들은 정구성(normocytic), 정색소성(normochromic)이다. 심한 변형적혈구증가증과 적혈구부동증이 나타나며, 말초혈액 도말표본 관찰에서 정상적혈구와 함께 낫적혈구, 표적적혈구, 유핵적혈구가 출현하고 드물게 구형적혈구, 파펜

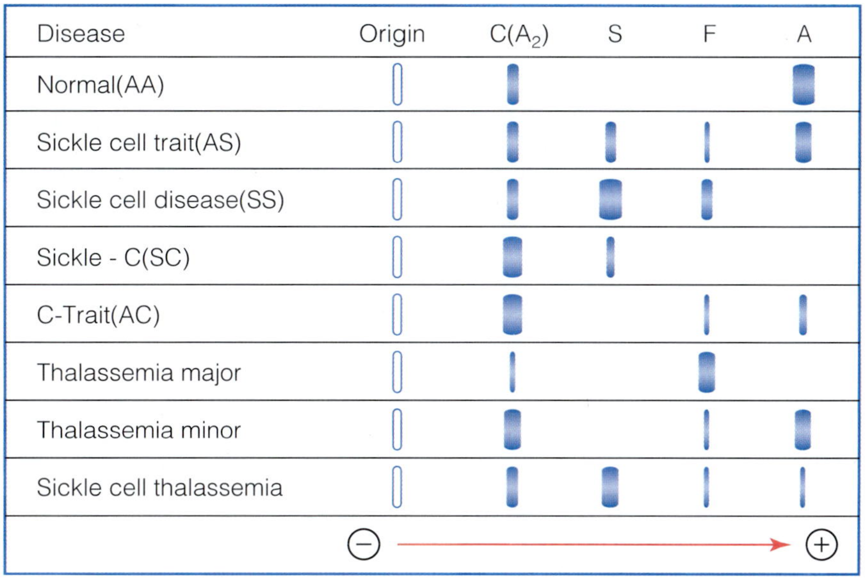

그림 25-5 혈색소전기영동(셀룰로스초산 pH8.4)

하이며 소체, 하우엘-졸리 소체 등도 나타난다.

낫적혈구빈혈의 검사 결과

① 혈색소 감소 5~9 g/dL, 정구성 정색소성빈혈, 그물적혈구 5~15%로 증가

② 혈소판 수 정상 또는 약간 증가, 백혈구 수 증가 1~2만/mm^3와 과립구 증가

③ 말초혈액 도말표본 관찰에서 낫적혈구, 표적적혈구, 하우엘-졸리 소체, 변형부동적혈구증가증(RDW 증가) 및 다염성적혈구 증가와 유핵적혈구 출현

④ 간접빌리루빈 증가로 인해 고빌리루빈혈증, 고감마글로불린혈증

⑤ 혈색소전기영동에서 신생아는 SCF 또는 SC

⑥ 골수검사에서 적혈구계 과다증식으로 과다세포충실성(hypercellularity) 골수 소견

25.3 낫적혈구소질

Sickle Cell Trait; βs

부모가 낫적혈구 유전적 소질이 있는 경우 Hb-S 인자가 부모 중 한쪽에서만 전해지는 이형접합으로 Hb-SS를 갖는 아이가 4명 중에 1명 그리고 Hb-AS (trait)를 갖는 경우가 4명 중에 2명꼴로 출생한다. 낫적혈구소질을 가지고 있더라도 일반적으로 심각한 임상증상이 없으며 혈액학적 검사결과도 특별한 것이 없다. 그러나 극심한 저산소(hypoxia) 상태에서는 낫적혈구를 형성하여 지라에 축적되고 국소적 뇌괴사(brain necrosis)와 가로무늬근용해(rhabdomyolysis) 등이 발생하며, 전신성 낫적혈구화 결과 혈관폐쇄로 사망할 수도 있다. 혈색소전기영동 또는 고성능액체크로마토그래피(HPLC)를 이용해 혈색소 A와 S를 확인하여 진단이 가능하다. 낫적혈구유전적 소질 환자의 혈색소전기영동 결과는 혈색소 A 60% 이상, 혈색소 S가 40%이며 혈색소 A_2는 약간 증가하고 혈색소 F는 정상으로 나타난다[그림 25-5].[6]

25.4 기타 혈색소병

Other Hemoglobinopathy

1 메트혈색소혈증

Met-Hemoglobinemia

정상 혈색소를 구성하는 기능철인 Fe^{2+}(ferrous)가 산화되어 제2철 Fe^{3+}(ferric)형태가 메트혈색소(Met-Hb)이

며 산소와 결합할 수 있는 능력이 없다. 체내에 1% 이상 메트혈색소가 형성되면 임상증상이 나타나는데 5~10%면 청색증(cyanosis)이 발생한다. 대부분 약제로 인한 후천성이며, 유전성인 경우는 적혈구 내 시토크롬 b5 환원효소(cytochrome b5 reductase) 또는 시토크롬b5의 결핍으로 인해 발생한다.

상염색체열성과 우성인 경우가 존재하는데 대부분 과오돌연변이(missing mutation)가 원인이다. 상염색체우성 유전으로 인한 돌연변이 중 글로불린 구조 비정상의 메트혈색소변종(Met-Hb variant)이 있으며 이형접합만 확인되는데 동형접합형에서는 산소결합능력 불량으로 조기사망률이 높기 때문이다.

2 황혈색소혈증

Sulfhemoglobinemia

혈색소 분자에 결합되어 있는 4개의 헴에 산소가 아닌 황(S, sulfur)원자가 달라붙으면 황혈색소가 된다. 황혈색소의 산소친화도는 정상 혈색소보다 100배 더 강하고 혈중 농도가 3~4% 이상 되면 청색증을 일으키며 정상적으로 0.3%를 넘지 않는다. 삼니트로톨루엔(trinitrotoluene), 아세트아닐리드(acetanilid), 페나세틴(phenacetin)과 술폰아미드(sulfonamide) 같은 약제 투여가 혈중 황혈색소 농도를 증가시킨다. 클로스트리듐 웰치(*Clostridium perfringes*) 같은 세균감염을 동반하는 경우는 중증으로 나타날 수 있고 만성변비가 있어도 증가한다. 혈중농도 측정은 분광광도계(spectrophotometer) 흡광도 620 nm에서 가능하며 시안메트헤모글로빈법(cyanmethemoglobin method)으로는 측정이 되지 않는다.

3 일산화탄소혈색소

Carboxyhemoglobinemia

정상 혈색소가 일산화탄소(CO)에 노출되면 헴에 결합되어 있는 철이 산소와의 결합보다 200배 강한 친화도를 갖기 때문에 일산화탄소와 먼저 결합한다. 일산화탄소가 결합한 혈색소는 체리-레드(cherry-red) 색을 보이고 급성일산화탄소혈색소빈혈은 조직손상을 유발하고 산소결핍으로 인해 사망에 이를 수도 있다. 일산화탄소에 중독되면 뇌조직에 산소 대신 일산화탄소가 공급되어 뇌세포의 손상이 발생한다. 일산화탄소중독 환자는 고압산소탱크 안에서 적혈구에 결합된 일산화탄소를 강제로 분리하고 산소가 결합하게 하는 고압산소치료가 효과적이다. 분광광도계 541 nm에서 농도 측정이 가능하다. 석탄이나 연료용 목재가 연소될 때나 흡연에 의해서도 일산화탄소가 발생하며, 자동차 배출가스나 공장 매연 등이 공기 중 일산화탄소 농도를 높이는 원인이다. 혈색소 변종을 [표 25-4]에 정리하였다.[1]

표 25-4 변종혈색소 특성

Hb	말초혈액소견	전기영동	돌연변이	지리적 분포
Hb-S	정구성, 정색소성 빈혈, 그물적혈구증가증; 낫과 보트 모양의 변형적혈구증가증	동형접합 Hb-S, F, A_2 이형접합 Hb-A, S, F, A_2	$b_6(A_3)$Glutamic acid→Valine	열대 아프리카, 지중해 중동, 인도, 네팔
Hb-E	소구성, 저색소성빈혈; 표적적혈구	동형접합 Hb-E, F, A_2 이형접합 Hb-A, E, F, A_2	$\beta_{26}(B_8)$Glutamic acid→Lysine	미얀마, 태국, 캄보디아, 말레이시아, 인도네시아
Hb-C	그물적혈구 동반 정구성, 정색소성 빈혈; 주름진 변형적혈구증가증 불규칙 수축세포; 표적적혈구	동형접합 Hb-C, F, A_2 이형접합 Hb-A, C, F, A_2	$\beta_6(A_3)$Glutamic acid→Lysine	서아프리카

참고문헌

1. 권현영, 박상묵 외, *임상병리혈액학. (제3판),* 범문에듀케이션, 2020, pp. 245-276.
2. 조경진 외, *Rodak 혈액학, (제5판),* 범문에듀케이션, 2019, pp. 438-452.
3. Borgna gnatti c., & Galanello, R. Thalassemias and related disorders: quantitative disorders of hemoglobin synthesis. In Greer, J. P., Foerster, J., Rodgers, G. M., et al., (Eds.), *Wintrobe's Clinical Hematology. (12th ed.),* 2009, pp. 1083-1131.
4. Dggiano, L., Pirastu, M., Moi, P., et al. Molecular characterization of a normal Hb A2 beta-thalassaemia determinant in a Sardinian family. *Br J Haematol, 67,* 1987, 225-229.
5. Serjeant, G. R. Historical review: the emerging understanding of sickle cell disease. *Br J Haematol, 112,* 2001, 3-18.
6. Rodak, B. F., & Carr, J. H., *Clinical Hematology Atlas. (4th ed.),* St. Louis: Elsevier, 2019, pp. 440.

26 면역용혈빈혈

Immune Hemolytic Anemia

적혈구 외인성 용혈빈혈로 적혈구 항원에 결합하는 동종항체는 주로 Ig G와 Ig M이며 항체가 결합된 적혈구는 혈관 내·외 용혈기전에 의해 제거되는데 이로 인해 빈혈이 발생한다. 면역용혈빈혈의 일반적인 검사 결과는 혈색소 감소, 그물적혈구 증가(말초혈관 용혈에 대한 보상), 다염색성적혈구 증가 및 구형적혈구, 유핵적혈구, 분열적혈구 등이 관찰된다. 그물적혈구의 증가 때문에 평균적혈구용적(MCV)이 증가할 수 있다. 증가된 용혈로 인해 혈중 간접빌리루빈과 젖산탈수소효소가 증가하고 합토글로빈은 감소한다. 심각한 혈관내용혈이 발생하면 혈색소혈증(hemoglobinemia)에 이어 혈색소뇨(hemoglobinuria) 또는 만성용혈의 경우 혈철소뇨(hemosiderinuria)가 나타난다. 골수에서 적혈구계 증식으로 인하여 혈소판 수 증가와 백혈구 수 증가도 나타날 수 있다.

26.1 자가면역용혈빈혈

Autoimmune Hemolytic Anemia, AIHA

보체의 활성과 관계없이 자기항원에 대한 면역반응으로 적혈구의 자기항원에 대한 항체가 결합하면 적혈구 수명을 단축시키고 용혈로 인한 빈혈을 유발하는 질환이다. 자기 적혈구항원에 대해 항체(autoantibodies)가 생성된다. 항글로불린검사(Coombs' test)에서 양성이고 37°C에서 반응하는 Ig G 온난항체와 저온에서 반응하는 Ig M 한랭항체(한랭응집소) 그리고 도나쓰-란트스테이너 항체(Donath-Landsteiner antibody, anti-P)에 의한 발작한랭혈색소뇨증(paroxysmal cold hemoglobinuria, PCH) 및 약제복용과 관련되어 항체가 생성된다.

1 온난자가면역용혈빈혈

Warm Antibody Hemolytic Anemia

면역용혈빈혈의 약 70%는 온난자가면역용혈빈혈이 차지하며 특발성(idiopathic)이거나 이차적(secondary)이다. 특발성은 원인이 밝혀지지 않았으며, 이차성의 경우 만성림프구백혈병(chronic lymphocytic leukemia, CLL)이나 B림프구림프종(B lymphocyte lymphoma) 같은 림프구증식질환과 대장암, 폐암, 난소암 등의 비림프구종양(nonlymphocytic tumor) 그리고 전신홍반루푸스(SLE), 류마티스관절염(RA) 및 면역결핍바이러스(HIV) 감염 등에서 발견된다. 용혈을 일으키는 항체는 37°C에서 적혈구항원과 반응하는 Ig G 비예기항체(irregular antibody)이며, 항글로불린검사에서 양성이다. 적혈구에 항체가 결합하면 혈관 내에서 용혈되거나 혈관

외 지라 등의 그물내피세포계(RES)에서 대식세포에 포식되어 파괴된다. 빈혈은 경증 또는 중증이며 적혈구 수명이 5일 이하로 감소하고 다염적혈구와 구형적혈구가 말초혈액에 출현한다. 온난자가면역용혈빈혈에 혈소판감소와 면역혈소판감소자반(immune thrombocytopenic purpura)을 동반하는 경우에 에반스증후군(Evans syndrome)이며 주로 어린이에서 나타난다. 비특이적이지만 간접빌리루빈과 젖산탈수소효소 농도가 증가하고 합토글로빈은 감소한다. 혈관내용혈이 증가하면 혈장 유리혈색소가 증가되면서 혈색소뇨가 나타난다.[1]

2 한랭응집소병

Cold Agglutinin Disease

저온응집소병이라고도 하며 미코플라스마폐렴(*Mycoplasma pneumonia*), 감염단핵구증(infectious mononucleosis), 거대세포바이러스(cytomegalovirus), 볼거리(mumps), 매독(syphilis), 말라리아(malaria) 등과 같은 질환에 의해 이차성으로 발생하는 질환이다. 한랭응집소는 Ig M에 속하는 자연항체로 응집된 적혈구는 그물내피세포계에 의해 포식된다. 30°C 이하(4~24°C)에서 항적혈구 자가항체가 적혈구항원과 잘 반응하는 항체이다. 저온응집소 자가항체는 37°C 상태에서는 적혈구에 감작되지 않지만 저온에 노출되었을 때 적혈구에 결합한다. 자가항체는 보체연쇄반응을 활성화시켜 적혈구를 응집시키고 이어 용혈을 일으킨다. 만성의 경우 50~80대 연령에서 많이 발생하고 많은 환자에서 악성질환인 B-세포림프종(B-cell lymphoma), 발덴스트롬거대글로불린혈증(Waldenstrom macroglobulinemia), 만성림프구백혈병(chronic lymphocytic leukemia, CLL)을 일으키기도 한다.

한랭응집소를 가지고 있는 환자로부터 채취한 혈액은 적혈구의 응집이 육안으로도 관찰이 가능하다. 적혈구 수(RBC count), 혈색소량(Hb), 적혈구용적률(Hct)은 감소하지만 평균적혈구용적(MCV), 평균적혈구혈색소량(MCH), 평균적혈구혈색소농도(MCHC)는 증가하고 직접항글로불린검사(direct anti-globulin test, DAT)는 양성이다. 만성한랭응집소병 환자의 경우 대부분은 혈색소가 9~12 g/dL로 경증 빈혈을 나타낸다. 한랭응집소 역가(titer)가 1,000을 넘을 경우 심각한 임상증상을 나타낼 수 있고 한랭응집소병 환자들이 저온에 장시간 노출되면 혈색소가 5 g/dL 이하로 감소하고 심한 빈혈로 인하여 생명이 위험할 수 있다. 역가가 낮은 한랭응집소에 의한 적혈구 응집현상은 37°C로 가온하면 응집이 풀어진다. 한랭응집소병 환자의 혈액으로 자동혈구계산기에서 혈구수계산(CBC) 검사를 할 경우 검체를 37°C에 15~30분 동안 가온 후 즉시 검사하여야 한다.

3 발작한랭혈색소뇨증

Paroxysmal Cold Hemoglobinuria, PCH

Anti-P에 의해서 발생하는 흔하지 않은 자가면역용혈빈혈이다. Anti-P는 Ig G 항체이면서 예외적으로 한랭 조건에서 반응하며, 항체가 낮은 온도에서 자신의 적혈구막에 있는 글리코스핑고지질(glycosphingolipid, P-항원)과 결합하고 체온이 올라가면 적혈구는 용혈된다. 일명 도나쓰-란트스테이너 항체이다. 용혈로 인한 혈색소뇨(hemoglobinuria)를 특징으로 하고 있는데 심한 경우에는 흑갈색 혹은 흑색으로 나타난다. 선천적이거나 3기 매독에서 많이 발견되고 홍역(measles), 귀밑샘염(parotiditis), 인플루엔자와 같은 바이러스 질환을 갖는 어린이들과 비호지킨림프종을 갖는 성인에서도 자주 발견된다. 이들 질환은 회복되면 함께 증상이 완화된다. 다염적혈구, 구형적혈구가 출현하고 분열적혈구, 유핵적혈구, 적혈구부동증 및 변형적혈구증가증도 관찰될 수 있다. 진단은 도나쓰-란트스테이너 시험과 항글로불린 검사에서 Ig G 및 보체 C3d에 약양성이다. 빈혈이 발생한 환자의 경우 대부분 중증으로 생명이 위험할 수 있으므로 증상이 완화되지 않으면 P항원 음성 혈액을 수혈해야 한다.[2]

26.2 동종면역용혈빈혈

Alloimmune Hemolytic Anemia, AIHA

1 이형수혈에 의한 용혈빈혈

ABO 혈액형 불일치 수혈 결과 항-A (Anti-A) 또는 항-B (Anti-B) 항체가 동종항원에 결합하여 혈관내용혈을 일으킨다. Rh 혈액형의 경우 Rh (D) 항원이 존재하면 양성이고 없을 때는 음성인데, 음성인 사람에게 양성 혈액을 수혈하거나 음성인 산모가 양성 태아를 임신하면 태아의 하원 자극에 의해 항체가 형성되어 혈관내용혈을 일으킨다. 급성용혈수혈반응(acute hemolytic transfusion reaction, AHTR)과 지연성용혈수혈반응(delayed hemolytic transfusion reaction, DHTR)이 대표적이다.

2 태아적혈모구증

Erythroblastosis Fetalis

신생아의 동종면역용혈질환으로 태아와 모체의 혈액형이 다른 경우 태아의 적혈구에 대한 항체가 생기는데 이 항체가 태아에게로 옮겨져서 용혈을 일으킨다. 대부분 Rh형 부적합에 의한 것으로 태아의 혈액형이 Rh (D) 양성이고 모체의 혈액형이 Rh (D) 음성일 때 태아의 혈액이 모체 쪽으로 들어가면 모체에 항-Rh (Anti-D)가 생겨 이 항체가 태반을 경유하여 태아에게 되돌아가 용혈을 일으킨다. 태아적혈모구증의 특징은 용혈빈혈, 골수외조혈, 태아수종(hydropsfetalis)과 빌리루빈혈증(bilirubinemia)이 나타나며 심한 황달은 뇌손상을 일으키는 핵황달(kernicterus)의 원인이 되기도 한다. 유핵적혈구가 증가하고 다염성적혈구가 관찰된다.

3 약물유도용혈빈혈

Drug Induced Hemolytic Anemia, DIHA

약제투여로 인해 형성된 항체가 면역용혈을 일으키며 적혈구 외 다른 혈구들도 파괴된다. 이때 항체는 적혈구 항원에 특이적일 수 있고 적혈구에 결합된 약물에 특이적일 수도 있다. 약물투여를 중단하면 용혈이 멈추고 항체도 없어진다. 원인 약물은 주로 항생제, 항암제, 항염증제들로 세포테탄(cefotetan), 세프트리악손(ceftriaxone), 피페라실린(piperacillin)을 비롯하여 α-메틸도파(α-methyldopa), 페니실린(penicillin), 스티보펜(stibophen), 스트렙토마이신(streptomycin) 등 130여 종이다. 약물에 의한 반응기전은 약제가 적혈구와 결합하여 항체가 생성되거나 약물이나 약제 대사산물이 혈장단백에 결합하여 면역원성접합체를 형성할 때와(Ig M) 면역원성 약물과 적혈구 복합체 형성 및 약물에 의해서 적혈구에 대항하는 자가항체의 유도로 대식세포에 포식당해 용해되거나 보체 용해로 인해 적혈구가 파괴되어 용혈을 일으킨다. G-6-PD 결핍증에서 적혈구대사이상으로 발생하는 2차 질환과 구별이 필요하다. 세포막을 변형시키는 경우는 면역용혈빈혈을 발생시키지는 않으나 직접항글로불린검사(DAT)에는 양성이다.

참고문헌

1. Michel, M. Classification and therapeutic approaches in autoimmune hemolytic anemia: an update. *Expert Rev Hematol, 4,* 2011, 607-618.
2. Leger, R. The positive direct antiglobulin test and immune-mediated hemolysis. In Roback, J., Combs, M., Grossman, B., et al. (Eds.), *Technical Manual. (17th ed.),* 2011, Bethesda, MD: American Association of Blood Banks.

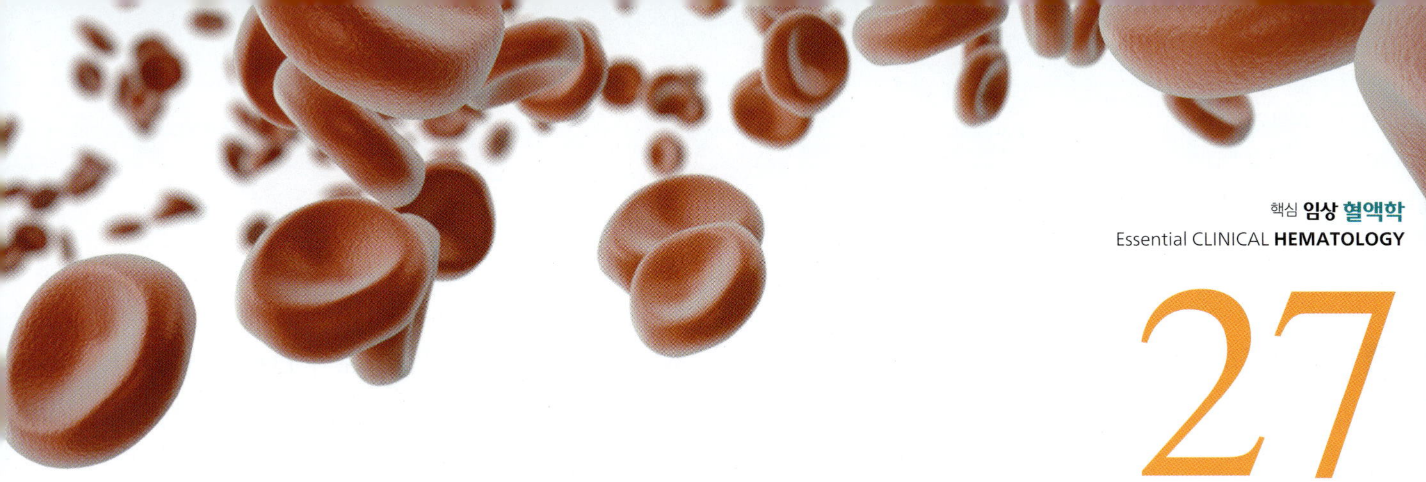

27

적혈구파괴증후군

Erythroclasis Syndrome

적혈구파괴증후군은 비면역용혈빈혈(nonimmune hemolytic anemia, NIHA)로 적혈구가 구조나 기능은 정상적이지만 물리적이거나 기계적 손상 등 적혈구 외적 요인들에 의해 적혈구가 파괴되는 용혈빈혈이다. 적혈구 손상의 원인은 미세혈관에 비정상적으로 섬유소가 침착되거나, 심장에 인공판막 삽입과 큰혈관의 압박에 의해 발생할 수 있다. 감염성물질, 화학약품, 약물 및 곤충이나 뱀독 또는 심한 화상 등에 의해서도 발생할 수 있다. 원인을 모르는 혈전형성에 의한 혈전혈소판감소자색반(thrombotic thrombocytopenic purpura, TTP)도 미세혈관병증용혈빈혈(microangiopathic hemolytic anemia, MAHA)로 분류된다. 말초혈액도말 검사에서 분열적혈구, 비정상적인 적혈구의 형태와 적혈구 내 봉입체 존재 등의 관찰은 적혈구파괴증후군의 진단에 유용한 지표가 된다.

27.1 미세혈관병증용혈빈혈

Microangiopathic Hemolytic Anemia, MIAHA

미세혈관병증용혈빈혈은 적혈구 일부가 떨어져 나가고(분열적혈구) 용혈로 인한 빈혈을 유발하는 질환이다. 소동맥이나 모세혈관 안에 섬유소가 침적되어 있을 경우 적혈구가 빠른 속도로 통과할 때나 손상된 혈관벽을 지나갈 때 기계적손상에 의해 적혈구의 일부가 떨어져 나가서 분열적혈구(schistocyte)가 형성된다. 분열적혈구는 형태가 뒤틀리거나 막의 유연성이 감소하게 되면 지라에서 제거되므로 빈혈이 발생한다. 관련 질환으로는 고혈압성위기(hypertensive crisis), 용혈간효소증가혈소판감소(hemolytic elevated liver enzyme and low platelet count, HELLP), 용혈요독증후군(hemolytic uremic syndrome, HUS), 혈전혈소판감소자색반(TTP), 파종혈관내응고(DIC) 등이다.

1 고혈압성위기

Hpertensive Crisis

악성고혈압으로도 부르는 이 질환은 뇌, 심장 그리고 콩팥 등의 장기에 급성손상을 동반하면서 급격한 혈압증가를 나타낸다. 갑작스러운 고혈압(hypertension)에 의한 기계적스트레스는 혈관내피세포(vascular endothelial cell)의 손상을 유발하여 혈관 투과성이 높아져 혈소판과 혈액응고인자들이 활성화되고 손상된 혈관벽에 섬유소가 침착된다. 이 부위를 빠르게 통과하는 적혈구는 조각나면서 용혈되어 빈혈이 발생한다. 고혈압성위기 환자의 약 1/4에서 혈소판 수 감소가 나타나고 말초혈액 도말염색 관찰에서 분열적혈구가 출현한다.

2 용혈간효소혈소판감소증후군

Hemolytic Elevated Liver Enzyme and Low Platelet Count, HELLP

주로 임산부에게서 나타나는 심각한 합병증으로 용혈, 간효소농도 증가 그리고 혈소판 수 감소를 특징으로 한다. 임산부의 1% 이하에서 발생하고 자간전증(preeclampsia: 임신 후기에 단백뇨, 부종, 고혈압을 특징으로 하는 질환) 환자는 10~20%에서 발생한다. 용혈로 인해 젖산탈수소효소(LDH)와 아스파르트산염전이효소(AST)가 증가하고 혈소판 수는 10만/mm^3 (10 × 10^4/μL)이하로 감소한다. 말초혈액 도말염색 관찰에서 분열적혈구가 나타난다.

3 용혈요독증후군

Hemolytic Uremic Syndrome, HUS

용혈요독증후군은 설사(diarrhea)와 혈소판 감소 그리고 급성콩팥기능상실(acute renal failure)로 특징지어진다. 모든 연령층에서 발생하지만 주로 어린이에게 나타나는 질환으로 발병초기 급성위장관염과 혈액이 섞인 설사가 동반되고 2~3일 후부터 소변 감소를 비롯한 콩팥기능상실 증세를 보인다. *E. coli* O157:H7 혈청형(장출혈대장균)이 분비하는 시가독소(shiga toxin)와 관계가 있다. 독소는 콩팥의 혈관내피세포와 장관세포에도 장애를 일으킨다. 독소가 장관에 영향을 주어 설사를 비롯한 소화기증상이 나타나며, 동시에 콩팥의 혈관내피세포에 장애를 유발하고 혈전이 형성되며 이로 인한 콩팥의 손상으로 급성콩팥기능상실이 발생한다. D+HUS와 비전형 HUS 2가지 형태가 있고 D+HUS가 90%를 차지하며 미세혈관에서 용혈 때문에 빈혈이 발생할 수 있다.

미국질병통제센터(CDC)에서는 D+HUS 진단을 위해 다음과 같은 기준을 제시하였다.

① 용혈요독증후군 진단 3주 내에 설사가 있고,
② 혈색소 10 g/dL 미만, 적혈구용적률 30% 미만의 빈혈,
③ 말초혈액 도말염색 관찰에서 분열적혈구 확인으로 미세혈관병증용혈을 증명,
④ 혈소판 수 15만/mm^3 (15 × 10^4/μL) 미만,
⑤ 콩팥기능상실(크레아티닌 농도가 13세 미만에서 1.0 mg/dL 이상, 13세 이상에서는 1.5 mg/dL 이상)

27.2 대혈관용혈빈혈

Macroangiopathic Hemolytic Anemia, MAHA

1 외상성심장용혈빈혈

Traumatic Cardiac Hemolytic Anemia

인공심장판막삽입수술을 받은 환자에서 일어날 수 있는 기계적 용혈이며, 용혈이 경미하기 때문에 골수에서의 보상작용으로 빈혈은 심하지 않다. 그러나 심한 용혈이 있거나 골수에서의 적혈구 생산이 파괴되어 적혈구를 보상하지 못할 경우에는 빈혈로 진행되며 이때는 말초혈액 도말염색 관찰에서 분열적혈구가 출현하고, 그물적혈구가 증가한다. 용혈 정도에 따라 혈청 간접빌리루빈과 젖산탈수소효소 및 혈장 혈색소는 증가하고 혈청 합토글로빈은 감소한다.

2 행군혈색소뇨증

March Hemoglobinuria

장시간 행군을 하는 군인과 장거리 육상선수나 사이클선수 등이 운동할 때 발바닥의 혈관이 압박을 받아 적혈구가 과잉 파괴되어 혈색소뇨증을 일으키는 것을 말한다. 혈장 유리혈색소가 증가하고 혈청 합토글로빈이 감소하며 그물적혈구 출현으로 평균적혈구용적(MCV)이 약간 증가한다.

27.3 감염에 의한 용혈빈혈

Hemolytic Anemia with Infection

말라리아원충 감염에 의한 것으로 말라리아는 삼일열말라리아(*Plasmodium vivax*), 사일열말라리아(*P. malaria*), 열대열말라리아(*P. falciparum*), 난형말라리아

(*P. oval*) 등이 있다. 말라리아의 사람 체내 생활사(life cycle) 중 적혈구 내에 침입하였던 원충이 고리형태(ring form)에서 분열소체(merozoite)로 성장하여 적혈구를 파괴하거나 말라리아에 감염된 적혈구가 그물내피계를 통과할 때 파괴(혈관외용혈)된다. 진단은 말초혈액 도말표본을 만든 후 라이트-짐사(Wright-Giemsa)염색을 실시하여 혈액 내 생활사(RBC life cycle) 단계의 원충을 검출한다([그림 12-27] 참고). 바베스열원충증(Babesiosis), 클로스트리듐퍼프린젠스(*Clostridium perfrigens*), 바르토넬라증(Bartonellosis) 등도 용혈빈혈과 관계 있는 감염원들이다.

27.4 약물 또는 화학물질에 의한 용혈

답손(dapsone, 한센병 치료제), 나프탈렌(naphthalene, 무좀약), 살라조피린(salazopyrine, 관절염 치료제) 등의 약물을 고용량(high dosage)으로 사용했을 때 혈색소가 산화성 변성을 일으켜 메트혈색소 또는 황혈색소가 되거나 하인츠 소체를 형성하여 혈관내용혈을 유발한다.

27.5 독물에 의한 용혈

뱀(코브라 또는 바이퍼살모사), 갈색은둔거미(*Loxosceles recluse*), 말벌(*Vespa crabro*) 등의 독이 적혈구를 직접 파괴하여 혈관내용혈을 일으킨다. 뱀독에 의한 혈관내용혈빈혈은 몇 시간에서 수일 사이에 혈색소혈증과 혈색소뇨증을 나타낸다. 갈색은둔거미나 떠돌이거미(*Hobo spider*)에 물렸을 때는 괴저괴사(gangrenous necrosis)가 발생하고 용혈빈혈과 파종혈관내응고 및 콩팥기능상실이 발생한다.

27.6 이차빈혈

Secondary Anemia

기저질환이나 선행질환으로 인하여 이차적으로 빈혈을 동반하는 경우를 이차빈혈이라고 하며, 다음과 같은 질병이 이차빈혈의 원인이 된다.

1. 악성종양: 조혈계통의 악성종양인 백혈병이나 다발골수종 등에서 발생하는 빈혈은 골수 전체에 종양세포가 증가하므로 정상적인 적혈구의 생성이 억제되어 발생한다. 기타 종양에서 출혈(위암 등과 같은 소화기계 암)이나 말기암에서 발생하는 적혈구파괴증후군과 암세포의 골수전이 등도 원인이다.
2. 콩팥장애: 요독증이나 만성콩팥기능상실(chronic renal failure)로 불리는 콩팥장애의 경우 점차적으로 중증의 빈혈이 발생한다. 콩팥에서 생성, 분비되는 적혈구형성호르몬(erythropoietin, EPO) 결핍 때문이다.
3. 간질환: 간경화와 같은 간장애에서 질병이 점차적으로 진행하면 빈혈을 동반한다. 그 원인은 용혈, 출혈, 적혈구생성 저하 및 혈구의 지라 정체 등이 원인이다.
4. 반티증후군(Banti's syndrome): 알 수 없는 원인으로 지라가 거대해지면서 빈혈이 발생한다. 빈혈의 원인은 지라비대로 인해 지라기능항진증이 발생하고 소량의 출혈이 지속적으로 일어나 철결핍빈혈로 진행된다. 백혈구와 혈소판도 감소되는 범혈구감소(pancytopenia)를 나타낸다.
5. 갑상샘저하증(hypothyroidism): 점액수종 내분비질환으로 중등도의 빈혈을 일으키는 경우가 많다.
6. 감염과 콜라겐병: 만성감염, 류마티스, 전신홍반루푸스 등에서 빈혈이 발생한다. 원인은 염증에 따른 그물내피세포계 기능의 항진으로 철 이용 장애와 용혈이다.[1]

참고문헌

1. 권현영, 박상묵 외, *임상병리혈액학. (제3판)*, 범문에듀케이션, 2020, pp. 245-276.

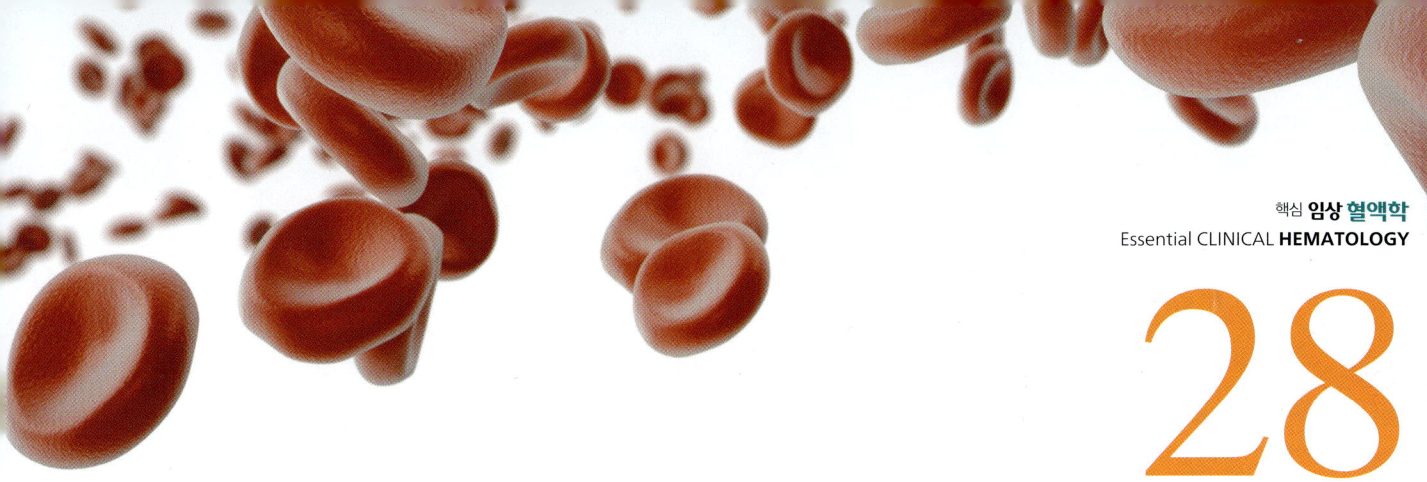

28

적혈구증가증

Polycythemia, Erythrocytosis

28.1 적혈구증가증의 분류

빈혈과 반대로 적혈구 수, 혈색소량, 또는 적혈구용적률 등이 비정상으로 증가된 상태이다. 상대적적혈구증가증과 절대적적혈구증가증이 있다[표 28-1]. 상대적적혈구증가증은 외견상적혈구증가증이라 하며 순환 적혈구량은 증가하지 않았으나 혈장량이 감소하므로 적혈구량이 증가한 것처럼 보이는 경우이다. 상대적적혈구증가증에서 화상, 설사 등과 같이 탈수에 의한 경우와 원인불명에 의한 스트레스가 많은 사람에서 나타난다. 단순히 적혈구만 증가하는 경우는 2차적혈구증가증이다.

표 28-1 적혈구증가증의 분류

I. 상대적
- a. 탈수
- b. 스트레스적혈구증가증

II. 절대적
- a. 이차성적혈구증가증(적혈구형성인자 생성증가)
- b. 진성적혈구증가증
  - ① 효소결핍에 의한 것: 고지대에서 사는 사람, 만성폐질환, 과도한 비만증, 과도한 흡연, 심장혈관계질환 등
  - ② 효소결핍에 의하지 않는 경우
    - · 적혈구형성인자 이상 증가
    - · 콩팥질환: 콩팥암, 물콩팥증(수신증, hydronephrosis)

진정한 의미의 적혈구증가증은 진성적혈구증가증(polycthemia vera, PV)이며, 비정상 골수기능항진에 의해 순환적혈구량이 증가한 경우이다.

28.2 진성적혈구증가증

Polycythemia Vera

진성적혈구증가증(PV)은 골수의 범골수증(panmyelosis)과 말초혈액에 적혈구, 백혈구, 혈소판이 증가하는 범혈구증가(pancytosis)를 나타내는 클론성, 종양성 골수증식질환(myeloproliferative disorder, MPD)이다. 혈구형성줄기세포의 돌연변이에 의해서 발생하고 지라비대를 동반한다. X염색체-연관제한효소단편 DNA다형성연구(X-linked restraction fragment lenth DNA polymorphism studies) 결과 모든 혈구에서 단일클론 X염색체 불활성화가 확인되어 클론성질환(clonal disease)인 것이 입증되었다.[1] 적혈구형성호르몬(EPO)과 무관하게 종양성으로 말초혈액에 적혈구, 과립구, 혈소판의 수가 증가한다[그림 28-1]. 진성적혈구증가증 환자들은 골수에서 적혈구 형성이 증가했기 때문에 EPO 농도는 정상이거나 감소하고, 환자의 15% 정도는 급성백혈병으

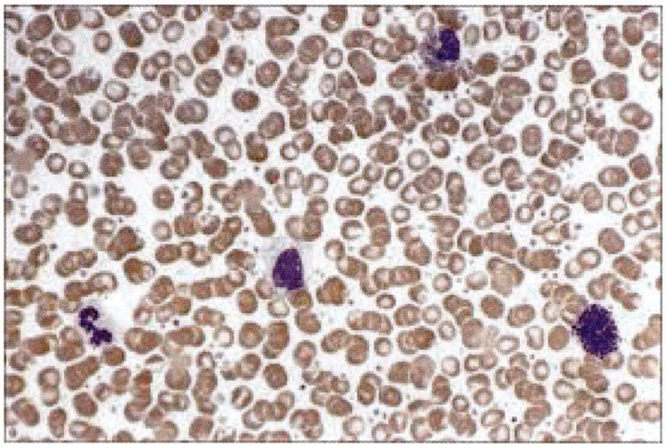

그림 28-1 진성적혈구증가증 환자의 말초혈액 도말표본, 라이트염색, 400X

로 진행된다.

2009년 세계보건기구(WHO)에서는 PV진단을 위해서 주(major)기준 2개: 혈색소 증가(남자 18.5 g/dL, 여자 16.5 g/dL 이상)와 *JAK2* (Janus-type tyrosine kinase 2) *V617F* 돌연변이 *JAK2* 엑손12 돌연변이와 기능적으로 유사한 *JAK2* 돌연변이의 존재 그리고 부(minor)기준 3개: 골수의 범골수증, EPO 수치 감소, 자발적인 시험관내(in vitro) 적혈구계 집락형성을 설정하였다.

진단은 2개의 주기준과 1개의 부기준이 충족되거나, 첫 번째 주기준과 2개의 부기준이 충족되어야 한다.[1]

기타 진단을 위한 특징은 적혈구 질량이 남자 36 mL/kg, 여자 32 mL/kg 이상이며, 동맥혈액산소포화도 92%(참고범위) 이상이다. 그 외 혈소판 40만/μL 이상, 열이나 감염이 없는 조건에서 백혈구 수 12 × 103 /μL, 이상 증가 또는 백혈구알칼리인산분해효소(LAP)와 비타민 B_{12} 증가도 진단 특징이다.

진성적혈구증가증과 관계있는 *JAK2* 유전자는 대부분의 조혈세포에 존재하며 조혈촉진인자에 다양하게 반응하여 증식된 신호를 전달하는데 진성적혈구증가증 환자의 대부분에서 발견된다. 염색체 9p의 *JAK2* 유전자변이에 의한 V617F(617번째 아미노산 valine이 phenylalanine으로 치환) 돌연변이가 진성적혈구증가증 환자의 거의 대부분(90~97%)에서 관찰된다. 그러나 *JAK2* V617F 유전자변이는 진성고혈소판증(essential thrombocythemia, ET)의 30~70%와 만성특발골수섬유증(chronic idiopathic myelofibrosis, CIMF)의 50%의 환자에서도 검출된다.[2]

말초혈액 검사 소견에서 적혈구 수, 혈색소량 및 적혈구용적률이 증가하고 적혈구 형태는 정구성, 정색소성이며 총 백혈구 수 증가 및 중성구의 증가, 특히 미숙형의 출현과 LAP 활성 증가와 혈소판 수의 증가를 나타낸다.

골수검사에서 적혈모구, 과립백혈구, 거대핵세포, 레티큘린(reticulin) 증가를 보이며 후기에는 점차적으로 골수섬유화(myelofibrosis)가 진행된다.

28.3 이차적혈구증가증

Secondary Polycythemia

원인은 EPO(적혈구형성호르몬) 생성 증가에 의한 것이며, 저산소 환경에 반응하여 콩팥에서 생산을 증가하는 경우와 저산소 환경이 아님에도 비정상적으로 적혈구형성호르몬 생성이 증가하는 경우이다.

핵심

- 재생불량빈혈의 원인은 골수기능저하(상실)이며 그 결과 골수 세포충실도 감소, 범혈구감소 및 그물적혈구의 현저한 감소가 특징이다.
- 철결핍빈혈(IDA)은 헴합성장애로 발생하며, 소수성 저색소성 적혈구를 특징으로 한다.
- 철결핍빈혈 환자의 검사결과는 적혈구, 혈색소, 적혈구용적률 등이 감소하고, MCV와 MCHC도 감소한다.
- 철결핍은 먼저 저장철 감소 → 혈청철 감소 → 혈색소철 감소, 빈혈 → 조직철 감소 순이다.
- 화학적 검사에서 혈청철, 혈청페리틴은 감소하고 총철결합능은 증가한다.
- 소구성 적혈구 증가로 자동혈구계산기의 히스토그램 또는 프라이스-존스 곡선이 왼쪽으로 치우친 좌방이행이다.
- 빈혈 중 지중해빈혈도 소구성이므로 감별진단이 필요하다. 지중해빈혈은 혈색소와 관련있다.
- 철적혈모구빈혈 체내에 철이용 불량으로 헴합성(아미노레불린산, ALA 합성효소 결핍) 장애로 발생한다.
- 철결핍과 반대로 철을 이용하지 못해서 혈청철, 혈청페리틴, 철포화도 등은 증가하고 TIBC는 감소한다.
- 골수에 환상철적혈모구가 출현하고, 프루시안블루 철염색으로 환상철적혈모구를 확인한다.
- 거대적혈모구빈혈은 비티민 B_{12}(시아노코발라민) 또는 비타민 B_9(엽산) 결핍으로 티미딘산 생성이 안 돼서 DNA합성 장애로 발생한다.
- DNA합성 장애로 세포분열이 정상적으로 이루어지지 않아 골수에서는 거대적혈모구가 되고, 거대후골수구가 나타나며 말초에는 거대적혈구(대구성)와 과다분절 중성구가 관찰된다.
- 대구성 적혈구 증가 때문에 자동혈구계산기의 히스토그램 또는 프라이스-존스 곡선이 오른쪽으로 치우친 우방이행이다.
- 거대적혈모구빈혈 중 코발라민 결핍으로 인한 빈혈이 중증으로 진행되면 악성빈혈이며 전형적인 대구성이다.
- 코발라민 결핍으로 인한 거대적혈모구빈혈이나 악성빈혈 확진검사는 쉴링검사(Schilling test)이다.
- 거대적혈모구빈혈 검사결과 대구성 적혈구, 그물적혈구감소, 범혈구감소, 적혈구부동증 및 과분엽 중성구가 관찰된다.
- 유전구형적혈구증(HS)은 적혈구막 결함에 의한 용혈빈혈로 HS 환자의 적혈구는 공모양으로 부풀어서 적혈구삼투압취약성이 증가하며, 고색소성으로 MCHC가 약간 증가하고, 빌리루빈 증가, 합토글로빈 감소, 그물적혈구가 증가한다.
- 발작야간혈색소뇨증(PNH)은 적혈구 막 결함에 의한 용혈빈혈이며, CD55, CD59가 결여되어 적혈구가 보체에 대한 감수성이 증가한 결과 용혈을 유발한다. 함검사와 설탕물용해시험이 선별검사이고 흐름세포측정으로 확진한다.
- 적혈구 포도당대사 과정에서 파이루브산염활성효소(PK)와 포도당-6-인산염탈수소효소(G-6-PD) 결핍의 경우도 용혈빈혈을 일으키며, G-6-PD 결핍은 적혈구에 하인츠 소체를 형성한다.
- 지중해빈혈은 혈색소 글로빈사슬의 양적 불균형에 의해서 발생하는데 소구성빈혈이므로 철결핍빈혈과 감별이 필요하다. 검사결과 MCV 감소, MCH 감소, 표적적혈구 출현, Hb-F 증가, 혈청철 증가이며 혈색소 관련 질환에서 추가검사는 혈색소전기영동이다.
- 낫적혈구빈혈은 혈색소 글로빈사슬의 비정상 구조 때문에 발생한다. β사슬 6번째 글루탐산이 발린으로 치환($\beta^{6Glu \rightarrow Val}$) 결과 낫적혈구가 형성되는데 낫적혈구에는 Hb-S가 존재한다.
- Hb-S, Hb-F만 존재하고, 낫적혈구는 단단해서 Sod. dithionite를 이용한 용해도 시험에서 용해가 되지 않아 혼탁해 보인다. 혈색소 확인을 위해 혈색소전기영동을 실시한다.
- 낫적혈구소질의 경우는 Hb-A (60%)와 Hb-S (40%)

가 존재한다.

- 자가면역용혈빈혈 검사는 항글로불린검사이며 DAT(직접항글로불린검사) 양성이다.
- 진성적혈구증가증(PV)은 골수기능이 비정상적으로 항진된 결과로 골수 세포충실도가 증가하고, 말초혈액에 적혈구, 혈소판, 백혈구가 증가하는 범혈구증가증이 발생하고, 특히 적혈구, 혈색소, 적혈구용적률이 증가한다.
- PV 환자는 *JKA2* V617F유전자 돌연변이와 관계 있고, EPO 농도는 정상 또는 감소한다.

참고문헌

1. Gilliland, D. G., Blanchard, K. L., Levy, J., etal. Clonality in myeloproliferative disorders: analysis by means of the polymerase chain reaction. *Proc Natl Acad Sci U S A, 88,* 1991, 6848-6852.
2. Vardiman, J. W., Thiele, J., Arber, D. A., et al. The 2008 revision of the World Health Organization(WHO) classification of myeloid neoplasms and acute leukemia: rationale and important changes. *Blood, 114,* 2009, 937-951.

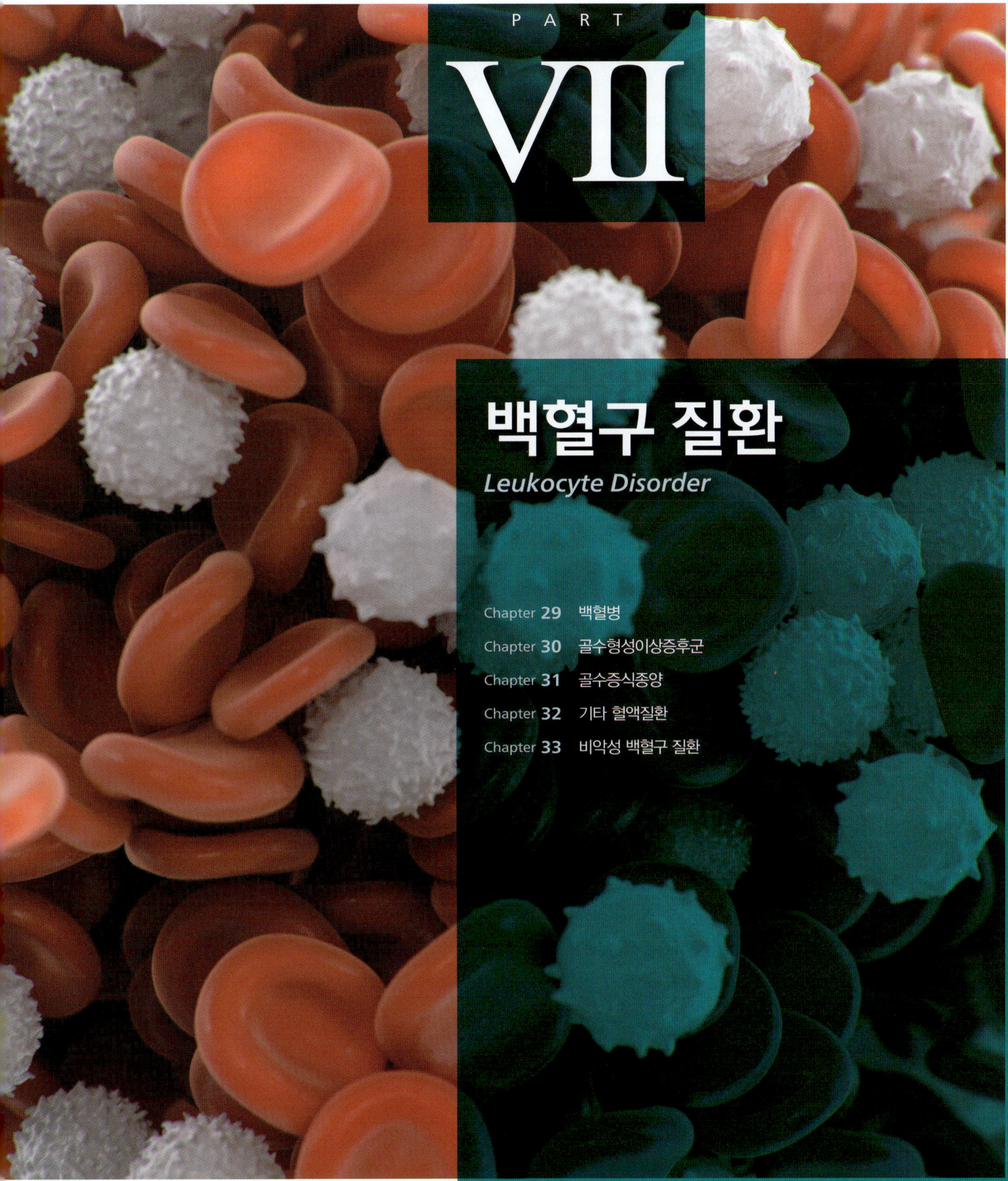

PART

VII

백혈구 질환

Leukocyte Disorder

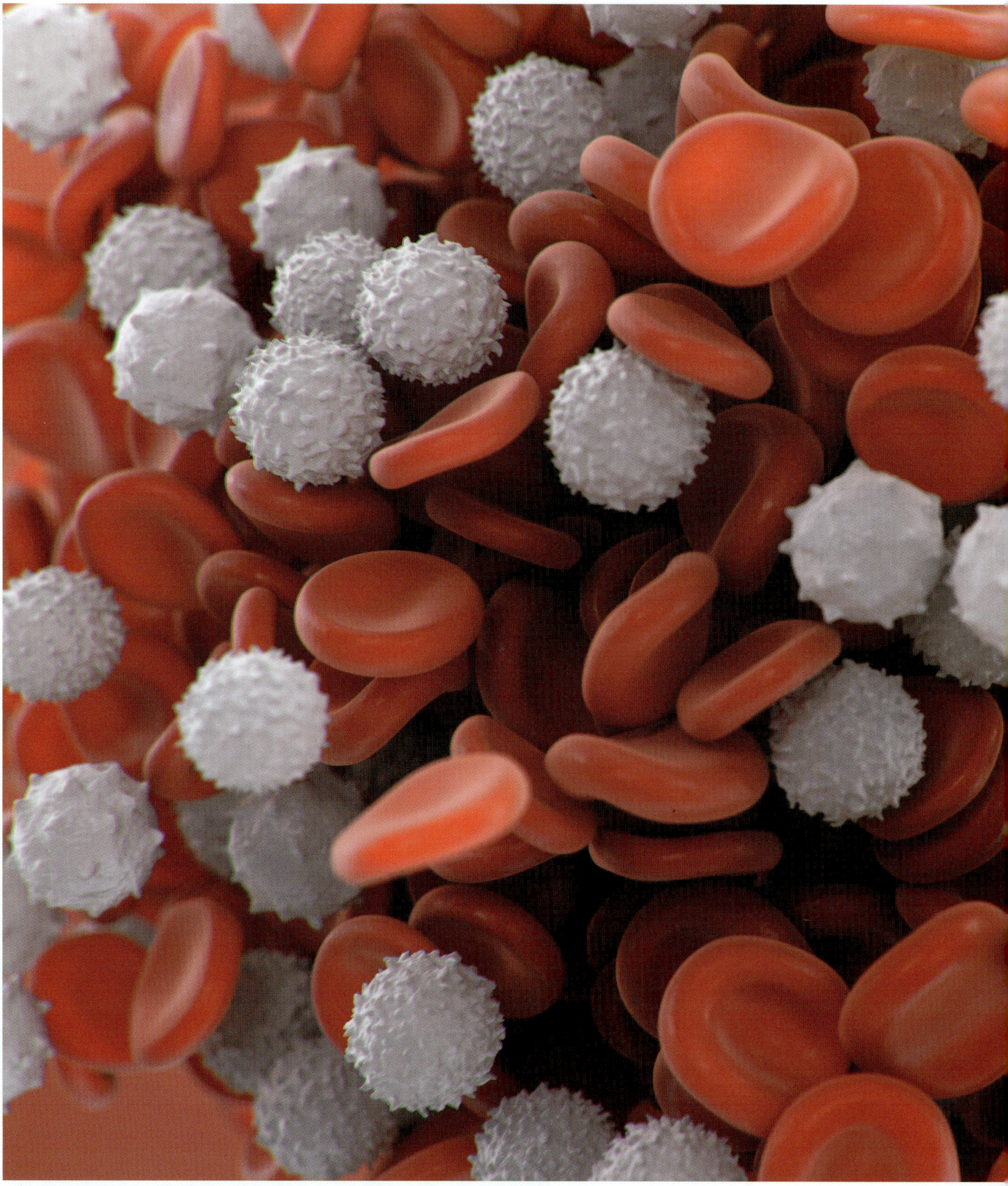

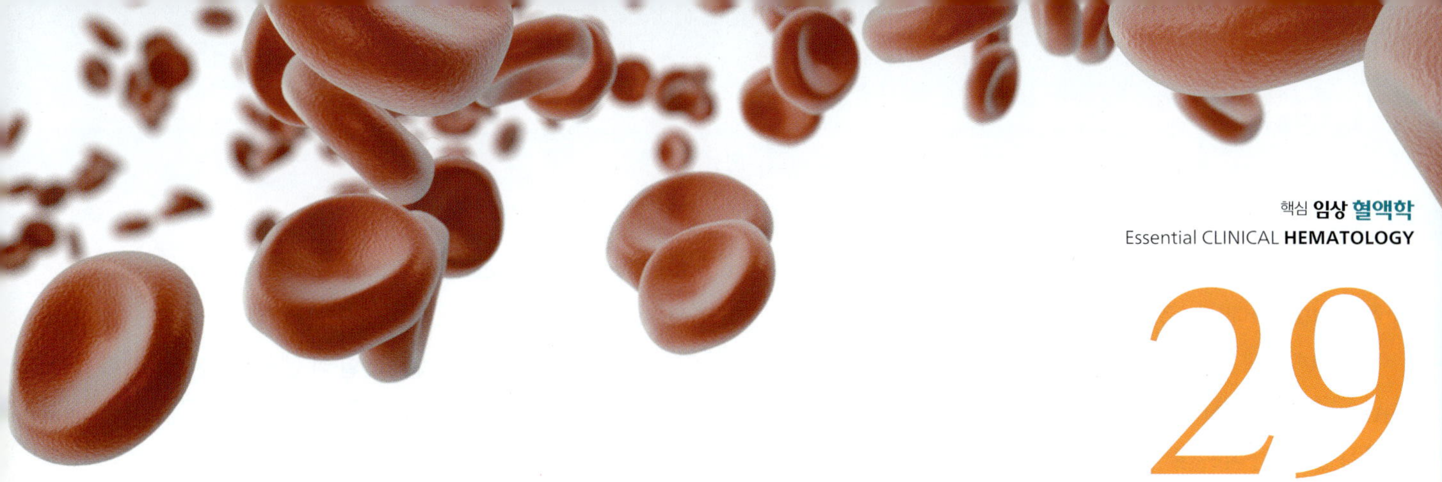

29

백혈병

Leukemia

백혈병(leukemia)은 말초혈액이나 골수 또는 그 외 조직에서 골수(bone marrow) 모세포(blast)의 클론성증식(clonal proliferative)에 의해 발생하는 혈액종양(blood tumor)이며 임상적, 형태학적, 유전학적인 특성이 매우 다양한 질환이다. 백혈병은 혈액암세포로 알려진 백혈병세포(leukemic cell)가 골수에서 과잉증식하기 때문에 정상적으로 성숙된 과립구, 적혈구 및 혈소판의 생산 감소로 인해 감염에 노출되기 쉽고, 빈혈이 나타나며 출혈경향을 동반하는 기능상실과 간이나 지라, 림프절, 뇌척수막, 뇌, 피부 등에 침윤을 유발하는 악성질환(malignant disorder)이다. 치료가 제대로 이루어지지 않으면 심각한 감염, 빈혈, 출혈로 인해 사망에 이를 수 있다. 과거에는 완치가 어려운 질환으로 분류되었으나 현재는 백혈병의 종류와 환자의 발병연령 및 치료 방법에 따라 완치되는 경우도 많다.

혈액종양의 근본적인 치료방법(radical treatment)은 조혈모세포이식(hematopoietic stem cell transplantation, HPSCT)인데 골수이식(bone marrow transplantation), 제대혈조혈모세포이식(cord blood hematopoietic stem cell transplantation), 말초혈액조혈모세포이식(peripheral hematopoietic stem cell transplantation) 등이 시행되고 있다.

백혈병의 정확한 발생 원인은 매우 다양하고 규명이 어렵지만, 백혈병 발병 위험인자는 유전적 소인(identical sibling with leukemia)과 방사선에 노출(exposure radiation) 그리고 화학약품(benzene, alkylating agents, chloramphenicol, phenylbutazone) 등으로 알려져 있다.

백혈병의 진단을 위해서는 골수 및 말초혈액의 형태학적 평가와 더불어 세포화학염색(cytochemical stain)의 반응 및 면역표현형(immunophenotyping) 검사가 필요하며, 세포유전학(cytogenetics) 검사와 분자유전(molecular genetics) 검사를 통한 비정상 염색체 확인이 필수적이다.

발병연령은 어린 아이에서부터 노령에 이르기까지 전 연령층에 걸쳐 발병하는데, 급성림프모세포백혈병(acute lymphoblastic leukemia, ALL)은 성인들보다는 주로 어린이들에게서 자주 발생하고 만성림프모세포백혈병(chronic lymphoblastic leukemia, CLL)은 50대 이후에 많이 발생한다. 급성골수세포백혈병(acute myelocytic leukemia, AML)의 경우는 1세 미만의 영아에서 흔히 발생하지만, 어린이나 청소년들에서는 드물게 발생하고 나이 든 성인들에게서는 가장 일반적인 백혈병의 형태이다. 그리고 만성골수세포백혈병(chronic myelocytic leukemia, CML)은 모든 연령에서 발생할 수 있지만 특히 40~50대 중·장년층에서 자주 발생한다.

1990년대에 혈액종양 분류의 프랑스－미국－영국(FAB) 체계에 대한 문제점이 거론되었고, 병리학자와 임상의사들이 참여하여 논의한 결과, 1997년 세계보건기구(WHO) 분류를 새롭게 제안하였다. 2001년에는 급성골수세포백혈병에 대한 진단기준의 가장 큰 변화로 FAB 분류에서 골수나 말초혈액에 출현하는 모세포의 비율이 30% 이상이었던 것을 WHO 분류는 20% 이상으로 조정하고 세포유전학적, 분자유전학적 검사 결과와 임상양상을 추가하는 WHO 분류체계를 발표하였다. 2008년에 혈액종양을 급성백혈병과 림프종으로 나누고 기타 조직구(histiocyte), 가지세포(수지상세포, dendritic cell) 및 비만세포종(mast cell tumor)을 포함하는 새로운 WHO 분류체계가 발표되어 진단에 이용되다가 2012년과 2017년에 또다시 개정되었다.

임상에서 사용하는 혈액종양에 대한 2008년 WHO 분류체계의 특징은

첫째, 골수나 말초혈액에 출현하는 모세포의 비율을 FAB 분류에서는 30% 이상이었던 것을 WHO 분류에서는 20% 이상으로 조정하면서, FAB 분류의 변이형모세포증가불응빈혈(refractory anemia with excess blast in transformation)이 삭제되었다.

둘째, 세포유전학(cytogenetics) 검사와 분자유전학(molecular genetics) 검사 결과가 분류에 도입되었다.

셋째, 다계열형성이상(multilineage dysplasia), 과거 치료경력 그리고 골수형성이상증후군(myelodysplastic syndrome, MDS) 경력 등의 임상양상을 분류에 이용하는 것이다.

그리고 말초혈액이나 골수에 출현하는 모세포 비율이 20% 미만이더라도 유전자의 비정상이 확인될 경우는 백혈병 진단이 가능하다.

림프종에 대한 WHO 분류체계는 1994년 국제림프종연구그룹(International Lymphoma Study Group, ILSG)이 발표한 림프계종양의유럽－미국분류개정(Revised European-American Classification of Lymphoid neoplasm, REAL)에 의한 분류를 적용한다.

그러나 임상에서는 지금도 혈액질환을 진단할 때 FAB와 WHO 분류체계를 모두 사용하고 있다.

29.1 급성골수세포백혈병

Acute Myelocytic Leukemia, AML

혈액종양의 분류는 1976년 프랑스·미국·영국(Franch-American-British, FAB)의 연구진에 의해 분류되었는데, 급성골수세포백혈병의 경우 M1-M6으로 체계화하였고, 1985년 M7(급성거대핵모세포백혈병, acute megakaryoblastic leukemia)을 추가하였다. 이 FAB 분류체계의 기본은 골수 및 말초혈액에 출현하는 혈액세포의 형태학적 특징과 세포화학적 검사 소견에 의한 것이다. 이어 1991년 기존의 형태학적, 세포화학적 소견으로는 진단이 불가능하고 면역표현형 검사에 의해서 진단이 가능한 M0(최소분화급성골수세포백혈병, acute myelocytic leukemia minimally differentiated)가 다시 추가되었다. 하지만 형태학적 소견에 의한 기준은 분류는 가능했지만 M3를 제외한 나머지 분류등급에서 동일한 치료약제에 대한 반응이 다르고, 예후판단이 일치하지 않았으며, 세포유전학적인 발현이 서로 달라 진단을 위한 유용성의 의미가 감소되었다.

급성골수세포백혈병은 급성림프구백혈병을 제외한 급성백혈병을 모두 포함하여 급성비림프모세포백혈병(acute non-lymphoblastic leukemia, ANLL)이라고 부르기도 한다. 따라서 AML의 백혈병세포는 과립백혈구계뿐만 아니라 단핵구계, 적혈모구계, 거대핵세포계 등과 같은 골수계세포(myeloid cell) 모두를 포함한다.

세포유전학적 분석방법이 개발되어 진단을 할 때나 예후판정에 관한 정보를 많이 얻고 있다. 염색체이상인 t(8:21), inv(16)와 t(15:17)에서는 비교적 좋은 예후를 보이고, 5번과 7번 염색체의 부분결실(deletion)이나 완전결실(monosomy), 3번 염색체의 자리옮김(trans-

표 29-1 급성골수세포백혈병 아형 및 혈액종양의 염색체 비정상

FAB 아형(FAB Subtype)	세포유전학적 이상(Cytogenetic Aberration)
MO, M1, ALL	t(10:11)
M1	Trisomy11
M2	t(8:21)
M3	t(15:17), t(11:17), t(5:17)
M4eo	inv(16)
M4 with erythrophagocytosis	t(8:16)
M5	11q23 translocation
M6	t(3:5)
M1, M2, M4, MDS	t(6:9), t(9:9)
Multiple FAB subtypes, MDS, CMML	t(16:21)
M2, M4, CML	t(7:11)
MDS, de novo/T-AML	inv(11)
MDS, T-AML, CML	t(3:21)

ALL: acute lymphoytic leukemia, CMML: chronic myelomonocytic leukemia, FAB: French-American-British (Cooperative Group)

location) 또는 자리바꿈(inversion) 및 t(6:9), t(9:22), 11q23 등에서는 치료 효과가 낮다[표 29-1].

특수염색 결과는 골수세포과산화효소(myeloperoxidase, MPO), 수단블랙비(Sudan black B, SBB), 에스테르분해효소(esterase, Est) 염색에서 양성반응을 보이고 백혈구알칼리인산분해효소(leukocyte alkaline phosphatase, LAP) 염색에서 활성이 낮다. FAB에서 세포분화와 성숙 정도 및 종류에 따라 M0~M7까지 7가지 아형(subtype)으로 분류한다[표 29-2].

1 FAB AML M0, 최소분화급성골수세포백혈병

Acute Myeloid Leukemia with Minimal Differentiation

급성골수세포백혈병 사례의 5% 미만을 차지하며, 유아나 나이 든 성인에서 발생한다. 모세포는 발아세포질(cytoplasmic budding)을 특징으로 하며, 형태학적으로 림프모세포(lymphoblast)와 비슷한 작은 모세포가 출현

표 29-2 FAB (French-America-British) 분류에 의한 급성골수세포백혈병(Acute myeloid leukemia, AML)

M0 최소분화급성골수세포백혈병(Acute myeloid leukemia with minimal differentiation)
M1 미성숙급성골수세포백혈병(Acute myeloid leukemia without maturation)
M2 성숙급성골수세포백혈병(Acute myeloid leukemia with maturation)
M3 급성전골수구백혈병(Acute promyelocytic leukemia)
- M3a 과다과립형성전골수구백혈병(Hypergranular promyelocytic leukemia)
- M3b 저과립형성전골수구백혈병(Hypogranular promyelocytic leukemia)

M4 급성골수단핵구백혈병(Acute myelomonocytic leukemia)
M5 급성단핵모세포 및 단핵구백혈병(Acute monoblastic and monocytic leukemia)
- M5a 미분화단핵모세포(Poorly differentiated monoblast)
- M5b 분화단핵모세포(Differentiated monoblast)

M6 급성적혈구계백혈병(Acute erythroid leukemia)
M7 급성거대핵모세포백혈병(Acute megakaryoblastic leukemia)

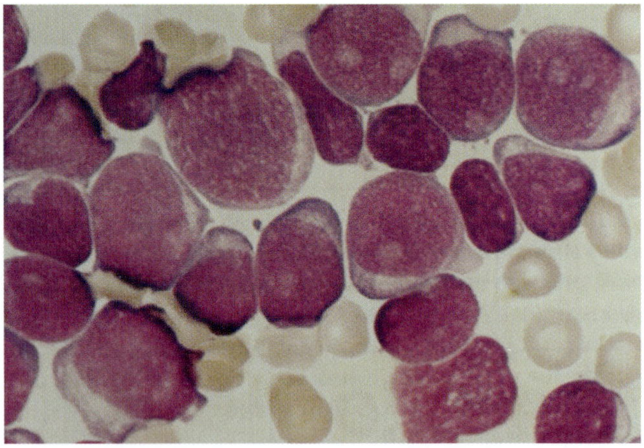

그림 29-1 FAB M0 모세포(Blast). 골수, 라이트염색, 1,000X

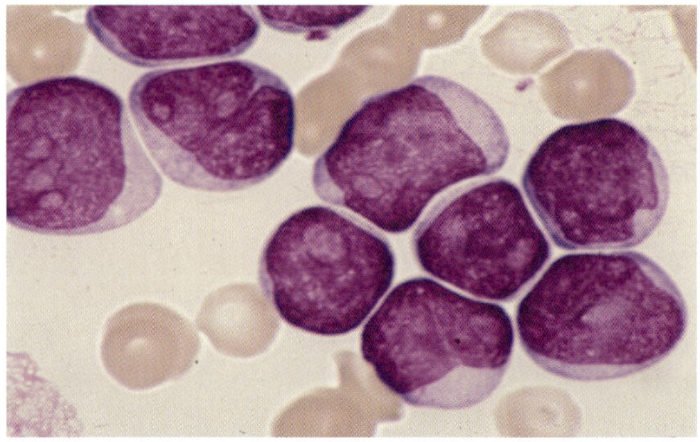

그림 29-2 FAB AML M1, 미성숙급성골수세포백혈병 골수모세포(Myeloblast). 골수, 라이트염색, 1,000X

하는 경우 L1, 2 type의 급성림프모구백혈병(ALL)과 구별이 쉽지 않다. 그 외 M7의 거대핵모세포(megakaryoblast)나 M5a의 미분화단핵모세포(undifferentiated monoblast)와도 구별이 잘 안 되기 때문에 골수계항원(myeloid antigens)이나 초미세구조세포화학분석법(ultrastructural cytochemical assay)을 이용하여 분류한다. CD13과 CD33이 발현되고 출현하는 모세포들은 골수세포과산화효소(myeloperoxidase, MPO) 염색에서나 수단블랙비(SBB) 염색에서 양성 세포가 3% 미만이다[그림 29-1].

※FAB AML M0 최소분화급성골수세포백혈병

① 모세포(blast) 20% 이상.
② 핵 염색질이 분산되고, 중간 크기의 모세포 출현.
③ 세포질에 과립이 없다(무과립성).
④ 세포화학염색 Myeloperoxidase, Sudan Black B, naphthol AS-D chloroacetate esterase(특이에스테라제, SE) 염색에서 양성인 모세포가 3% 미만.
⑤ Alpha-naphthyl acetate 또는 Alpha-naphthyl butyrate esterase(비특이에스테라제, NSE) 염색 음성.
⑥ 확실한 과다세포충실성(hypercellularity) 골수.
⑦ CD33+, CD34+, CD117+을 나타낸다.

2 FAB AML M1, 미성숙급성골수세포백혈병

Acute Myeloid Leukemia without Maturation

골수모구(myeloblast)에 아우어 소체(Auer body)가 출현하며, 골수세포과산화효소 염색이나 Sudan black B 염색에서 양성률이 3% 이상으로 급성림프구백혈병(ALL)과 감별이 된다. CD33+, CD34+, CD117+ 세포들이 70% 이상이다. 전골수구(promyelocyte)가 3% 이하로 골수모구가 대부분을 차지하며 성숙능력이 거의 없다. 즉 대부분이 골수모구이고 그 외에 소수(10% 이하)의 전골수구와 더 성숙한 과립백혈구가 보이지만 중간형의 골수구(myelocyte)나 후골수구(metamyelocyte)는 거의 보이지 않는다. 이 같은 골수형태를 백혈병성열공(hiatus leukemicus)이라고 한다. 만성골수세포백혈병(CML)과 구별이 된다[그림 29-2].

※FAB AML M1, 미성숙급성골수세포백혈병

① 모세포 20% 이상.
② 비적혈구계세포 중에서 90% 이상이 모세포일 것.
③ 세포질에 아우어 소체를 동반하기도 하는 호아주르과립(azurophilic granule)의 존재.
④ 세포화학염색 Myeloperoxidase, Sudan Black B 양성인 모세포가 3% 이상.

⑤ 전형적인 과다세포충실성(hypercellularity) 골수.
⑥ 림프모세포와 비슷한 골수모구도 존재.
⑦ CD33+, CD34+, CD117+을 나타낸다.

3 FAB AML M2, 성숙급성골수세포백혈병

Acute Myeloid Leukemia with Maturation

M1보다 어느 정도 성숙능력이 있어서 골수모구 외에 전골수구 이상의 성숙한 과립백혈구가 보이지만 백혈병열공을 나타내며, 골수모구가 20% 이상을 차지하고 골수구계세포 중에 전골수구는 3~20% 정도를 차지한다. 만성골수세포백혈병이나 골수형성이상증후군(MDS)과는 다르다. 성숙 중성구는 점차적으로 거짓펠거-휴에트(pseudo Pelger-Huët) 핵이상 등이 보이고 아우어 소체(Auer body)가 발견된다. Myeloperoxidase와 Sudan black B 염색에서 강한 양성을 보인다. 또 약 1/3의 사례에서는 백혈구알칼리인산분해효소(LAP) 활성의 저하가 보이고 특이에스테르분해효소(specific esterase) 염색 결과는 양성을 나타내지만, 비특이에스테르분해효소(non specific esterase) 염색에서는 음성을 보인다. 50% 이상의 환자에서 염색체 8번과 21번 사이에서 자리옮김 t(8:21)(q22:q22)이 발견된다. 특히 어린이에서 많이 발견된다[그림 29-3].

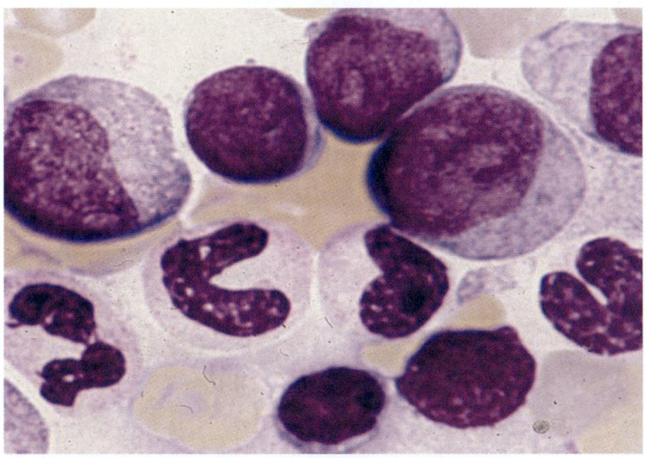

그림 29-3 FAB AML M2, **성숙급성골수세포백혈병**. 골수, 라이트염색, 1,000X

※FAB AML M2, 성숙급성골수세포백혈병

① 모세포 20% 이상, 아우어 소체 출현.
② 세포화학염색 Myeloperoxidase, Sudan Black B 양성인 모세포가 3% 이상.
③ 골수세포의 10% 이상이 전골수구와 그보다 성숙한 중성구 계열.
④ 모세포 세포질에 호아주르과립을 가지고 있거나 없다.
⑤ 호산구계열 전구세포의 증식이 빈번하게 관찰된다.
⑥ 중성구의 비정상적인 핵 분절이 관찰된다.
⑦ 과다세포충실성 골수.

4 FAB AML M3, 급성전골수구백혈병

Acute Promyelocytic Leukemia

골수나 말초혈액 내에 특징적 소견을 갖는 비정상전골수구(abnormal promyelocyte)가 대부분(30%)을 차지하는 급성전골수구백혈병(acute promyelocytic leukemia, APL, PML)은 전골수구에 아주르과립을 정상적인 전골수구보다 훨씬 많이 가지고 있다. 전골수구 단계에서 분화가 정지되는 특징이 있다. M3는 아주르과립이 풍부한(hypergranular) M3a(전형적인 급성전골수구백혈병)와 호아주르 미세과립(azurophilic microgranular)의 M3b로 나눈다. M3a의 경우보다 M3b의 사례에서 말초혈액 백혈구 수가 더 높게 나타난다. 과립의 염색 결과는 밝은 분홍색(bright pink) 혹은 진한 자주색(dark purplish)이다.

M3 백혈병세포는 정상 전골수구보다 세포크기가 크고 파종혈관내응고(DIC)를 동반하는 경우 출혈증상을 나타낸다. 아우어 소체 다발이 세포질에 엉켜서(장작더미처럼) 보이는 Faggot cell의 출현이 특징적이다[그림 29-4A]. 염색체 15번과 17번 사이의 자리옮김 t(15:17)은 급성전골수세포백혈병의 약 80% 정도에서 발견된다[그림 29-4B]. 자리옮김 결과 *APL/RARa* 융합유전자가 나타난다.

염색체 분석에서 t(15:17)(q22:q12) 자리옮김이 확인

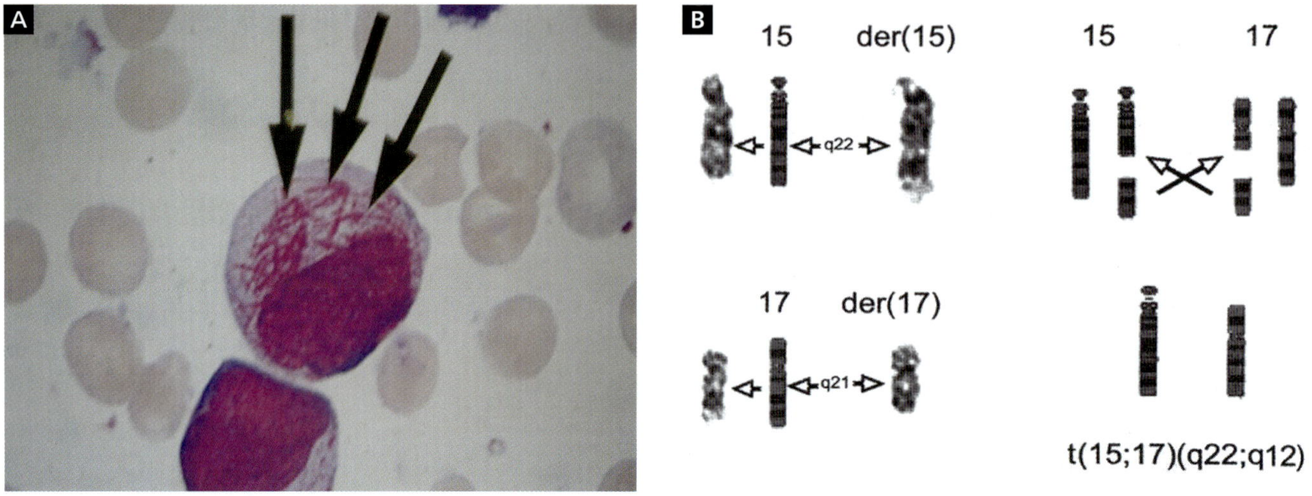

그림 29-4 FAB AML M3, 급성전골수구백혈병. A. 파곳세포(Faggot cell) 골수, 라이트염색, 1,000X, B. 염색체 비정상[왼쪽: 정상, 오른쪽: t(15:17) (q22:q12)]

되면, 모세포가 20% 이하일 때도 APL로 진단한다.

FAB AML M3는 WHO 분류에서 반복유전자이상급성골수세포백혈병(aute myeloid leukemia with recurrent genetic abnormalities)의 아형으로 분류되었다.

※FAB AML M3, 급성전골수구백혈병

① 모세포 20% 이상.

② 아우어 소체 출현, 특히 Faggot cell(아우어 소체 다발)이 특징.

③ t(15:17)(q22:q12), *APL/RARa*.

④ 골수세포과산화효소(MPO) 염색에 강한 양성.

⑤ 백혈병세포의 핵이 콩팥 모양이거나 이배엽성이다.

⑥ 면역표현형 검사 결과 CD13, CD33 양성이고 CD34, CD15, HLA-DR은 음성.

5 FAB AML M4, 급성골수단핵구백혈병

Acute Myelomonocytic Leukemia

과립백혈구계의 골수모구나 전골수구, 단핵구계의 단핵모세포(monoblast)나 단핵구(monocyte)가 혼합 출현하는 경우로, 급성골수단핵구백혈병(acute myelomonocytic leukemia, AMML)이다. 환자에서 잇몸비대(gingival hypertrophy), 피부백혈병(leukemia cutis), 뇌척수막백혈병(meningeal leukemia)과 같은 질환이 많이 발견된다. 형태학적으로 AML-M2 type과 비슷한 점이 많으나 단핵모세포(monoblast)와 전단핵구(promonocyte)가 20% 이상을 차지하는 것이 특징이다. 말초혈액 내 단핵구계세포 수가 5×10^9개/L 이상의 경우가 많다(전단핵구와 단핵구가 유핵세포의 20% 이상). M4의 경우는 골수구(과립구)계세포와 단핵구계세포가 같이 나

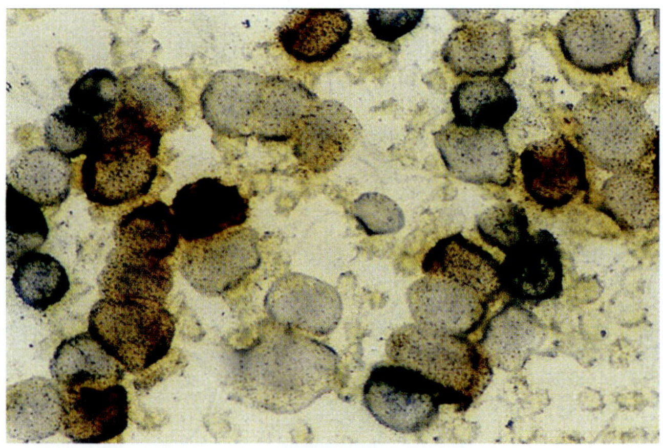

그림 29-5 AML M4의 이중에스테라제(dual esterase) 양성반응. 과립구계: 적갈색, 단핵구계: 흑갈색

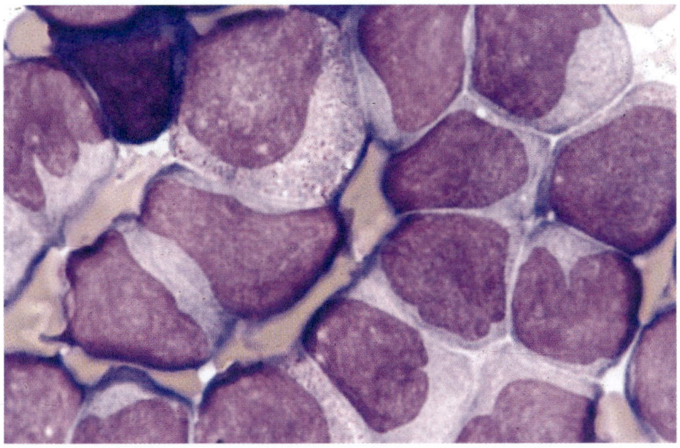

그림 29-6 **FAB AML M4, 급성골수단핵구백혈병.** 골수, 라이트염색, 1,000X

타나기 때문에 형태학적으로 감별을 위해 세포화학적 특성을 이용한 염색 결과로 구별한다. AML 아형 구별을 위한 에스테르분해효소(esterase) 염색은 naphthol AS-D chloroacetate를 기질로 사용하는 특이에스테르분해효소(specific esterase) 염색과 α-naphthol acetate나 α-naphthol butyrate를 기질로 사용하는 비특이에스테르분해효소(non specific esterase)염색이 있는데 특이에스테르분해효소염색은 주로 과립구계에 양성반응을 나타내고, 비특이에스테르분해효소염색은 단핵구계에 양성반응을 나타낸다. 따라서 과립구계와 단핵구계가 섞여 있는 M4에서는 두 가지 염색에 모두 양성을 나타내는데, 이것을 이중에스테르분해효소염색(dual esterase stain) 양성이라고 한다[그림 29-5]. M4 중에서 비정상 호산구가 10% 이내로 골수에 출현하는 경우에는 M4eo type이다. 16번 염색체이상으로 inv(16) (p13q22)이 발견되고 중추신경계백혈병이 발병하는 경우가 많다[그림 29-6].

※FAB AML M4, 급성골수단핵구백혈병

① 골수모구, 단핵모세포, 전단핵구가 20% 이상.
② 중성구 20% 이상.
③ 단핵구계세포 20% 이상.
④ 단핵모세포는 크고, 핵은 둥글며 풍부한 세포질.
⑤ 아우어 소체 출현.
⑥ 골수세포과산화효소 염색에 양성인 모세포는 3% 미만.
⑦ 말초혈액 단핵구 수 5 × 10^9개/L 이상
⑧ 이중에스테르분해효소(dual esterase) 염색 실시, 특이 및 비특이에스테르분해효소염색에 양성
⑨ 골수구계항원 CD13+, CD33+이며, 단핵구계 CD14+, CD11b+, CD11c+, CD64+, CD36+이다.

6 FAB AML M5, 급성단핵모세포 및 단핵구백혈병

Acute Monoblast and Monocytic Leukemia

단핵구계의 세포가 주를 이루는 급성백혈병이며, 급성단핵구백혈병(acute monocytic leukemia)이라고 한다. 단핵모세포(monoblast)를 주로 한 미분화급성단핵구백혈병은 M5a, 그리고 전단핵구(promonocyte)와 단핵구(monocyte)가 주를 이루는 분화급성단핵구백혈병을 M5b로 나눈다. M5a형에서 발견되는 단핵모세포는 과립은 거의 보이지 않으며 세포질 내에 공포(vacuole)가 출현한다. 형태학적으로는 ALL L2 type의 림프모세포(lymphoblast)와 구별이 필요하다. M5b형에서는 분화가 더 진행되고 핵은 다분엽성을 보이며 세포질은 청회색(grayish blue)으로 보인다. 특이에스테르분해효소(naphtol AS-D chloroacetate) 염색에 음성이고 비특이에스테르분해효소[alpha-naphtyl acetate(또는 butyrate) esterase] 염색에서만 양성반응을 나타내는 것이 M4와 감별진단의 핵심이다. 특히 비특이에스테르분해효소 염색은 양성반응 불화나트륨(NaF, sodium fluoride)을 첨가하면 염색이 억제되는 반응을 나타낸다. 골수세포과산화효소와 SBB 염색에서 단핵모세포는 음성을 보이지만 다소 성숙된 세포들에서는 양성반응을 보인다. 단핵구계백혈병에서는 CD14, CD64, CD68, CD11b에 양성을 보인다. t(9:11)(p22:q23) 염색체 자리옮김에 의한 유전자이상이 소아에서는 75%, 성인에서는 30% 정도 발견된다[그림 29-7], [그림 29-8].

혈청 뮤라미다아제[muramidase: 항균물질로 동물의 침, 눈물 등의 체액에 존재하는 결절성, 염기성 효소

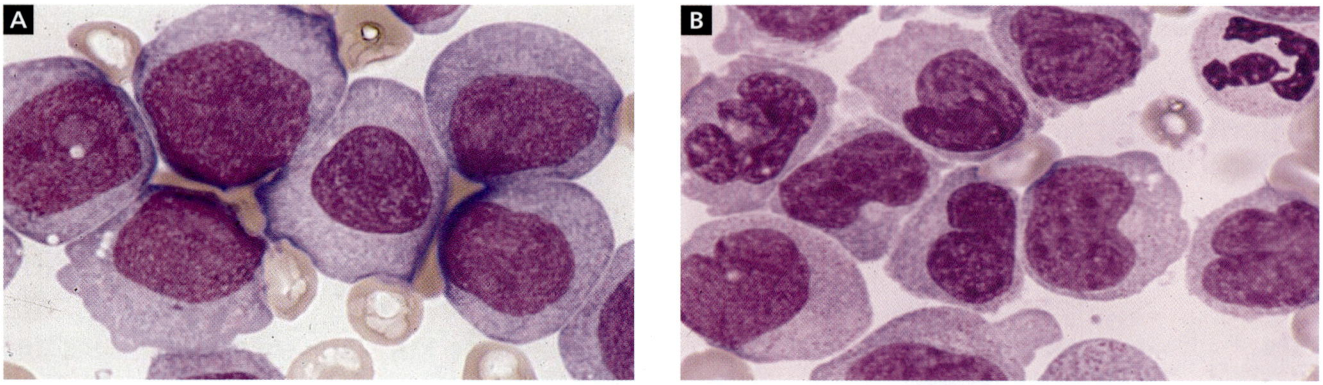

그림 29-7 **FAB AML M5, 급성단핵모세포 및 단핵구백혈병**. A. M5a, B. M5b. 골수, 라이트염색, 1,000X

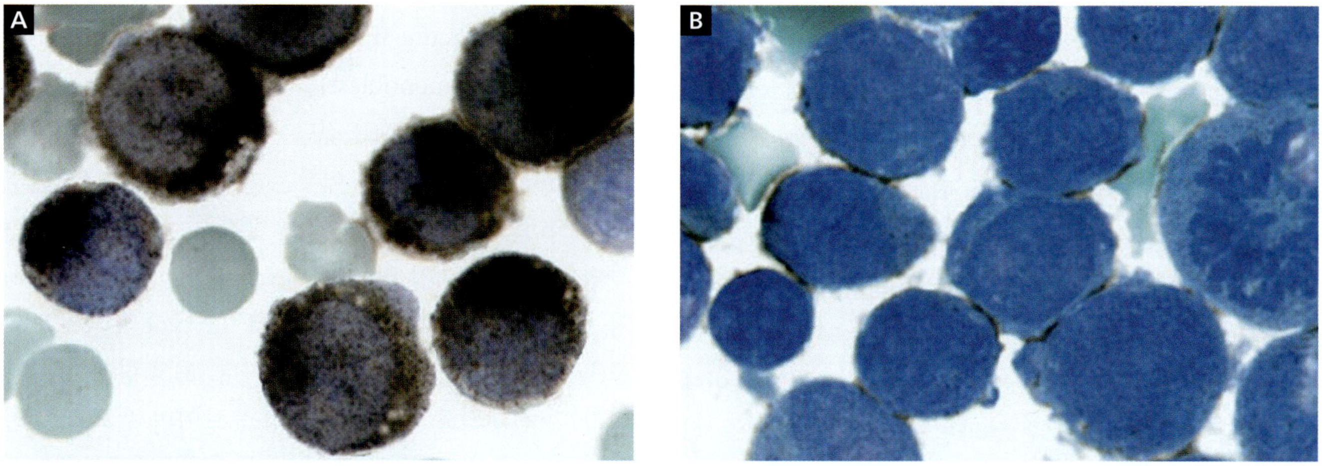

그림 29-8 **FAB AML M5**. A. 비특이에스테라제염색(ANBE), B. 불화나트륨(NaF) 첨가 후 염색억제. 골수, 1,000X

(lysozyme)]의 활성이 증가한다.

※FAB AML M5, 급성단핵모세포 및 단핵구백혈병

① 골수모구, 단핵모세포, 전단핵구가 20% 이상.

② 단핵구계세포가 80% 이상.

③ M5a, 단핵모세포는 둥근 핵과 뚜렷한 핵소체와 염기성의 풍부한 세포질(거짓발 형성).

④ 비특이에스테르분해효소 염색에 강양성(NaF에 억제), 골수세포과산화효소 염색 음성.

⑤ 과다세포충실성(주로 단핵모세포로 구성)

⑥ 용해소체(lysozyme) 양성.

⑦ M5b, 전단핵구는 불규칙한 모양의 핵, 아주르과립이 있는 호염기성 세포질.

⑧ 적혈구포식세포(erythrophagocytosis) 관찰.

⑨ 단핵구계세포는 CD14+, CD11b+, CD11c+, CD64+, CD36+이다.

7 FAB AML M6, 급성적혈구계백혈병

Acute Erythroid Leukemia

골수 내에 적혈모구계가 50% 이상을 차지하는 경우로 적백혈병(erythroleukemia)이라고 부른다. M6의 적혈모구는 악성빈혈의 거대적혈모구와 비슷해서 PAS (periodic acid schiff) 염색으로 구별한다(적혈구계는 양성). 핵이 2개 이상 보이는 특이한 형태를 나타내는 비정

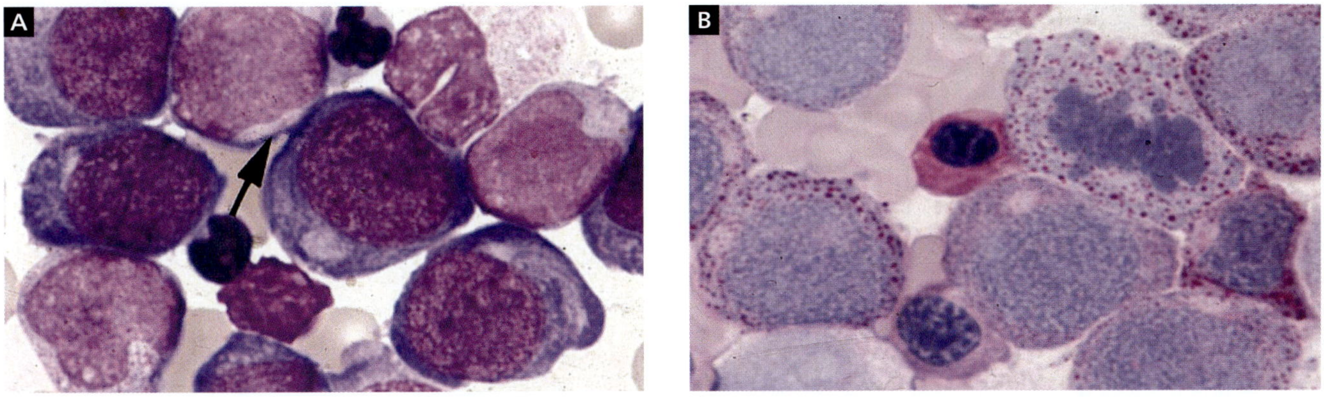

그림 29-9 **FAB AML M6, 급성적혈구계백혈병**. A. 라이트염색, B. PAS염색. 골수, 1,000X

상 적혈모구가 많다. WHO 분류에서는 M6는 M6a와 M6b로 나누는데 M6a형은 적혈모구계세포와 골수계세포가 혼재되어 출현하는 적혈구계백혈병이며, M6b형은 순수적혈구계백혈병(pure erythroid leukemia)으로 골수모구의 증거가 없는 적혈모구계의 출현이 80%를 초과하여 절대적으로 우세할 때이다[그림 29-9]. 철염색을 하면 환상철적혈모구의 출현이 관찰된다.

※FAB AML M6, 급성적혈구계백혈병

① 골수 유핵세포 중 적혈구계가 50% 이상.
② 비적혈구계세포 중에서는 모세포가 20% 이상.
③ 적혈구전구세포의 핵은 거대핵이고 형성이상을 나타낸다.
④ 유핵적혈구의 핵은 다핵인 것들이 관찰된다.
⑤ 환상철적혈모구 출현.
⑥ 적혈구전구세포는 PAS (periodic acid schiff) 염색 양성.
⑦ 과다세포충실성 골수, 거대핵세포 형성이상.

8 FAB AML M7, 급성거대핵모세포백혈병

Acute Megakaryoblastic Leukemia

거대핵세포가 전체 골수 유핵세포의 50% 이상 출현하는 백혈병으로 골수섬유증(myelofibrosis)을 동반하는 경우가 많다. 모세포들은 림프모세포와 유사하고 골수세포과산화효소 염색도 음성이만, 전자현미경 관찰에서 혈소판은 골수세포과산화효소염색 양성이고 혈소판 당단백

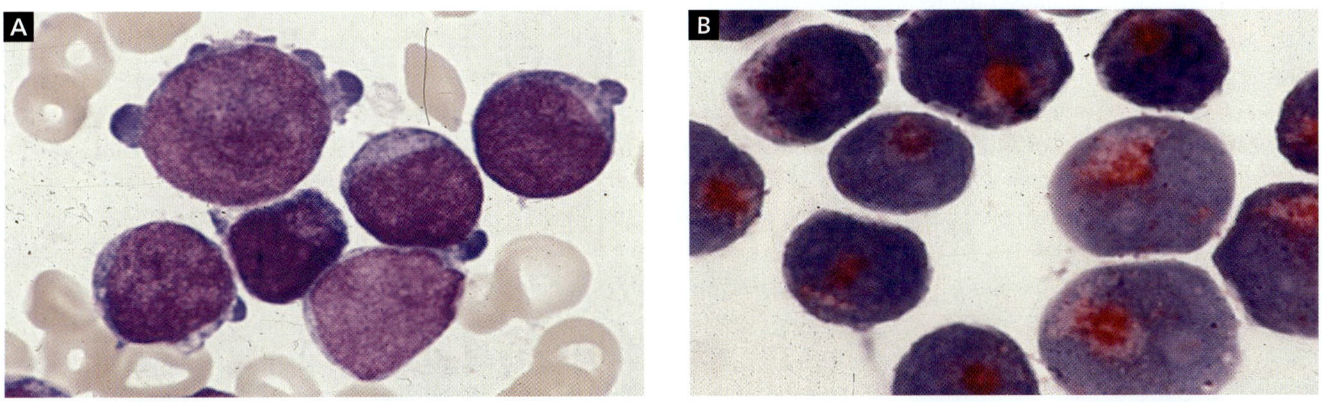

그림 29-10 **FAB AML M7, 급성거대핵모세포백혈병**. A. 라이트염색, B. ACP염색. 골수, 1,000X

질(glycoprotein) GPIIb/IIIa 항체를 이용한 형광항체염색에서 양성으로 나타나므로 급성림프모세포백혈병과 구별된다. 산성인산분해효소(acid phosphatase, ACP), PAS, 비특이에스테라제(non specific esterase, NSE) 염색 양성이다[그림 29-10].

※FAB AML M7, 급성거대핵모세포백혈병

① 모세포 20% 이상.
② 면역표현형 검사 또는 전자현미경 검사에서 거대핵세포가 50% 이상.
③ 거대핵모세포는 크기가 중간-큰 크기, 핵이 둥글거나 굴곡이 있으며 핵소체가 있다.
④ 세포질은 과립이 없고, 호염기성(거짓발 형성).
⑤ 말초혈액에서 작은거대핵세포(small megakaryocyte), 거대핵모세포 조각과 형성이상 거대혈소판(giant platelet), 미세과립 중성구 출현.
⑥ 골수세포과산화효소, SBB 염색 음성.
⑦ 모세포는 PAS, ACP, NSE 양성.
⑧ 거대핵세포계는 CD4+, CD42–, CD6– 등으로 구별된다.

FAB 급성골수세포백혈병 아형분류의 요점을 [표 29-3]에 정리하였고, 분류과정은 [그림 29-11]에 나타냈다. 세계보건기구(WHO)에서는 종전의 형태학적 분류에 염색체 비정상을 추가하여 급성골수세포백혈병을 분류한다([표 39-1] 참고).

29.2 만성골수세포백혈병

Chronic Myelocytic Leukemia, CML

만성골수세포백혈병(CML)은 골수의 다능조혈줄기세포(pluripotential hematopoietic stem cell)에서 비정상적인 단일유전자 자리옮김(translocation)이 발생하여 골수세포의 클론 과잉생산에 의해 발생하는 골수증식종

표 29-3 FAB 분류 급성골수세포백혈병 특징 요약

FAB subtype	Diagnostic features
AML-M0	≥ 20% blasts of TNC; < 3% blasts reactive to MPO, SBB, or NSC; immunophenotyping $CD33^+$ $CD13^+$, may be $CD34^+$ TdT^+
AML-M1	≥ 20% blasts; ≥ 3% blasts reactive to MPO or SBB; nonerytroid cels: < 10% of NEC are promyelocytes or more mature neutrophils. $CD33^+$, $CD34^+$, TdT^+
AML-M2	≥ 20% blasts; ≥ 3% blasts reactive for MPO or SBB; ≤ 10% of TNC are promyelocytes or more mature neutrophils; t(8:21) chromosome abnormality
AML-M3	≥ 20% blasts and abnormal promyelocytes; intense MPO and SBB reactivity; promyelocytes and blasts with multiple Auer rods(faggot cells); t(15:17) cytogenetic abnormality
AML-M4	≥ 20% myeloblasts, monoblasts, and promonocytes; ≥ 20% monocytic cells in marrow; ≥ 5 × 10^9/L
AML-M5a	≥ 80% monocytic cells; monoblasts ≥ 80% of monocytic cells; monoblasts and promonocytes NSE positive; monoblasts usually MPO and SBB negative
AML-M5b	≥ 80% monocytic cells; monoblasts ≥ 80% of monocytic cells; promonocytes predominate; monoblasts and promonocytes NSE positive; promonocytes may have scattered MPO~ and SBB~ positive granules
AML-M6	≥ 20% blasts, ≥ 50% erythroid precursors: ≥ 30% pf NEC are myeloblasts; dysplastic erythroid precursors frequently PAS positive
AML-M7	≥ 20% blasts; ≥ 50% TNCs megakaryoblasts by morphology or electron microscopy; immunophenotyping $CD41^+$ $CD61^+$

CD: cluster of differentiation(분화의 실마리, 세포표지자), MPO: myeloperoxidase(골수세포과산화효소), NEC: nonerythroid cells(비적혈구계 세포), NSE: non specific esterase(비특이에스테라제), PAS: periodic Schiff, SBB: Sudan black B, TdT: terminal deoxynucleotidyl transferase(종말데옥시누클레오티딜전달효소), TNC: total nucleated cells(전체 유핵세포 수)

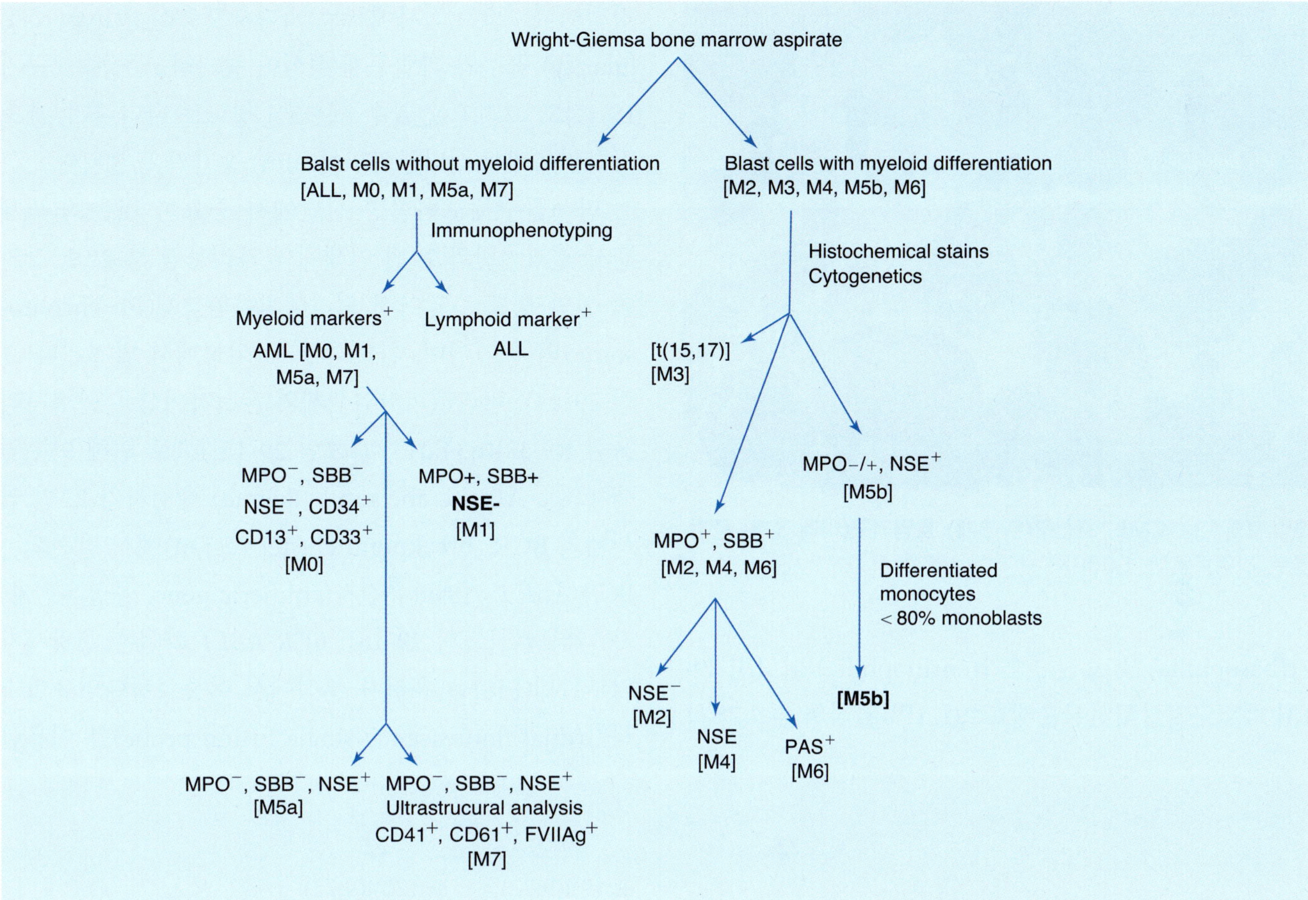

그림 29-11 WHO 급성골수세포백혈병 분류 방법

양(myeloproliferative neoplasm, MPN)이다. 미성숙 중성구계세포가 우세하게 나타난다. 급성백혈병에 비하여 만성기의 증상은 경증으로 피로가 쉽게 오거나 지라비대로 복부 팽만이 발견된다. 평균 3년 후에는 빈혈, 출혈, 발열 등 급성백혈병과 비슷한 증상이 나타난다. 전체 백혈병의 약 20%를 차지하는 만성골수세포백혈병은 모든 연령층에서 발생이 가능하지만 특히 40~50대 중·장년층에서 잘 발생하고 남자보다 여자들에게서 발병률이 조금 더 높다.

말초혈액 검사 결과 백혈구 수가 150 × 10^9/L 이상으로 심한 증가를 나타내며[그림 29-12], CML 환자의 약 15%는 300 × 10^9/L 이상으로 증가한다. 호염기구증

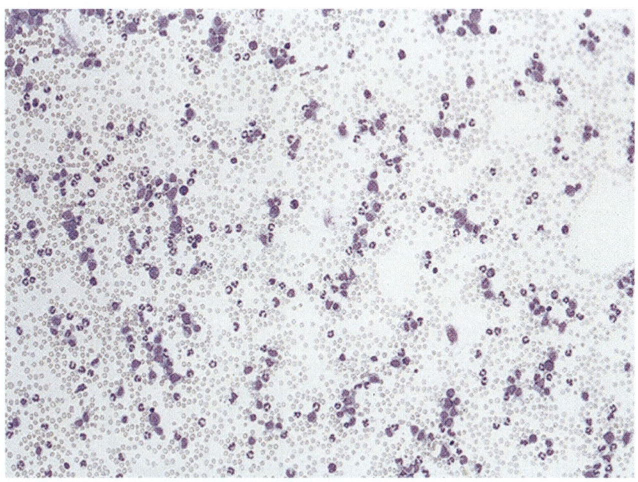

그림 29-12 **만성골수세포백혈병 환자의 백혈구증가**. 말초혈액, 라이트염색, 200X

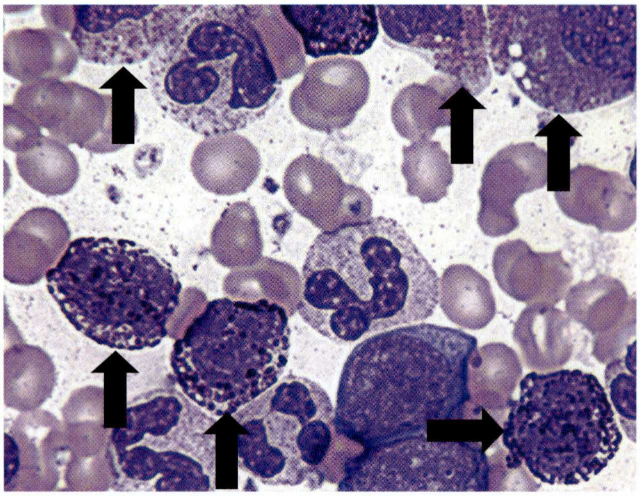

그림 29-13 CML, 호산구(위 3개) 호염기구(아래 3개) 증가. 골수, 라이트염색, 1,000X

가(basophilia) 및 호산구증가(eosinophilia)와[그림 29-13] 백혈구알칼리인산분해효소(LAP) 활성의 감소가 특징적이다. 골수 검사에서는 과다세포충실성(hypercellularity) 골수와 과립구계 형성이 증가하고, 골수모구가 1% 정도 그리고 전골수구는 5% 정도로 나타나며, 세포화학염색에서 레티큘린(reticulin) 증가가 관찰된다.

만성골수세포백혈병 진단에서 중요한 것은 염색체 검사 결과 9번과 22번 염색체의 자리옮김 후 22번 장완이 절반 정도로 짧아진 필라델피아염색체(Ph chromosome)의 확인이며, 환자의 95% 이상에서 발견된다[그림 29-14]. 필라델피아염색체의 유전자이상은 균형자리옮김 t(9:22)(q34:q11) ([그림 29-15])으로 인해 9번 염색체의 c-ABL (c-abelson leukemia) 유전자가 22번 염색체의 BCR (breakpoint cluster region)에서 발견되는 *BCR/ABL 1* 키메라유전자(chimeric gene, 융합유전자)가 나타난다[그림 29-16]. *BCR/ABL1* 확인은 형광제자리부합법(FISH) 유전자 분석에서 이중형광단일융합소식자(dual fluorescence single fusion probe)를 이용한

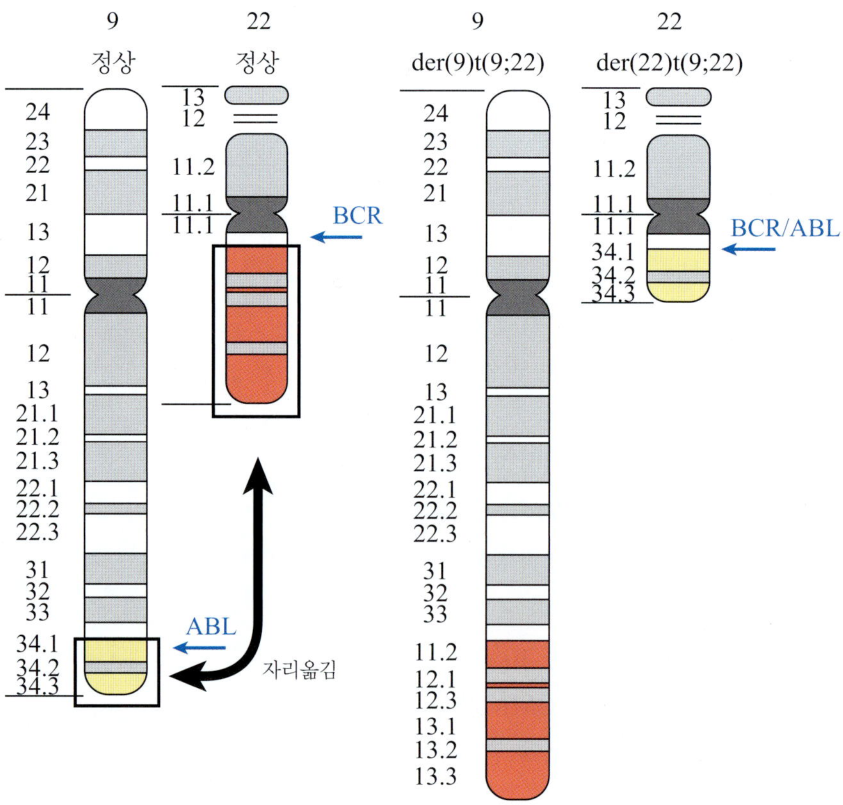

그림 29-14 t(9:22), 왼쪽은 정상.

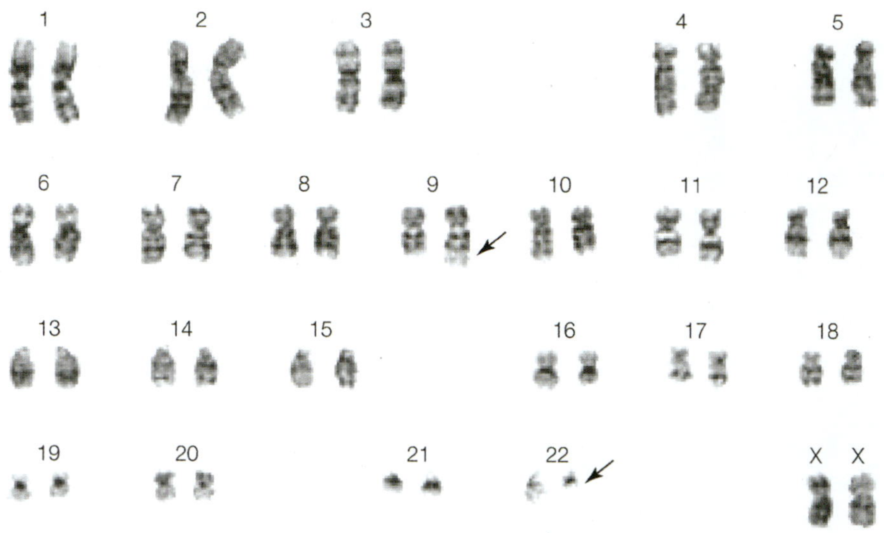

그림 29-15 CML t(9:22) 염색체 사진.

검사이다.

만성골수세포백혈병은 진단 시 질병의 진행 상태에 따라서 만성기(CML chronic phase, CML-CP), 가속기(CML accelerated phase, CML-AP), 모세포기 또는 급성기(CML blast phase, CML-BP)로 나눈다.

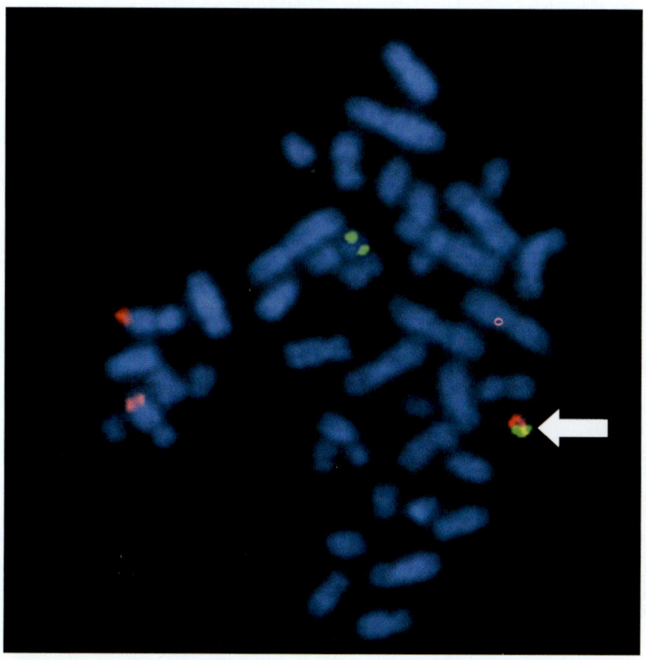

그림 29-16 CML t(9:22), *BCR/ABL1* 융합유전자

1 만성기

Chronic Phase

백혈구 수 증가와 함께 말초혈액 도말염색 관찰에서 골수모구부터 분엽백혈구(다형핵백혈구)까지 각 성숙단계의 다양한 중성구계세포가 출현하며, 호염기구증가와 호산구증가가 있고 모세포는 2% 미만으로 관찰된다. 혈소판 수는 정상이거나 1000 × 10^9/L(1000 × 10^3/μL) 이상으로 증가하는 경우도 있다. 백혈구알칼리인산분해효소 활성(LAP score)이 현저하게 감소한다.

골수생검 검사 소견은 중성구전구세포와 성숙중성구의 증가로 인한 과다세포충실성 골수를 보이며, 골수 유핵세포 중 모세포는 5% 미만이다. 거대핵세포 수는 정상 또는 감소하지만 환자의 절반 가까이에서 중등도 또는 심한 증식을 나타내는 등 다양한 양상이다. 만성골수세포백혈병 만성기로 진단된 약 40%의 사례에서 거대핵세포 수 증가, 심각한 지라비대 및 심한 빈혈과 관련되어 레티큘린 증가가 나타나며, 30%에서는 거짓-고셰세포(pseudo-Gaucher cell)와 푸른바다조직구(Sea-blue histiocyte, [그림 29-17])가 관찰된다.

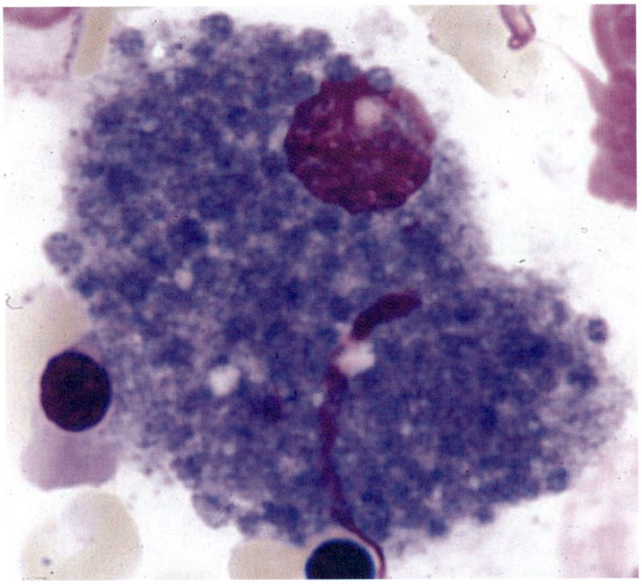

그림 29-17 **CML에서 Sea-blue 조직구**. 골수, 라이트염색, 1,000X

2 가속기

Accelerated Phase

가속기는 진단 시 아래 기준 중 말초혈액 또는 골수 검사 결과에서 하나 이상이 확인되어야 한다.

① 말초혈액의 백혈구 또는 골수 유핵세포 중 골수모구가 15~20% 수준.

② 말초혈액의 백혈구 또는 골수 유핵세포의 20% 이상이 호염기구.

③ 말초혈액의 백혈구 또는 골수 유핵세포의 30% 이상이 골수모구와 전골수구.

④ 치료와 관계없이 지속적인 100 × 10^9/L 미만의 혈소판감소증.

3 모세포위기

Blast Crisis

급성기(acute phase)라고도 하며, 급성백혈병과 유사하다. 면역표현형검사 결과 골수계 및 단핵구계 항원 CD13+, CD14+, CD33+ 그리고 거대핵세포계 항원 CD41+, CD61+이 발현하고 적혈구계는 글리코포린(glycophorin)과 Hb-A를 표현한다.

만성골수세포백혈병 모세포위기 진단기준은 다음과 같다.

① 말초혈액의 백혈구 또는 골수 유핵세포 중 골수모구가 15~20% 이상.

② 모세포가 골수와 지라 및 간 이외의 장기를 침범하여 비정상 증식을 나타내는 경우.

만성골수세포백혈병은 WHO에서 골수증식종양(myeloproliferative neoplasm)으로 분류하였으며, 백혈병모양반응(leukemoid reaction)과 감별이 필요하다.

※만성골수세포백혈병

① t(9:22)(q34:q11) 자리옮김, 필라델피아염색체(Ph), *BCR/ABL* 융합유전자 확인(FISH).

② 백혈구알칼리인산분해효소(LAP) 감소.

③ 말초혈액 백혈구 수 뚜렷한 증가, 유핵적혈구 출현.

④ 호염기구, 호산구, 중성구, 골수구 증가.

⑤ 골수 과다세포충실성, 과립구 형성증가, 레티큘린 증가.

⑥ 혈소판 수 정상 또는 증가.

⑦ 거대핵세포 형성 정상 또는 증가, 작은거대핵세포 출현.

⑧ Sea-blue 조직구, 거짓-고셰세포 출현.

29.3 급성림프구백혈병

Acute Lymphocytic Leukemia, ALL

골수 중에는 림프모세포가 우세하며 골수세포과산화효소염색 또는 SBB염색 양성률은 3% 이하로 나타나고, PAS (periodic acid schiff)와 ACP (acid phosphatase)염색 양성이며, 종말데옥시누클레오티딜전달효소(terminal deoxynucleotidyl transferase, TdT)에 양성반응이다. 말초혈액 도말염색 관찰에서는 림프모세포가 60% 이상을 차지하며 백혈병 림프모세포는 불규칙한 세포질막과 뚜렷하고 분명한 핵소체가 관찰되며 세포질에 공포(vacuole)가 나타나기도 한다. 적혈구 형태는 정구성, 정색소성

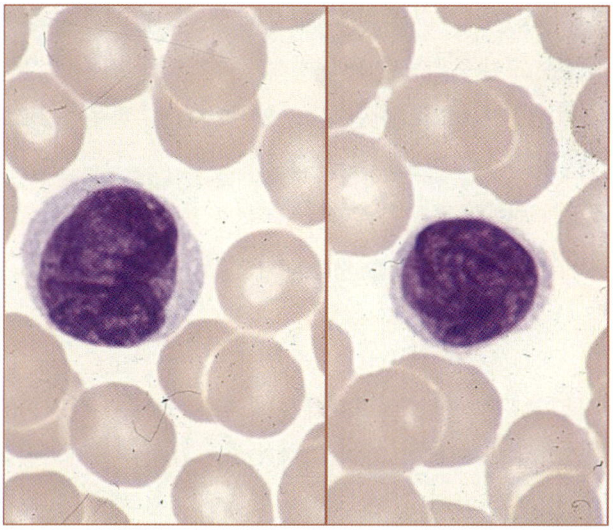

그림 29-18 세자리세포(Sézary cell). 말초혈액, 라이트염색, 400X

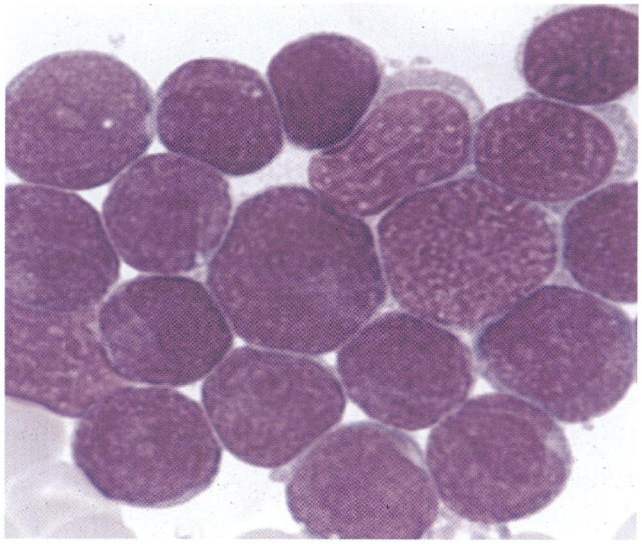

그림 29-19 ALL L1 림프모세포(Lymphoblast). 골수, 라이트염색, 1,000X

이나 빈혈이 심하게 나타나기도 하며 출혈과 신경계이상을 일으키기도 한다. 면역표현형 CD10+, CD19+이다.

염색체 비정상은 t(9:22)의 재배열이며, 필라델피아 염색체양성급성림프모세포백혈병에서는 *BCR/ABL* 융합유전자도 관찰된다. 필라델피아염색체는 ALL 환자 중 성인의 경우 20%에서, 소아는 5% 정도 사례에서 나타난다. 혈색소 감소와 혈소판의 감소가 나타나며 백혈구 수는 약간 증가하는 경우가 많지만 정상일 수도 있다. 버킷세포형(Burkitt type)에서는 세자리세포(Sézary cell)가 관찰된다[그림 29-18].

FAB 분류에서는 형태학적 소견을 토대로 하여 급성림프모세포백혈병(acute lymphoblastic leukemia, ALL)의 아형은 ALL L1, L2, L3로 분류하였다.

1 ALL L1

급성림프구백혈병의 림프모세포는 대부분 L1형으로 특징은 다음과 같다.

① 세포 크기가 비교적 작다.
② 세포 모양은 불규칙적이다.
③ 핵염색질(chromatin)은 균질하다(homogenous).
④ 핵소체(nucleoli)가 나타난다.
⑤ 세포질의 양은 많지 않다(scant).
⑥ 호염기구증가(basophilia)는 중간 정도(moderate)라는 특징이다[그림 29-19].

2 ALL L2

급성림프구백혈병의 극히 일부이며 성인에게서 더 자주 발생하는데 특징은 다음과 같다.

① 세포 크기가 L1보다 크다.
② 세포 모양은 불규칙하다.
③ 핵염색질(chromatin)은 균질하지 못하다(variable).
④ 핵소체(nucleoli)가 나타난다.
⑤ 세포질의 양은 중간 정도이다(moderate).
⑥ 호염기구증가(basophilia)는 있거나 없는 것이 특징이다.
⑦ 크기가 비교적 다양하며 핵의 크기 역시 다양하고 불규칙적이며 심한 굴곡이나 균열을 보인다[그림 29-20].

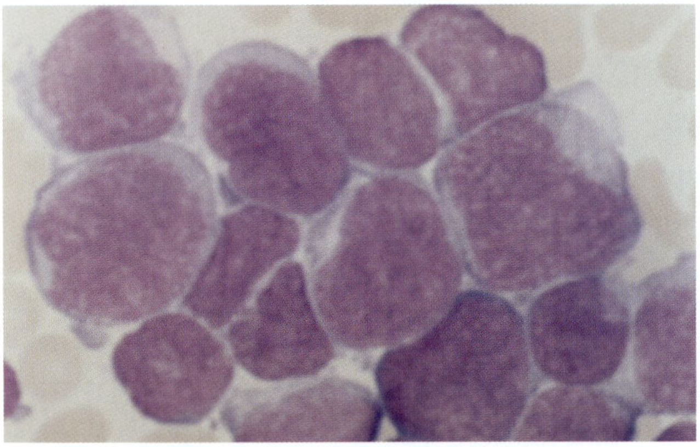

그림 29-20 ALL L2 림프모세포(Lymphoblast). 골수, 라이트염색, 1,000X

3 ALL L3

소아림프종의 소수를 차지하며, 버킷림프종(Burkitt lymphoma)과 발현양상이 유사하며, 특징은 다음과 같다.

① 백혈병세포는 비교적 크다.
② 핵은 원형 혹은 타원형으로 규칙적이다.
③ 세포질은 짙은 푸른색의 공포가 많다.
④ 버킷세포(Burkitt cell)가 출현하는 것이 특징이다[그림 29-21].

ALL L1과 L2는 평가자의 주관에 따라 판단이 다를 수 있기 때문에 진단을 위해 점수체계(scoring system)를 적용하는데 그 기준은 핵/세포질 비율, 핵소체의 존재 유무, 모세포의 크기, 핵 형태 등 4가지의 기준에 의해 0~2점이면 L1으로 진단하고, 21~24점일 경우는 L2로 진단한다.

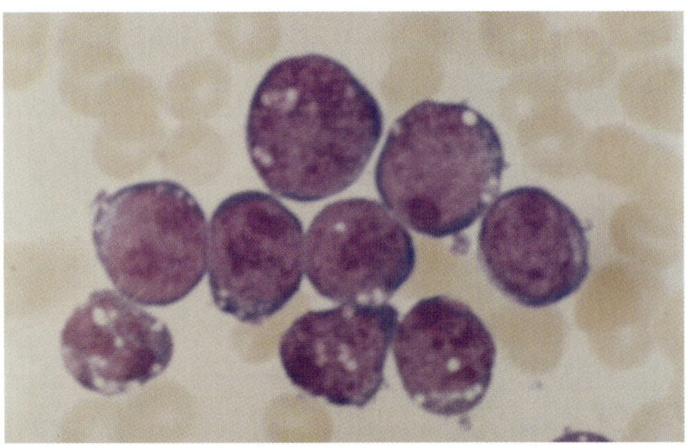

그림 29-21 ALL L3 림프모세포(Lymphoblast). 골수, 라이트염색, 1,000X

29.4 만성림프구백혈병

Chronic Lymphocytic Leukemia, CLL

만성림프구백혈병은 림프계통에 발생하는 악성질환으로 우리나라 백혈병 환자 중에서 0.4~0.5%를 차지하는 매우 드문 질환이다. 대부분 면역표현형 B-세포이다. 악성 림프구가 골수, 림프절, 간 및 지라에 축적된다. 작고 둥근 B-림프구가 관찰되며, 젊은 층보다는 60세 이상 고령자에서 많이 발생하고 나이가 많아질수록 발생빈도가 점점 높아지며, 여자보다 남자에서 발생률이 높다. 30세 이하 젊은 나이에서도 드물게 발생한다. 피로감과 전신의 림프절비대(adenia) 및 출혈이 발견된다. 만성림프구백혈병 환자의 가장 흔한 합병증은 감염이며 중요 사망원인이다. 골수의 모세포들은 핵소체가 뚜렷하고, 세포

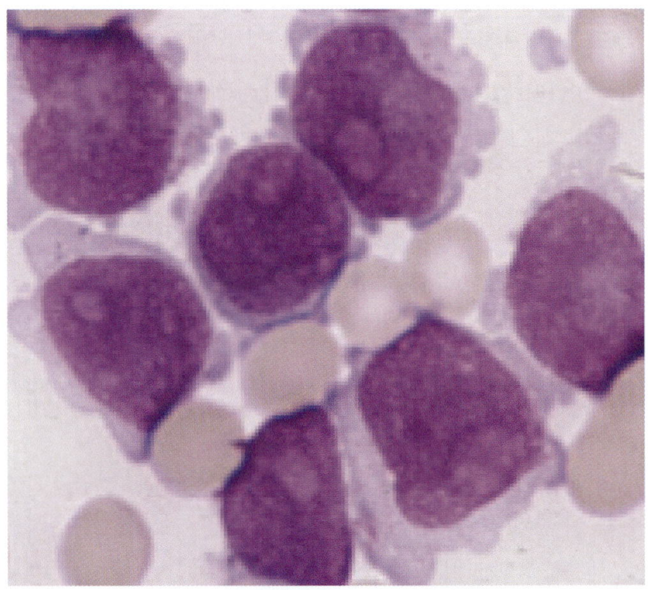

그림 29-22 만성림프구백혈병(CLL)의 림프모세포. 골수, 라이트염색, 1,000X

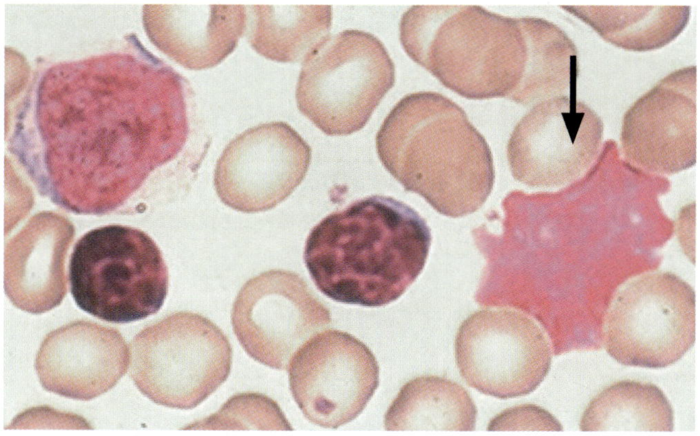

그림 29-23 만성림프구백혈병(CLL)에서 압좌(얼룩)세포 (Smudge cell). 말초혈액, 라이트염색, 1,000X

질은 불규칙하다[그림 29-22]. 특이적이지 않지만 말초혈액 도말표본 관찰에서 압좌(얼룩)세포(smudge cell)가 관찰된다[그림 29-23]. 혈소판이 감소하고 환자 약 15%에서 정구성 빈혈이 발생하며, 20% 정도는 항글로불린검사(anti-human globulin test) 시 양성이다. 병이 진행되면서 중성구 감소, T-세포 감소, 저감마글로불린혈증(hypogammaglobulinemia) 및 보체활성의 비정상이 나타난다. 2008년 만성림프구백혈병 국제워크숍(International Workshop on CLL)의 진단기준은 말초혈액 B-세포 수 5,000/μL 이상의 증가가 3개월 이상 지속 및 흐름세포측정에 의한 클론성 확인이다.

말초혈액 검사 결과

① 일반적으로 50~150 × 10^3/μL 정도로 증가된 림프구 수.

② 가끔 핵의 변성(smudge cell)을 볼 수 있다.

③ 빈혈이 있는 경우 경증이며 자가면역용혈빈혈을 동반하면 항글로불린검사 시 양성(20%)이다.

④ 혈소판 수의 감소가 있다.

골수검사에서는 림프구 침윤이 관찰되는데 형태는 결절형, 침윤형, 혼합형, 미만형 4분류이다.

면역학적 검사 결과

① 림프구의 표지는 CD5와 범B-세포표지자 CD19 CD20, CD23이 동시에 표현된다.

② 림프구의 피토혈구응집원(PHA) 첨가 모세포화(blastogenesis)는 낮다.

③ 체액면역기능상실(면역글로불린의 감소), 저감마글로불린혈증(hypogammaglobulinemia).

④ 세포면역 부전(기능상실)과 tuberculin 반응 음성 등을 나타낸다.

⑤ 염색체 13q와 11q23의 결손, trisomy 1, p53 유전자를 포함한 염색체 17p의 구조적 이상이 잘 관찰된다.

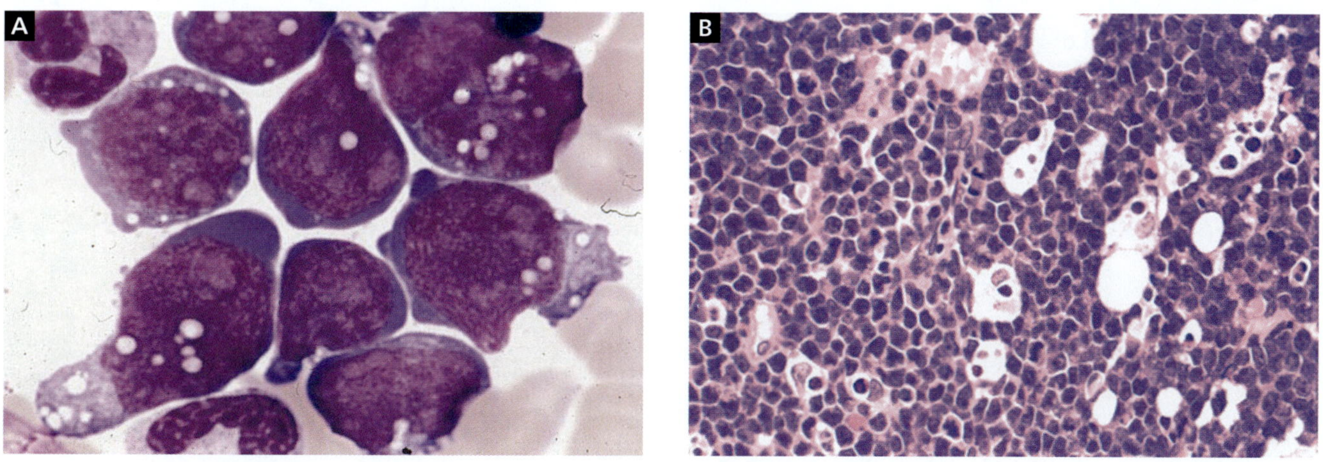

그림 29-24 A. 버킷세포(Burkitt cell). 골수, 라이트염색, 1,000X, B. Starry sky pattern

29.5 버킷림프종/백혈병

Burkitt Lymphoma, Burkitt Lymphoma/Leukemia

버킷림프종(BL)은 우리나라에서 비호지킨림프종(non-Hodgkin's lymphoma)의 약 2%를 차지한다. 아프리카 지역에서 풍토병으로 발생하는 형과 비아프리카 지역에서 산발적으로 발생하는 비풍토병형(산발형) 그리고 사람면역바이러스(HIV) 감염된 환자에서 발생하는 세 가지로 분류한다. 모든 풍토병형의 경우 버킷림프종 종양세포는 엡스타인-바바이러스(Epstein-Barr virus, EBV)가 잠복감염되어 있고, 비풍토병형은 20% 미만의 경우만 EBV가 잠복감염되어 있다.

종양세포의 크기는 중간 정도이고 핵은 원형이거나 타원형으로 미세하게 응축되어 있으며 뚜렷한 핵소체가 2~5개 관찰된다. 세포질은 다양한 호염기성(basophilic)으로 파이로닌염색 친화성이며 지질로 가득 찬 공포를 가지고 있다[그림 29-24A]. 그리고 세포자멸사의 결과로 인한 핵 조각을 탐식한 대식세포가 많이 나타나는데, 대식세포는 세포질이 풍부하여 창백해 보인다. 배경의 밀집한 종양세포 사이에 이런 대식세포들이 산재해 있으면 별이 많은 하늘 같다 하여 'Starry sky'라고 표현한다[그림 29-24B].

버킷림프종의 종양세포는 비교적 성숙한 B-세포이므로 범B-세포표지자 및 표면 Ig M 그리고 CD10, CD38, CD34, CD77과 BCL6을 발현한다. 대부분의 종양세포들은 ki67 양성이고 BCL2는 음성이다. 염색체 8번과 14번의 자리옮김[t(8:14)]을 보이며 그 결과 8번 염색체의 *c-myc* 유전자재배열이 발생하고, 그 외 소수의 사례에서 t(2:8)과 t(8:22)도 관찰된다.

29.6 털세포백혈병

Hairy Cell Leukemia

털세포백혈병(HCL)은 성숙한 작은 B-세포에 의한 무통종양(indolent tumor)으로 난원형 핵과 세포질의 가장자리가 마치 머리카락처럼 갈라진 풍부한 세포질을 특징으로 하는 털세포[그림 29-25]가 말초혈액이나 골수 및 지라 적색속질(red pulp)을 광범위하게 침윤 증식하는 종양이다. 대부분의 환자들은 소수의 순환하는 종양세포를 동반한 지라비대와 범혈구감소(pancytopenia)를 나타내며 특징적으로 단핵구감소증(monocytopenia)을 보인다. 털세포들은 작거나 중간 정도 크기에 핵은 난원형 또는 한쪽이 약간 파고들어가(indented) 있으며 정상적인 림프구보다 덜 응축되어 보인다. 세포질은 밝은 청색으로 풍부하고 가장자리 주변이 갈라져서 머리카락처럼(털모양 세포질 돌기) 나타난다. 골수는 털세포의 침윤으로 인한 레티큘린섬유(reticulin fiber) 증가로 섬유화 때문에 골수검사 때 골수흡인이 건성천자(dry tap; 흡

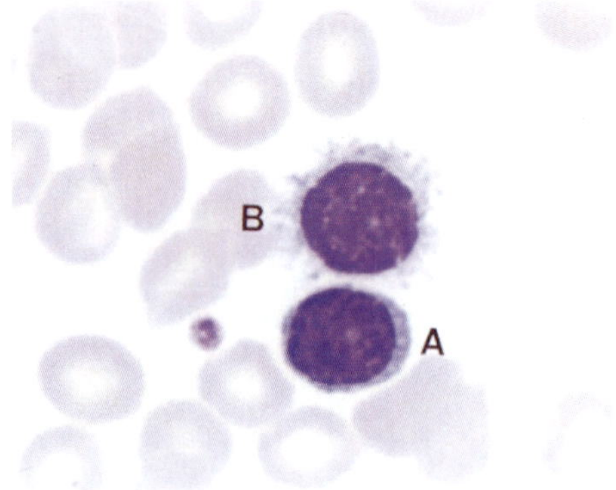

그림 29-25 **B는 털세포**(Hairy cell), **A는 작은림프구**(small lymphocyte). 말초혈액, 라이트염색, 1,000X

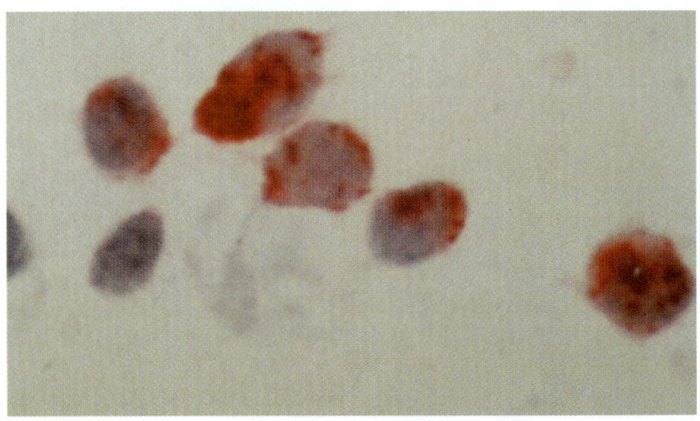

그림 29-26 **주석산염저항산성인산분해효소(TRAP) 양성 털세포**. 말초혈액, 1,000X

인이 되지 않는다)가 흔하다. 털세포는 주석산염저항산성인산분해효소(tartrate-resistance acid phosphatase, TRAP) 염색에 양성이다[그림 29-26].

면역표현형은 CD20, CD22, CD11a, CD103, CD25, DBA44(CD72), CD123 및 FCM7 등에 양성이고, 지라변연부림프종이나 변이형털세포백혈병 같은 다른 B-세포림프종에서는 음성인 아넥신 A1 (Anexin-A1)이 특이적으로 털세포백혈병에서는 양성이다.

29.7 백혈병모양반응
Leukemoid Reaction

백혈병모양반응(LR)은 선행질병으로 인한 반응성으로 인하여 말초혈액 검사결과가 만성골수세포백혈병(CML)과 유사하지만 실제로 백혈병은 아니며, 원인이 제거되면 혈액상태도 정상으로 돌아온다. 말초혈액에 골수모구, 전골수구, 후골수구 등 과립구계 전구세포가 출현하고 될소체(Döhle body)가 자주 관찰된다. 백혈구수가 10~100 × 10^9/L으로 증가하고 중성구증가와 뚜렷한 좌방이행(shift to left)이 있으며 백혈병 증거가 없어야 한다. 만성골수세포백혈병과 감별을 위해서 백혈구알칼리인산분해효소 활성 점수(LAP score)가 중요하다. 백혈병모양반응에서 LAP 점수는 100 이상으로 증가하고 만성골수세포백혈병에서는 LAP 점수가 10 이하로 감소한다[9][그림 29-27].

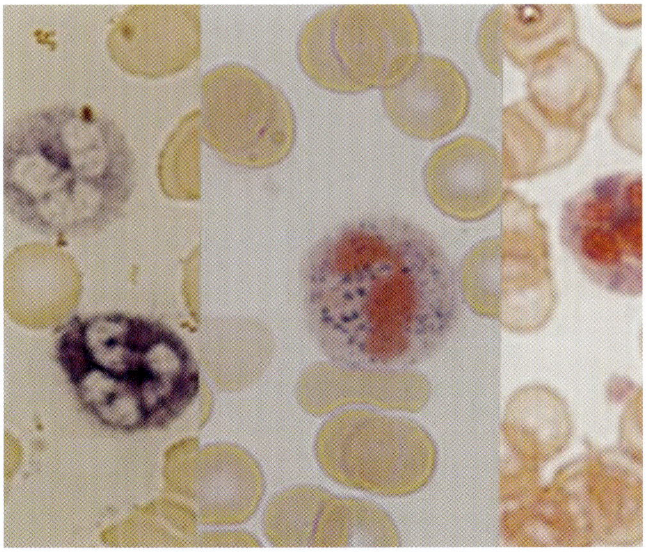

그림 29-27 백혈구알칼리인산분해효소(LAP) 염색(오른쪽; 음성, 중앙; 활성 증가, 왼쪽 아래; 더 증가). 말초혈액, 1,000X

만성골수세포백혈병과 감별에서 중요한 것들은 다음과 같다.

① CML에서는 호산구, 호염기구가 증가한다.
② 백혈구알칼리인산분해효소(LAP) 활성점수가 CML에서는 감소하고, 백혈병모양반응에서는 증가한다.
③ 필라델피아(Ph) 염색체와 *BCR/ABL1* 유전자가가 백혈병모양반응에서는 보이지 않는다.
④ 백혈병모양반응에서는 형성이상의 형태학적 소견이 없다(흔히 반응성 형태가 보임).

29.8 소아(연소기)골수단핵구백혈병
Juvenile Myelomonocytic Leukemia

소아(연소기)골수단핵구백혈병(JMML)은 과립구와 단핵구계열의 증식을 특징으로 하는 클론성질환이다. 어린이 악성혈액질환 전체의 2% 미만으로 매우 드문 질환이며 대부분 4세 이하에서 발생하고 질병의 진행 속도가 빠르며 화학요법에 잘 반응하지 않고 예후가 나쁘다. 대부분의 환자에서 지라비대가 나타나고 간비대와 림프절종대도 관찰된다. 동종조혈모세포이식(allogenic hematopoietic stem cell transplantation)에는 약 50%의 사례에서 효과적이었다고 알려져 있다.

말초혈액에서 백혈구증가증, 단핵구증가증, 혈소판감소증, 빈혈 및 골수계 전구세포 출현이 특징적이다[그림 29-28]. 태아혈색소(Hb-F)가 흔히 증가하는데 이때는 나이에 따른 참고범위 확인이 필수다. 골수에서는 과다세포충실성 골수를 보이고 골수구계:적혈구계 비율(M:E ratio)이 높으며 모세포는 20% 미만이다[그림 29-29]. 염색체이상으로는 RAS, NF1, PTPN11, CBL 유전자돌연변이가 자주 관찰된다.

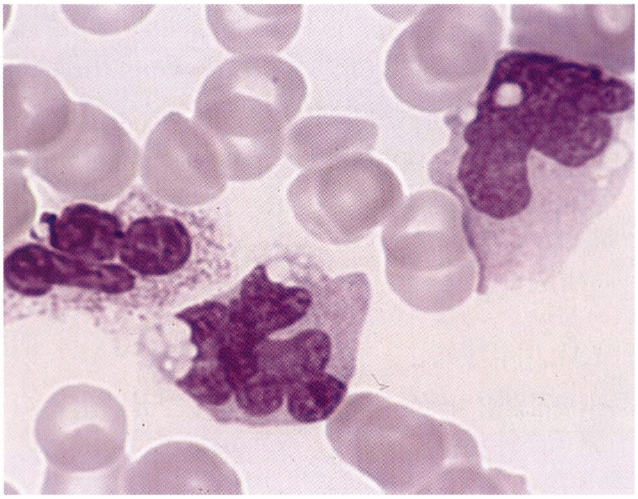

그림 29-28 **소아기골수단핵구백혈병**(JMML). 말초혈액, 라이트염색 1,000X

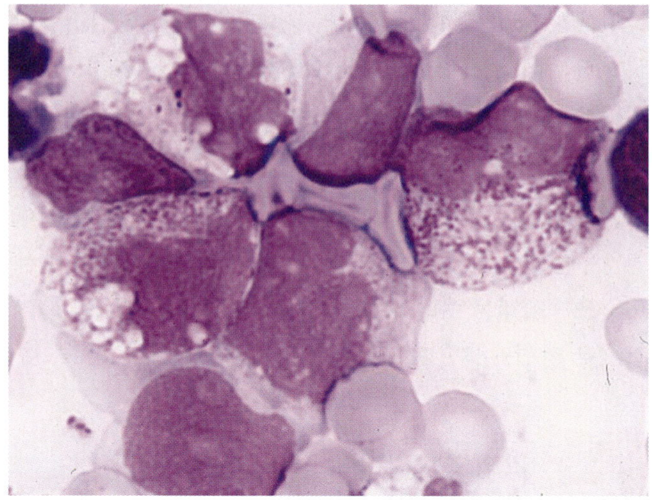

그림 29-29 **소아기골수단핵구백혈병**(JMML). 골수, 라이트염색 1,000X

WHO에서 새롭게 제시한 소아(연소기)골수단핵구백혈병의 진단 기준은 다음과 같다.

범주 1

① 말초혈액 단핵구 수 1.0×10^9/L 미만.
② 골수에 모세포 20% 미만.
③ BCR/ABL 융합유전자 음성.
④ 지라비대.

범주 2

① RAS 또는 PTPN11 돌연변이.
② 임상적으로 제1형 신경섬유종증(neurofibromatosis)이 진단되거나 NF1 유전자 돌연변이 존재.
③ 단일염색체 7.

범주 3

① 말초혈액 단핵구 수 1.0×10^9/L 미만.
② 말초혈액에 골수계 전구세포 출현.
③ 연령별 참고범위를 초과하는 태아혈색소.
④ 단일염색체 7 외 클론성 염색체 비정상.
⑤ 과립구대식세포-집락자극인자(GM-CSF)에 대한 과민반응.

위의 3가지 범주에서 범주 1을 모두 충족하고 범주 2의 1개 이상이 일치하는 경우 또는 범주 1을 모두 충족하고 범주 2에 해당사항이 없으면 범주 3에서 2개 이상이 일치할 경우 소아(연소기)골수단핵구백혈병으로 진단한다.

핵심

- FAB 분류 급성골수세포백혈병(AML)은 M0~M7이다.
- AML 진단의 첫 번째 기준은 말초혈액이나 골수에서 모세포(Blast) 20% 이상일 때이다.
- M0, M1, M2는 모세포성이다.
- AML M3 급성전골수구백혈병(APL)는 POD와 SBB(지방 염색) 양성, Faggot cell(아우어 소체 다발) 출현, t(15:17)(q22:q12)와 *APL/RARa* 유전자가 특징이다.
- AML M4 급성골수단핵구백혈병(AMML)은 과립구계와 단핵구계가 종양화된 백혈병이다.
- 과립구계에 양성 반응인 naphthol AS-D chloroacetate를 기질로 사용하는 특이에스테르분해효소(specific esterase)염색과, 단핵구계에 양성 반응인 α-naphthol acetate나 α-naphthol butyrate를 기질로 사용하는 비특이에스테르분해효소(non specific esterase)염색 둘 다 양성으로 이중에스테라제(dual esterase) 양성이다.
- AML M5는 단핵모구 및 단핵구백혈병으로 특이에스테라제 염색은 음성이고, 비특이에스테라제만 양성이다.
- AML M6 급성적혈구계백혈병은 PAS(당원, glycogen 염색) 양성이다.
- AML M7 급성거대핵모세포백혈병 모세포는 PAS, ACP, NSE 양성이다.
- 만성골수세포백혈병(CML) 특징은 심한 백혈구증가, 특히 호염기구증가, t(9:22)(q34:q11) 자리옮김, 필라델피아염색체(Ph), *BCR/ABL*융합유전자(FISH 검사), LAP 감소 등이다.
- 급성림프구백혈병(ALL 1, 2, 3)은 림프모세포가 우세, 모세포는 세포질 막이 불규칙, 뚜렷한 핵소체, PAS와 ACP 양성, Tdt 양성, CD10+, CD19+이다.
- 만성림프구백혈병(CLL)은 얼룩세포(smudge cell)가 관찰되고 CD5와 범B-세포표지자 CD19 CD20, CD23이 동시에 표현된다.
- 버킷림프종은 FAB ALL L3였으며, HIV 감염과 관련, t(8:14)와 *c-myc*, 그리고 'Starry sky'가 관찰된다.
- 털세포백혈병(HCL)은 성숙 작은B-세포 종양이며 털세포는 TRAP(주석산염저항산성인산분해효소) 양성이다.
- 백혈병모양반응은 CML과 감별이 필요: LAP 점수 증가, 필라델피아 염색체(Ph)와 *BCR/ABL1* 유전자가 없고, 호염기구와 호산구 증가가 없다.

참고문헌

1. Swerdlow, S.H., Campo, E., Harris, N.L. et al., *WHO Classification of Tumors of Hematopoietic and Lymphoid Tissues, 4th ed. vol 2,* International Agency for Research on Cancer(IARC), Lyon. 2017.
2. Rodak, B. F., & Carr, J. H., *Clinical Hematology Atlas. (4th ed.),* St. Louis: Elsevier, 2019.
3. Shirlyn B. McKenzie, *Clinical Laboratory Hematology.* New Jersey, Pearson Education, 2004.
4. Neal, S. Young et al., *CLINICAL HEMATOLOGY,* MOSBY; ELSEVIER, 2006,
5. Ernest, B. et al., *William's Hematology. (6th ed.),* Mc Graw Hill, 2001.
6. Dessypris, E. N., Sawyer, S. T., Erythrocyte. In Greer, J. P., Foerster, G. M., et al., *Wintrobe's Clinical Hematology. (12th ed.),* Philadelphia, Wolters Kluwer Health, Lippincott Williams & Wilkins, 2009.
7. Hoffman, R., et al., *Hematology: Basic Principles and Practis. (6th ed.),* Philadelphia, Sanunders, an imprint of Elsevier, 2013.
8. 권현영, 박상묵 외, *임상병리혈액학. (제3판),* 범문에듀케이션, 2020.
9. 대한혈액학회, *혈액학. (제3판),* 범문에듀케이션, 2018.
10. 대한진단검사의학회, *진단검사의학. (제6판),* 범문에듀케이션, 2022.

30

골수형성이상증후군

Myelodysplastic Syndrome, MDS

WHO 그룹은 2017년 골수형성이상증후군을 아래와 같이 분류하였다.

골수형성이상증후군
(Myelodysplastic syndrome)
단일계열형성이상불응혈구감소증
(Refractory cytopenia with unilinege dysplasia)
환상철적혈모세포불응빈혈
(Refractory anemia with ringed sideroblastics)
다계열형성이상불응혈구감소증
(Refractory cytopenia with multilinege dysplasia)
모세포증가불응빈혈
(Refractory anemia with excess blasts)
　적혈구계우위모세포증가골수형성이상증후군
　(MDS with excess blastsand erythroid predominance)
　섬유화동반모세포증가골수형성이상증후군
　(MDS with excess blasts and fibrosis)
5q단독결손골수형성이상증후군
[Myelodysplastic syndrome with isolated del (5q)]
미분류골수형성이상증후군
(Myelodysplastic syndrome, unclassifiable)
소아골수형성이상증후군
(Childhood Myelodysplastic syndrome)
　소아불응혈구감소증
　(Refractory cytopenia of childhood)

MDS는 1차적으로 발생하거나 선행질환의 치료 중에 발생할 수 있다. 중년층에서 잘 생기는 질환으로 골수에서 비효과조혈(ineffective hematopoiesis) 및 비정상적인 조혈모세포가 증가한다. 형성이상은 세포의 형태학적 이상과 양적으로는 아형에 따라 정상 또는 증가 혹은 감소 등 다양하다. 범혈구감소(pancytopenia)로 인한 빈혈과 중성구감소(neutropenia)가 원인이 되어 감염이 잘 발생할 수 있으며, 혈소판감소로 인해 자색반(purpura)이 나타나기도 한다. 골수조혈줄기세포(hematopoietic stem cell)의 질적 · 양적 이상 때문에 조혈기전의 비정상을 초래하는 클론성조혈모세포질환(clonal hematopoietic disease)이다. 골수형성이상증후군은 골수기능상실(bone marrow failure)과 조혈 3계통 중 하나 이상 계열에서 세포들의 형성이상을 나타낸다[그림 30-1].

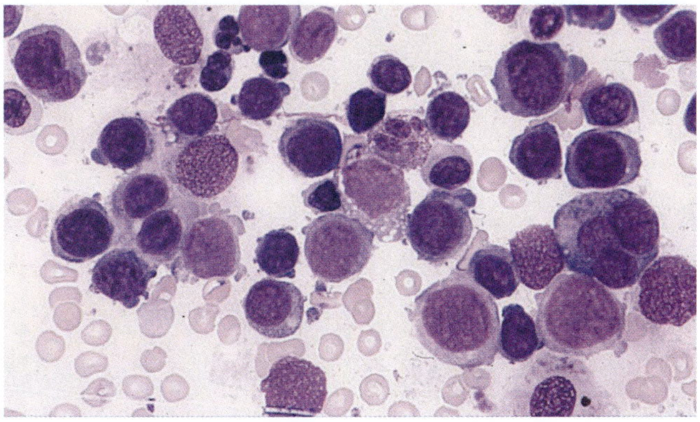

그림 30-1 다계열형성이상(Multilinege dysplasia). 골수, 라이트염색, 1,000X

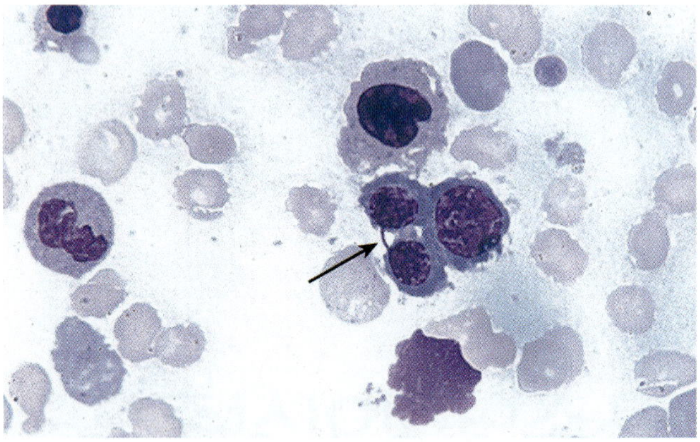

그림 30-2 적혈구형성이상(Dyserythropoiesis). 2개의 적혈구 핵연결, 골수, 라이트염색, 400X

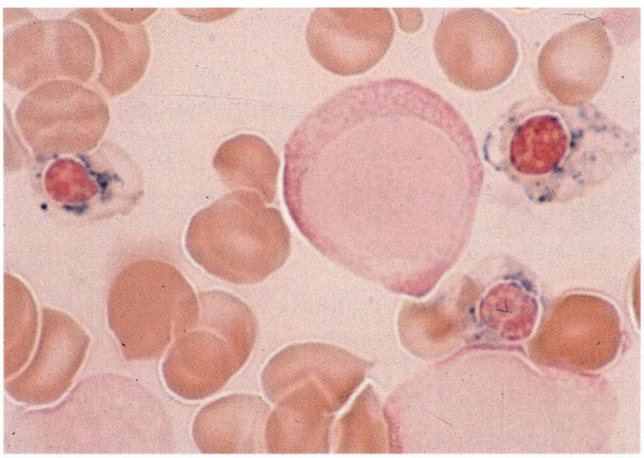

그림 30-3 환상철적혈모구(Ringed sideroblast). 골수, 라이트염색, 1,000X

형성이상을 일으키는 혈구3계열 세포들의 특징은

① 적혈구계형성이상(dyserythropoiesis): 말초혈액에 적혈구부동증(anisocytosis)과 유핵적혈구(nucleated RBC) 및 형태이상 적혈구가 관찰된다. 형태이상은 난형큰적혈구(oval macrocyte)를 가장 흔하게 볼 수 있다. 골수에서는 2개의 핵이 실 형태에 의해 연결된 핵연결(nuclear bridging) [그림 30-2] 또는 분절(segmentation)되거나 다핵(polynuclear) 적혈구 및 세포질에 공포를 형성하는 세포질이상을 나타내는 적혈구계세포가 관찰된다. 거대적혈모구 형태로의 변화와 환상철적혈모구(ringed sideroblaste) 출현[그림 30-3]하고 적혈모구 증가 및 PAS 양성 적혈모구[그림 30-4] 등이 관찰된다.

② 거대핵세포계형성이상(dysmegakaryopoiesis): 말초혈액에 작은거대핵세포(micromegakaryocyte)가 나타나고[그림 30-5], 거대혈소판(giant platelet) 및 과립이 적거나 없는 혈소판도 관찰된다. 골수에서는 대형단일핵의 거대핵세포, 다핵 거대핵세포 및 거대핵세포 감소 등이 형성이상의 증거이다.

③ 과립구형성이상(dysmyelopoiesis): 말초혈액에 나타나는 중성구의 비정상은 저분절핵(hyposegmentation) 또는 과다분절핵(hypersegmentation)[그림

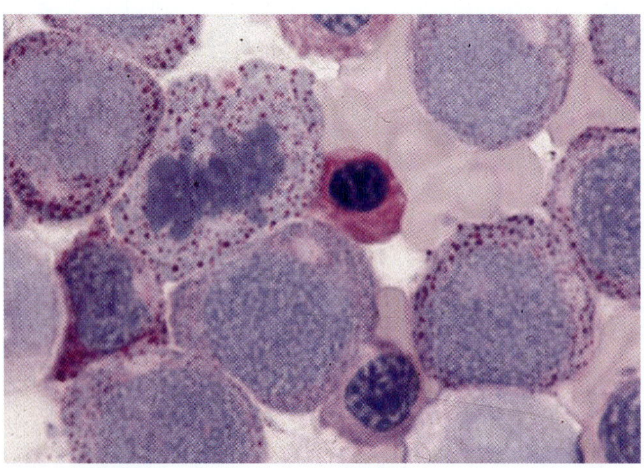

그림 30-4 PAS 양성 적혈모구(Erythroblast PAS positive). 골수, 1,000X

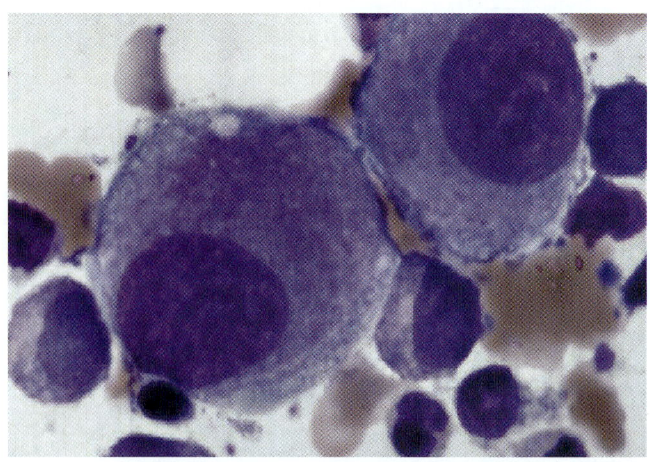

그림 30-5 단일핵 작은거대핵세포(Micromegakaryocyte). 골수, 라이트염색, 1,000X

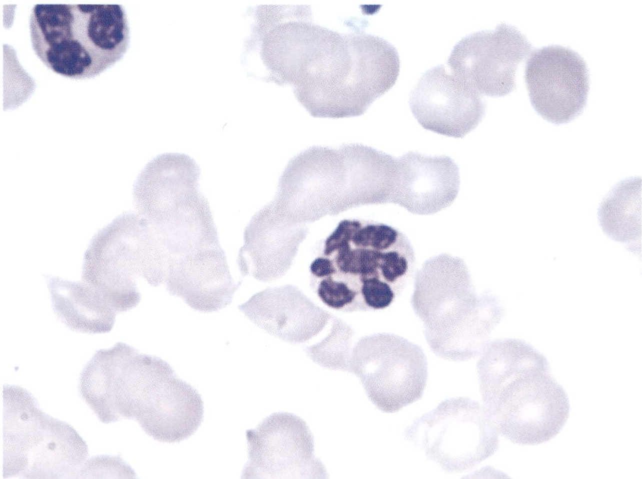

그림 30-6 과다분절중성구(Hypersegmentation N.). 말초혈액, 라이트염색, 1,000X

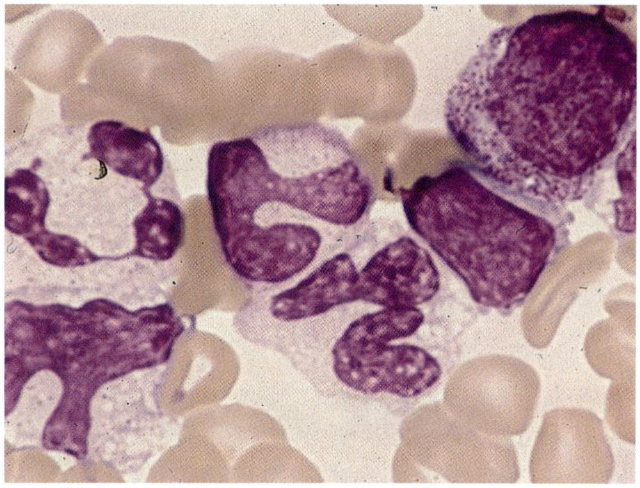

그림 30-7 만성골수단핵구백혈병(Chronic myelomonocytic leukemia, CMML). 말초혈액, 라이트염색, 1,000X

30-6] 및 고리형성핵(nuclear ring) 등의 핵 이상이 나타난다. 세포질에 과립이 감소된(hypogranulation) 중성구와 크기가 작은 중성구가 관찰되며 성숙한 백혈구의 세포질이 염기성으로 나타나기도 한다. 골수에서는 핵과 세포질의 성숙정도가 일치하지 않는 비동시성(asynchrony)을 보이며, 세포질의 과립형성 비정상은 전골수구나 골수구에서 과립의 수가 적거나 없을 수 있다.

골수형성이상증후군에서는 간, 지라, 림프절 등의 장기비대가 관찰되지 않는다. 단핵구의 증가를 보여 만성골수단핵구백혈병(chronic myelomonocytic leukemia, CMML)이라고 부르기도 한다[그림 30-7]. 과거에는 전백혈병(preleukemia), 모세포부족백혈병(oligoblastic leukemia), 과립구감소/혈소판감소만성불응빈혈백혈병(smoldering leukemia) 등으로 불렀다. 일반적으로 예후가 좋지 않은 편이다. 임상증상은 급성백혈병(acute leukemia), 재생불량빈혈(aplastic anemia)과 유사하여 진단에 어려움이 있으나 골수검사로 구별이 가능하다. 말초혈액 도말검사에서 혈구감소를 동반하고 대적혈구(macrocyte)와 적혈구부동증(anisocytosis), 변형적혈구증가증(poikilocytosis)을 보이며 거대혈소판이 출현한다. 골수는 혈구를 형성하는 세포충실도가 정상이거나 오히려 증가하는 양상을 보인다. 그 외 소형 거대핵세포가 증가한다. 급성백혈병으로 이행하는 경우에는 예후가 나쁜 편이다.

FAB에서는 출현하는 혈구의 형태학적 차이에 의해 5가지로 분류했으나 2001년 WHO에서 8가지 아형으로 분류했다가 2008년 새로운 아형(subtype)을 포함하였으며, 2012년과 2017년에 다시 분류하여 현재 진단에 사용하고 있다.

30.1 단일계열형성이상불응혈구감소증

Refractory Cytopenia with Unilinege Dysplasia, RCUD

RCUD는 적혈구계만을 침범하는 형성이상이다. 전체 골수형성이상증후군의 10~20%를 차지하며, 주로 노년기에 많이 발생하고 환자의 약 2%는 백혈병으로 전환된다. 적혈구계열에서 10% 이상의 형성이상이 나타나야 한다. 불응빈혈(refractory anemia), 불응혈소판감소(refractory thrombocytopenia), 불응중성구감소증(refractory neutropenia)이 나타난다. 환상철적혈모구는 유핵적혈구의 15%에서 나타나고 적혈구는 정구성(normocytic), 정색소성(normochromic)을 보인다. 불응중성구감소증은 말초혈액이나 골수에서 10% 이상의 중성구형성이상이 나타나고 그 외 골수계열(myeloid)의 형성이상은 발견되지 않는다. 불응혈소판감소증은 30개의 거대핵세포에서 10% 이상의 형성이상을 보인다. 예후가 좋지 않은 편이다. 말초혈액에서 골수모구 1% 이하, 골수에서는 골수모구가 5% 이하를 보인다. del(20q), 8번 삼염색체증(trisomy 8), 5번이나 7번 염색체이상 등이 나타날 수 있다.

30.2 환상철적혈모구불응빈혈

Refractory Anemia with Ringed Sideroblastics, RARS

RARS는 빈혈과 형성이상이 나타나며, 골수 내 적혈모구의 15% 이상이 환상철적혈모구인 것을 제외하면 불응빈혈과 같다. 전체 골수형성이상증후군의 3~12%를 차지하며 주로 노년기 질환이다. 말초혈액의 골수모구는 1% 이하이며, 골수 내 골수모구는 5% 이하를 보인다.

환자의 5~20%의 사례에서 염색체이상이 나타난다.

30.3 다계열형성이상불응혈구감소증

Refractory Cytopenia with Multilinege Dysplasia, RCMD

RCMD는 말초혈액에서 1계열 이상에서 형성이상이 나타나고, 골수에서는 2계열 이상의 세포가 형성이상을 10% 이상 보이는 골수형성이상증후군이다. 골수모구는 말초혈액에서 1% 이내와 골수에서 5% 이내로 관찰된다. 골수형성이상증후군의 약 30%를 차지하고 노년기 질환이다. 환자의 약 절반에서 del(5q), del(7q), del(20q), 25, 27, 18 등의 염색체 비정상이 나타날 수 있다[그림 30-8]. 환자의 10% 정도가 백혈병으로 전환된다.

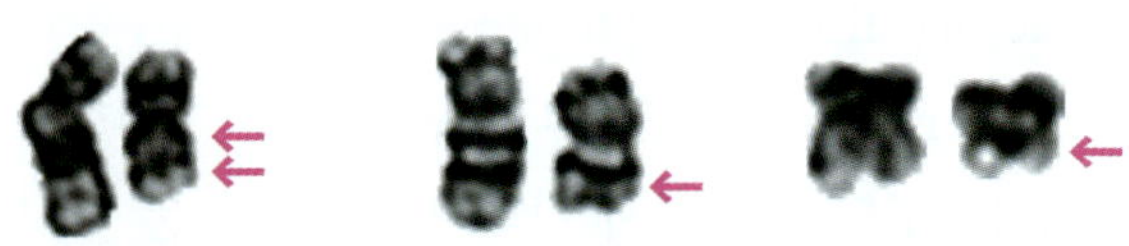

그림 30-8 RCDM에서 염색체 비정상.

30.4 모세포증가불응빈혈

Refractory Anemia with Excess Blasts, RAEB

RAEB는 말초혈액에서 3계열의 형성이상(multilinege dysplasia)으로 범혈구감소가 흔히 나타난다. 50세 이상에서 주로 발생하며, 골수형성이상증후군 사례의 약 40%를 차지한다. WHO의 모세포증가불응빈혈 기준은 말초혈액에 골수모구 2~10%와 골수에서 5~19% 수준이어야 한다. RAEB-1과 2로 구분하는데, RAEB-1은 골수모구가 말초혈액에 2~4%와 골수에서 5~9% 수준일 때이다. RAEB-2는 골수모구가 말초혈액에 5~19% 그리고 골수에 10~19% 수준일 때이다. 환자의 30~50%에서 del(5q), del(7q), del(20q), 25, 27, 18 등의 염색체 비정상이 나타날 수 있다. RAEB-1의 약 25%와 RAEB-2 경우의 약 33%가 급성골수세포백혈병으로 전환된다.

30.5 5q단독결손골수형성이상증후군

Myelodysplastic Syndrome Associated with Isolated del(5q) Chromosome Abnormality, 5q Syndrome

del(5q) 염색체이상이 단독으로 나타나는 경우이며 5q 증후군으로도 부른다. 60세 이상의 여성에서 잘 발생한다. 5q 단독결손 환자들은 다른 혈구감소가 없는 불응빈혈 또는 혈소판증가증, 저분엽거대핵세포 및 적혈구형성저하를 나타낸다. 말초혈액 내 적혈구는 대구성이며 중성구의 감소가 약간 관찰되지만 혈소판은 정상이거나 증가한다. 모세포는 5% 이내로 출현하고 예후는 좋은 편이다.

30.6 미분류골수형성이상증후군

Myelodysplastic Syndrome Unclassifiable, MDS-U

MDS-U는 말초혈액이나 골수에서 모세포의 증가를 보이지 않으나 앞에서 분류한 형성이상증후군에 분류하기에 부적당한 경우에 진단한다. 과립구나 거대핵세포 하나에서만 심한 형성이상을 보이는 경우에도 포함된다.

말초혈액에서 범혈구감소를 보이고 모세포는 보이지 않는다. 골수에서 골수모구는 5% 이하로 보인다.

30.7 소아골수형성이상증후군
Childhood Myelodysplastic Syndrome

골수형성이상증후군은 일반적으로 노령에서 발생하는 질환이므로 어린이들에게서 일차골수형성이상증후군(primary myelodysplastic syndrome)은 매우 드물며, 성인 MDS의 특징 중에서 일부가 나타나기는 하지만 확연한 차이를 보인다. 이 질환에 대하여 2008년 세계보건기구(WHO)에서는 잠정적으로 소아불응혈구감소(refractory cytopenia of childhood)로 정리하였다.

참고문헌

1. Swerdlow, S.H., Campo, E., Harris, N.L. et al., *WHO Classification of Tumors of Hematopoietic and Lymphoid Tissues, 4th ed. vol 2,* International Agency for Research on Cancer(IARC), Lyon. 2017.
2. Rodak, B. F., & Carr, J. H., *Clinical Hematology Atlas. (4th ed.),* St. Louis: Elsevier, 2019.
3. Shirlyn B. McKenzie, *Clinical Laboratory Hematology.* New Jersey, Pearson Education, 2004.
4. Neal, S. Young et al., *CLINICAL HEMATOLOGY,* MOSBY; ELSEVIER, 2006,
5. Ernest, B. et al., *William's Hematology. (6th ed.),* Mc Graw Hill, 2001.
6. Dessypris, E. N., Sawyer, S. T., Erythrocyte. In Greer, J. P., Foerster, G. M., et al., *Wintrobe's Clinical Hematology. (12th ed.),* Philadelphia, Wolters Kluwer Health, Lippincott Williams & Wilkins, 2009.
7. Hoffman, R., et al., *Hematology: Basic Principles and Practis. (6th ed.),* Philadelphia, Sanunders, an imprint of Elsevier, 2013.
8. 권현영, 박상묵 외, *임상병리혈액학. (제3판),* 범문에듀케이션, 2020.
9. 대한혈액학회, *혈액학. (제3판),* 범문에듀케이션, 2018.
10. 대한진단검사의학회, *진단검사의학. (제6판),* 범문에듀케이션, 2022.
11. Cheson, B. D., Bennett, J. M., Kantarjian, H., et al. Report of an international working group to standardize response criteria for myelodysplastic syndromes. *Blood, 96,* 2000, 3671-3674.
12. Tardiman J. W., Harris, N. L., &. Brunning, R. D. The World Health Organization(WHO) classification of the myeloid neoplasms. *Blood, 100,* 2002, 2292-2302.

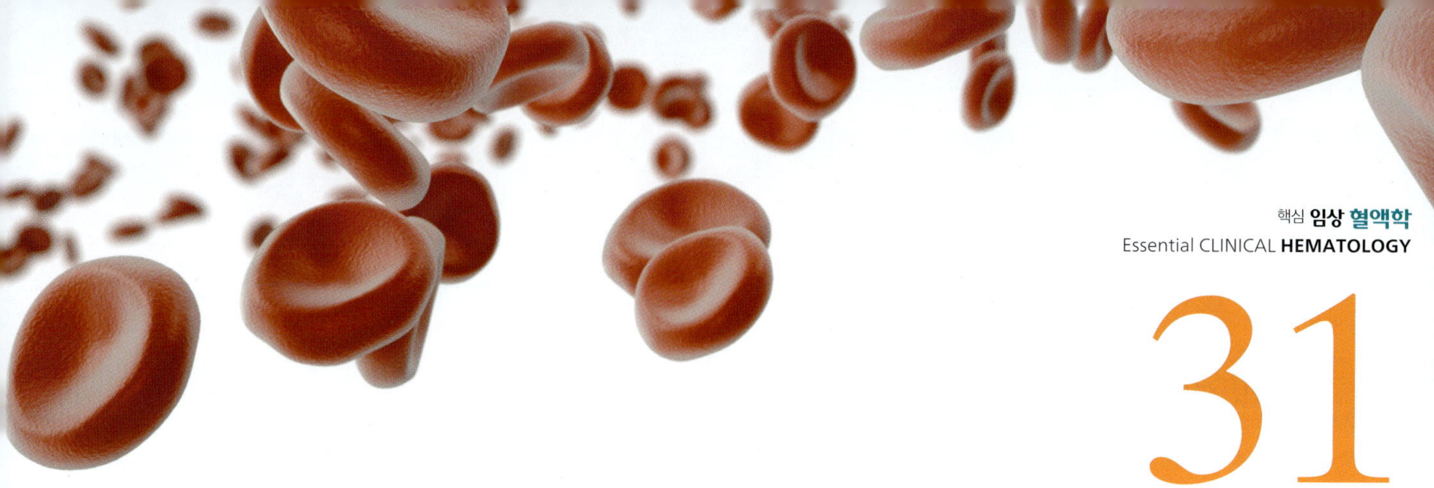

31

골수증식종양

Myeloproliferative Neoplasms, MPN

WHO 분류에 의한 골수증식종양은 다음과 같다.

골수증식종양
(Myeloproliferative neoplasms)
*BCR/ABL1*양성 만성골수세포백혈병
(Chronic myelogeneous leukemia BCR/ABL1 positive)
만성중성구백혈병
(Chronic neutrophilic leukemia)
진성적혈구증가증
(Polycythemia vera)
일차골수섬유증
(Primary myelofibrosis)
본태혈소증가증
(Essential thrombocythemia)
상세불명만성호산구백혈병
(Chronic eosinophilic leukemia, not otherwise specified)
비만세포증
(Mastocytosis)
- 피부비만세포증가증
  (Cutaneous mastocytosis)
- 전신비만세포증가증
  (Systemic mastocytosis)
- 비만세포백혈병
  (Mast cell leukemia)
- 비만세포육종
  (Mast cell sarcoma)
- 피부외비만세포종
  (Extracutaneous mastocytoma)

미분류골수증식종양
(Myeloproliferative Neoplasm, unclassifiable)

골수증식종양(myeloproliferative neoplasms, MPN)은 다양한 원인에 의해 유전자 돌연변이 결과로 발생하는 클론성 조혈장애질환으로, 말초혈액과 골수 및 조직에서 적혈구, 혈소판, 과립구의 증식(proliferation)과 생산증가(excessive production) 및 과잉축적(overaccumulation)이 특징이다. 골수증식종양은 대부분 만성기(chronic phase)를 나타내며 가속기(accelerated phase)나 아급성기(subacute phase) 및 급성기(acute phase)로 진행된다. 조혈세포들의 과다증식으로 인해 골수와 말초혈액 및 조직에서 복합적으로 나타난다.

골수증식종양에서 만성골수세포백혈병(CML)은 과립구의 생산증가 그리고 진성적혈구증가증(PV)은 적혈구의 생산증가에 의해 분류한다. 본태혈소판증가증(essential thrombocythemia, ET)에서는 골수에서 거대핵세포 증가와 말초혈액에서 혈소판증가를 나타낸다. 일차골수섬유증(primary myelofibrosis, PMF)은 섬유모세포(fibroblast) 형성자극과 조혈세포 과잉생산의 복합적인 특성 때문에 비효과혈구형성(ineffective hematopoiesis)이 발생하여 말초혈액에서 혈구감소를 초래한다. 골수 형성저하(bone marrow hypoplasia) 같은 세포 고갈(cell depletion) 단계에 이르거나 또는 아급성기와 같은 형태학적 변화와 임상증상을 나타내면서 더욱 공격적인 세포확장(cellular expansion)이 나타날 수 있다.

31.1 *BCR/ABL1* 양성만성골수세포백혈병

Chronic Myelogeneous Leukemia BCR/ABL1 Positive

만성골수세포백혈병(chronic myelogeneous leukemia, CML)은 백혈병에서 자세히 다루었으므로 여기서는 간단한 핵심만 정리한다.

※ 만성골수세포백혈병

① 말초혈액 백혈구 수의 뚜렷한 증가와 유핵적혈구 출현.
② 호염기구, 호산구, 중성구, 골수구 증가[그림 31-1].
③ 백혈구알칼리인산분해효소(LAP) 활성 감소.
④ 혈소판 수 정상 또는 증가.
⑤ 골수과다세포충실성, 과립구형성 증가, 레티큘린 증가.
⑥ 거대핵세포형성 정상 또는 증가와 작은거대핵세포 출현.
⑦ Sea-blue 조직구 및 거짓-고셰세포 출현.
⑧ 백혈병모양반응(leukemoid reaction)과 감별 필요.
⑨ t(9:22)(q34:q11) 자리옮김, 필라델피아염색체(Ph chromosome), *BCR/ABL* 융합유전자.

31.2 만성중성구백혈병

Chronic Neutrophilic Leukemia, CNL

만성중성구백혈병(CNL)은 클론성질환이며 흔치 않은 골수증식종양으로 골수에서 중성구과다증식(neutrophil hyperproliferation)으로 인해 말초혈액에 지속적인 중성구증가(neutrophilia)를 보이지만 미성숙 과립구는 소수 존재하거나 관찰되지 않는다[그림 31-2]. 만성중성구백혈병 환자들은 중성구계 세포들의 과다한 증식의 결과 과다세포충실성(hypercellilarity) 골수를 구성하며, 골수계:적혈구계 비율(M:E ratio)이 20:1 이상이다. 과립구형성이상(granulocyte dysplasia)이나 골수섬유화(myelofibrosis)는 뚜렷하지 않고, 지라비대(splenomegaly)나 간비대(hepatomegaly) 동반이 흔히 나타난다.

말초혈액 백혈구 수는 25 × 10^9/L 이상으로 증가하고, 밴드중성구 증가로 약간의 왼쪽이동(좌방이행, shift to left)이 나타나며 호염기구와 호산구 및 단핵구(monocyte)의 증가는 없다. 골수모세포는 발견되지 않거나 나타나더라도 1% 이하이며 전골수구, 골수구, 후골수구가 5~10% 수준이지만 대부분의 경우 5% 미만이다. 일반적으로 중성구의 형태는 정상이지만 독성과립(toxic granule)이나 되소체(Döhle body)가 관찰되기도 하며 적혈구나 혈소판의 형태는 정상이다. 대부분의 경우 백

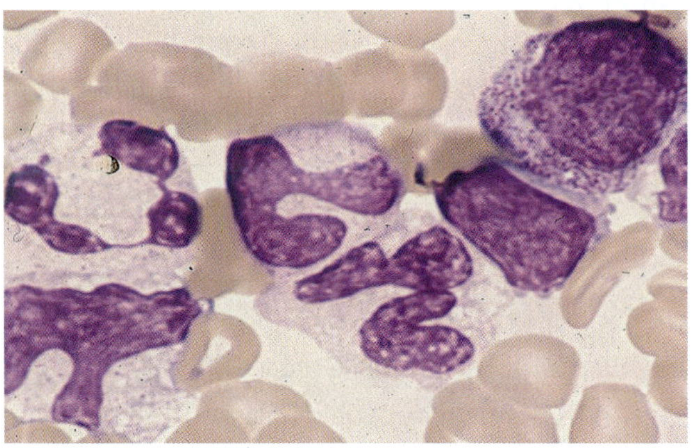

그림 31-1 만성골수세포백혈병(Chronic myelocytic leukemia, CML). 말초혈액, 라이트염색, 1,000X

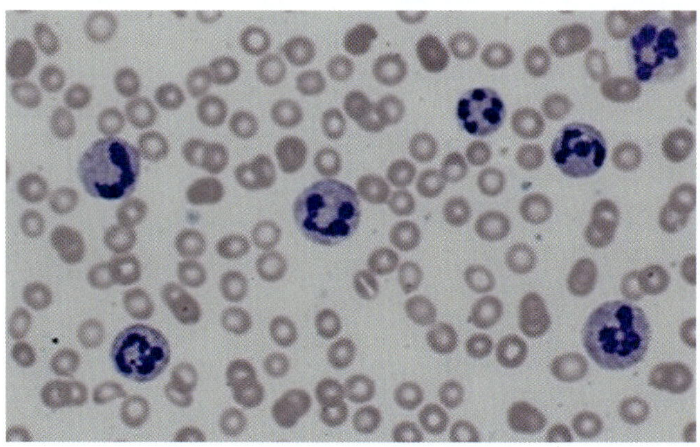

그림 31-2 만성중성구백혈병(Chronic neutrophilic leukemia, CNL). 말초혈액, 라이트염색, 400X

혈구알칼리인산분해효소(LAP)와 비타민 B_{12}(cyanocobalamine)가 증가되어 있다. 유전학적으로 필라델피아 염색체나 *BCR/ABL* 융합유전자가 보이지 않으므로 만성골수세포백혈병과 구별된다.

만성중성구백혈병은 백혈병모양반응, 반응성백혈구증가증, *BCR/ABL*음성비전형만성골수세포백혈병, *BCR/ABL*양성만성골수세포백혈병, 만성골수단핵구백혈병 등의 중성구증가를 나타내는 골수증식질환과 중복되어 발병하거나 감별이 불가능할 수도 있다.

WHO에서는 만성중성구백혈병의 진단을 위해 다음과 같은 기준을 제시하였다.

① 말초혈액 백혈구 수 증가 25 × 10^9/L 이상.
  - 밴드중성구를 포함 성숙 중성구가 80% 이상.
  - 후골수구, 골수구, 전골수구가 백혈구의 10% 미만.
  - 골수모세포 1% 미만.

② 과다세포충실성 골수.
  - 중성구계 비율과 수 증가, 성숙단계는 정상.
  - 골수 유핵세포 중 골수모세포 5% 미만.
  - 거대핵세포는 정상 또는 전거대핵세포 증가(거대핵세포 왼쪽이동).

③ 지라비대와 간비대.

④ 생리적 중성구증가의 원인이 없어야 하고, 만약 원인이 있다면 세포유전학적 또는 분자유전학적으로 골수계 세포의 클론성을 증명해야 한다.
  - 기저종양이 없을 것.
  - 감염성이나 염증성반응이 없을 것.

⑤ 필라델피아염색체나 *BCR/ABL1* 융합유전자가 발견되지 않아야 한다.

⑥ *PDGFRA, PDGFRB, FGFR1* 유전자 재배열이 없어야 한다.

⑦ 진성적혈구증가증, 일차골수섬유증, 본태혈소판감소증, 골수형성이상/골수증식종양 등의 근거가 없어야 한다.
  - 과립구형성이상 및 기타 골수계 형성이상이 없어야 한다.
  - 단핵구 수가 1.0 × 10^9/L 미만이어야 한다.

31.3 진성적혈구증가증
Polycythemia Vera, PV

진성적혈구증가증은 적혈구질환에서 자세히 설명하였다.

말초혈액 검사 결과

① 적혈구 수, 혈색소량 및 적혈구용적률의 증가.
② 정구성, 정색소성 적혈구.
③ 총 백혈구 수 증가 및 중성구의 증가, 특히 미숙형의 출현.
④ 중성구의 백혈구알칼리인산분해효소(LAP) 활성이 정상 또는 증가.
⑤ 혈소판 수의 증가를 나타낸다.
⑥ 범혈구증가(pancytosis) [그림 31-3].
⑦ *JAK2 V167F* 유전자 발현.

골수검사에서 적혈모구, 과립백혈구, 거대핵세포, 레티큘린 증가를 보이며 후기에는 점차적으로 골수섬유화(myelofibrosis)가 일어난다.

지라비대와 간비대가 있으며 그 외 다음과 같다.

① 순환적혈구량 증가
② 동맥혈 산소포화도 정상(효소결핍에 의한 이차성에

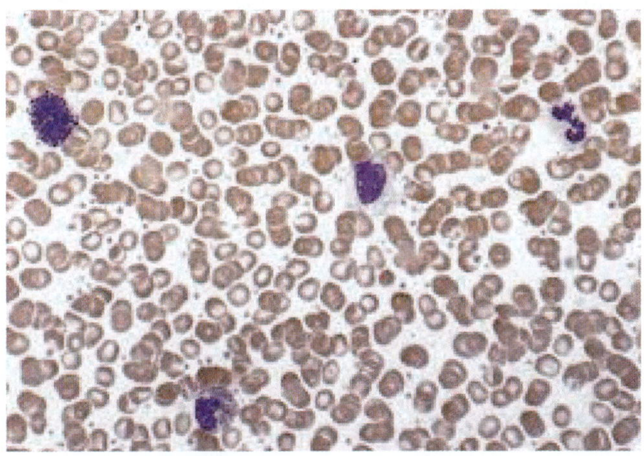

그림 31-3 범혈구증가증(Pancytosis). 말초혈액, 라이트염색 400X

서는 저하)
③ 혈청 비타민 B_{12} 농도 상승
④ 혈청 요산치 상승
⑤ 혈청 및 요중 적혈구형성호르몬(EPO) 저하(이차성 에서는 증가)를 나타낸다.

31.4 일차골수섬유증

Primary Myelofibrosis, PMF

일차골수섬유증은 골수가 섬유화되고 빈혈을 동반하고 태생기 조혈기관인 지라나 간 등에서 골수외조혈(extra bone marrow hematopoiesis)과 지라비대 및 백적혈모구증(leukoerythroblastosis)을 나타내는 질환이다. 60세 이후의 연령층에서 주로 발병하고 원인불명의 일차성과 만성골수세포백혈병, 진성적혈구증가증 등에서 이차성으로 나타나는 경우가 있지만 보통은 일차성이다. 일차골수섬유증은 클론성 조혈모세포 증식질환으로 만성골수증식(chronic myeloproliferative)과 비정형거대핵세포증식(atypical megakaryocytosis) 및 골수섬유화(myelofibrosis)가 특징이다. 일차골수섬유증 환자들에서 $CD34^+$ 세포증가가 나타나고 클론성 유전자이상의 증거로 *JAK2* 유전자의 1849 G→T 점돌연변이 결과 *JAL2V617F*[아미노산 617번째 발린(valine)이 페닐알라닌(phenyalanine)으로 치환] 돌연변이가 환자 약 절반의 사례에서 확인되었다.

2007년 전까지 일차골수섬유증은 만성특발골수섬유증(chronic idiopathic myelofibrosis), 원인불명골수화생(agnogenic myeloid metaplasia) 또는 골수화생동반골수섬유증(myeloid metaplasia with myelofibrosis)으로 불렀으나 2007년 골수섬유증 연구와 치료를 위한 국제협력그룹(International Working Group for Myelofibrosis Research and Treatment, IWG-MRT)의 제안에 의해 질병분류에서 일차골수섬유증(PMF)으로 사용하게 되었다.

2008년 WHO는 일차골수섬유증을 골수증식종양으로 분류하였고, 분류기준을 다음과 같이 제시하였다.

주요기준

1. 레티큘린/콜라겐 섬유증을 동반한 비정형거대핵세포 증식 또는 레티큘린섬유증이 없다면 거대핵세포의 변화와 더불어 골수세포충실성 증가, 과립구 증식, 적혈구생성 감소.
2. 만성골수세포백혈병, 진성적혈구증가증, 골수형성이상증후군 또는 기타 골수종양의 WHO 진단기준에 부합하지 않는 경우.
3. *JAK2V617F* 또는 다른 클론성 표지자를 증명하거나 반응골수섬유증의 증가가 없는 경우이다.

부기준

1. 백적혈모세포증(leukoerythroblastosis).
2. 빈혈.
3. 혈청 젖산탈수소효소(LDH) 증가.
4. 지라비대의 촉진(복부에서 손으로 만져짐).

일차골수섬유증의 말초혈액 검사결과

① 혈색소 정상 또는 증가.
② 총 백혈구 수 정상 또는 증가.
③ 혈소판 수 감소 또는 증가하고 크기는 커지며, 이상한 형태와 거대핵세포 출현.
④ 혈액도말표본은 미성숙혈구를 포함한 각 성숙단계의 중성구계세포가 보인다.
⑤ 적혈구부동증과 눈물적혈구를 포함한 변형적혈구증가증 및 유핵적혈구 출현.
⑥ 골수모세포와 적혈모구도 출현한다.
⑦ 중성구의 백혈구알칼리인산분해효소(LAP) 활성은 대부분의 사례에서 증가한다.

골수검사 결과

① 골수섬유화로 골수가 흡입되지 않는 건성천자(dry tap)가 많다.

② 골수세포충실성, 과립구형성, 적혈구형성, 거대핵세포 증가(적혈구형성은 정상일 수도 있다).
③ 과립구와 거대핵세포 형성이상 관찰 및 간비대, 지라비대가 나타난다.

31.5 본태혈소판증가증

Essential Thrombocythemia, ET

본태혈소판증가증은 지속적인 말초혈액의 혈소판 수 증가와 골수에서 거대핵세포 과다증식을 나타내는 모세포 기원의 클론성골수증식종양으로 혈전증(thrombosis)과 출혈(bleeding) 경향이 특징이다. 대부분은 50대와 60대에서 발생하고 다음은 30대이며, 소아에서는 드물게 발생한다. 질병의 발생기전은 정확히 알려지지 않았다. 골수에서 거대핵세포증식과 혈소판 생성에 필수적인 호르몬은 주로 간과 콩팥에서 생산되는 혈소판형성호르몬(thrombopoietin, TPO)인데 TPO가 부족하거나 생산이 안 되면 거대핵세포의 증식과 세포질 발달에 장애가 생겨 혈소판형성에 지장을 받는다. 지라비대와 거대핵세포 증식이 관찰된다.

거대핵세포증식과 혈소판형성은 트롬보포이에틴수용체(Mpl)와 연관이 있다. 거대핵세포와 혈소판에서 혈소판형성호르몬과 수용체 Mpl의 결합에 이상이 발생하여 혈장 TPO가 증가하고, 거대핵세포가 TPO에 매우 민감하게 반응한 결과 거대핵세포의 과다증식과 혈소판증가를 나타낸다. 환자들의 경우 정맥보다는 동맥에서 혈전증과 출혈이 발생한다. 혈소판 수는 증가하지만 혈소판의 기능이 떨어져 출혈이 발생하며, 출혈은 위창자길(upper gastrointestinal) 상부와 점막피부(mucocutaneous)에서 흔히 발생한다. 골수증식종양에서 *JAK2* 유전자 돌연변이가 높은 빈도로 나타나므로 본태혈소판증가증의 진단기준에 추가되었으며, 일부 환자에서는 *NLK, CBL, TET2, ASXL1, IKZF1, EZH2* 등의 유전자 돌연변이가 발견된다.

2008년 WHO에서는 본태혈소판증가증 진단을 위해 기존의 형태학적 기준과 임상양상에 JAK2V617F 유전자돌연변이를 진단기준에 추가로 포함하였다.

※ 본태혈소판증가증, ET의 형태학적 특징

말초혈액

① 혈소판 수는 증가하고 혈소판 기능은 저하[그림 31-4].
② 혈색소량(Hb.)과 적혈구용적률(Hct.) 약간 감소.
③ 평균적혈구용적(MCV) 정상.
④ 총 백혈구 수, 중성구 수는 정상 또는 약간 증가한다.

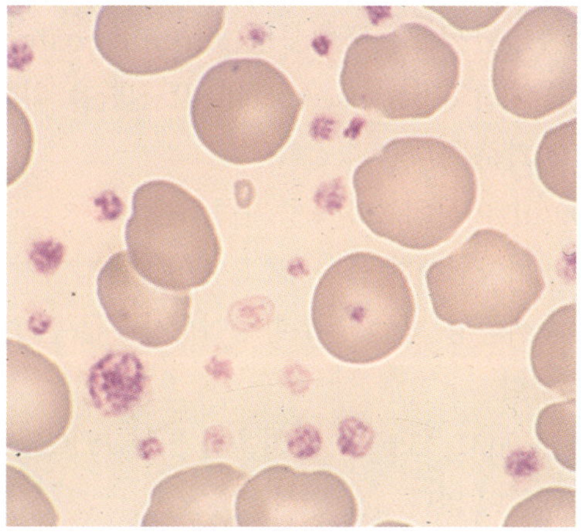

그림 31-4 본태혈소판증가증(ET). 말초혈액, 라이트염색 1,000X

골수

① 거대핵세포 증가와 큰거대핵세포 출현 및 크기가 다양.
② 적혈모세포 정상 또는 증가.
③ 과립구 정상 또는 약간 증가.
④ 레티큘린섬유 정상 또는 약간 감소.

31.6 상세불명만성호산구백혈병

Chronic Eosinophilic Leukemia, not Otherwise Specified

상세불명만성호산구백혈병(CEL NOS)은 알레르기 질환, 기생충질환, 감염질환, 과민성폐렴, 콜라겐혈관질환 등의 2차반응성호산구증가증의 원인이 없고 T-세포백혈병, 급성림프모세포백혈병/림프종, 균상식육종, 호지킨병, 세자리증후군, 비만세포증가증 등의 2차반응성중성구증가증의 원인이 되는 종양이 없으면서 말초혈액과 골수에서 호산구전구세포로부터 호산구의 클론성증식이 있는 경우이다. 허파, 심장, 위장관, 중추신경계 및 피부 같은 말초조직에서 등에서 호산구가 발견된다. 환자의 30~50% 경우에 간과 지라를 침범하며, 지라비대나 간비대가 나타난다. 조직을 침범한 호산구의 과립이 파괴되면서 유리된 시토카인이나 효소 및 기타 과립단백질에 의한 장기 손상이 발생한다.

상세불명만성호산구백혈병(chronic eosinophilic leukemia, not otherwise specified) 진단을 위한 2008년 WHO 기준은 다음과 같다.

① 1,500/uL 이상의 호산구증가증.

② 필라델피아염색체 음성, *BCR/ABL1* 음성이거나 기타 골수증식종양 또는 골수형성이상증후군/골수증식종양이 없다.

③ t(5:12)(9q31-35:p13) 자리옮김 또는 *PDGFRA* 유전자재배열이 없다.

④ *FIP1L1/PDGFRA* 융합유전자 또는 다른 *PDGFRA* 유전자 재배열이 없다.

⑤ *FGFRA* 유전자 재배열이 없다.

⑥ 골수와 말초혈액에 모세포 20% 미만, inv(16)(p13q22)나 t(16:16)(q13:q22)이 없고 급성골수세포백혈병 소견이 없다.

⑦ 분자유전이상 또는 클론성 염색체이상이 확인되거나 골수에 모세포가 5%를 초과 또는 말초혈액에 모세포가 2%를 초과하는 경우.

2008년 WHO에서는 분자적 유전자이상에 따라 만성호산구백혈병을 수정 분류하였다. 1차호산구증가증(primary eosinophilia) 중에서 *PDGFRA* (platelet-derived growth factor receptor A) 유전자 재배열이 확인되는 질환군을 골수증식종양에서 제외하고, 호산구증가증과 *PDGFRA, PDGFRB, FGFR1* 유전자이상 관련 골수계와 림프계종양(myeloid and lymphoid neoplasm associated with *PDGFRA, PDGFRB, FGFR1*)으로 재분류하였다. 유전자 재배열 형태에 따라 *PDGFRA* 재배열관련 골수계 및 림프구계종양(myeloid and lymphoid neoplasm associated with *PDGFRA* rearrangement)과 *PDGFRB* 재배열관련 골수성종양(myeloid neoplasm associated with *PDGFRB* rearrangement) 그리고 *FGFR1* 재배열관련 골수계 및 림프계종양(myeloid and lymphoid neoplasm associated with *FGFR1* rearrangement, 8p11 myeloproliferative syndrome)의 아형으로 세분하였다.

그러나 WHO의 이러한 분류체계에서 *PDGFRA, PDGFRB, FGFR1* 유전자 재배열이 발견되지 않는 경우를 상세불명만성호산구백혈병으로 분류해서 골수증식종양에 잔류시켰다.

※ 상세불명 만성호산구백혈병 혈액학적 검사 결과

① 말초혈액에 총 백혈구 수 20~30 × 10^9/L로 증가.

② 백혈구감별계산에서 호산구가 30~70%.

③ 절대호산구 수 3.9 × 10^9/L.

④ 혈소판 수 269 × 10^9/L.

⑤ 골수와 말초혈액에 미성숙 및 성숙 호산구 증가와 형성이상.

⑥ 골수와 말초혈액에 중성구 증가, 호염기구 증가.

⑦ 골수에 차콜-라이든 결정(Charcot-Leyden crystal)이 보이지만 골수섬유증은 드물다.

31.7 비만세포증

Mastocytosis

비만세포증은 비만세포(mast cell)의 클론성종양증식으로 비만세포가 국소 및 전신적으로 증식과 침윤에 의해 발생한다. 주로 피부를 침범하고 비만세포증의 유형과 상관없이 약 80% 정도에서 피부에 이상이 관찰된다. 골수, 지라, 간, 림프절 등도 침범하며 비만세포의 축적은 다양한 정도로 나타나고 증상 또한 무증상에서부터 심한 증상까지 다양하다. 피부비만세포증은 일반적으로 성인보다는 소아에서 잘 발생한다. 소아에서 피부비만세포증이 발생하는 경우 약 50%는 생후 6개월 내에 전형적인 피부병변이 나타난다. 성인의 경우는 30~40대에서 자주 발생하고, 전신비만세포증은 대부분 30대 이후에 발생한다. 말초혈액에서 백혈구 수 증가, 호산구 증가, 중성구 감소 및 혈소판 감소가 나타날 수 있다.

2008년 WHO에서는 비만세포증을 다음과 같이 분류하였다.

비만세포증
(Mastocytosis)
- 피부비만세포증
  (Cutaneous mastocytosis)
- 저활동전신비만세포증
  (Indolent systemic mastocytosis)
- 클론성혈액학적비만세포계질환관련전신비만세포증
  (Systemic mastocytosis with associated clonal-hematologic non-mast-cell-lineage disease)
- 공격성전신비만세포증
  (Aggressive systemic mastocytosis)
- 비만세포백혈병
  (Mast cell leukemia)
- 비만세포육종
  (Mast cell sarcoma)
- 피부외비만세포종
  (Extracutaneous mastocytoma)

미분류골수증식종양
(Myeloproliferative Neoplasm, unclassifiable)

그러나 큰 범주에서 비만세포증은 피부에만 국한적으로 발생하는 피부비만세포증과 전신비만세포증으로 나눈다.

비만세포증으로 진단하기 위해서는 진단 당시 다음의 기준에서 반드시 하나 이상의 조건을 충족해야 한다.

① 비만세포 침윤이 의심되는 골수 또는 피부 외 장기의 생검(biopsy) 검사에서 비만세포의 1/4 이상이 피라미드형이거나 비정형 형태 세포 또는 골수흡인 도말염색에서 1/4 이상의 비만세포가 미성숙세포이거나 비정형 형태의 세포가 출현해야 한다.

② 골수나 말초혈액 또는 피부 외 장기에서 비만세포는 유전자부호(codon) 816 위치에서 KIT 점돌연변이(point mutation)가 나타나야 한다.

③ 골수나 말초혈액 또는 피부 외 장기에서 정상 비만세포 표지자와 동반하여 CD2 그리고/또는 CD25가 발현되어야 한다.

④ 혈청 총트립타아제(total trytase)가 20 mg/mL를 초과해야 한다.

1 피부비만세포증
Cutaneous Mastocytosis

피부비만세포증은 다음과 같다.

① 색소두드러기(urticaria pigmentosa).

② 광범위피부비만세포증(diffuse cutaneous mastocytosis).

③ 피부의 비만세포증(myastocytosis of skin)은 3가지 유형으로 발생하며, 모두 어린이에서 흔히 발생한다. 색소두드러기 비만세포증은 피부에서 국소적으로 나타나며 진피에 응집되는 형태이고, 광범위피부비만세포증은 한 곳 이상의 부위에서 비만세포가 관찰된다.

2 전신비만세포증
Systemic Mastocytosis

전신비만세포증의 4가지 증상은 다음과 같다.

① 피로감, 체중감소, 발열 등의 전신증상.

② 소양감, 두드러기 같은 피부증상.

③ 복부통증, 위창자길계통곤란, 두통, 고혈압, 빈맥, 저혈압, 호흡기계증상 등의 전신증상.

④ 뼈통증, 관절통, 근육통 및 골절과 같은 근육뼈대계통 증상이다.

3 비만세포백혈병
Mast Cell Leukemia

비만세포백혈병은 말초혈액에서 비만세포증이 나타나며, 골수기능상실(bone marrow failure)이 나타날 수도 있다. 골수생검 검사에서 비정형미성숙비만세포에 의한 광범위침윤(diffuse infiltration)이 관찰되고, 골수흡인 도말염색 관찰에서 비만세포가 20% 이상 나타나며, 말초혈액 백혈구의 10% 이상이 비만세포여야 비만세포백혈병 진단을 충족한다.

31.8 미분류골수증식종양

Myeloproliferative Neoplasm, Unclassifiable, MPN-U

미분류골수증식종양은 WHO에서 정의하기를 임상 양상, 검사소견과 형태학적 특징이 골수증식종양 범주에 해당하기는 하지만 특정 골수증식종양의 진단 기준과 일치하지 않거나, 2개 이상의 골수증식종양의 기준에 중복되는 경우라고 하였다. 여러 가지 소견이 골수증식종양과 일치하지만 WHO에서 분류한 골수증식종양의 진단 기준에 부합되지 않으면 미분류골수증식종양으로 분류한다. 골수증식종양의 10~15%는 미분류골수증식종양에 해당된다.

미분류골수증식종양에 해당되는 경우는 다음과 같다.

① 진성적혈구증가증, 본태혈소판증가증, 일차골수섬유증 등의 발병 초기로 각 질환의 진단 기준에 부합하지 않아서 분류가 불가능한 환자.

② 골수증식종양이 말기로 진행되어 골수섬유증, 뼈경화증, 미성숙세포나 비정형세포가 급격하게 증가된 환자.

③ 골수증식종양과 동반하는 염증성 또는 이차종양성 병변으로 인해 골수증식종양의 소견이 명확하지 않은 환자의 경우이다.

미분류골수증식종양에서 유전학적 비정상은 *JAK2* 돌연변이가 유일하며 필라델피아염색체와 *BCR/ABL* 융합유전자 및 *PDGFRA, PDGFRB, FGFR1* 유전자 재배열은 발견되지 않는다.

31.9 호산구증가와 *PDGFRA, PDGFRB* 또는 *FGFR1* 유전자 재배열을 동반한 골수계 및 림프계 종양

Myeloid and Lymphoid Neoplasms with Eosinophilia and Abnormalities of PDGFRA, PDGFRB or FGFR1

2008년 WHO에서는 1.5 × 10^9/L 이상 호산구증가증을 동반하고 *PDGFRA, PDGFRB* 또는 *FGFR1* 유전자 재배열을 특징으로 하는 골수구계 및 림프구계 종양을 3가지 질병군으로 새로 분류하였다. 호산구증가와 *PDGFRA, PDGFRB* 또는 *FGFR1* 유전자 재배열을 동반한 골수계 및 림프계 종양은 유전자 재배열로 인하여 비정상적인 티로신활성효소(tyrosine kinase)가 생산되어 주로 만성호산구백혈병(chronic eosinophilic leukemia, CEL)으로 나타나며 일부는 골수증식종양 또는 급성골수세포백혈병 등으로 나타난다.

1 *PDGFRA* 유전자 재배열을 동반한 골수계 및 림프계 종양

PDGFRA 유전자 재배열은 4번 염색체 q12의 결손이 발생하면 *FIP1L1/PDGFRA* 융합유전자가 생성된다. *FIP1L1/PDGFRA*와 관련된 종양은 주로 만성호산구백혈병이 나타나고 일부는 급성골수세포백혈병 또는 T-전구세포림프모세포림프종(pro T-lymphoblastic lymphoma)이 나타나는 경우도 있다. 호산구증가와 *PDGFRA, PDGFRB* 또는 *FGFR1* 유전자 재배열을 동반한 골수계 및 림프계 종양 중에서는 흔하지만 일반적으로 매우 드물게 발생하는 질환이며 20~50대 성인 여자보다는 남자에서 잘 발생한다.

말초혈액에 호산구증가가 특징이며, 주로 정상적인 형태의 성숙한 호산구가 출현하지만 일부에서는 미성숙호산구(호산성골수구)가 나타나기도 한다. 빈혈이나 혈소판감소는 일부 사례에서 나타날 수 있지만 말초혈액에 모세포가 증가하거나 림프구가 증가하는 사례는 매우 드물다.

골수검사에서는 성숙한 호산구나 미성숙 호산구 및 방추형비전형비만세포 증가가 있으며, CD2–, CD25+의 면역표현형을 나타내고 과다세포충실성 골수를 보인다.

세포유전학 및 분자유전학 검사에서 호산구는 CD23, CD25, CD69 면역표현형 발현이 특징이다. 진단을 위해서는 *PDGFRA* 융합유전자를 증명해야 되는데 일반 핵형검사에서는 정상으로 나오는 사례가 많아서 형광제자리부합법(FISH)이나 역전사–중합효소연쇄반응(RT-PCR)을 시행하여야 한다. 4q12 염색체이상은 잠재적결손(cryptic deletion)이므로 *CHIC2* 대한 탐색자(probe)를 이용한 형광제자리부합법을 시행하면 결손의 확인이 가능하다.

2 *PDGFRB* 유전자 재배열을 동반한 골수계 및 림프계 종양

PDGFRB 유전자는 5번 염색체 q31-33에 유치하며, 이와 관련된 종양은 t(5:12)(q31-33:p12) 자리옮김에 의해 *ETV6/PDGFRB* 유전자 재배열을 특징으로 하는 골수계 종양이고 림프구계 종양은 발견되지 않는다. *DGFRB* 관련종양은 호산구증가증을 동반하는 만성골수단핵구백혈병(CMML)이 가장 흔하다. 그 외 호산구증가증 동반 비정형만성골수세포백혈병, 만성호산구백혈병, 호산구증가동반골수증식종양 등으로도 나타난다. *PDGFRB* 관련 종양은 40대 후반 남자에서 잘 발생한다.

말초혈액에서 백혈구 증가가 나타나고, 빈혈이나 혈소판 감소가 있을 수도 있다. 질환의 형태에 따라 중성구, 호산구, 단핵구 등 다양한 증가가 나타나지만 호염기구 증가는 드물다. 골수는 과다세포충실성(hypercellularity)이며, 비만세포 증가가 관찰되고, 면역표현형 CD2+, CD25+ 면역표현형을 보이는 사례가 많다.

진단을 위해서는 *EVT/PDGFRB* 융합유전자나 또 다른 *PDGFRB* 유전자 재배열, t(5:12)(q31-33:p13) 자리옮김 등이 확인되어야 한다.

3 *FGFR1* 유전자 재배열을 동반한 골수계 및 림프계 종양

FGFR1 유전자 재배열을 동반한 골수계 및 림프계 종양은 *FGFR1* 재배열과 호산구증가를 보이는 희귀한 종양으로 매우 다양한 형태로 골수증식종양 또는 급성백혈병 모두가 관찰된다.

말초혈액이나 골수에서 심한 호산구증가(eosinophilic)를 나타내며 드물게 중성구증가 또는 단핵구증가(monocytosis)를 동반하는 골수증식종양이 발견되거나 형태학적으로 급성림프모구백혈병, 급성골수세포백혈병 등의 다양한 소견이 관찰된다.

FGFR1 관련 종양염색체분석에서 t(8:13)(p11:q12) 자리옮김이 가장 흔한 비정상으로 8p11의 *FGFR1*과 13q12에 위치한 *ZNF198* 유전자의 재배열로 인해 *ZNF198/FGFR1* 융합유전자가 생성된다. *ZNF198* 이외 *FGFR1*과 결합하여 재배열되는 유전자는 *CEP110, FOP, BCR TRIM24, MYO18A, HERVK* 등이 알려져 있으며, *BCR/FGFR1* 융합유전자가 발견되는 환자에서는 호염기구 증가가 나타날 수 있다.

참고문헌

1. Swerdlow, S.H., Campo, E., Harris, N.L. et al., *WHO Classification of Tumors of Hematopoietic and Lymphoid Tissues, 4th ed. vol 2,* International Agency for Research on Cancer(IARC), Lyon. 2017.
2. Rodak, B. F., & Carr, J. H., *Clinical Hematology Atlas. (4th ed.),* St. Louis: Elsevier, 2019.
3. Shirlyn B. McKenzie, *Clinical Laboratory Hematology.* New Jersey, Pearson Education, 2004.
4. Neal, S. Young et al., *CLINICAL HEMATOLOGY,* MOSBY; ELSEVIER, 2006,
5. Ernest, B. et al., *William's Hematology. (6th ed.),* Mc Graw Hill, 2001.
6. Dessypris, E. N., Sawyer, S. T., Erythrocyte. In Greer, J. P., Foerster, G. M., et al., *Wintrobe's Clinical Hematology. (12th ed.),* Philadelphia, Wolters Kluwer Health, Lippincott Williams & Wilkins, 2009.
7. Hoffman, R., et al., *Hematology: Basic Principles and Practis. (6th ed.),* Philadelphia, Sanunders, an imprint of Elsevier, 2013.
8. 권현영, 박상묵 외, *임상병리혈액학. (제3판),* 범문에듀케이션, 2020.
9. 대한혈액학회, *혈액학. (제3판),* 범문에듀케이션, 2018.
10. 대한진단검사의학회, *진단검사의학. (제6판),* 범문에듀케이션, 2022.

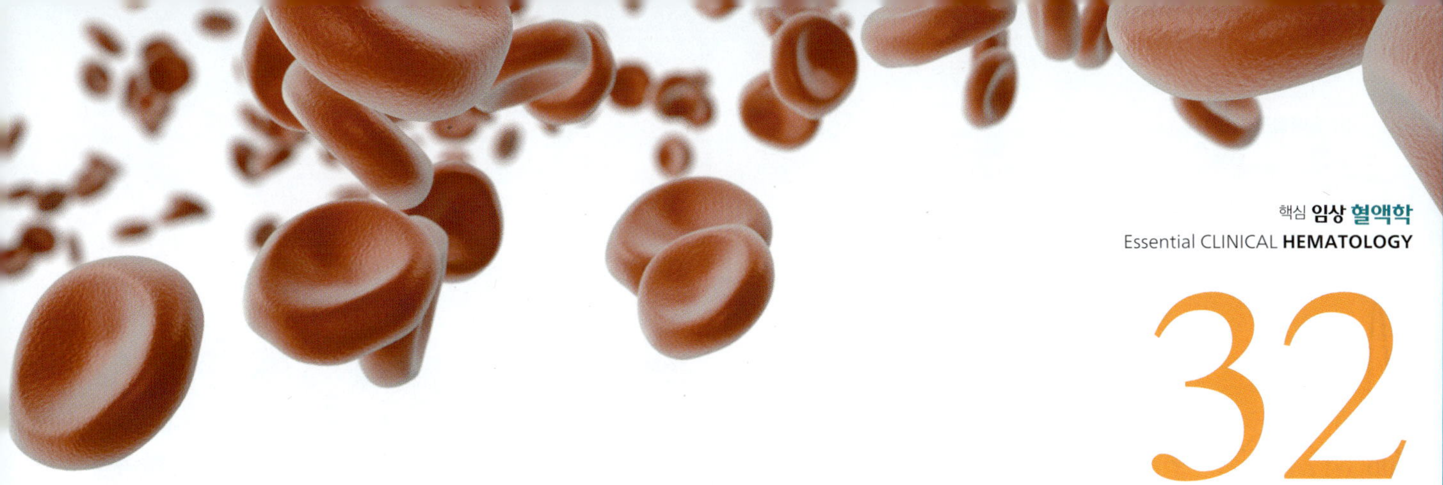

32

기타 혈액질환

Other Blood Disease

32.1 다발골수종

Multiple Myeloma, MM

혈청단백질은 알부민(albumin)과 4종의 글로불린(α1, α2, β, γ-globulin)으로 존재한다. 다발골수종(MM)은 비정상 혈청단백에 의한 단클론(monoclonal) 형질세포 질환으로 형질세포골수종(plasma cell myeloma)이다. M단백 질환으로 M은 골수종(myeloma)을 의미하였으나 단클론(monoclonal)과 악성종양(malignant)의 M의 뜻도 있으며, M단백은 비정상단백질이며 파라단백(para protein) 또는 P단백이라고 부른다. 면역글로불린은 B-세포가 분화한 형질세포에서 생성되므로 형질세포종양(plasma cell neoplasm)이라고 부를 수 있으며, 클론성 B-세포종양(clonal B-cell neoplasm)이다.

단클론은 기원과 특성이 같은 세포 집단이며, M단백혈증은 종양성형질세포가 같은 특성을 갖는 비정상 면역글로불린을 생성하는 종양이다. M단백혈증은 단클론에 의한 종양과 다클론(polyclonal)에 의한 양성으로 구분하고, 양성은 양성다클론감마글로불린병증(benign polyclonal gammopathy)이다. 다발골수종은 서양에서 전체 암의 1%와 혈액암의 10%이며 WHO 통계에 의하면 100,000만 명당 흑인은 8~10명, 백인의 경우 4명이고 동양인은 1~3명이며, 우리나라에서는 발병률이 낮았으나 2014년 기준 진단 환자수가 1,396명으로 급성골수세포백혈병보다 많고 혈액암 중 두 번째로 발생률이 높다. 발병 기준 68세로 고령에서 발생하며 전리성방사선 노출과 벤젠화합물 등 발암물질에 노출과 유전적 요인이 있다. 나이 든 환자가 뼈의 병변과 빈혈이 동반할 경우 다발골수종을 의심한다. 환자의 80%는 빈혈을 동반하고, 20~50%는 콩팥장애가 나타나며 황색포도알균과 폐렴알균 등 그람 양성 알균에 의한 감염과 음성균은 요로감염을 유발한다.

특이적이지 않지만 골수종 환자 80%에서 DNA 이수배수체(aneuploidy) 양상이 나타나고 20~30%에서는 복잡한 복수염색체 비정상이 나타난다. 과다점도증후군이 있는 경우 피로감, 쇠약감, 체중감소, 신경증상 등이 나타나며, 출혈시간검사(BT), 응고시간검사(PT, aPTT), 혈소판기능검사(PFT) 등에서 이상을 나타낸다. 골수에서 10% 이상 관찰되고 혈청 M단백이 3 g/dL 이상이며, 고칼슘혈증(hypercalcemia)은 환자의 25%에서 나타나고 소변에서 벤스-존스단백(Bence-Jones protein)이 검출된다. 다발골수종 진단을 위해서는 면역전기영동(immunolectrophoresis, IEP)이 필요하다.[1,2,3]

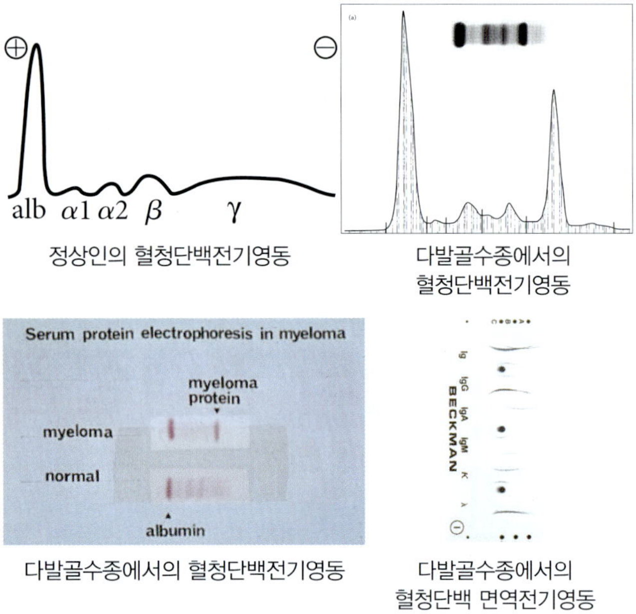

그림 32-1 정상 혈청단백과 단클론M단백의 전기영동 및 면역전기영동(IEP)

혈액학적 검사결과

① 점차적으로 빈혈이 진행되면 중증 빈혈이 된다.

② 백혈구 수 및 혈소판 수가 감소한다.

③ 적혈구 정구성(normocytic), 정색소성(normochromic)이다.

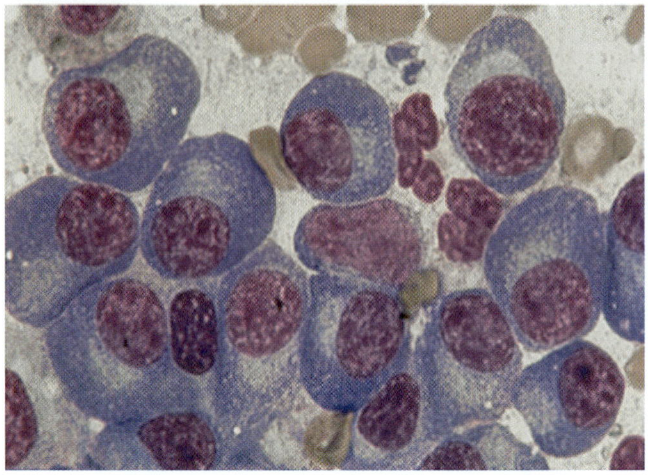

그림 32-2 **형질세포**(Plasma cell). 골수, 라이트염색, 1,000X

④ 비정상 형질세포가 출현한다.

⑤ 고감마글로불린혈증으로 적혈구 연전이 형성되고 적혈구침강속도(ESR) 증가한다.

⑥ 혈청단백전기영동에서 M단백이 검출되고, 면역전기영동에서 감마글로불린이 증가한다[그림 32-1].

⑦ β2-microglobulin (β2-M)과 C반응성단백(C-reactive protein, CRP)이 예후인자이다.

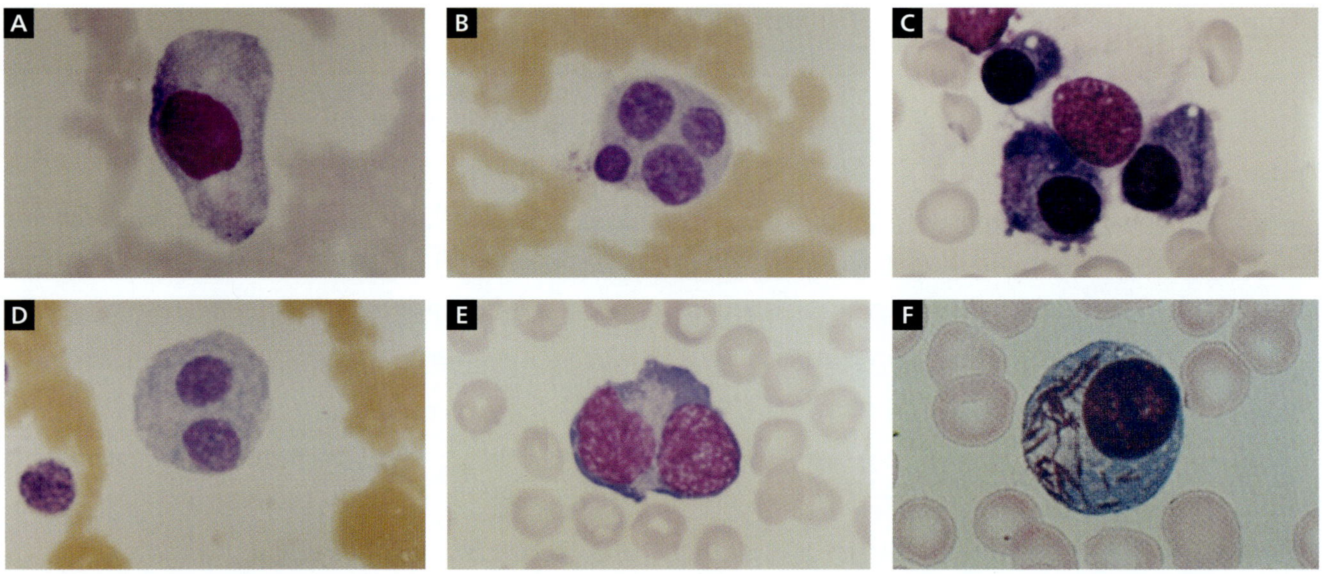

그림 32-3 **골수종세포**(Myeloma cell). 골수, 라이트염색, 1,000X

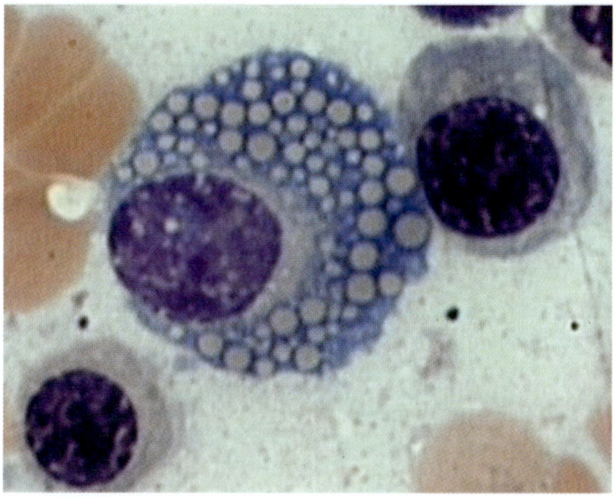

그림 32-4 러셀소체(Russell body). 골수, 라이트염색, 1,000X

골수에서 형질세포가 증가한다[그림 32-2]. 골수종세포(myeloma cell)는 비교적 미숙하여 핵염색질(chromatin)이 섬세하고 핵소체가 보인다[그림 32-3]. 핵이 2개 이상인 형성이상을 보이고 때로 세포질 내에 작은 공포처럼 투명한 봉입체인 러셀소체(Russell body)가 여러 개 나타난다[그림 32-4].

2014년 국제골수종연구집단(International Myeloma Working Group, IMWG)에 의해 정의와 진단기준 등이 개정되었다[표 32-1].

32.2 전신홍반루푸스

Systemic Lupus Erythrohematosus, SLE

원인이 정확히 밝혀지지 않은 자가면역질환으로 혈액질환이라기보다는 콜라겐병(collagen disease)이다. 주로 가임기 여성을 포함한 젊은 나이에 발병하는 만성 자가면역질환이다. 자가면역질환은 외부로부터 인체를 방어하는 면역계가 이상을 일으켜 오히려 자신의 인체를 공격하는 것이며, 이로 인해 피부, 관절, 신장, 폐, 신경 등 전신에서 염증 반응이 일어난다. 루푸스는 만성적인 경과를 거치며 시간에 따라 증상의 악화와 완화가 반복된다. 확실하지는 않지만 전신홍반루푸스는 몇 가지 유전자와 호르몬, 환경적 요인이 복합적으로 작용하여 발생하는 것으로 알려져 있다. 일부 바이러스 감염은 면역체계를 자극하여 루푸스와 유사한 질환을 일으킬 수 있으며, 자외선에 노출과 이산화규소 먼지, 흡연, 약물 등도 전신홍반루푸스 발생의 위험도를 증가시킨다. 피부 증상은 가장 흔히 나타나는 증상으로 전신홍반루푸스 환자 80~90%에서 나타난다. 피부 증상은 뺨의 발진과 원판성 발진, 광과민성(photosensitivity) 및 구강 궤양 등이다.

뺨의 발진은 뺨 위로 편평하거나 약간 솟아오른 고정적인 붉은 반점(홍반)으로 주로 코 상부를 포함하여 대칭적인 나비모양으로 나타나며, 비교적 갑자기 나타나서 수일간 지속된다. 대부분 경계가 불분명하고 가렵지 않

표 32-1 다발골수종(MM)과 무증상골수종(SMM) 진단기준(2014IMWG)

다발골수종	무증상골수종
골수 내 클론성형질세포 10% 이상 또는 조직화학적으로 형질세포종 확인 아래 골수종 정의 사건(MDE) 중 하나 이상 골수종 증상: CRAB증상 중 하나 이상 생물 표지자 중 하나 이상 MRI상 국소병변 〉1 혈청 유리경쇄 비율 100 이상 골수 내 클론성형질세포 60% 이상	골수 내 클론성형질세포 10~60%이거나 혈청 M단백 3 g/dL 또는 24시간뇨 M단백 500 mg 이상 골수종 정의 사건(MED) 없고 아밀로이드증 없음

CRAB: 고칼슘혈증(참고치보다 1 mg/dL 증가하거나 또는 11 mg/dL 초과), 콩팥기능상실(혈청 크레아티닌 2 mg/dL 초과 또는 크레아티닌청소율 40 mL/min 미만), 빈혈(혈색소 참고치보다 2 g/dL 초과하여 감소하거나 또는 10 g/dL 미만), 용해성 뼈병변 1개 이상(단순촬영이나 CT 또는 PET CT).

으며 코와 입술 사이의 주름을 침범하지 않는 것이 특징적이다.

원판성 발진은 뺨의 발진과는 다르게 경계가 비교적 분명한 붉은 반점으로 표면이 하얗게 일어나는 인설이 있고 때로는 모공까지 뻗치기도 한다. 호전과 악화를 반복하면서 수개월에서 수년이 경과되면 염증의 소실과 함께 흉터를 남기면서 치유된다. 광과민성은 햇빛에 노출 후 피부 어느 부위에서나 발생할 수 있다.

점막 증상은 코, 항문, 생식기 등에서 나타날 수 있지만 구강궤양이 가장 흔하게 나타난다. 대부분 구강의 병적 변화는 통증이 없지만 중앙에 함몰 부위가 발생할 수 있고 나중에 통증이 있는 궤양으로 진행되기도 한다. 그 외 관절, 신장, 폐, 심혈관계, 신경, 위장관계, 간, 눈 등의 전신 장기가 침범 대상이다.

전신홍반루푸스 진단은 1997년 개정된 미국 류마티스학회 기준에 따라 다음 11가지 중 4가지 이상이 나타날 때 루푸스로 진단된다. 1) 뺨의 발진, 2) 원판상 발진, 3) 광과민성, 4) 구강궤양, 5) 관절염, 6) 장막염, 7) 신질환, 8) 신경학적 질환, 9) 혈액학적 질환, 10) 면역학적 질환, 11) 항핵항체 등이다.

골수나 말초혈액에 면역학적손상을 초래하여 온혈구감소증이 나타나고 감염에 대한 이환율이 높다. 세포핵에 대한 항핵항체(anti-nucleus antibody, ANA)가 대부분 환자에서 검출되며 혈액학적 진단검사는 LE세포형성시험이다. 응고된 혈액을 으깬 후 원심분리한 다음 백혈구연층(buffy coat)을 도말 후 라이트염색을 실시하고 LE세포[그림 32-5]를 관찰하는 방법과 형광물질을 이용한 항핵항체를 검출하는 방법(FANA)이 있다. ESR(적혈구침강속도), CRP(C-reactive protein, C 반응 단백)은 염증의 정도를 평가하는 검사이다.[1,2,3]

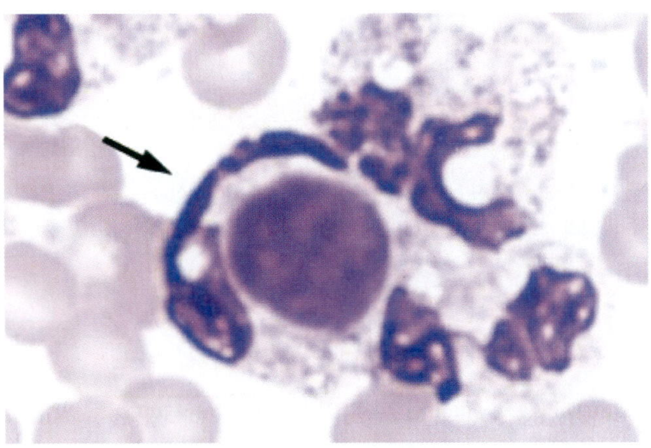

그림 32-5 엘이세포(LE cell). 말초혈액, 라이트염색, 1,000X

32.3 감염단핵구증
Infectious Mononucleosis

엡스타인-바바이러스(Epstein-Barr virus, EBV) 감염과 관계가 있으며, 출생 3개월에서 70세 사이에서 환자가 발생하지만 15~24세 청소년들에서 발병빈도가 가장 높다. 1차 감염이 어린이에서 발생한 경우 증상이 나타나지 않을 수도 있고, 청소년과 성인들은 증상이 있다. 감염단핵구증 잠복기는 2~7주이며, 잠복기 동안 바이러스외피당단백350/220(virus envelope glycoprotein 350/220)을 CD21(C3d 보체수용체)에 부착시켜 B-림프구를 감염시킨다. EBV감염으로 감염단핵구증이 발생하면 세포의 면역반응이 감염을 제어하며, B-세포 감염에 반응하여 자연살해세포(NK cell), CD4+T-세포 및 CD8+세포독성T-세포(EBV/CTLs)의 증식과 활성이 일어난다. 일반적인 증상은 발열, 오한, 피로, 두통, 인후통 및 목림프절병증이며, 드물게 지리비대, 간비대와 간 관련 검사 수치 증가, 용혈빈혈 및 혈소판 감소 등이 나타난다. 혈액검사 결과 절대림프구 증가로 인하여 총 백혈구 수 10~30 × 10^9/L과 반응성림프구(reactive lymphocyte)가 관찰되고[그림 32-6] 이호성항체 검사 양성, EBV특이항원과 항체검사 양성이다. 말초혈액 중에 증가하는 단핵백혈구는 큰과립림프구(large granular lymphocyte, LGL) 포함한 비정형림프구(atypical lymphocyte)로 단핵구(monocyte)는 아니다. 비정형림프구는 대부분 반응성림프구이며, 급성감염단핵구증에서는 림프구의 크기가 크고 세포질에 비특이 과립이 있는 큰

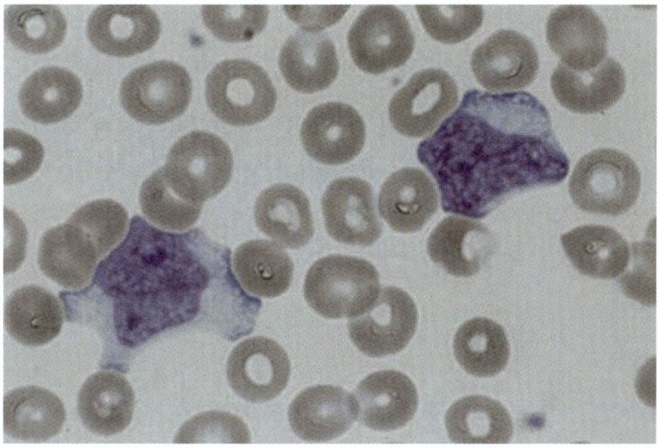

그림 32-6 반응성림프구(Reactive lymphocyte). 말초혈액, 라이트염색, 1,000X

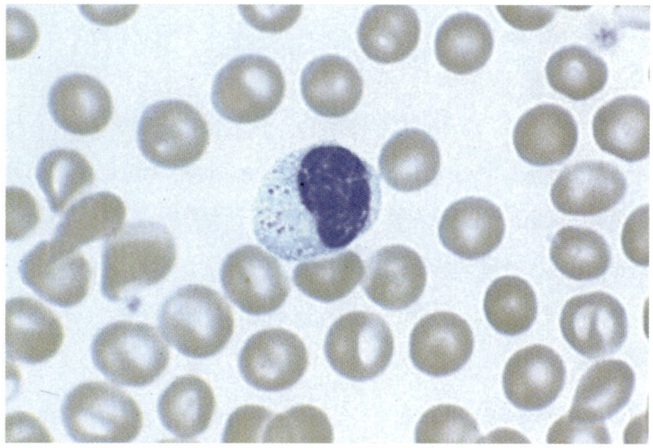

그림 32-7 큰과립림프구(Large granular lymphocyte, LGL). 말초혈액, 라이트염색, 1,000X

과립림프구가 관찰된다[그림 32-7].

빠른 진단을 위한 선별 검사는 폴-번넬 검사(Paul-Bunnel test)와 이종친화항체 검사(heterophilic antibody test)이고, 확진검사는 바이러스캡사이드항원(viral cpsid antigen, VCA) 검사, 엡스타인-바바이러스핵항원(Epstein-Barr Virus nuclear antigen, EBNA) 검사와 VCA, EBNA에 대한 IgG/IgM 항체검사가 있다.[4]

32.4 균상식육종과 세자리증후군

Mycosis Fungoides and Sézary Syndrome

균상식육종은 가장 일반적인 피부림프종으로 서양에서는 흔하지만 우리나라에서는 드문 종양이다. 종양세포(tumor cell)들은 작거나 중간크기의 T-림프구로 핵이 대뇌(cerebrum) 모양이며[그림 32-7], 표피와 진피를 주로 침범한다. 면역표현형은 정상적으로 피부에 존재하는 T-림프구와 비슷하게 범T-세포표지자인 CD2, CD3, CD4, CD5를 발현하고, 비종양성림프구침윤(nonmalignant lymphocyte infiltration)과는 다르게 CD7이 발현되지 않는다.

세자리증후군은 홍색피부증(erythroderma)이 파종성으로 광범위하게 피부를 침범하는 질환이다. 전신에 박탈성홍색피부증(exfoliative erythroderma)과 전신적 림프절비대(adenia)와 함께 대뇌모양의 핵이 특징인 세자리세포[그림 32-8]가 말초혈액에 다수 출현하는 백혈병증이다. 종양세포들은 CD2+, CD3+, TCRb+, CD5+ CD4+이며, 말초혈액에 세자리세포가 1000/μL 이상이거나 CD4/CD8 비율이 10 이상일 때 그리고 CD4+ T-림프구에서 CD7, CD26 등의 T-세포 표지자들이 표현되지 않을 경우 진단이 가능하다.

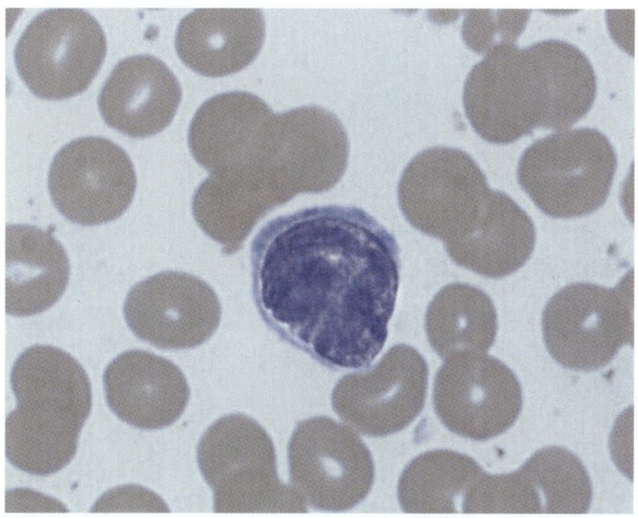

그림 32-8 대뇌모양 세자리세포(Sézary cell). 말초혈액, 라이트염색, 1,000X

32.5 고쉐병
Gaucher's Disease

니만-픽병(Niemann-Pick disease)과 테이-삭스병(Tay-Sachs disease) 및 점액다당류증(mucopolysc-chridosis)과 더불어 상염색체열성 유전 질환이며, 단핵구/대식세포계(monocyte/macrophage system) 용해소체 내에서 효소결핍으로 인하여 지방대사가 이루어지지 못하고 지방이 세포에 축적하는 지방저장병(lipid storage disease)이다.

고쉐병(Gaucher's disease)은 1882년에 Philippe C. Gaucher에 의해서 지라가 증대된 32세 여성으로부터 처음 발견되었다. 이 여성에게서 비정상세포를 발견하고 고쉐세포(Gaucher's cell)라고 명명했다[그림 32-9]. 골수 내에 있는 대식세포 안에 베타-글루코세레브로시다제(β-glucocerebrosidase) 결핍으로 대사되지 않은 글루코세레브로시다제가 축적된다. 상염색체열성 유전이며 염색체 1q21에 존재하는 글루코세레브로시다제 합성유전자의 돌연변이로 인해 발병한다.

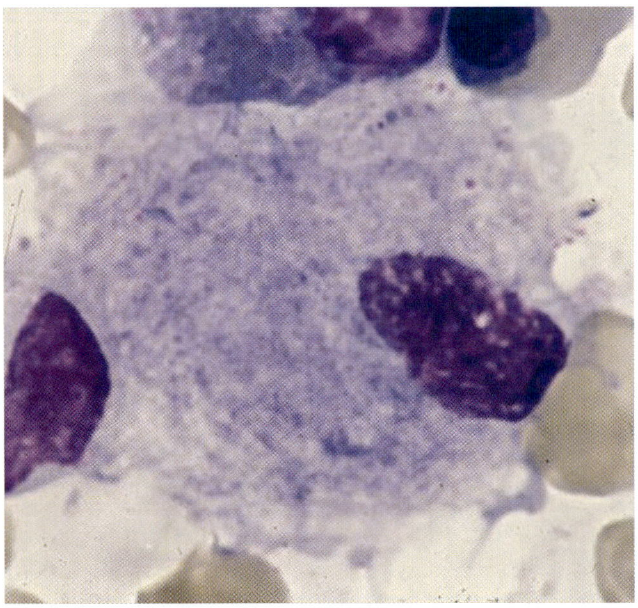

그림 32-9 **고쉐세포**(Gaucher's cell). 골수, 라이트염색, 1,000X

골수와 간에서도 Gaucher's cell이 발견되고 증상의 진행정도와 신경계 침윤여부에 따라 제1(만성형, 성인형), 제2(급성, 영아형), 제3(아급성) 유형으로 구분하며 2, 3 유형에서는 중추신경계 침윤이 있다. 임상증상에 따라서도 3가지 유형으로 분류하며 Type I이 가장 일반적인 형으로 빈혈, 백혈구감소, 혈소판감소 및 간과 지라 비대를 보이지만 신경계에 영향을 미치지 않는다. 무증상으로 진행되는 경우가 많으며 유태인들에게서 발생빈도가 높다. 혈중 산성인산분해효소(acid phosphatase, ACP)가 증가한다. 고쉐세포는 골수 내 조직세포(대식세포)로서 지름이 20~100 μm 정도 되며 핵은 하나 혹은 더 많이 발견되는데 퇴화를 보인다. 세포질은 연한 청색(faint blue)이며 세포질 내에는 당지질이 많이 분포되어 섬세하게 겹친(fold) 형태가 마치 파이 빵처럼 보인다[그림 32-9]. PAS, ACP, Sudan black B 염색에서 양성이다.[1]

32.6 니만-픽병
Niemann-Pick Disease

1914년에 Niemann에 의해 처음 소개되고 1933년에 Pick에 의해 확인된 유전질환이다. 스핑고미엘린분해효소(spingomyelinase) 결핍으로 스핑고인지질(sphingo-

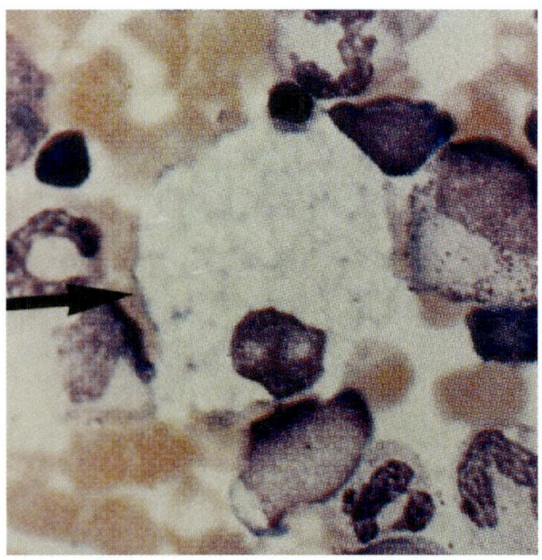

그림 32-10 **니만-픽 세포**(Niemann-Pick cell). 골수, 라이트염색, 1,000X

phospholipid)이 이자, 간, 골수와 때로는 뇌에 축적되어 발생한다. 임상증상에 따라 A~E까지 5종류로 분류하며 대부분 A, B, C형이다. 세포질에 거품모양을 갖는 니만-픽세포(Niemann-Pick cell)나 푸른바다조직구(Sea-blue histiocyte, [그림 29-17] 참고)가 골수나 지라에서 발견된다. 세포는 20~90 μm 크기에 선명치 않은 핵을 가지고 있다. 세포질에는 지방축적에 의해 균일한 모양의 지방방울(fatty droplets)들이 채워져 있다[그림 32-10]. 말초혈액 도말검사에서 림프구나 단핵구의 세포질에는 공포가 가득 채워진 모양이 관찰된다.

(1) Type I *Acute Neuropathic Type*

85% 정도가 type I형으로 신생아시기에 발병하며 간과 지라가 증대가 있고 림프절(lymph node)이 커진다. 피부는 창백(waxy)하며, 환자의 50%에서 각막에 버찌적색(cherry red) 반점이 나타난다. 신경증상이 나타나면 대부분 1~2세 전에 사망한다.

(2) Type II *Chronic form without Central Nervous System*

만성적이고 성인에서 주로 발생한다. 지금까지 발생 보고가 20례 정도에 불과하며 신생아에서 간, 지라의 증대를 보이나 신경계증상은 나타나지 않는다.

(3) Type III *Chronic Neuronopathic Types*

어린이 때 사망하는 경우와 청·장년기 이상 생존형으로 나눈다. 스핑고미엘린분해효소(sphingomyelinase) 결핍이 경미한 편이고 신경계 증상이 나타난다.

32.7 테이-삭스병
Tay-Sachs Disease

1881년 영국의 안과 의사인 Warren Tay에 의해 발견되고, 1886년 미국의 신경과 의사인 Bernard Sachs에 의해 가족성시각결여유아백치(familial amaurotic infantile idiocy)라고 용어정리를 하였다. 유태인들에서 다른 인종보다 100배 더 발병하고, 1명의 환자에 비해 30명의 보인자 비율로 나타난다.

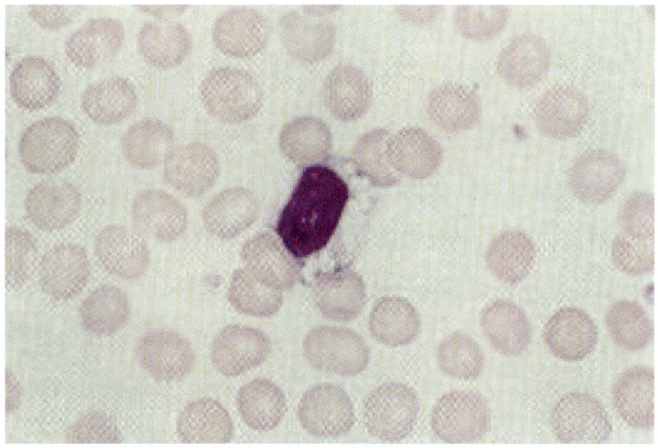

그림 32-11 테이-삭스 세포(Tay-Sachs cell). 골수, 라이트염색, 1,000X

상염색체열성 유전이고 염색체 15번 *HEXA* 유전자의 돌연변이로 헥소사민분해효소 A (hexosaminidase A)가 결핍되면 스핑고지질증(sphingolipidosis)이 특히 신경단위(neurons)에 축적된다. 대사가 되지 않은 GM2 강글리오시드(GM2 ganglioside)가 대부분의 조직에서 축적되며, 특히 중추신경계나 눈에 많이 축적되므로 중추신경계에 병리적 증상이 특이하다. 눈의 각막에 버찌적색(cherry red) 반점이 나타나는 것이 특징이다. 효소는 혈청이나 혈장 및 백혈구에서 감소한다. 말초혈액 림프구의 세포질에 니만-픽병 같이 많은 공포가 출현한다. 거품(foams)세포나 구멍뚫린조직구(vacuolated histiocyte)가 골수도말에서 많이 관찰된다[그림 32-11]. 출생 후 3~5개월 후에 증상이 관찰되며 1년 후에 신경계에서 병변이 나타난다. 보통 4세 이전에 사망하는 것으로 알려져 있다. 보인자(carrier) 부모 사이에서 Tay-Sachs 25%의 비율로 발생한다.

32.8 점액다당류증
Mucopolysaccharidosis, MPSs

1900년에 John Thompson이 처음으로 소개하고, 1917

년에 헌터증후군(Hunter's syndrome, MPS II)을 발표하였으며, 1919년에 Gertrud Hurler와 공동 연구자들이 헐러증후군(Hurler's syndrome, MPS IH)을 추가로 발표하였다. 점액다당류를 분해시키는 용해소체효소(α-L-iduronidase, Iduronate α-sulfatase, N-sulfatase, α-N-acetylglucosaminidse, β-galactosidase, β-glucuronidase)들의 결핍으로 점액다당류가 증가하여 세포 내 용해소체에 축적되는 대사질환이다. 여러 유형이 있으나 헌터-점액다당류증후군(Hunter's mucopolysaccharid syndrome, MPS)을 제외하고 모두 상염색체 열성유전이다. 헌터(Hunter's) 질환은 X염색체 열성유전이며, X염색체를 가지고 있는 남아에서 발병하고 여아에서는 보인자(carrier)로 나타난다. 태어날 때는 비교적 정상이지만 출생 1년 후경에 점액다당류증후군 종류에 따라 관절의 변형, 각막 혼탁 등이 나타난다. 간과 지라 비대 및 심장과 혈관을 침범하고 성장지연, 뇌수종 등도 발견된다. 피부가 두꺼운 현상과 만성중이염도 발생하며, 많은 경우 관절의 변형으로 움직임에 장애를 받기도 한다. 대부분 진행된 정신지체로 인해 10~20세 전후에 사망한다.[1]

32.9 원발성거대글로불린혈증

Primary Macroglobulinemia

원발성거대글로불린혈증의 M단백은 Ig M에 속하며 구조상 Ig M의 H-사슬의 비정상이다. M단백은 면역글로불린 구조의 L-사슬이 없고 H-사슬로만 구성되어 있다. 다발골수종의 M단백은 거대글로불린혈증과 글로불린 사슬 비정상 외 모든 면역글로불린을 포함하며 L-사슬만 있는 경우(Bence-Jones type)와 M단백이 나타나지 않는 비분비형이 있다.

원발성거대글로불린혈증 증상은 빈혈과 점도증후군(출혈증상, 현기증) 및 전신의 림프종증(lymphomatosis) 등이다. 다발골수종과는 달리 뼈 침범은 관찰되지 않는다. 혈액검사소견은 빈혈과 때로는 혈소판 감소 및 적혈구연전이 나타난다.

골수에서는 다수의 종양세포가 출현하는데, 종양세포는 작은림프구(small lymphocyte)와 유사한 세포들과 형질세포(plasma cell)와 유사한 세포에 이르기까지 다양한 세포가 출현한다. 작은림프구와 형질세포의 중간 모양을 한 림프구성형질세포(lymphocytic plasma cell)가 대부분이다. 면역혈청학적 검사에서 M단백이 Ig M인 것 외에는 다발골수종과 같다.[1]

핵심

- 다발골수종(MM)에서는 형질세포(B-세포 기원)가 관찰된다.
- 다발골수종은 고감마글로불린혈증, 적혈구연전, ESR 증가, 소변에서 벤스-존스 단백 검출.
- 감마글로불린 검출은 면역전기영동(IEP)으로 확인한다.
- 전신홍반루푸스 진단을 위해서는 LE세포 형성시험과 형광항핵항체(FANA) 검사이다.
- 감염단핵구증은 EBV 감염과 관계 있고, 말초혈액에서 비정형림프구인 반응성림프구가 관찰되며 이호성 항체가 있다.

참고문헌

1. 권현영, 박상묵 외, *임상병리혈액학. (제3판),* 범문에듀케이션, 2020, pp. 245-276.
2. 대한혈액학회, *혈액학. (제3판),* 범문에듀케이션, 2018, 418-421.
3. Neal, S. Young et al., *CLINICAL HEMATOLOGY,* MOSBY; ELSEVIER, 2006, pp.637-640.
4. Rodak, B. F., & Carr, J. H., *Clinical Hematology Atlas. (4th ed.),* St. Louis: Elsevier, 2019. pp.493.

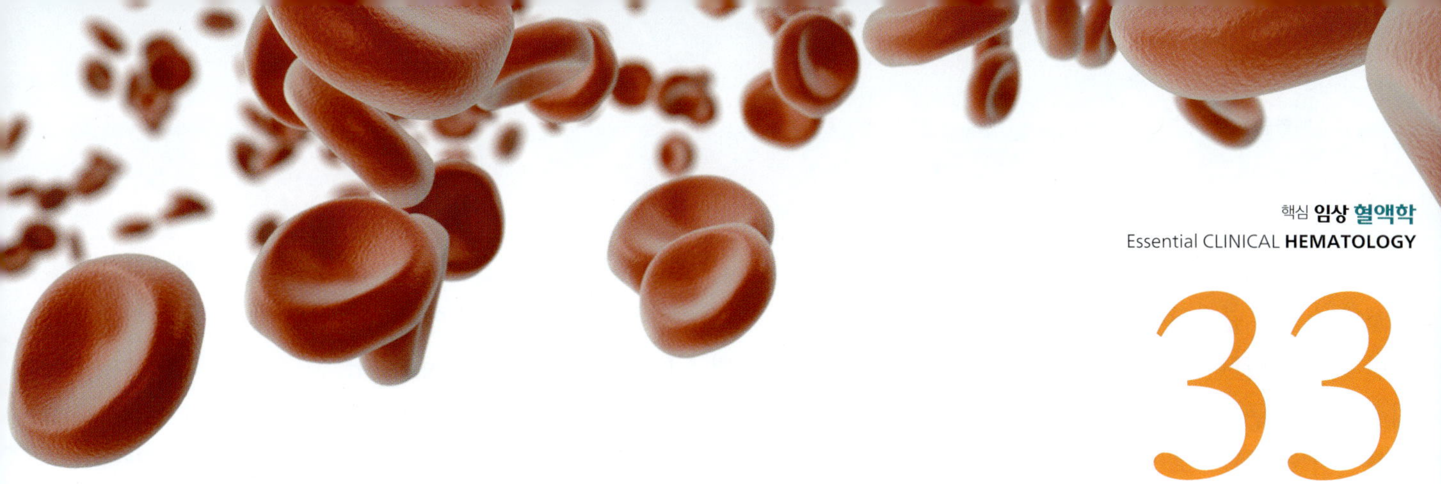

33

비악성 백혈구 질환

Nonmalignant Leukocyte Disorder

33.1 펠거-휴에트 이상

Pelger-Huët Anomaly

비정상 백혈구 중 대표적인 핵의 비정상으로 상염색체 우성 유전질환이다. 라민B수용체(lamin B receptor; 핵 내막에 있는 투과 단백질)의 돌연변이에 의해서 중성구의 핵분절이 잘 이루어지지 않아 밴드형 내지는 땅콩 모양(peanut type), 코안경(pince-nez) 모양으로 나타나며 염색질은 농축되어 있고 골수구, 후골수구 및 밴드중성구와 감별이 필요하다.[1] 동형접합에서는 중성구 핵이 완전히 성숙되었으나 원형 내지는 타원형이며, 이형접합에서는 중성구 핵이 주로 2엽으로 되어 있고 다핵형 중성구가 40% 이하로 감소한다. 후천적으로도 이 같은 모양의 중성구 출현을 볼 수 있고 점액부종, 급성창자염, 말라리아, 골수전이에 의한 백혈병모양반응, 만성림프구백혈병, 골수화생, 감염단핵구증 및 화학요법에 의한 골수독성 등에서 나타날 수 있다[그림 백혈구 비정상 참고].

33.2 알더-레일리 이상

Alder-Reilly Anomaly

상염색체열성 유전질환이다. 아주르친화(azurphilic) 염기성의 변성과립이 정상보다는 크게 나타난다. 독성과립과 구별이 필요하다[그림 백혈구 비정상 참고]. 라이트염색에서 짙은 라일락(lilac)색의 과립이 나타나며, 각종 뼈질환 시 증가하고 헐러증후군(Hurler's syndrome)과 헌터증후군(Hunter's syndrome) 등의 질환에서 흔히 발견된다(백혈구 비정상 참고). 점액다당류(mucopolysaccharide)의 불완전한 분해로 생기며 원인은 골수세포과산화효소(myeloperoxidase, MPO) 유전자의 구조적 비정상 때문이다.

33.3 메이-헤글린 이상

May-Hegglin Anomaly

상염색체우성 유전질환이며 과립백혈구 내에 염기성소체(basophilic inclusion)가 될소체(Döhle body)와 유사하다. 될소체는 거칠고 세포질그물이 층을 이룬 판구조(덩어리)이지만 메이-헤글린 봉입체는 비결정형으로 막대 모양이다(백혈구 비정상 참고). *MHA9 II A* 유전자 돌연변이에 의해 생긴다. 혈소판감소를 동반하고 거대혈소판(giant platelet) 출현이 특징이다[그림 백혈구 비정상 참고]. 환자의 1/3 정도에서 혈소판 감소 때문에 출혈이 나타날 수 있고, 혈병수축시간(clot retraction time)

이 연장되며, 압박대검사(tourniquet test)는 양성이고 혈소판 수명은 단축된다. 될소체는 중성구에서만 관찰되지만 메이-헤글린이상 봉입체는 중성구와 호산구, 호염기구 및 단핵구에도 출현하며, 라이트염색에서 단핵구는 세포질이 청회색으로 염색되므로 메이-헤글린 봉입체가 잘 보이지 않는다.

33.4 체디악-히가시증후군
Chediak-Higashi Syndrome

상염색체열성 유전질환으로 말초혈액이나 골수 내 과립백혈구의 세포질에 용해소체(lysosome)가 엉켜서 특유의 큰 과립모양으로 나타난다[그림 백혈구 비정상 참고]. 소포(vesicle) 운반조절단백을 암호화하는 *LYST* 유전자 돌연변이와 관계가 있다. 과립백혈구의 살균능 저하와 이주능이 떨어진다. 체디악-히가시증후군은 출혈성 경향과 면역결핍 증상이 있으며 세균감염이 잘 되고 백색피부증(albinism)과 신경학적 이상이 동반된다. 골수 세포과산화효소염색 양성이며 과립구, 단핵구, 림프구의 세포질에 덩어리지고 큰 용해소체과립이 나타난다. 병이 진행되면서 빈혈, 중성구 감소, 혈소판 감소가 나타난다.

33.5 만성육아종병
Chronic Granulomatous Disease

과립구나 대식세포의 환원형니코틴아미드아데닌디뉴클레오티드산화효소(NADPH oxidase) 이상으로 인해 H_2O_2가 생성되지 않기 때문으로 산화작용과 산소라디칼을 생성하는 과립구나 단핵구와 대식세포에 문제가 발생한다. NADPH 산화효소는 p47phox와 p67phox가 p47phox나 RAC2시토크롬복합체(RAC2 cytochrome complex)를 형성할 때 생성된다. 대부분 만성유아종병은 gp91phox 또는 p47 돌연변이로 인해 발생한다. 카탈라제(catalase) 양성 세균을 제거하지 못해 반복적으로 감염이 발생하며, 그 결과 염증성만성육아종이 발생한다(육아종은 대식세포가 덩어리를 형성한 것). 만성육아종병은 K (Kell) 혈액형과 관련 있다.

만성육아종병 환자의 2/3에서 처음 증상으로 생후 1년 동안 세균 및 진균에 반복적으로 감염된다. 원인 세균은 황색포도알균(*S. aureus*), 그람음성장내세균, *Serratia marcesens, Pseudomonas cepatica*와 진균 중에는 아스페르질루스 종(*Aspergillus spp.*)이 가장 흔하다.

니트로블루테트라졸리움(nitroblue tetrazolium, NBT) 환원검사에서 정상 세포들은 모두 양성이지만 X 염색체-연관만성육아종병 보균자는 NBT 양성 세포가 5% 미만이다.[2]

33.6 백혈구증가와 감소
Leukocytosis and Leukopenia

1 중성구
Neutophil

절대중성구 수(absolute neutrophil count, ANC)가 어린이에서 8.5×10^9/L, 성인에서 7.0×10^9/L 이상일 때 중성구증가증이라고 한다. 이 경우 중성구는 주로 성숙형(밴드형 혹은 분엽중성구)을 보이는데, 미성숙형 특히 골수모구나 전골수구의 증가를 주로 하는 급성백혈병 등은 여기에 포함되지 않는다. 절대중성구 증가는 카테콜아민 유도에 의한 탈변연화(demargination)가 나타나는 것은 변연풀(marginal pool)에서 순환풀(circulation pool)로 이동 때문이며 이 경우는 격렬한 운동, 스트레스, 화상, 외상 및 에피네프린 증가 등이 가장 흔한 원인이다. 질병으로 골수에서 생산이 증가하거나, 골수의 중성구가 말초혈액으로 이동하는 경우도 중성구증가가 나타나며 이때는 중성구의 좌방이동(밴드중성구의 증가)이 나타난다. 감염에서는 대부분 중성구가 증가하며, 특히 황색포도알균(*Staphylococcus aureus*), 폐렴사슬알균(*Streptococcus pneumoniae*)과 결핵(*Mycobacterium tuberculosis*), 브루셀라증(*Brucellosis*), 임질균(*Neisseria gonorrhea*), 뇌수막염균(*Neisseria meningitis*) 및 녹농균(*Pseudomonas aeruginosa*) 등도 중성구증가의 원인이다.

중증의 세균감염증에서는 일반적으로 중성구의 증가가 현저하다. 백혈구 수가 50 × 10^9/L 이상 반응성중성구증가와 골수모구, 전골수구, 골수구, 후골수구 등 미성숙 골수계세포가 말초혈액에 출현하면 백혈병모양반응(leukemoid reaction)이라고 한다.

악성골수증식질환의 말기에 중성구의 증가가 나타난다. 원인은 조직괴사, 감염합병증, 암세포로부터 중성구 생성자극인자의 과잉생성 등이다. 만성골수세포백혈병, 진성적혈구증가증, 골수섬유증 및 고혈소판증 등 골수증식질환에서 중성구증가는 종양성증식에 의한 것이며, 복강출혈, 관절내출혈, 자궁외임신, 머리뼈 손상에 의한 뇌출혈, 지라손상 등에서 증가한다.

중성구감소는 말초혈액 절대중성구 수가 1.5 × 10^9/L 이하로 감소한 경우이며 중성구감소가 심할수록 감염에 대한 위험도는 높아진다. 절대중성구 수가 1,000~1,500/μL이면 경증으로 감염성질환에 대한 감수성이 증가하고, 500~1,000/μL는 중등도이고 발열을 동반한 감염이 우려되는 상태이다. 500/μL 미만일 경우 중증으로 구강이나 창자의 미생물들의 조절장애에 의한 감염이 발생할 수 있으며, 성분채집백혈구(leukapheresis) 수혈이 필요하다.

중성구감소의 원인은 다양하지만 간염, 결핵, 말라리아, 브루셀라, 장티푸스, 홍역, 후천면역결핍증후군(AIDS) 등의 감염성질환, 류마티스관절염, 전신홍반루푸스, 펠티증후군(Felty's syndrome) 등의 2차 자가면역 중성구감소와 재생불량빈혈과 판코니빈혈 및 발작야간혈색소뇨증, 선천이상각화증 및 중증선천중성구감소증, 만성특발중성구감소증 등이다.

2 호산구

Eosinophil

절대호산구 수(absolute eosinophil count, AEC)가 0.4 × 10^9/L 이상일 때 호산구증가이다. 호산구증가는 일반적으로 시토카인 자극이며, 특히 인터루킨-3 (IL-3)과 IL-5의 자극 때문이다. 천식, 고초열, 두드러기, 아토피피부염 및 알레르기혈관염 등 알레르기질환과 기생충감염 때도 호산구가 증가한다. 만성골수세포백혈병에서는 절대적 그리고 상대적으로 증가하지만 이 경우에는 종양성의 증식이며, 호산구백혈병(eosinophilic leukemia)과 과다호산구증후군(hypereosinophilic syndrome, HES)에서도 현저한 호산구증가가 나타난다.

호산구감소증(eosinopenia)은 절대호산구 수가 0.09 × 10^9/L 이하로 정의하지만 정상적으로 호산구 수가 낮기 때문에 진단이 쉽지 않으며, 호산구감소의 가장 흔한 원인은 백혈구와 관련된 골수성 저하이다. 또 다른 호산구감소 원인으로 중성구증가를 동반한 감염이나 염증이다. 이 경우는 호산구가 조직으로 이동하고 골수에서는 호산구 방출이 억제될 수 있기 때문이다.

쿠싱증후군(Cushing's syndrome), 부신겉질자극호르몬(ACTH) 투여 후와 스트레스, 자가면역질환 및 패혈증에서도 호산구가 감소한다. 흔하지는 않지만 호산구항체(eosinophilc antibody)에 의한 자가면역질환, 갑상샘암에 의한 저감마글로불린혈증 및 약물에 의한 알레르기질환에서도 호산구감소가 나타난다.

3 호염기구

Basophil

절대호염기구 수(absolute basophil count, ABC)가 0.15 × 10^9/L 이상을 호염기구증가증이라고 한다. 만성골수세포백혈병 같은 악성골수증식질환이 호염기구증가의 가장 흔한 원인이다. 드물게는 음식이나 약물에 대한 과민증, 갑상샘기능저하, 만성감염과 염증, 방사선치료, 벌쏘임 등에서 증가한다.

표 33-1 비종양성 림프구 증가와 감소의 원인

림프구증가증	림프구감소증
반응성 형태변화	**유전성**
감염	선천 면역결핍증
• 감염단핵구증	• 중증 복합면역결핍증
• 세포거대바이러스 감염	• 분류 불능형 면역결핍 증후군
• 간염	• 혈관확장성 운동실조증
• 급성 HIV 감염	• 위스콧-알드리치증후군
• 아데노바이러스	• 기타
• 수두	
• 포진	**후천성**
• 인플루엔자	재생불량빈혈
• 파라믹소바이러스(유행성이하선염)	감염
	• 후천면역결핍증후군
• 풍진(홍역)	• 중증급성호흡기증후군
• 담마진	• 웨스트 나일
• 유행성 이하선염	• 간염
• β-용혈성 연쇄상 구균	• 인플루엔자
• 브루셀라증	• 포진
• 파라티푸스 열	• 홍역
• 톡소플라즈마증	• 결핵
• 장티푸스	• 장티푸스
• 리스테리아	• 폐렴
• 마이코플라즈마	• 리케차증
• 매독	• 에르리키아증
기타	• 패혈증
• 특이한 약물 반응	• 말라리아
• 백신 접종	치료관련
• 심근 경색으로 인한 급격한 스트레스	• 면역 억제제
	• 스티븐스존슨 증후군
• 알레르기 반응	• 화학 요법
• 갑상샘기능항진증	• 방사선
• 영양 실조	• 혈소판 또는 줄기 세포 채취 수집
	• 대수술
비반응성 형태변화	전신질환
• 백일해	• 자가 면역 질환
• 급성 전염성 림프구증	• 호지킨 림프종
• 다클론 β-림프구증	• 암종
	• 원발성 골수섬유증
	• 단백질소실장병증
	신영양식이 요법부전
	• 에탄올 남용
	• 아연 결핍증

Adapted from Kaushansky K: Williams hematology, ed 8, New York, 2010, Mc-Graw-Hill, pp. 1141-1151; and Foucar K: Bone marrow pathology, ed 3, Chicago, 2010, p 450.

4 단핵구

Monocyte

절대단핵구 수(absolute monocyte count, AMC)가 1.0 × 10^9/L 이상일 때 단핵구증가증이다. 단핵구 수 증가를 보이는 질병으로는 결핵과 아급성심내막염일 때 흔하며 패혈증, 매독, 브루셀라증에서도 증가한다. 무과립백혈구증의 회복기나 중성구감소증에서는 상대적이거나 절대적으로 증가한다. 단핵구는 급·만성염증과 감염, 여러 가지 면역학적 상태, 과민반응 등 그리고 단핵구가 조직복구와 관련이 있기 때문에 여러 비악성종양성질환 등에서 증가한다.

단핵구감소(monocytopenia)는 절대단핵구 수 0.2 × 10^9/L 이하로 재생불량빈혈과 화학요법 치료 외에는 매우 드물게 나타난다.

5 림프구

Lymphocyte

림프구 수는 정상적으로 유아기 때는 전체 백혈구의 55% 정도로 성인에 비해 많지만, 절대림프구 수(absolute lymphocyte count, ALC)가 신생아나 소아에서 10.0 × 10^9/L 이상이거나 성인에서 5.0 × 10^9/L 이상일 때 림프구증가증으로 정의한다.

림프구감소는 어린이의 경우 절대림프구 수 2.0 × 10^9/L 미만일 때, 성인에서 1.0 × 10^9/L 미만일 때로 정의하며, 비종양성 림프구 증가와 감소의 원인은 [표 33-1]에 정리하였다.

핵심

- 펠거-휴에트 이상(Pelger-Huët anomaly)은 백혈구 비정상 중 대표적인 핵의 비정상으로 상염색체우성 유전질환으로 골수구, 후골수구 및 밴드중성구와 감별이 필요하고 점액부종, 급성창자염, 말라리아, 골수전이에 의한 백혈병모양반응, 만성림프구백혈병, 골수화생, 감염단핵구증 및 화학요법에 의한 골수독성 등에서 나타날 수 있다.
- 메이-헤글린 이상(May-Hegglin anomaly)은 상염색체우성 유전질환이며 과립백혈구 내에 염기성소체(basophilic inclusion)가 될소체(Döhle bodies)와 유사하며 거대혈소판이 동반 출현한다.
- 만성육아종병은 과립구나 대식세포의 환원형니코틴아미드아데닌디누클레오티드산화효소(NADPH) 이상으로 인해 발생, 대부분 니트로블루테트라졸리움(Nitroblue tetrazolium, NBT) 검사 음성이다.
- 중성구는 대부분의 감염질환에서 증가하지만 장티푸스감염 때는 감소한다.
- 호산구는 천식, 고초열, 두드러기, 아토피피부염 및 알레르기혈관염 등 알레르기질환과 기생충감염 때도 호산구가 증가하고, 쿠싱증후군(Cushing's syndrome), 부신겉질자극호르몬(ACTH) 투여 후와 스트레스, 자가면역질환 및 패혈증에서도 호산구가 감소한다.
- 호염기구는 만성골수세포백혈병 같은 악성골수증식질환에서 증가한다.
- 단핵구는 급·만성염증과 감염, 여러 가지 면역학적 상태, 과민반응 등 그리고 단핵구가 조직복구와 관련이 있기 때문에 여러 비악성종양성질환 등에서 증가한다.
- 림프구는 ALL과 바이러스감염 및 면역질환에서 증가한다.

참고문헌

1. 권현영, 박상묵 외, *임상병리혈액학. (제3판),* 범문에듀케이션, 2020, pp. 2280-290.
2. Rodak, B. F., & Carr, J. H., *Clinical Hematology Atlas. (4th ed.),* St. Louis: Elsevier, 2019, pp.476-492.
3. Shirlyn B. McKenzie, *Clinical Laboratory Hematology.* New Jersey, Pearson Education, 2004, pp.390-398.

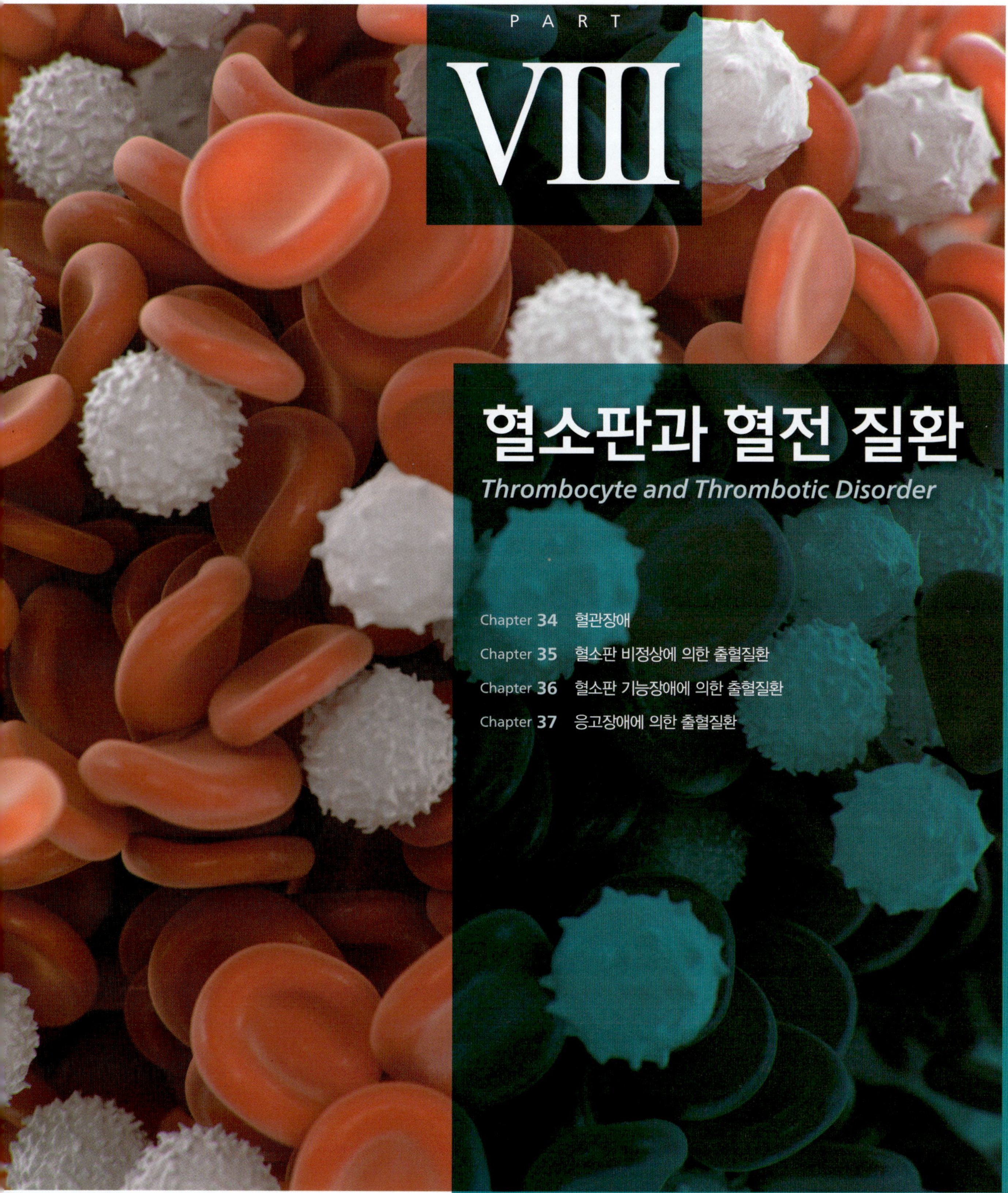

PART

VIII

혈소판과 혈전 질환

Thrombocyte and Thrombotic Disorder

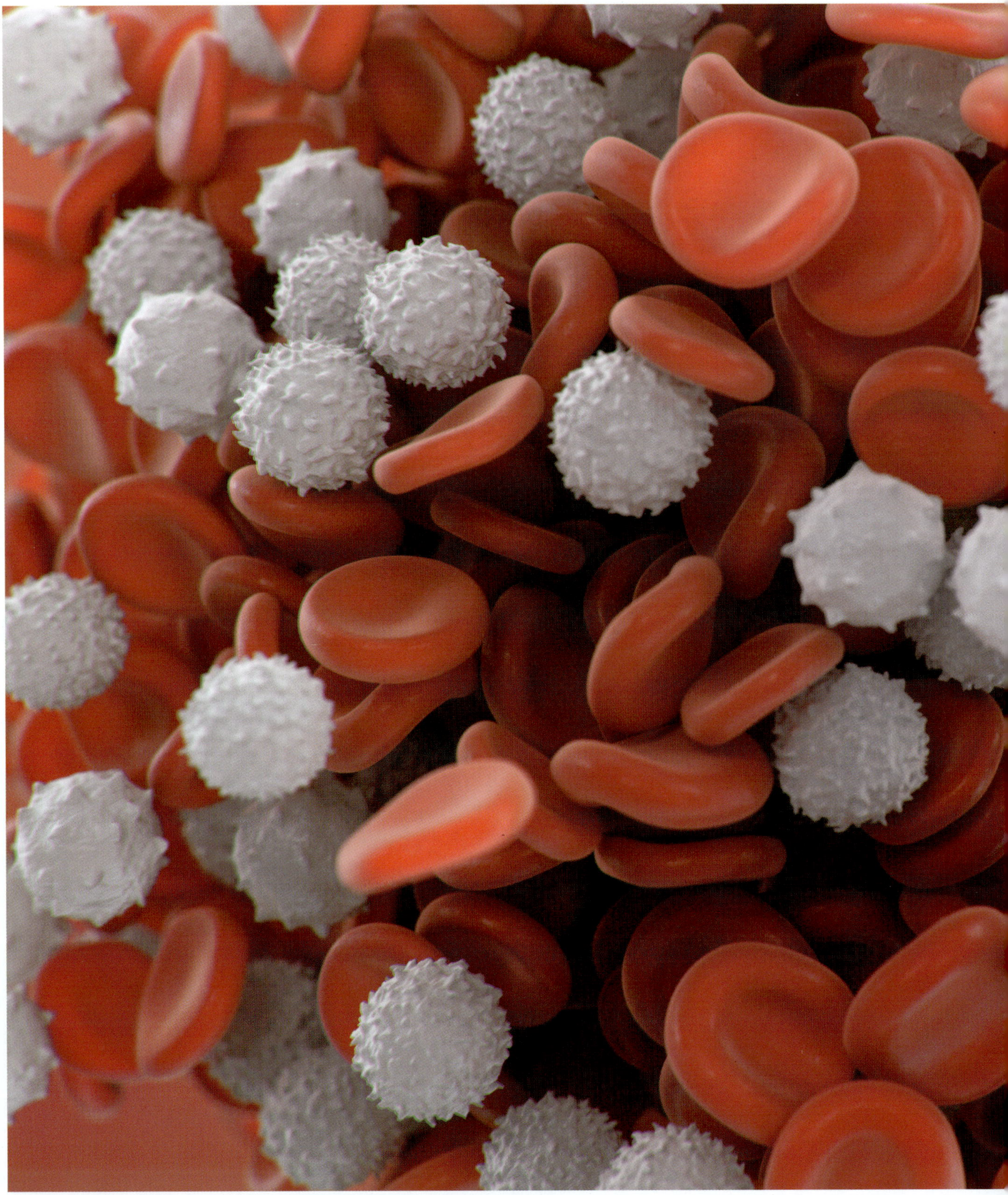

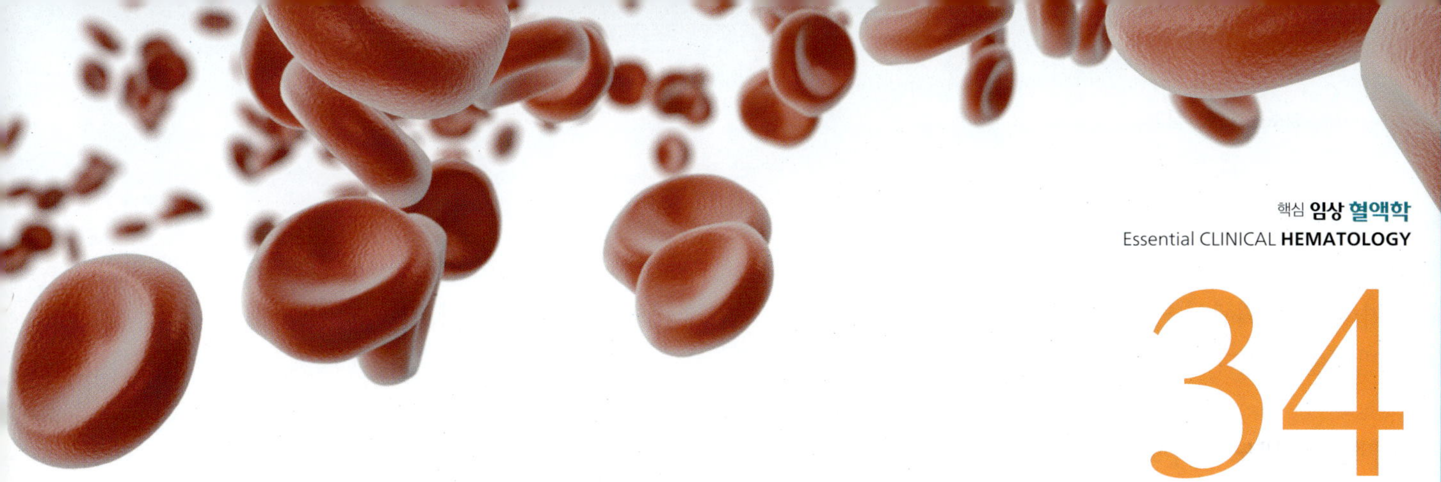

34 혈관장애

Vascular Disorder

혈관장애 또는 혈관이상(vascular anomalies)에 대하여 1982년 Mulliken과 Glowacki가 혈관출생모반(vascular birthmarks)을 혈관종(hemangioma)과 혈관기형(vascular malformation)으로 분류하는 기준을 만들었고, 1996년 국제혈관이상연구협회(International Society for the Study of Vascular Anomalies, ISSVA)는 혈관이상을 혈관종양(vascular tumors)과 혈관기형(vascular malformation)으로 나누어 분류방법을 제시하였으며, 이후 혈관기형들의 유전학적 기전들이 밝혀지고 새로운 질병을 추가하여 2014년 개정된 분류법을 발표하였다.

34.1 혈관종양

Vascular Tumors

1 카사바흐–메리트증후군

Kasabach-Merritt Syndrome

카사바흐–메리트증후군은 1940년 Kasabach와 Merritt가 처음으로 언급하여 알려진 질환이며 증식이 빠른 혈관종으로 혈소판감소, 미세혈관병증용혈빈혈(MAHA) 및 파종혈관내응고(DIC)를 포함하는 급·만성 소모성응고병을 동반하는 희귀병이며 증상은 흔히 영아 초기에 나타나고 드물게 성인에서도 발생한다. 말초혈액 혈소판 수가 감소하고, 골수검사 결과는 정상이거나 미성숙 거대핵세포가 증가한 소견을 나타낸다. 출혈 또는 미세혈관용혈빈혈 때문에 빈혈이 발생할 수 있으며, 응고인자 감소나 저섬유소원혈증 같은 파종혈관내응고 소견을 보인다.

그 외 혈관종양으로 신생아 4~5%에서 발생하고 생후 2주 무렵 뚜렷해지고 점점 커지다가 자연퇴화하는 영아혈관종(infantile hemangioma)과 영아혈관종과는 다르게 출생 당시 이미 혈관종이 형성되어 크기가 크고 시간이 지나도 증식하지 않는 선천혈관종(congenital hemangioma) 등이 있다.

34.2 혈관기형

Vascular Malformation

1 얼스–단롤스증후군

Ehlers-Danlos Syndrome

중배엽성 조직의 선천적 발육기능상실인 얼스–단롤스증후군은 선천피부과다탄력증(congenital cutis hyperelastica)으로 유전에 의한 다양한 결합조직질환을 포함한다. 특징은 피부과다탄력증, 피부혈관취약, 과다관절운동 및 상처치유지연이며, *COL5A1*유전자 부분비정상이 어린이환자 다수에서 발견된다. 10여 종의 유형이 있으며, 피부와 혈관이 약한 원인으로 모든 유형에서 출혈이 발생할 수 있다.

2 쇨른-헤노쉬자색반병

Schönlein-Henoch Purpura

쇨른-헤노쉬자색반은 후천결합조직질환, 피부병관련자색반, 전신자색반, 파라단배관련자색반, 감염관련자색반 등의 원인에 의해 발생하는 후천혈관장애이며, 유사아나필락시수자색반 또는 알레르기자색반으로도 부른다. 주로 2~8세 어린이에서 발생하고 남자 어린이가 2배 더 많으며 자색반과 위창자증상, 관절증상, 콩팥증상이 나타난다. 세동맥, 세정맥, 모세혈관 등 작은 혈관에 염증이 발생하는 전신질환으로 명확한 원인은 밝혀지지 않았다. 약 50% 환자에서 상기도감염이 선행되고 HLA-DR*07이 더 많이 발견되며 질병발생 때는 혈청내 조직괴사인자-알파(TNF-α)와 인터루킨-6 (IL-6)이 증가한다. 조직검사 결과 작은 혈관과 콩팥 토리(glomerular, 사구체)에 IgA와 C3 침착이 발견된다. 1990년 미국류마티스학협회는 이 질환의 진단기준으로 다음 항목 중 2개 이상 확인되면 진단이 가능한데 ① 만져지는 자색반, ② 첫 발병이 20세 미만, ③ 극심한 복통, ④ 조직검사 결과 혈관벽에 과립백혈구 존재이다.

3 비타민 C 결핍

Vitamin C Deficiency

괴혈병(scurvy)이나 부신겉질자극호르몬(ACTH), 부신겉질호르몬(ACH) 장기 투여자 또는 쿠싱증후군(Cushing syndrome)에서 나타나는 후천적 비타민 C(아스코르브산) 결핍에서는 혈관 기저막이나 콜라겐섬유에 특유한 히드록시프롤린(hydroxyproline)으로 인해 혈관벽의 정상적인 기능을 유지할 수 없어 출혈이 일어난다.

4 이상단백혈증을 동반하는 자색반병

Purpura with Abnormal Proteinemia

후천혈관장애 중에는 과감마글로불린혈증(hypergammaglobulinemia), 한랭글로불린혈증(cryoglobulinemia), 한랭섬유소원혈증(cold fibrinogenemia), 다발골수종(multiple myeloma) 등에서 파라단백이 혈관에 침착하여 출혈경향이 증가한다. 혈소판의 양적 질적이상, 응고인자의 감소, 순환항응혈소의 증가 등에 의해 출혈이 일어나기도 한다.

참고문헌

1. Speeckaert, M. M., Verhelst, c., Koch, A., Speeckaert, R., & Lacquet, F. Pelger-Huët anomaly: a critical review of the literature. *Acta Háematologica, 121(4),* 2009, 202-206.

2. 권현영, 박상묵 외, *임상병리혈액학. (제3판),* 범문에듀케이션, 2020, pp. 280-290.

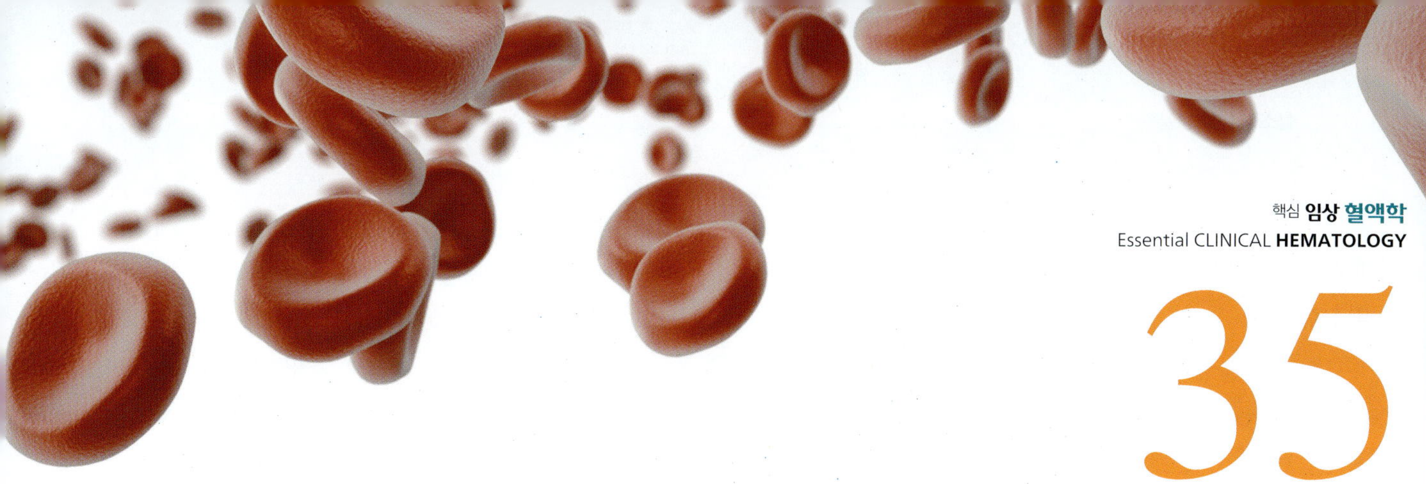

35

혈소판 비정상에 의한 출혈질환

Bleeding Disorders with Abnormal Platelet

혈소판에 의한 출혈질환은 혈소판 수적 비정상 또는 혈소판의 응집이나 부착 등 기능장애에 의한 원인으로 구분하며, 발병 형태에 따라 선천과 후천으로 나눌 수 있다. 정상 성인의 혈소판 수는 150~400 × 10^9/L이며, 혈소판의 수적 이상 때문에 출혈경향을 보이는 질환은 검사결과 출혈시간(bleed time, BT) 연장, 모세혈관저항시험(capillary resistance test, CRT)양성, 활성부분트롬보플라스틴시간(aPTT) 정상 혹은 약간 연장, 혈병퇴축능(clot retraction time, CR) 불량 등을 나타낸다.

35.1 혈소판 생성 저하

Decrease of Platelet Production

선천·후천성 재생불량빈혈(aplastic anemia)일 때 생성이 저하되고, 유전성혈소판감소증 중 혈소판기능장애를 동반하는 위스콧-알드리치증후군(Wiskott-Aldrich syndrome)이나 버나드-소울리어증후군(Bernard-Soulier syndrome, 거대혈소판 출현)에서 혈소판 생성이 저하되며, 백혈병이나 암의 골수전이 등의 경우는 골수 거대핵세포의 감소 때문이다. 거대적혈모구빈혈(megaloblastic anemia)에서 거대핵세포는 정상 또는 증가하지만 혈소판은 생성저하를 보인다. 본태혈소판감소증(essential thrombocytopenia, ET)에서는 심한 출혈증상을 보이기도 한다.

35.2 혈소판 파괴 항진

Increase of Platelet Distruction

혈소판 파괴가 증가되는 질환으로 선천면역에 의한 신생아혈소판감소증과 특발혈소판감소자색반(idiopathic thrombocytopenic purpura, ITP)에서는 자기 혈소판에 대응하는 자가항체가 생성되어 혈소판과 결합하면 혈소판은 지라에 있는 대식세포가 Fc수용체(FC receptor)를 매개로 탐식하여 제거된다. 정상인의 혈소판 수명은 7~10일이지만 특발혈소판감소자색반(ITP)의 경우 수명이 1~3일 정도로 단축된다. 선천혈관장애에 의한 거대혈관종에서도 파종혈관내응고(disseminated intravascular coagulation, DIC)에 의해 혈소판 파괴가 증가한다. 또 다른 혈소판 파괴 항진은 후천면역에 의한 특발혈소판감소자색반이며 진단기준은 혈소판감소(100,000/μL 이하), 혈소판수명 단축과 혈소판 관련 Ig G (platelet immunoglobulin G, PLT IgG)의 검출 등이다. 전신홍반루푸스 환자에서 특발혈소판감소자색반병 증상을 나타내는 경우가 있으므로 항핵항체 증가와 골수에서 거대핵세포의 감소 및 성숙 장애가 확인되면 전신홍반루푸스를 의심한다.

35.3 면역혈소판감소자반병

Immune Thrombocytopenic Purpura, ITP

미국혈액학협회(American Society of Hematology)에서는 면역혈소판감소자반병을 다음과 같이 정의하고 있다.

① 혈소판 감소와 출혈성경향을 보이고 혈색소량, 백혈구 수와 백혈구감별검사 및 혈구 형태가 정상이다.

② 간이나 지라비대, 림프절질환, 노뼈(radius)의 이상이 없고, 다른 특이한 질환이 발견되지 않는다.

면역혈소판감소자반병의 병리학적 특성은 IgG 항혈소판자가항체(anti-platelet Ab)가 혈소판 표면에 부착하면 조직내 Fcγ 수용체를 가진 대식세포에 의해 파괴되어 혈소판감소가 일어난다. 어린이 환자에서는 바이러스감염이 선행되는 경우가 많고 급성 임상양상을 보이며 자연치유되는 경향이지만 성인들은 대부분 만성 경과를 나타낸다. 면역혈소판감소자반 환자에서 임상증상 없는 혈소판감소증은 흔하다. 혈소판 수기 100,000/μL를 초과하는 경우 거의 출혈이 없으며, 혈소판수가 30,000/μL 미만인 일부 환자에서는 출혈증상이 나타날 수 있고 4,000/μL 이하 때는 출혈로 인하여 생명이 위태로울 수 있다.

만성면역혈소판감소자반병은 모든연령에서 발생할 수 있지만 대부분 20~50세 사이에서 발생하고, 여자가 남자보다 2~3배 더 많이 발생하는데 20~40세 여자에서 가장 많이 발생한다. 만성ITP에서 혈소판 수의 감소는 다양하게 나타나고, 심한 감소로 인한 증상은 점막 출혈이며 월경과다, 코출혈 반복, 반복적인 반상출혈이 흔하다. 만성ITP 환자들의 혈소판 수는 대부분 30,000~80,000/μL 수준이며 자동혈구계산기에서 평균혈소판용적(MPV)이 약간 증가하고, 말초혈액의 감소한 혈소판 수에 대한 보상으로 골수내 거대핵세포 과다형성을 나타낸다. ITP진단을 위한 검사는 비특이적이지만 항혈소판항체, 항인지질항체(anti-phospholipid Ab), 항핵항체(anti-nuclear Ab, ANA) 검사가 면역혈소판감소자반 진단에 도움이 된다.

급성과 만성 면역혈소판감소자반 구별을 위한 특징을 [표 35-1]에 정리하였다. ITP는 혈소판감소증 치료를 위한 약물과 기타 항생제, 항경련제 및 중금속 등에 의해서도 발생할 수 있어서 주로 관련된 것들을 [표 35-2]에 정리하였다.

표 35-1 급 · 만성면역혈소판감소자반 특징

특성	급성	만성
연령	2~6세	20~50세
성별	남녀공통	여성:남성, 3:1
감염	보통	특이
출혈경향	갑작스럽게	점진적
혈소판 수	20,000/μL 이하	30,000~80,000/μL
기간	2~6주	수개월~수년
자연치유	환자의 90%	드물다
계절적 양상	겨울과 봄에 발생	특이성 없음
치료		
스테로이드요법	70% 반응률	30% 반응률
지라절제술	거의 필요치 않음	45세 이하: 90% 반응률 45세 이상: 90% 반응률

35.4 혈전혈소판감소자반

Thrombotic Thrombocytopenic Purpura, TTP

혈전혈소판감소자반은 혈관내 혈전(thrombus) 형성으로 인해 순환 혈소판 수가 감소하고 그 결과 출혈이 발생하여 자반을 나타내는 질환이다. 1865년 Trousseau에 의해 악성질환이 과응고(hypercoagulation)상태를 유발할 수 있으며, 악성질환과 혈전증의 관계를 처음 보고하였다. 혈전증(thrombosis)은 응고검사에서 비정상이지만 증상이 없는 경우부터 혈전색전증(thrombotic embolism, 응고덩어리가 발생 부위에서 떨어져 나와 혈류를 타고 이동하여 혈관을 막아 혈액 흐름이 막힘)까지 다

표 35-2 면역혈소판감소자반 발생 관련 약물

Thrombocytopenia(혈소판 감소증)
Analgesics(진통제)
Salicylates(살리실산염)
Acetaminophen(아세트아미노펜)
Phenylbutazone(페닐부타존)

Antibiotics(항생제)
Cephalothin(세팔로틴)
Penicillin(페니시린)
Streptomycin(스트렙토마이신)
Aminosalicylic acid(아미노살리실산)
Rifampin(리팜핀)
Novobiocin(노보바이오신)
Various sulfa drugs (chlorthalidone, furosemide) [다양한 설파약물(클로르탈리돈, 푸로세마이드)]

Alkaloids(알칼로이드)
Quinidine(퀴니딘)
Quinine(퀴닌)

Sedatives, anticonvulsants(진정제, 항경련제)
Methoin(메토인)
Troxidone(트로시돈)
Chlorpromazine(클로르프로마진)
Diphenylhydantoin(디페닐하이단토인)
Meprobamate(메프로바메이트)
Phenobarbital(페노바비탈)
Carbamazepine(카르바마제핀)

Oral hypoglycemics(경구혈당저하제)
Chlorpropamide(클로르프로파마이드)
Tolbutamide(톨부타마이드)

Heavy metals(중금속)
Gold(금)
Mercury(수은)
Bismuth(비스무트)
Orgainc arsenicals(유기 비소)

Miscellaneous(기타)
Chloroquine(클로로퀸)
Chlorothiazide(클로로치아자이드)
Insecticides(살충제)

양한 형태로 발생한다. 종양과 관련된 혈전증은 혈액응고(blood coagulation)와 섬유소용해(fibrinolysis) 사이의 불균형에 의해 발생하며, 섬유소원과 혈소판의 파괴 증가, C단백, S단백과 항트롬빈III (AT-III) 감소, 트롬빈 생성 증가 및 혈소판증가증(thrombocytosis) 등의 복합적 작용으로 발생한다.

TTP는 1924년 처음 증례를 보고한 모스초코비츠증후군(Moschcowitz syndrome)으로 알려졌으며, 1966년 Amorosi와 Ultmann에 의해 ① 발열, ② 혈소판감소증, ③ 미세혈관병증용혈빈혈, ④ 신경증상, ⑤ 콩팥기능장애 5가지 전형적인 징후를 제시하였다. TTP는 혈구파괴에 의한 미세혈관병증용혈빈혈(microangiopathic hemolytic anemia, MAHA)과 혈전에 의한 미세혈관폐쇄 그리고 혈소판 파괴에 의한 혈소판감소증을 동반하는 혈전미세혈관병증(thrombotic microangiopathy)의 하나이며 신경학적 이상을 나타낸다. 발병률은 남자보다 여자가 2배 더 높으며, 그중 30~40세 여자들에게서 흔히 발생한다. 혈전혈소판감소자반의 발병은 선천적이거나 후천적 원인으로 1형트롬보스폰딘구조 관련 정제인테그린과 금속단백질효소 13(a disintegrin and metalloprotease with a thrombospodin type 1 motif, member 13, ADAMTS13) 유전자 결함으로 인해 분해가 되지 않은 비정상 거대 폰빌레브란트인자 다량체(vWF polymer) 때문에 발생하는 질환이다. 선천적 경우 희귀 유전질환인 업샤-슐만증후군(Upshaw-Schulman syndrome)이고 후천적으로는 대부분 건강했던 사람에게서 특발성으로 발생한다. vWF는 혈관내피세포와 거대핵세포에서 커다란 크기의 다량체로 생산되어 혈소판 알파과립과 내피세포의 웨일-팔라드 소체(Weil-Palade body)에 저장되었다가 혈장에서 *ADAMTS 13*에 의해서 정상크기 다량체로 분해된다. 비정상 거대 vWF다량체는 정상에 비해 GPIb/IX/V 복합체의 Iba 수용체와 강한 친화력으로 GPIIb/IIIa 복합체에 결합하여 혈소판을 과다하게 응집시켜서 순환 혈소판감소증과 그로 인한 출혈을 유발한다. 환자는 일반적으로 중등도 용혈이며, 진단 시 혈

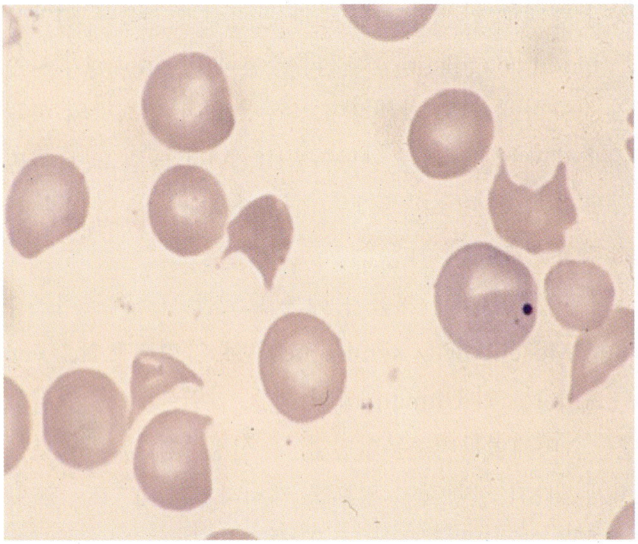

그림 35-1 혈전혈소판감소자반의 분열적혈구와 혈소판감소. 말초혈액, 라이트염색, 1,000X

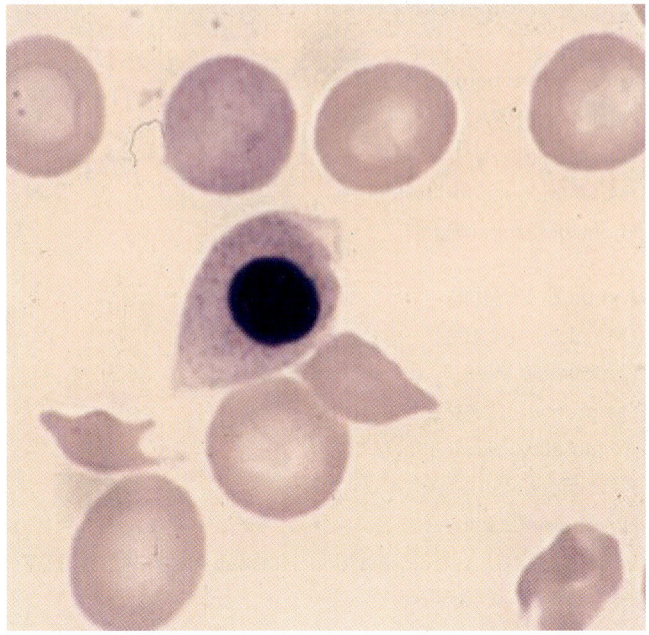

그림 35-2 유핵적혈구. 말초혈액, 라이트염색, 1,000X

색소는 10 g/dL 이하이다. 말초혈액 도말표본 관찰에서 혈소판 감소가 확인되고, 분열적혈구(schistocyte)([그림 35-1])와 용혈에 대한 보상으로 유핵적혈구(N-RBC)가 나타난다[그림 35-2]. 혈청 합토글로빈(haptoglobin)이 감소하고, 간접빌리루빈(indirect bilirubin) 증가와 젖산탈수소효소(LDH)가 증가한다. 골수는 거대핵세포가 정상 이상으로 증가하고, 적혈구계 과다증식이 나타난다. 프로트롬빈시간(PT), 활성부분트롬보플라스틴시간(aPTT), 섬유소분해산물(FDP), D-이합체(D-dimer), 섬유소원정량 등의 검사 결과가 비교적 정상으로 파종혈관내응고(DIC)와 구별된다.

혈소판기능 항진 때 혈소판기능 억제제인 퓨린수용체(purinoreceptor) 차단제 티클로피딘(ticlopidine)과 클로피도그렐(clopidogrel)도 TTP를 유발하며, 영아 때부터 3개월 간격으로 만성적으로 재발하는 TTP는 희귀질병이다. TTP를 유발하는 유리질혈전(hyaline thrombi)은 혈소판/vWF 결합으로 형성되며 그로 인해 혈소판이 감소하여 출혈이 발생하고 순환적혈구들이 혈전에 부딪치면 분열되어 쉽게 용혈된다.

핵심

- 혈소판 관련 질환은 혈소판의 수적 이상과 기능장애에 의해서 발생한다.
- 면역혈소판감소자반(ITP)은 감소한 혈소판 수에 대한 보상으로 골수내 거대핵세포 과다형성을 나타낸다.
- ITP진단을 위한 검사는 비특이적이지만 항혈소판항체, 항인지질항체(anti-phospholipid Ab), 항핵항체(anti-nuclear Ab, ANA) 검사이다.
- 혈전혈소판감소자반은 혈색소는 10 g/dL 이하이고, 말초혈액 도말표본 관찰에서 혈소판 감소가 확인되고, 분열적혈구(schistocyte)와 용혈에 대한 보상으로 유핵적혈구(N-RBC)가 나타난다.
- 혈전혈소판감소자반은 혈청 합토글로빈(haptoglobin)이 감소하고, 간접빌리루빈(indirect bilirubin) 증가와 젖산탈수소효소(LDH)가 증가한다.
- 골수는 거대핵세포가 정상 이상으로 증가하고, 적혈구계 과다증식이 나타난다.

참고문헌

1. 권현영, 박상묵 외, *임상병리혈액학. (제3판),* 범문에듀케이션, 2020.
2. Rodak, B. F., & Carr, J. H., *Clinical Hematology Atlas. (4th ed.),* St. Louis: Elsevier, 2019.
3. 대한혈액학회, *혈액학. (제3판),* 범문에듀케이션, 2018.

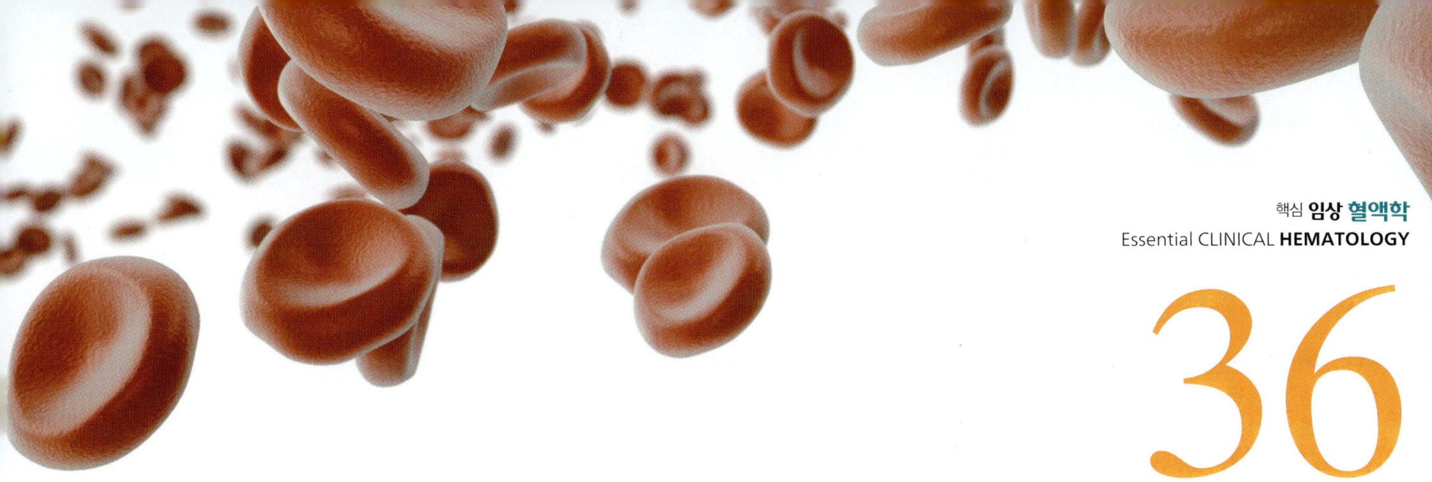

36

혈소판 기능장애에 의한 출혈질환

Bleeding Disorders with Platelet Function

36.1 선천혈소판기능장애

Congenital Platelet Function Disorder

지혈이 이루어지기 위해서는 먼저 손상된 혈관내피밑조직(vascular subendothelial tissue)에 있는 콜라겐에 혈소판이 부착(adhesion)하고 이어서 부착된 혈소판에서 점성변형(viscous metamorphosis)을 일으키면서 아데노신이인산염(ADP)과 세로토닌(serotonin) 등을 분비(방출)한다. 분비된 ADP나 조직유래 트롬빈(thrombin), 에피네프린(epinephrine) 등에 의해 응집이 일어난다. 이 과정 중 장애가 있으면 혈소판은 정상적으로 응집기능을 발휘할 수 없다. 혈소판 자체의 이상을 내인성장애라 하고, 혈소판 외 혈장성분이나 혈관내피밑조직 등에 의한 경우 외인성장애라고 한다. 선천혈소판기능장애는 [표 36-1]에 분류하였다.

1 부착장애

혈관내피밑조직에서 점착이 불량하므로 혈소판 기능이 발휘되지 않는 경우로 내인성장애인 버나드-소울리어증후군(Bernard-Soulier syndrome)이 있으며 이 증후군에서는 혈소판 막에 있는 폰빌레브란트인자(vWF)의 수용체인 GPIb/IX/V 복합체 결핍이 발견된다. 버나드-소울리어증후군은 상염색체 열성유전질환으로 리스토세틴(ristocetin) 유도 혈소판응집능이 불량하며 혈소판 감소를 동반하고 거대혈소판의 출현이 특징이다. 그 외 콜라겐(collagen)부착장애도 있다.

2 분비장애

혈소판 과립은 ADP, 칼슘, 세로토닌, 파이로인산염(pyrophosphate) 등을 가지고 있는 델타과립(치밀과립, danse granule)과 거대핵세포에서 생성되거나 순환 혈장에서 발견되는 여러 가지 단백을 포함하는 알파-과립(α-granule), 산가수분해효소(acid hydrolase)를 가진 용해소체(lysosome) 그리고 과산화효소(peroxidase) 활성을 갖는 미세과산화소체(microperoxisome) 등 네 가지 형태가 있다. 혈소판이 활성화되면 이 과립들이 세포유출과정(exocytic process)을 통해 과립물질들이 분비된다. 선천혈소판분비장애는 과립이 부족하거나 분비기전 장애에 의해 발생하며 경증 또는 중증 출혈의 원인이며, 후천혈소판기능장애나 폰빌레브란트병(vWD)과 감별진단이 중요하다. 혈소판 분비장애가 있는 환자들은 출혈시간(BT)이 연장되고 ADP나 에피네프린(epine-

표 36-1 선천혈소판기능장애(Congenital platelet function disorder) 분류

혈소판-길항제(agonist) 간 상호작용장애(수용체결함)
선택적 에피네프린 결함
선택적 콜라겐 결함
선택적 트롬복산 A_2 결함
선택적 ADP 결함
혈소판-혈관벽 간 상호작용장애(부착장애)
폰빌레브란트병
Bernard-Soulier증후군
혈소판-혈소판 간 상호작용장애(응집장애)
Glanzmann혈소판무력증
무섬유원혈증
혈소판분비장애
저장풀결핍
δ-저장풀결핍
Hermansky-Pudlak증후군
Chediak-Higashi증후군
α-저장풀결핍
아라키돈산(arachidonic acid) 경로이상
아라키돈산 유리장애
Cyclooxygenase결핍
Thromboxane synthetase결핍
변형된 핵산대사
당원축적병(glycogen storage disease)
정상과립저장과 정상트롬복산합성에서 일차분비결함
칼슘동원결함
Phosphatidylinositol 대사결함
미오신인산화(myosin phosphorylation) 결함
혈소판-응고단백 간 상호작용장애
혈소판에서 V^a-X^a 인자 간 상호작용 결함

phirin) 유도 혈소판응집능 검사에서 응집이 억제되거나 불량하다. 글란츠만혈소판기능저하증(Glanzmann thrombasthenia)은 1차 응집장애이고, 분비장애는 2차 응집장애 질환이다.

1) α-저장풀병

알파-저장풀병(α-storge pool disease)은 회색혈소판증후군(gray platelet syndrome, GPS)으로 불리며 혈소판 과립이 부족해서 말초혈액 도말표본 관찰 때 혈소판이 회색으로 보여서 붙은 이름이다. 상염색체 열성유전 질환으로 경한 혈소판 수 감소와 출혈시간(BT)이 연장되고 경증 또는 중등도의 피부점막출혈(cutis mucosa bleeding)이 평생 지속된다. 거대핵세포나 혈소판을 전자현미경으로 관찰하면 정상 알파-과립은 없고 공포와 작은 크기의 알파-과립 전구체가 관찰된다. 일부 환자들은 경증 내지 중등도의 골수섬유화가 나타난다.

2) δ-저장풀병

델타-저장풀병은 거대핵세포와 혈소판 델타(치밀)과립 부족이 특징이며 헤르만스키-푸드락증후군(Hermansky-Pudlak syndrome), 체디악-히가시증후군(Chédiak-Higashi syndrome), 위스콧-알드리치증후군(Wiskott-Aldrich syndrome) 등 다양한 질환군에서 관찰된다. 헤르만스키-푸드락증후군은 상염색체열성질환이며 혈소판 델타-과립과 용해소체, 멜라닌소체 같은 세포소기관의 이상을 보이고 눈피부백색증, 눈부심, 회전눈떨림, 시력상실 및 세망내피계 세로이드 유사물질 축적을 나타낸다. 체디악-히가시증후군은 드문 상염색체열성증후군으로 부분적 눈피부배색증, 가벼운 응고장애 및 진행성 신경기능장애를 나타내며 과립구, 림프구, 단핵구 및 혈소판 세포질에 큰 과립이 있고 림프증식질환으로 발전할 수 있다.

3) ADP응집장애

내인성으로 혈소판무력증(thrombasthenia) 및 본태무혈소판증(essential athrombia)과 외인성은 무섬유소원혈증(afibrinogenemia)이며, 대표적인 질환으로 글란츠만혈소판기능저하증(Glanzmann's thrombasthenia)이다. 글란츠만혈소판기능저하증은 폰빌레브란트인자와 섬유소원과 결합하는 혈소판 막 GPIIb/IIIa의 결핍을 가져오는 상염색체열성유전질환으로 혈소판 수는 정상이거나 약간 감소하며 출혈시간 연장과 혈병수축 연장이 나타난다. 리스토세틴(ristocetin) 유도 혈소판응집능은 정상이고 기타 응집유도제에는 비정상을 보인다.

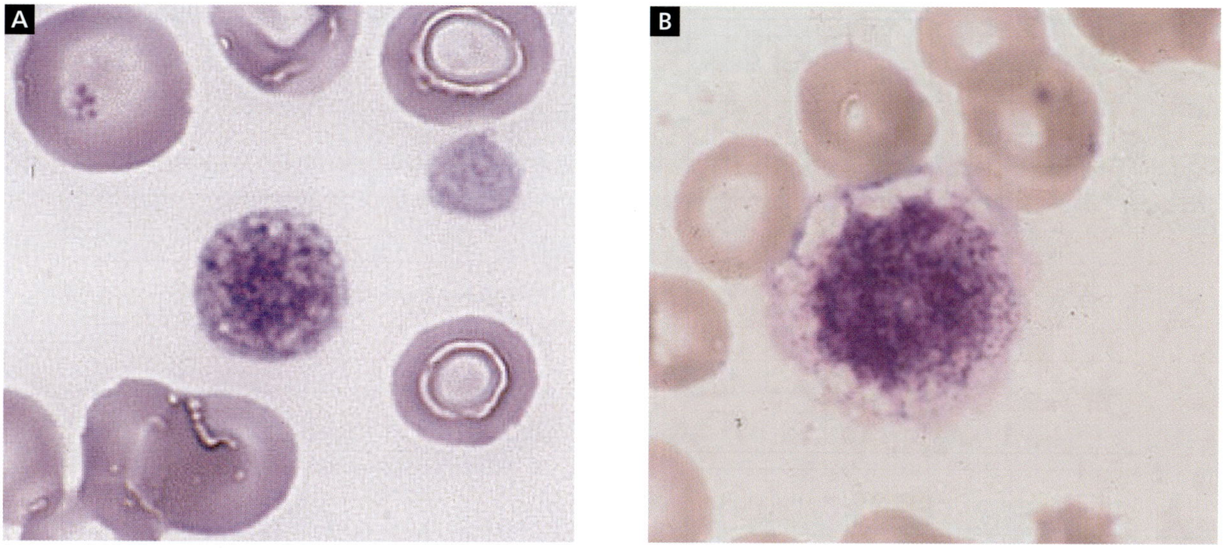

그림 36-1 A. 큰혈소판(Large platelet), B. 거대혈소판(Giant platelet). 말초혈액, 라이트염색, 1,000X

36.2 버나드-소울리어증후군

Bernard-Soulier Syndrome, BSS

버나드-소울리어증후군은 상염색체 열성유전 질환으로 혈소판 막에 당단백질 GPIb/IX/V 복합체의 결함으로 혈소판 기능이 비정상이고, 그로 인해 출혈증상을 나타내며, 유아나 어린이에게서 드물게 발생한다. 동형접합(homozygote) 형태로 발병하면 출혈시간(bleeding time, BT)이 연장되며 출혈은 반상출혈(ecchymosis)과 코피, 잇몸에서 나타나며, 출혈은 가벼운 정도에서 심한 정도까지 다양하다. 말초혈액 혈소판 수 감소와 수명이 단축되며 혈소판 크기가 커진다(giant platelet)[그림 36-1]. 하지만 GPIX, GPV가 정상의 50% 정도 발현되는 이형접합체(heterozygote)인 경우에는 혈소판 기능이 정상에 가깝다. 버나드-소울리어증후군 환자들은 일반적으로 혈소판 수가 감소하지만, 40,000/μL부터 정상 수치까지 다양하다. 혈소판응집능검사(platelet aggregation test) 결과 아데노신이인산염(adenosine diphosphate, ADP), 에피네프린(epinephrine), 콜라겐(collagen) 및 아라키돈산(arachidonic acid) 유도에서는 응집반응이 정상이지만 리스토세틴(ristocetin) 유도 응집반응은 억제되어 불량하다[그림 36-2]. 리스토세틴 유도 응집반응이 불량한 이유는 GPIb/IX/V 복합체가 없기 때문에 버나드-소울리어증후군의 혈소판은 폰빌레브란트인자(vWF)와 결합할 수 없어서 노출된 내피세포에 혈소판이 부착(adhesion)할 수 없고 그 결과 출혈이 일어난다. 폰빌레브란트병(von Willebrand disease, vWD)도 리스토세틴 유도 혈소판응집능검사 결과가 억제(불량)되므로 감별이 필요하다. 버나드-소울리어증후군은 특별한 치료 방법이 없고, 혈소판제제(농축혈소판, Plt 또는 성분채혈혈소판, A-Plt)를 수혈할 수 있으나 수혈로 인해 동종항체(alloantibody)가 형성되어 다음에 혈소판제제 수혈 때 혈소판불응증(platelet refractoriness)을 유발할 수 있다.

36.3 글란츠만혈소판기능저하증

Glanzmann Thrombasthenia

글란츠만혈소판기능저하증은 상염색체열성유전질환으로 신생아나 유아기에 발견되며, 동형접합 형태는 심한 출혈을 일으키지만 이형접합의 경우는 임상적으로 정상이다. 동형접합 글란츠만혈소판기능저하증은 GPIIb,

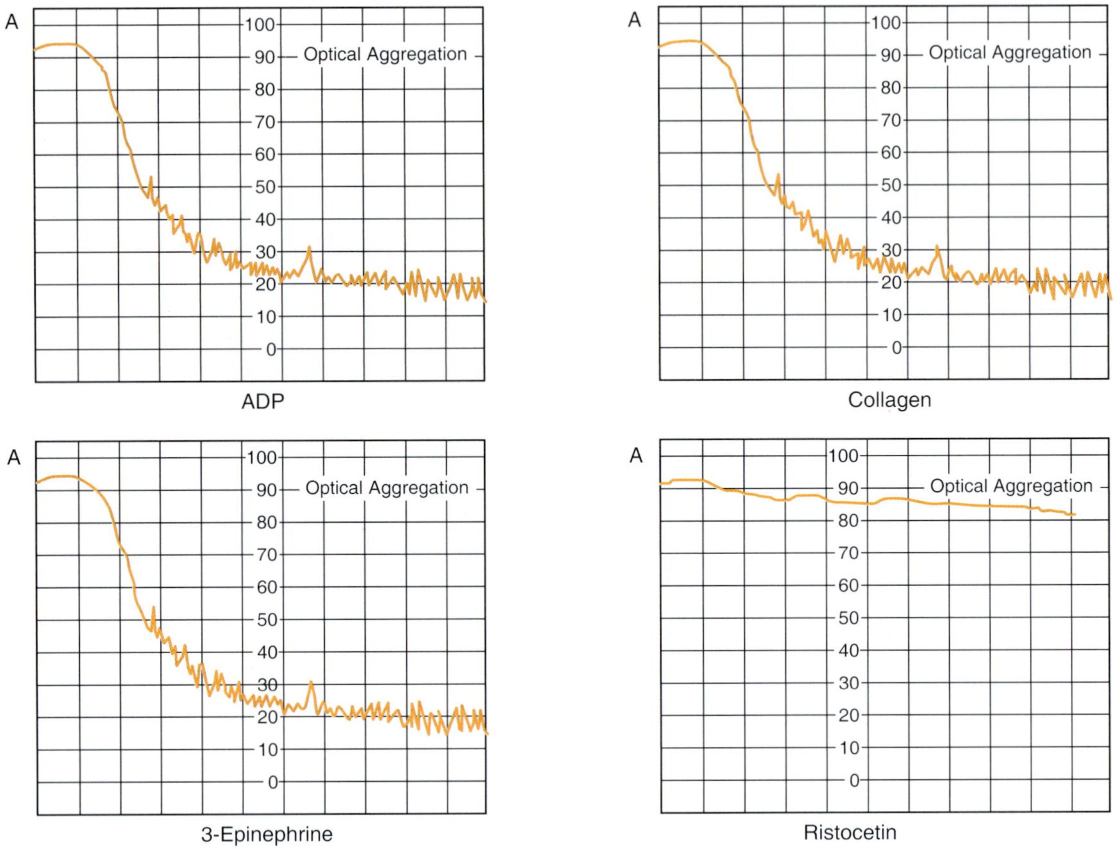

그림 36-2 혈소판응집능검사(Platelet aggregation test) 결과

IIIa 유전자변이에 의한 혈소판 막에 GPIIb/IIIa (αIIb/β3) 복합체의 부족이나 기능이상으로 섬유소원(fibrinogen), 폰빌레브란트인자(vWF), 피브로넥틴(fibronectin) 및 다른 부착인자가 혈소판과 결합할 수가 없다. 혈소판응집 반응은 섬유소원과 GPIIb/IIIa (αIIb/β3) 복합체가 결합하면 일어나는데, 동형접합 글란츠만혈소판기능저하증은 이러한 반응이 일어나지 못하면서 지혈마개(hemostatic plug)가 형성되지 않아 출혈이 나타난다. 신생아나 영아기에 점막이나 피부의 출혈이 나타나며, 자연히 점출혈이 나타나는 경우는 드물다. 소아기에 멍과 코피가 가장 흔하며, 잇몸출혈, 월경과다도 흔하고, 초경 때 심한 출혈이 있을 경우 수혈이 필요하다. αIIb와 β3 유전자는 염색체 17번에 존재하며, 대부분 이 두 유전자의 결함이고 70여 종류의 돌연변이가 알려져 있다. 글란츠만혈소판기능저하증 환자의 검사결과 최근에 출혈이 발생하지 않았거나 다른 질병이 없다면 온혈구계산(complete blood cell count, CBC)은 정상이지만 발병 상태에서 혈소판 형태는 정상이고, 출혈시간(BT)의 심한 연장과 혈병수축능(blood clot retraction)이 불량하며[그림 36-3] ADP, 콜라겐, 트롬빈, 에피네프린 등의 혈소판활성인자 유도 혈소판응집능에 결함이 있다[그림 36-4].

36.4 후천혈소판기능장애

Acquired Platelet Function Disorder

후천혈소판기능장애는 전신질환에 동반하거나 약물 복용 후 발생하는 가장 흔한 혈액질환이다. 후천기능장애

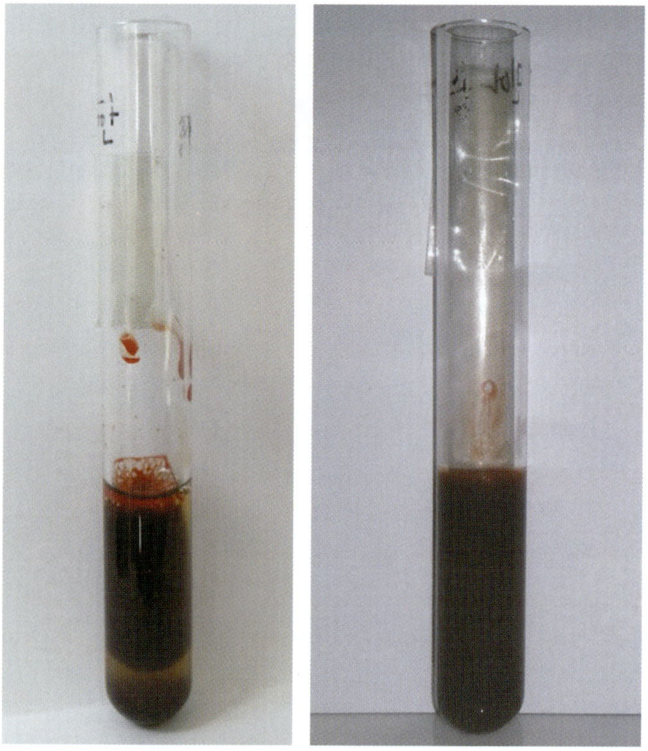

그림 36-3 **혈병수축능시험**(Blood clot retraction test). 왼쪽 정상, 오른쪽 불량.

표 36-2 후천혈소판기능장애(Acquired platelet function disorder) 분류

혈관 혹은 결합조직 장애
괴혈병
아밀로이드증
혈소판부착장애
후천폰빌레브란트병
신부전
약물: dipyridamole
혈소판응집장애
섬유소 혹은 섬유소원 분열 산물: DIC, 간질환
거대분자: 파라단백, 덱스트란
약물: 페니실린, 반합성 페니실린, 세팔로스포린
유리(release)반응장애
저장풀결핍
α-과립: 심폐우회로
치밀과립: ITP, SLE
약물: reserpine, 삼환계항우울제, phenothiazine
결손된 유리
혈소판형성이상: 골수형성이상증후군, 급성백혈병, 골수증식종양
약물: 아스피린, 비스테로이드항염증제, furosemide, nitrofurodantin
에탄올
뉴클레오티드대사 변화
약물: phosphodiesterase억제제 혹은 adenylcyclase자극제
기타 장애
약물: 헤파린, 교감신경차단제, clofibrate, 항히스타민제
감염: 바이러스
갑상선기능저하증

에 의한 출혈은 드물게 발생하며 대부분 외상이나 수술 후 또는 기타 지혈장애를 동반할 때 나타난다. 후천혈소판기능장애는 [표 36-2] 그리고 관련 약물은 [표 36-3]에 정리하였다.

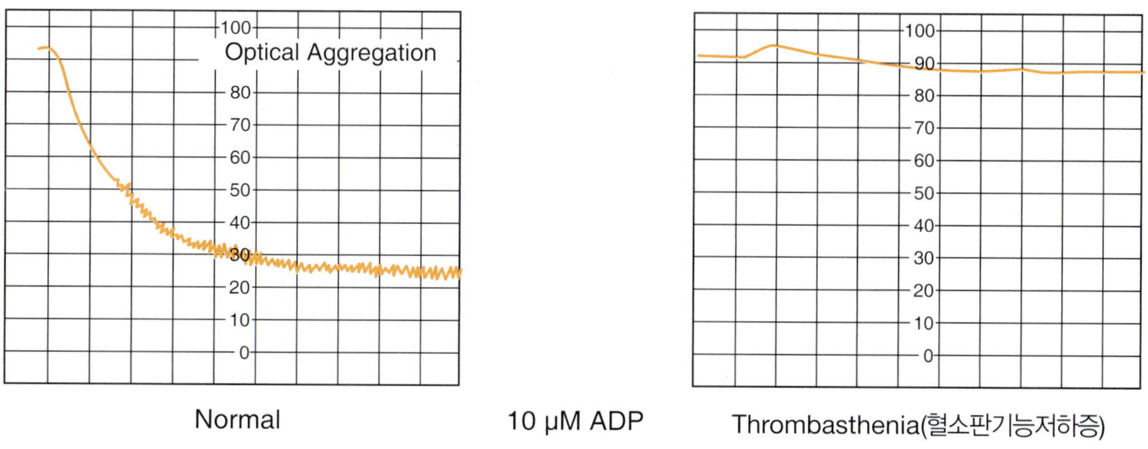

그림 36-4 ADP 유도 혈소판응집능검사(Platelet aggregation test) 결과

표 36-3 혈소판기능 관련 약물

항생제	정신과 약물	마취제	항염증제	심혈관계/ 호흡기계 약물	이뇨제	기타
Ampicillin[1]	Eventyl[1]	Cocaine[1]	Acetylsalicylic acid[2]	Aminophylline[4]	Acetazolamine[5]	Alcohol[1]
Carbenicillin[1]	Elavil[1]	Nupercaine[1]	Colchicine[3]	Dicumarol[5]	Ethacrynic acid[5]	Benedryl[1]
Furadantin[1]	Norpramin[1]	Procaine[1]	Ibuprofen[2]	Dipyridamole[4]	Furosemide[2]	Caffeine[4]
Gentamicin[1]	Sinequan[1]	Xylocaine[1]	Indomethacin[2]	Heparin[5]		Cyclosporine[1,2]
Keflin[1]	Stelazine[1]		Naprosyn[2]	Hydralazine[2]		Dextran[1]
Moxalactam[1]	Tofranil[1]		Phenylbutazone[2]	Nitroglycerin[6]		Glycerol guaiacolate[5]
Nafcillin[1]				Papaverine[5]		Hydrocortisone
Piperacillin[1]				Propronolol[1]		Methylprednisolone[2]
Quinacrin[2]				Reserpine[1]		Pheneran[1]
				Theophylline[4]		Tocopherol[2]
				Verapamil[2]		빈블라스틴
						빈크리스틴

[1] 막수용체 방해, [2] Prostaglandin 합성 방해, [3] Thrombostatin 방해, [4] Phosphodiesterase 방해, [5] 작용기전 불분명, [6] 혈소판 AMP 방해.

36.5 본태혈소판증가증

Essential Thrombocythemia, ET

본태혈소판증가증은 지속적인 말초혈액의 혈소판 수 증가와 골수에서 거대핵세포 과다증식을 나타내는 모세포 기원의 클론성골수증식종양으로 혈전증(thrombosis)과 출혈(bleeding) 경향이 특징이다. 대부분은 50대와 60대에서 발생하고 다음은 30대이며, 소아에서는 드물게 발생한다. 질병의 발생기전은 정확히 알려지지 않았다. 골수에서 거대핵세포증식과 혈소판 생성에 필수적인 호르몬은 주로 콩팥과 간에서 생산되는 혈소판형성호르몬(thrombopoietin, TPO)인데 TPO가 부족하거나 생산이 안 되면 거대핵세포의 증식과 세포질 발달에 장애가 생겨 혈소판형성에 지장을 받는다. 지라비대와 거대핵세포 증식이 관찰된다. 거대핵세포증식과 혈소판형성은 트롬보포이에틴수용체(Mpl)와 연관이 있다. 거대핵세포와 혈소판에서 혈소판형성호르몬과 수용체 Mpl의 결합에 이상이 발생하여 혈장 TPO가 증가하고, 거대핵세포가 TPO에 매우 민감하게 반응한 결과 거대핵세포의 과다증식과 혈소판증가를 나타낸다[그림 36-5]. 환자들의 경우 정맥보다는 동맥에서 혈전증과 출혈이 발생한다. 혈소판 수는 증가하지만 혈소판의 기능이 떨어져 출혈이 발생하며, 출혈은 위창자길(upper gastrointestinal) 상부와 점막피부(mucocutaneous)에서 흔히 발생한

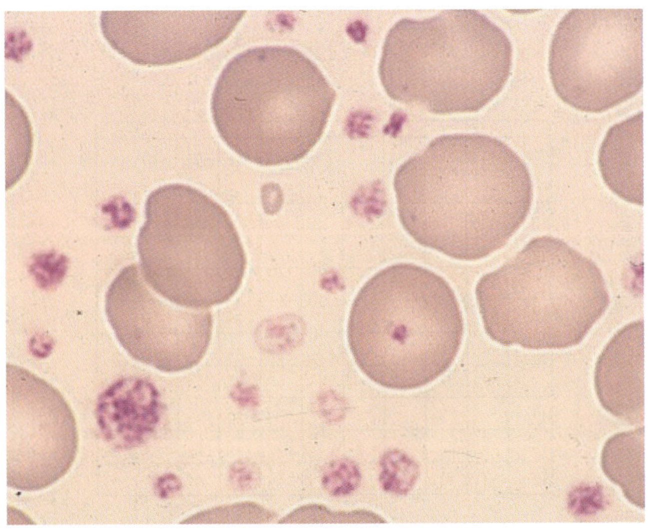

그림 36-5 **혈소판증가증**(Thrombocytosis). 말초혈액, 라이트염색, 1,000X

다. 골수증식종양에서 *JAK2* 유전자 돌연변이가 높은 빈도로 나타나므로 본태혈소판증가증의 진단기준에 추가되었으며, 일부 환자에서는 *NLK, CBL, TET2, ASXL1, IKZF1, EZH2* 등의 유전자 돌연변이가 발견된다.

2008년 WHO에서는 본태혈소판증가증 진단을 위해 기존의 형태학적 기준과 임상양상에 *JAK2V617F* 유전자돌연변이를 진단기준에 추가로 포함하였다.

본태혈소판증가증(essential thrombocythemia, ET)의 형태학적 특징은 다음과 같다.

말초혈액

① 혈소판 수는 증가하고 혈소판 기능은 저하[그림 36-5].
② 혈색소량(Hb.)과 적혈구용적률(Hct.) 약간 감소.
③ 평균적혈구용적(MCV) 정상.
④ 총 백혈구 수, 중성구 수는 정상 또는 약간 증가한다.

골수

① 거대핵세포 증가와 큰거대핵세포 출현 및 크기가 다양.
② 적혈모세포 정상 또는 증가.
③ 과립구 정상 또는 약간 증가.
④ 레티큘린섬유 정상 또는 약간 감소한다.

36.6 용혈요독증후군
Hemolytic Uremic Syndrome, HUS

용혈요독증후군(HUS)은 혈전혈소판감소자색반(TTP)과 함께 미세혈관병증용혈빈혈(microangiopathic hemolytic anemia, MAHA), 혈전에 의한 미세혈관폐쇄, 혈소판 파괴에 의한 혈소판감소증(thrombocytopenia)을 동반한 혈전미세혈관병증(thrombotic microangiopathy)이다. 주로 어린이에서 설사를 동반한 장관염 후에 발생하며 미세혈관병증용혈빈혈, 혈소판감소증, 급성콩팥기능장애(acute kidney injury) 3가지 증상이 특징이다. 설사와 관련된 시가독소생성대장균(Shiga toxin producing *E. coli*, STEC)장병원성용혈요독증후군(STEC-HUS)과 설사와 무관한 비정형-혈요독증후군(atypical-HUS) 두 종류가 있다.

1 시가독소생성대장균장병원성용혈요독증후군 STEC-HUS

STEC-HUS는 시가유사독소를 생성하는 대장균(*E. coli*) O157:H 혈청형(serotype)이나 시가독소(Shiga toxin)를 생성하는 혈청형 시겔라(*Shigella dysenteria* serotype) 감염에 의해서 발생한다. 모든 나이에서 발생하지만 어린이에서 가장 많이 발병하며, 환자는 처음 급성위장염(acute gastroenteritis)과 혈액이 섞인 설사(bloody diarrhea)를 동반하지만 평균 5~13일 후 소변감소증(oliguria)과 콩팥기능장애(renal function disorder) 증상을 보이고, 약 25% 환자에서 신경증상이 나타난다. 시가독소는 감염된 조직과 혈관을 손상시켜 혈액이 섞인 설사를 일으키고 혈관으로 들어가 과립백혈구, 적혈구, 혈소판과 결합하여 미세 과립 형태로 콩팥 등의 표적장기로 이동 후 세포 변성을 일으킨다. 콩팥 사구체내피세포에는 시가독소에 대한 선택적 막수용체인 당지질 Gb3(globotrioasylceramide)가 많기 때문에 시가독소의 1차 목표가 되며 그로 인해 광범위한 콩팥질환을 유발한다. 시가독소 B소단위가 Gb3 수용체와 결합한 후 A 소단위가 세포 내로 이동하여 리보솜(ribosome)을 비활성화(inactivation) 시키고 단백합성(protein synthesis)을 방해하면 내피세포가 손상을 받는다. 내피세포는 바닥막으로부터 분리되고 혈소판은 내피밑층에서 노출된 콜라겐과 GPIba수용체를 통해 거대vWF다량체(macro vWF polymer)와 접촉하여 활성화된다. 이어서 섬유소가 활성화된 혈소판의 GPIIb/III복합체와 결합하여 토리미세순환(glomerular microcirculation)에서 혈소판의 응집(platelet aggregation)을 유도한다. 사이토카인과 활성산소 등의 분비를 유도하여 세포표면에서 부착분자들의 발현을 향상시키고 마지막으로 조직인자(tissue factor, III인자)가 혈장의 VII인자와 복합체를 형성하고 활성화(VII/TFa)되어 트롬빈(thrombin, IIa)을 활성화시키고 섬유소중합체(fibrin polymer)가 형성되어 혈전이 만들어진다. 검사 결과 혈색소 5~9 g/dL, 그물적혈구 증가, 합토글로빈 감소, 항글로불린검사 음성, D-이합체(D-dimer)가 증가하며 백혈구 수는 30,000/μL까지 증가하기도 한다. 말초혈액 도말표본 검사에서 분열적혈구가 관찰된다. 빈혈과 혈소판감소증은 용혈요독증후군보다 덜하며, 환자의 50%는 혈소판 수가 100,000/μL 이상이고 출혈은 흔하지 않다.

2 비정형 용혈요독증후군

Atypical Hemolytic Uremic Syndrome

비정형 용혈요독증후군(aHUS)은 용혈요독증후군의 10% 정도를 차지하며 유아나 어린이 성인들에서 발생한다. 원인은 보체의 대체경로 조절 불능이며, 혈소판/섬유소 미세혈전이 내피세포손상, 혈소판과 응고인자의 활성 및 토리 미세혈관 및 다른 조직의 손상을 유발한다. 많은(50~70%) 환자들에게서 보체의 대체경로 구성물질이나 이것들의 조절단백을 암호화하는 유전자 돌연변이가 나타난다. 폐렴사슬알균(*S. pneumoniae*) 감염의 경우 균에서 생성된 뉴라미나다제(neuraminidase)가 적혈구, 혈소판, 내피세포의 세포막 당단백에서 N-아세틸뉴라민산(N-acetylneuraminic acid)을 제거하여 톰슨-플레이덴리치 항원(Thomsen-Freidenrich Ag)을 노출시켜 이에 대한 IgM항체와 항원·항체반응을 유발하여 용혈을 일으킨다.

핵심

- 버나드-소울리어증후군 환자들은 일반적으로 혈소판 수가 감소하지만, 40,000/μL부터 정상 수치까지 다양하다. 혈소판응집능검사(platelet aggregation test) 결과 아데노신이인산염(adenosine diphosphate, ADP), 에피네프린(epinephrine), 콜라겐(collagen) 및 아라키돈산(arachidonic acid) 유도에서는 응집반응이 정상이지만 리스토세틴(ristocetin) 유도 응집반응은 억제되어 불량하다.
- 글란츠만혈소판기능저하증 환자의 검사결과 최근에 출혈이 발생하지 않았거나 다른 질병이 없다면 온혈구계산(complete blood cell count, CBC)은 정상이지만 발병 상태에서 혈소판 형태는 정상이고, 출혈시간(BT)의 심한 연장과 혈병수축능(blood clot retraction)이 불량하며 ADP, 콜라겐, 트롬빈, 에피네프린 등의 혈소판활성인자 유도 혈소판응집능에 결함이 있다.
- 본태혈소판증가증 말초혈액혈소판 수는 증가하고 혈소판 기능은 저하, 혈색소량(Hb.)과 적혈구용적률(Hct.) 약간 감소, 평균적혈구용적(MCV) 정상, 총백혈구 수, 중성구 수는 정상 또는 약간 증가한다. 골수에서는 거대핵세포 증가와 큰거대핵세포 출현 및 크기가 다양, 적혈모세포 정상 또는 증가, 과립구 정상 또는 약간 증가, 레티큘린섬유 정상 또는 약간 감소한다.

참고문헌

1. Shirlyn B. McKenzie, *Clinical Laboratory Hematology*. New Jersey, Pearson Education, 2004,
2. 권현영, 박상묵 외, *임상병리혈액학. (제3판)*, 범문에듀케이션, 2020.
3. Rodak, B. F., & Carr, J. H., *Clinical Hematology Atlas. (4th ed.)*, St. Louis: Elsevier, 2019.
4. 대한혈액학회, *혈액학. (제3판)*, 범문에듀케이션, 2018.

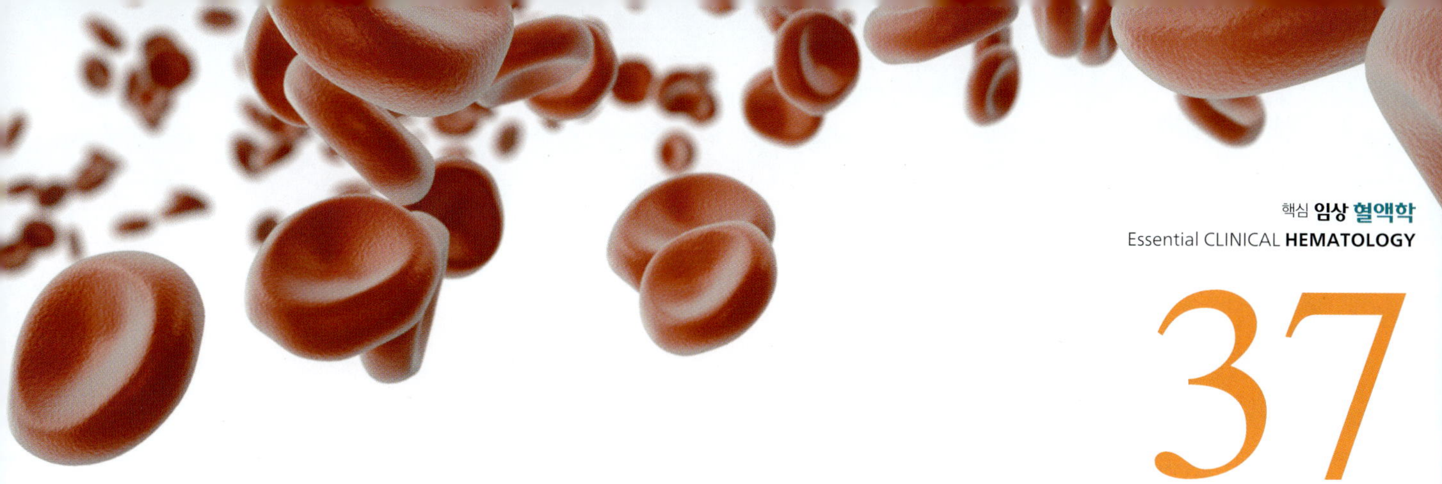

37

응고장애에 의한 출혈질환

Bleeding Disorders with Blood Coagulation

37.1 응고장애에 의한 선천출혈질환

Congenital Bleeding Disorders with Coagulation

선천출혈질환은 모든 응고인자 결핍(coagulation factor deficiency)과 관련 있지만, 혈우병 A (hemophilia A), 혈우병 B (hemophilia B), 폰빌레브란트병(von Willebrand disease, vWD)이 95~97%를 차지하고, 응고인자 중에 혈중 농도가 가장 높은 섬유소원(fibrinogen) 비정상과 관련된 질환 및 기타 응고인자 결핍증이 있다.

37.2 폰빌레브란트병

von Willebrand Disease, vWD

폰빌레브란트병(vWD)은 1925년 Erik von Willebrand에 의해 처음 소개된 가장 흔한 유전출혈질환이다. 혈소판과 혈관내피세포 사이의 상호작용 손상과, 혈장의 혈액응고 VIII인자의 운반단백(transprotein) 역할을 하는 분자구조가 큰 다량체당단백(multimer glycoprotein)인 폰빌레브란트인자(von Willebrand factor, vWF)의 결핍이나 기능저하에 의해 발생한다. 출혈 정도나 임상 양상은 다양하게 나타나며 상염색체유전 질환이므로 혈우병과는 다르게 남·녀의 발생빈도는 차이가 없지만 여자의 경우 월경과다(hypermenorrhea) 때문에 십대 및 성인 여자에서 더 많이 진단되는 추세이다. vWF는 거대핵세포와 내피세포에서 생산되고 혈소판의 알파-과립(α-granule) 등 특이세포저장과립 등에 저장된다. 혈관내피세포 벽이 손상되면 콜라겐(collagen)이나 폰빌레브란트인자 같은 내피밑기질(subendothelial matrix)의 성분이 상호작용하여 vWF 농도가 증가한다. 콜라겐과 결합한 폰빌레브란트인자는 입체형태의 변화가 생겨 혈소판/GPIb/IX/V복합체 수용체와 결합하여 순환하는 혈소판이 손상된 혈관내피세포에 부착한다. 그리고 vWF는 혈소판의 αIIb, β3 (GPIIb/IIIa) 수용체와 상호작용을 할 수 있으며 엇갈림힘(shear stress) 의해서 증가된다. 폰빌레브란트인자가 GPIb/IX/V 수용체복합체에 의해 손상된 내피세포에 혈소판을 부착(adeshion)시키면 혈소판은 더욱 활성화되어 더 많은 혈소판들을 끌어들여 응집하면서 혈소판마개(platelet plug)를 형성한다. 혈소판응집의 1차 리간드인 섬유소원의 의존에 의해서도 혈소판마개가 형성된다. 그러므로 vWF가 결핍되었거나 비정상 구조의 폰빌레브란트인자가 존재하면 혈소판은 손상된 내피세포에 부착할 수 없어서 정상적인 지혈이 안 된다. vWF는 혈장의 혈액응고 VIII인자의 운반단백 역할을 하고 VIII인자의 기능회복과 생존에 필요하며, VIII

표 37-1 폰빌레브란트병(vWD) 분류와 검사 결과

분류	특징	유전 방식	빈도(%)	vWF:RCo (IU/dL)	vWF:Ag (IU/dL)	FVIII:C	vWF:RCo/ vWF:Ag비
1	vWF의 부분적 양적 손실	AD	70~80	<30	<30	↓/정상	>0.5~0.7
2A	vWF 의존 혈소판 유착의 감소와 고분자와 중간분자의 vWF다량체 결핍	AD	10~12	<30	<30~200	↓/정상	<0.5~0.7
2B	vWF의 혈소판 당단백 Ib와의 친화력 증가, 고분자 vWF다량체 결핍	AD	3~5	<30	<30~200	↓/정상	일반적으로 <0.5~0.7
2M	vWF 의존성 혈소판 당단백 Ib와의 친화력 감소, 또는 vWF-콜라겐 상호작용 감소, 정상 vWF 다량체	AD	1~2	<30	<30~200	↓/정상	<0.5~0.7
2N	vWF의 VIII인자와의 친화력 심한 감소	AR	1~2	30~200	30~200	↓↓	>0.5~0.7
3	vWF의 전체 손실	AR	1~3	<3	<3	↓↓↓ (<6 IU/dL)	적용할 수 없음

인자 소모가 가속화되어 VIII인자의 2차결핍이 발생한다. 폰빌레브란트병(VWD)의 검사결과는 vWF가 정량적으로 감소하고 경증과 중등도 폰빌레브란트병 환자들의 경우 출혈시간(BT), aPTT와 PFA-200을 이용한 혈소판기능검사 등의 선별검사에서 대부분 정상이다.

출혈이 심한 환자에서 vWD가 의심되면 vWF Ag, vWF-혈소판 GPIb수용체의 결합을 유도하는 항생제 리스토세틴을 이용한 vWF 활성도를 측정하는 vWF:RCo, VIII인자 활성도 검사가 유용한 초기검사이다. 폰빌레브란트병에서는 리스토세틴유도혈소판응집능검사(Ristocetin-induced platelet aggregation test, RIPA) 결과 응집이 불량하거나 억제되며(버나드-소울리어증후군도 환자도 리스토세틴유도혈소판응집이 억제된다), vWF:VIII인자결합능(factor VIII binding capacity, vWF:VIIIB)검사와 젤전기영동을 이용한 vWF다량체측정(vWF multimer assay) 및 vWF:콜라겐결합능(collagen binding capacity, vWF:CB) 등이 폰빌레브란트병 진단을 위한 선택적 특수검사이다. 유전 형태에 따라 분류되는 폰빌레브란트병(vWD)의 여러 유형을 [표 37-1]에 정리하였다.

37.3 혈우병 A, B

Hemophilia A, B

혈액응고 VIII인자결핍인 혈우병 A와 IX인자 결핍인 혈우병 B는 중증 출혈[그림 37-1] 소견을 보이는 선천출혈 질환으로 폰빌레브란트병(vWD) 다음으로 흔한 질환이다. 혈우병 A는 X염색체 장완(long arm, q arm, 28q)에

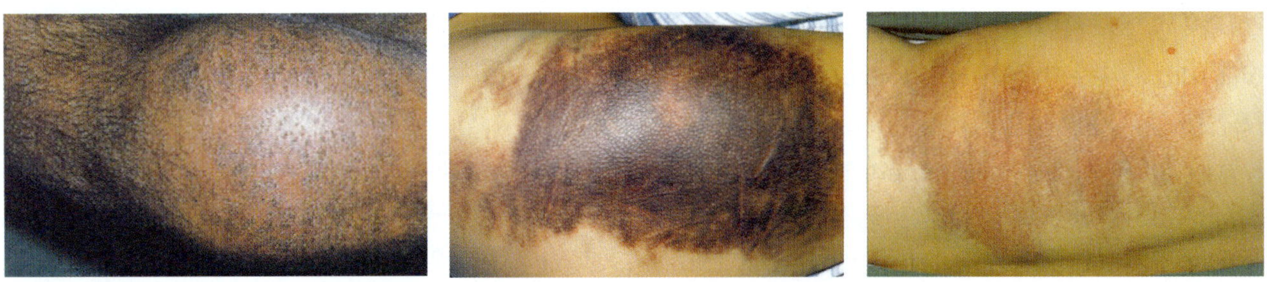

그림 37-1 혈우병 A(Hemophilia A)로 인한 관절출혈

존재하는 혈액응고 VIII인자 유전자의 역위(inversion), 결손(deletion), 삽입(insert), 점돌연변이(point mutation) 등의 이상으로 인해 혈액 내 VIII인자의 활성도가 감소되어 발생한다. X염색체 열성유전(X linked recessive) 때문에 남자에서 발생하며 발병률은 남자 출생인구의 5,000명당 1명 정도이다. 혈우병 B는 IX인자 유전자(Xq27.1 또는 q27.2) 비정상으로 혈장 IX인자 감소가 원인으로 혈우병 A의 1/5 정도의 발생빈도를 나타낸다. X-염색체 연관이므로 혈우병 아버지에게서 태어난 딸은 보인자(carrier)가 되고, 보인자인 어머니에게서 태어난 아들의 50%는 혈우병 환자가 되며, 딸의 50%는 보인자가 된다. 혈우병 A와 B의 여성 보인자의 경우 X염색체 불활성화(lyonization) 때문에 VIII인자, IX인자의 활성도가 감소하여 출혈증상을 보일 수 있다.

혈우병 A나 B의 출혈증상은 같고 정상인의 응고인자 활성도 50~150%에 비해 응고인자의 활성도 감소 정도에 따라 경증(응고인자 활성도 >5%), 중등도(응고인자 활성도 1~5%) 및 중증(응고인자 활성도 <1%)으로 분류한다[표 37-2]. 혈액응고 VIII인자의 결핍뿐만 아니라 VIII인자 관련 항원(VIIIR:Ag)은 정상이거나 충분하지 않지만 VIII인자 응고활성(VIII:C)의 결핍으로 인하여 출혈성 경향을 나타내기도 한다. 증상은 피부, 점막조직, 특히 관절강 내 출혈과 근육 내에서 반복출혈을 일으키는 것이 특징이다. 그 외 무릎, 발, 팔꿈치, 다리 등의 관절내에 혈종(hematoma)을 형성한다. 출생 후 6개월에서 2년 사이에 반복성출혈에 의해 수축관절의 운동장애가 현저하고, 골절이 발생하기 쉬우며, 거짓관절(pseudojoint)을 형성하는 경우가 있다. 혈우병 A는 VIII인자가 감소하고, 혈우병 B는 IX인자가 정량적으로 감소하는 질환으로, 출혈시간(BT), 프로트롬빈시간(PT), 트롬빈시간(TT) 및 활성부분트롬보플라스틴시간(aPTT)검사 결과가 연장된다(중증의 경우 정상보다 2~3배 연장). 혈우병은 응고인자 결핍이므로 정상 혈장과 환자 혈장을 혼합 후 시행한 활성부분트롬보플라스틴시간검사(aPTT mixing test)는 정상으로 교정된다. 혈우병의 산전 진단은 임신 10~12주에 융모막생검(chorion biopsy)을 시행하거나, 15주 후에 양수천자로 양수에서 유전자검사(VIII인자 Xq28, IX인자 Xq27.2)를 시행한다. 폰빌레브란트병(vWD)과 혈우병 A (Hemophilia A) 비교를 [표 37-3]에 정리하였다.

표 37-2 혈우병 정도에 따른 발생빈도와 출혈증상

중증도	중증	중등증	경증
인자 활성도	<1%	1~5%	>5%
발생 빈도			
혈우병 A	70%	15%	15%
혈우병 B	50%	30%	20%
출혈 증상	관절 및 심부연조직의 자연출혈이 흔히 나타남, 주 1~2회 정도 출혈을 경험함	주로 외상 후 출혈이 발생하며 자연출혈은 드묾, 월 1회 정도 출혈을 경험함	외상이나 수술 후에만 출혈이 나타남, 연 1회 정도 출혈을 경험함
증상 시작 시점	<1세	1~2세	>2세
뇌출혈	종종 나타남	드묾	드묾
관절 및 근육 출혈	자연출혈	경한 사고 후	심한 사고 후
중추신경계 출혈	위험도가 높음	위험도가 중간 정도임	드묾*
수술 후 출혈	흔함	흔함	드묾*
구강 내 출혈†	흔함	흔함	드묾*

* VIII인자 >25%, IX인자 >15%일 때
† 사고 혹은 발치 후

표 37-3 혈우병 A와 폰빌레브란트병 비교

	혈우병 A	폰빌레브란트병
출혈시간	정상	연장
혈소판점착능	정상	저하
혈소판 리스토세틴 응집능	정상	저하
제VIII 인자성 항원(VIIIR:AG)	정상	저하
제VIII 인자 응고활성(VIII:C)	저하(고도)	저하(중등~경도)
폰빌레브란트인자(VIIIR:WF)	정상	저하
AHF 제제 수혈	다소 상승	기대치 이상으로 상승
유전형식	반성열성(sex linked recessive)	상염색체 우성(autosomal recessive)

측정법: VIIIRE:AG = Rolle 법
VIII:C = aPTT
VIIIR:WF = 세척응고혈소판을 사용한 리스토세틴(ristocetin) 응집에 의한 방법
AHF = antihemophilic factor(항혈우병 인자)

37.4 기타 선천응고인자결핍

Other Congenital Bleeding Disorders with Coagulation Factor Deficiency

1 선천섬유소원질환

Fibrinogen Disorder

1) 무섬유소원혈증 및 저섬유소원혈증

무섬유소원(afibrinogen)은 중증 섬유소원 질환으로 상염색체 열성유전으로 4번 염색체 장완(4q28)에 존재하는 α, β, γ 사슬을 구성하는 단백질합성유전자의 돌연변이에 의해서 발생한다. 200여 가지 이상의 돌연변이가 밝혀졌으며 그중 *FGA* 유전자의 변이가 가장 흔하다. 무섬유소원혈증(afibrinogenemia)은 섬유소의 구조적 비정상으로 인해 섬유소원이 세포밖으로 분비되지 못해 혈장 섬유소원 농도가 0.1 g/L 미만이다. 자연출혈은 흔하지 않으나 가끔 잇몸출혈, 창자출혈, 멍, 관절혈증 및 월경과다 등을 보이기도 한다. 프로트롬빈시간(PT), 활성부분트롬보플라스틴시간(aPTT), 트롬빈시간(TT) 검사 모두 연장된다. 저섬유소원혈증(hypofibrinogenemia)은 섬유소원유전자의 점돌연변이(point mutation)를 가진 이형접합체(heterozygote)에서 발생하기도하므로 무섬유소원혈증보다 발생빈도가 높다. 섬유소원 비정상을 확진하기 위해서는 섬유소원 항원량을 면역학적 방법으로 측정해야 한다.

2) 이상섬유소원혈증 및 저이상섬유소원혈증

이상섬유소원혈증(abnormal fibrinogenemia)은 섬유소원의 양은 정상 정도로 존재하지만 구조적 변이로 인해 기능적 비정상이 발생하는 경우이다. 저이상섬유소원혈증(hypoabnormal fibrinogenemia)은 섬유소원의 기능 비정상 동반과 농도가 정상보다 낮을 때이다. 원인은 여러 유전자의 돌연변이로 인해 섬유소원분자구조 내 단일 아미노산치환을 일으킬 수 있으며 상염색체 열성유전이다. 대부분 돌연변이로 인해 섬유소원이 섬유소로 바뀌는 과정이나 섬유소가 안정화되는 과정에서 이상을 유발한다. 대개는 증상이 없으며 발생빈도도 알려지지 않았다. 간질환 등에서는 후천적으로 발생할 수 있다. 혈중 섬유소원 양은 정상이지만 PT 또는 aPTT 비정상으로 처음 발견되며, TT나 렙틸라제응고시간(reptilase coagulation time) 검사도 진단에 도움이 된다. 이상섬유소원혈증은 섬유소원 활성도와 섬유소원항원량이 불일치하는 결과로 진단할 수 있지만 돌연변이 확인이 중요하다.

2 프로트롬빈(II인자)결핍증

선천응고장애 중에서는 드물다. 제1형은 프로트롬빈결핍으로 실제 응고인자가 부족한 경우이고, 제2형은 기능적으로 비정상인 프로트롬빈이 생산되는 경우이다. 응고 II인자 농도에 따라 경증(>10%), 중등도(5~10%) 및 중증(<5%)으로 구분한다. 어릴 때부터 출혈경향(코출혈, 발치 후 지혈불량)이 나타나는데, PT와 aPTT 검사 모두 연장되면 의심해 볼 수 있다. 제II인자활성은 단독 정량 및 면역학적 검색을 통해 진단을 할 수 있다.

3 V인자결핍증

남녀 모두에서 나타나는 상염색체 열성유전이며 V인자 유전자는 1번 염색체 장완(1q23)에 있으며 매우 드문 출혈질환이고 PT와 aPTT, RVVT (Russell viper venom time) 검사 모두 연장된다. V인자 활성도가 10% 미만일 경우 중등도 이상의 출혈이 나타날 수 있고, 활성도가 10% 대부분 경한 출혈이 발생한다.

4 VII인자결핍증

상염색체 열성유전이며, 유전자는 13번 장완에 있다. 피부밑출혈, 점막출혈이 나타나고, 검사는 PT 연장, aPTT 검사 정상, RVVT 정상, TGT 검사 정상이다. 프로트롬빈시간 연장 결과가 정상 혈장이나 혈청으로 보정되지만 흡착혈장에서는 보정되지 않는다. 응고 VII인자와 응고 X인자에서 검사성적이 흡사하다. 프로트롬빈검사시간이 정상이면 응고 VII 인자 복합체에 이상은 아니고, 트롬보플라스틴형성시험(thromboplastin generation test, TGT) 결과 혈청능에 이상이 없으면 제X인자는 정상이며, VII인자만의 이상에서는 RVVT 검사는 연장되지 않는다.

5 X인자결핍증

혈우병보다 출혈증상이 경한 편이며 PT, RVVT, aPTT 검사가 연장되고 TGT 활성도가 감소한다. 기지의 결핍혈장을 사용한 aPTT 검사에서 정량적으로 측정된다. 면역학적으로 응고 X인자 항원성이 감소한다. 치료는 신선종결혈장(FFP), 응고IX인자 복합체 제제(제II, VII, IX, X인자 포함)가 사용된다.

6 XI인자결핍증

출혈증상으로는 코출혈이 많고, 외상 시에 출혈증상이 나타나며, 혈우병 C라고도 부르고, 상염색체 열성유전이다. 응고 XII 인자(Hageman factor) 결핍 유사하게 나타나는데 두 인자의 감별은 XI인자결핍혈장을 사용한 aPTT 검사로 가능하고 PT는 정상이며 aPTT는 연장된다.

7 XIII인자결핍증

신생아의 탯줄자리에서 출혈이 수 주 지속되고 그 후는 조그마한 상처에도 출혈이 반복되는 경향을 나타내는 것이 특징이며, 섬유소안정화 인자(fibrin stabilizing factor, XIII인자) 결핍 때문이다. 남자들에게서 증례가 많으며, 출혈은 늦은 출혈(상처 24~36시간 후에 oozing; 작은 혈관에서 혈액이 스며 나온다)이다. 진단은 5M-요소(5M urea) 또는 1% 클로로초산(chloroacetic acid)을\ 이용한 응고용해시험을 실시하거나, 중화항체법, 형광항체법, SDS-전기영동법으로 가능하다. 치료는 신선동결혈장이나 XIII인자 제제의 수혈이 효과적이다.

37.5 후천출혈질환
Acquired Bleeding Disorders

후천출혈질환은 응고인자소비나 분해의 증가에 의한 파

종혈관내응고(disseminated intravascular coagulation, DIC)와 섬유소용해계 항진질환과 응고인자생성의 저하가 원인인 비타민 K결핍증, 간기능장애 그리고 응고저지물질의 증가에 의한 요독증, 전신홍반루푸스, 거대글로불린혈증 등이 있다.

37.6 파종혈관내응고

Disseminated Intravascular Coagulation, DIC

파종혈관내응고(DIC)는 여러 원인에 의해 혈관 내 응고가 신체 일부에 국한되지 않고 전신에 걸쳐 비정상적으로 활성화된 임상병리학적 증후군의 하나이다. 혈액응고 응고 I인자인 섬유소원(fibrinogen)이 정량적으로 감소하는 질환으로 섬유소제거증후군(defibrination syndrome)이라고도 한다. DIC는 순환계로 유입된 몇 가지 응고전구물질(procoagulant)에 의해 응고기능이 항진되어 미세혈관 내에 광범위하게 섬유소가 형성된다. 그 결과 응고이상(출혈)과 각종의 순환장애증상이 나타난다. 이차적으로 일어나는 섬유소용해로 분해산물의 덩어리가 만들어지는 증상까지 모두 DIC라고 한다. 출혈은 혈소판과 응고인자의 소모로 인하여 응고인자의 감소가 일어나기 때문에 소모성응고이상증(consumption coagulopathy)이라고도 한다. 파종혈관내응고를 일으키는 원인은 조직인자(TF, 응고 III인자)의 혈중 유입이나, 혈소판 또는 내인계경로 응고인자의 활성화에 의해서 발생한다[그림 37-2]. 파종혈관내응고를 일으키기 쉬운 질환은 급성전골수구백혈병, 전이성악성종양, 중증간염, 산부인과적합병증(양막색전증, 태반조기박리), 그람음성막대균패혈증, 용혈, 혈전혈소판감소자색반 등이 있다. 특히 급성전골수구백혈병에서는 대부분 파종혈관내응고를 동반한다[표 37-4]. 유발인자에 의해 응고항진 상태가 진행되어 섬유소가 형성되면 각종 장기(주로 폐와 콩팥) 내에는 미세한 혈전이 만들어지고, 이로 인하여 말초조직에서는 혈액순환의 장애가 발생하고 쇼크와 산혈증(acidosis)이 나타난다. 혈소판이나 응고인자(특히 섬유소원, 응고 V, VIII인자)는 혈전형성으로 소비되어 출혈을 일으키며, 혈전생성으로 섬유소용해항진이 진행되면 섬유소(원)분해산물(FDP)과 D-이합체(D-dimer)가 혈중에 증가한다. 치료의 원칙은 응고능력을 저하시켜 순환장애를 개선시키는데, 헤파린 투여와 혈소판 또는 응고인자를 보충하거나 교환하는 방법 등이 있다. 검사 결과 골수에 B-세포에서 분화한 형질세포(plasma cell)가 출현하고, 고감마글로불린혈증(hypergammaglobulinemia)과 소변에 벤스-존스단백(Bence-Jones protein)

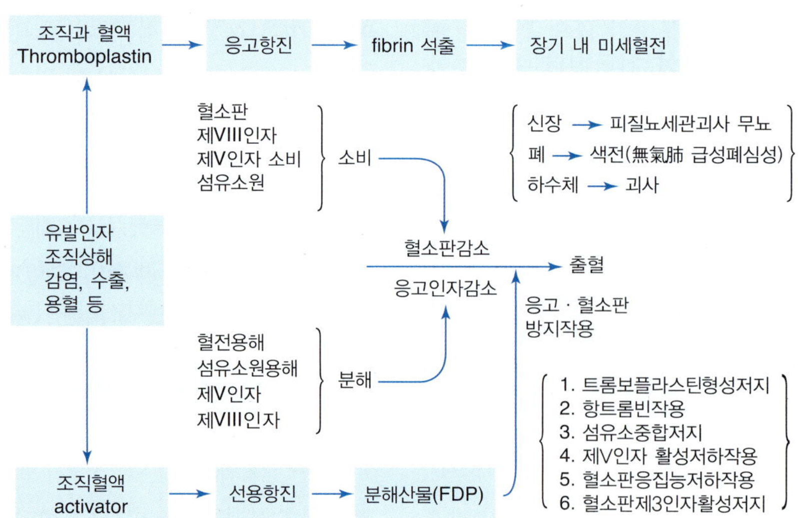

그림 37-2 파종혈관내응고의 병태생리

표 37-4 파종혈관내응고(DIC) 발생원인

파종혈관내응고(DIC) 발생원인
감염
패혈증(세균, 진균)
바이러스, Rocky mountain spotted fever, 말라리아
면역반응
수혈 부작용
이식 거부반응
산과 합병증
양수색전증
자궁내 사망 태아 잔류
태반조기박리
임신중독증, 자간전증(preeclampsia)
패혈유산
암
췌장암
샘암(adenocarcinoma)
급성전골수구백혈병
기타 종양
간부전
급성췌장염
유독동물외상(envenomation)
수혈부작용
호흡곤란증후군
외상, 쇼크
뇌손상
압궤손상(crush injury)
화상
체온저하/고열
지방색전증
저산소증, 허혈
수술
혈관질환
거대혈관종(Kasabach-Merritt syndrome)
대동맥동맥류
혈관종양

이 나타나며, 감마글로불린 증가로 적혈구 연전이 증가되어 적혈구침강속도(ESR)가 증가한다. 섬유소원이나 혈소판은 질환의 진행기에 따라 다르나, 감소하는 경향을 보이고 섬유소(원)분해산물(FDP)은 어떤 시기에도 증가(20 mg/mL 이상)하며, PT, aPTT, TT가 연장되고 혈소판 소모로 혈소판감소증이 발생한다. 이차적으로 섬유소중합체나 혈전 용해 등의 섬유소용해가 발생하면 혈장 내 D-이합체(D-dimer)가 증가하고 말초혈액 도말표본에서 분열적혈구가 관찰된다. 항트롬빈-III (AT-III), α2-플라스민활성억제제(α2-PAI)의 측정이 진단에 유용한데 AT-III, α2-PAI는 전형적인 파종혈관내응고에서는 감소한다. 따라서 필수 검사항목은 FDP, 혈소판 수, 섬유소원 정량, AT-III 검사와 PT, aPTT, TT 등의 검사가 있다. 감마글로불린(γ-globulin) 확인을 위해 면역전기영동(IEP)을 실시한다. 예후판정은 임상증상과 검사소견을 종합해서 이루어지며, 혈청보체역가[CH50: 50% hemolytic unit of complement, 보체 50% 용혈(량) 단위]의 계속적인 측정도 권장된다. CH50의 저하는 예후가 불량함을 예고하며, 혈액성분제제 수혈도 시행하지만 뇌출혈, 악성고혈압, 수술직후, 국소의 중증 출혈 등에서는 사용하지 않는다.

37.7 섬유소와 섬유소원 과다용해

Hyperfibrinolysis and Hyperfibrinogenlysis

인체 내에서 응고와 섬유소용해와의 관계는 동적 평형이 유지되고 있다. 섬유소와 섬유소원과다용해는 플라스민(plasmin) 증가가 있을 때이다. 섬유소용해계의 활성제가 다량 생성되는 경우에 자궁, 부신, 전립샘, 콩팥, 폐, 난소, 갑상샘, 림프절 등의 수술이나, 상처가 생기면 섬유소용해가 항진된다. 또 운동, 스트레스, 산소 부족, 아드레날린 주사 등에서도 섬유소용해활성제(fibrinolysis activator)의 활성이 증가하여 섬유소용해기능이 증가하게 된다. 1차 섬유소원용해 및 2차 섬유소용해항진을 초래하는 질환과 병태 및 섬유소용해저하의 경우 등을 [표 37-5]에 정리하였으며, 이 경우 플라스민이 섬유소원을 분해하는 1차 섬유소원용해의 주 원인이다. 선천성으로 α2-플라스미노겐활성억제제(α2-plasminogen avtivation inhibitor)의 결핍에 의한 섬유소와 섬유소원용해항진의 증례 보고가 있다. 섬유소와 섬유소원용해과다로 인한 출혈의 특징은 수술 중에 삼출출혈(oozing

표 37-5 섬유소용해 항진과 저하 원인

I. 섬유소 및 섬유소원용해항진	II. 섬유소 및 섬유소원용해저하
가. 전신성	① 선천 플라스미노겐 저하증
1. 일차성	② 당뇨병
a. 원발성	③ 괴사맥관염
① 스트레스(육체적 운동, 정신적 자극발열, 전기 쇼크)	④ 콩팥염
② 마취, 체외순환, 저체온 회복기	⑤ 이식콩팥의 만성거부반응
③ 산혈증	⑥ 수술 후
④ 아나필락시스쇼크	⑦ 비만
⑤ 각종 약제(아드레날린, 니코틴산 등)	⑧ 약제(항플라스민제 등)
⑥ 전립샘, 폐 등의 수술	
b. 속발성	
① 간질환(간경변 등)	
② 백혈병	
③ 암(전립샘암 등)	
④ 비만성 출혈성 위샘창자염	
⑤ 1차 아밀로이드증	
2. 이차성	
① 파종혈관내응고	
② 혈전증	
나. 국소성	
① 임신중독	
② 자궁출혈	
③ 정맥울혈	
④ 허혈	

bleeding)의 경우가 많이 발생하는데 일차 섬유소원용해항진에 의한 것인지 이차섬유소원용해항진의 경우인지 정확히 판단할 필요가 있다. 항플라스민활성제제의 투여는 일차섬유소원용해항진의 경우에서 적절하지만 후자의 경우에서는 절대 금지하고 있다. 섬유소원용해와 섬유소용해의 차이점은 [표 37-6]에 정리하였다. 일반적으로 섬유소용해계 검사는 섬유소원 정량검사, 혈소판 수, 프로트롬빈시간, 항트롬빈-III, 응고장애(paracoagulation) 검사 등이 실시되고 있으며, 섬유소펩티드 A (fibrin peptide A)의 검사도 상품화되어 있으나 방사성면역측정(radio immunoassay)법이기 때문에 일반적인 검사로 사용하기에는 부적합하다.

37.8 비타민 K결핍증

Vitamin K Deficiency

비타민 K는 식별섭취로 생산되는 비타민 K1(phylloquinone)과 무산소세균에 의해 합성되는 비타민 K2(menaquinone)가 존재한다. 섭취부족과 세균에 의한 합성에 문제가 발생하는 경우 비타민 K가 부족하게 된다. 그 결과 비타민 K의존성 응고 II, VII, IX, X인자 중 VII인자 가장 먼저 감소하고 이어서 IX - X - II인자 순서로 감소한다. 신생아출혈증에서 비타민 K 공급 불량으로 발생되는 대표적 질환은 신생아 흑색변(melena)이 있다. 유아기의 비타민 K결핍은 체내의 비타민 K 부족과 장내 세균

표 37-6 섬유소원용해와 섬유소용해 비교

	섬유소원용해	유소용해
혈소판 수	정상	감소
섬유소원	감소	감소
프로트롬빈	정상	감소
제V인자	감소	감소
제VIII인자	감소	감소
안티트롬빈 III	정상	감소
플라스미노겐	감소	감소
플라스민	현저히 증가	약간 증가
Paracoagulation test	음성	양성
Fibrinopeptide A	출현하지 않음	혈중에 증가
FDP D 분획	γ-monomer	γ-dimer

의 미발달에 의한 경우이다. 모유 중의 비타민 K는 우유에 비하여 1/4 정도밖에 함유되어 있지 않아 모유 영아의 경우에 비타민 K 부족이 발생하기 쉽다. 신생아에서 응고인자는 생후 2~3일에 가장 적고 성인 수치에 도달하려면 수개월이 지나야 된다. 이 사이에 응고인자의 부족이 나타나 출혈을 초래한다. 성인에서도 설파제와 같은 항생제를 장기 투여하게 되면 장내세균이 사멸되어 비타민 K의 결핍을 일으킬 수 있다. 흡수불량을 초래하는 경우는 담즙산 결핍과 여러 종류의 흡수불량증이 있다. 이들의 질환에서 지방이 흡수되지 못해 분변 중으로 배설되는데, 지용성비타민 특히 비타민 K도 흡수되지 않는 원인이 되어, 응고인자 감소로 출혈을 일으키게 된다.

임상증상으로는 토혈, 하혈 등의 소화관출혈이 많으며, 기타 코출혈, 잇몸출혈, 피부밑출혈도 보인다. 검사결과 PT(제II, VII, X), 트롬보검사(thrombo test; 제II, VII, IX, X), aPTT(제IX인자)가 연장된다. 비타민 K 의존성인자는 황산바륨($BaSO_4$)에 흡착 제거되는 성질이 있다. 트롬보검사는 흡착 혈장을 기질로 사용하여 4가지 인자의 종합적 응고기능의 변동을 알아볼 목적으로 실시하는 검사다. 간기능이 나쁠 때도 비타민 K 합성을 못해서 비타민 K의존 응고인자 및 V가 부족하다. 이와 관련하여 헤파플라스틴검사(hepaplastin test)는 제II, VII, X 인자의 변동을 측정하는데, 비타민 K결핍증에서도 연장되므로 응고기능검사보다는 간기능검사로서 이용되고 있다. 치료는 비타민 K 보충이나 혈장수혈, 프로트롬빈 제제 투여가 이루어지고 있다.

37.9 간질환

Liver Disease

간에서 합성되는 응고인자는 비타민 K 의존성인자 외에 I, V, XI, XII, XIII인자와 그 외에 생리적 억제인자로 항트롬빈-III (antithrombin-III, AT-III) 및 α2-플라스민활성억제제(α2-plasmin activation inhibitor, α2-PAI) 등이 있다. 간질환 심하면 이들 인자들은 더욱 감소하며, 가장 민감한 것은 VII인자이고, 이어서 IX, X인자가 감소한다. 프로트롬빈은 비타민 K 의존성인자 중에 가장 늦게 감소하고, 간질환이 진행되면서 V인자 및 섬유소원도 감소한다. 간질환에서 응고인자 감소 원인은 합성장애이며, 그 외 플라스민(plasmin) 처리 불량으로 섬유소용해계 항진과 응고인자의 기는 비정상 및 항트롬빈-III, α2-플라스민활성억제제의 감소, 이상단백의 출현 등과도 관계가 있다. 응고기능저하, 섬유소용해계항진 및 혈소판 감소가 원인이 되어 출혈을 일으킨다. 중증 간질환이 파종혈관내응고를 일으키는 경우도 있다.

37.10 요독증
Uremia

요독증이나 콩팥기능상실(renal failure)에서 출혈을 동반하는 경우가 있다. 원인은 혈관벽의 장애, 응고인자의 결핍, 혈소판의 양적 질적이상 등이 알려져 있다. 혈관이상은 순환장애에 의해서이며, 응고이상은 V, VII, X인자(nephrose 증후군에서는 IX인자)에 의한 결핍이고, 원인은 혈소판의 이차적 기능장애에 의한 것이다.

37.11 순환항응고인자의 증가
Increase Anticoagulant

생리적으로 혈액에 포함되어 있는 항트롬빈-III (AT-III), α2-거대글로불린(α2-macroglobulin) 및 단백질 C (protein C) 등은 응고항진을 억제하는 생체방어 담당 물질이다. 후천적인 경우 이 물질들은 특정 응고인자를 파괴하는데 비정상적으로 증가하면 출혈을 초래한다. 혈우병 A에서 항VIII인자 항체(Ig G)의 경우이다. 중증 혈우병 A 환자에서 항체 중화기능이 결핍된 예가 많고, 전신홍반루푸스 환자 5~10%에서 나타나는 응고저지물질도 있다. 보통 aPTT나 PT검사가 연장되며, 자가항체가 증명된다. 각종 응고인자 활성은 이상이 없고 VIII인자 항체나 IX인자 항체가 음성인 경우 정상혼합혈장(normal pool plasma)과 환자혈장을 같은 양으로 혼합하여 aPTT 혼합검사(mixing test) 결과 응고시간이 정상으로 교정되지 않으면 자가항체의 존재를 의심한다.

37.12 항응고제에 의한 저응고
Hypocoagulation with Anticoagulant

항응고제에는 활성형응고인자(IIa, Xa)의 작용에 길항하는 헤파린과 응고인자 생성을 억제하는 경구항응고제가 있다. 헤파린은 AT-III(헤파린보조인자)과 함께 항트롬빈(IIa) 및 항Xa 기전으로 항응고작용을 나타낸다. 헤파린은 경구항응고제로 체내에서 항응고작용이 나타나기 전에 사용하거나, 파종혈관내응고의 치료, 흉부외과수술 때 체외순환 등 때와 콩팥기능상실 환자의 혈액투석 시에도 사용한다. 과량 존재하는 경우에는 황산프로타민(protamine sulfate)으로 중화가 가능하며, 또 다른 경구용 항응고제(warfarin, indanedione)는 비타민 K의 활성을 억제하므로 응고인자 II, VII, IX, X인자의 합성을 억제시키므로 응고기능을 떨어뜨린다. 혈전색전증에 있어 헤파린투여 여부는 전혈응고시간(CT)이나 aPTT 검사가 추적검사로 이용되고, 와파린투여 모니터링은 프로트롬빈시간(PT)검사로 이루어진다.

핵심

- 폰빌레브란트병(von Willebrand disease, vWD)은 vWF 항원 양 감소, VIII인자 감소. 혈소판 수, 혈병수축, ADP, Collagen 응집: 정상. BT: 연장, 혈소판부착능: 불량, Ristocetin 유도 응집: 불량.
- 혈우병 A는 VIII인자결핍 Bsms IX인자결핍, 혈소판 수, BT, PT, TT 정상, aPTT 연장, 혈소판기능검사 정상, 혼합검사(Mixing test)하면 aPTT가 정상으로 교정.
- 다발골수종에서는 골수에 B-세포에서 분화한 형질세포(plasma cell)가 출현하고, 고감마글로불린혈증(hypergammaglobulinemia)과 소변에 벤스-존스 단백(Bence-Jones protein)이 나타나며, 감마글로불린 증가로 적혈구 연전이 증가되어 적혈구침강속도(ESR)가 증가한다.
- 다발골수종에서 섬유소원이나 혈소판은 질환의 진행기에 따라 다르나, 감소하는 경향을 보이고 섬유소(원)분해산물(FDP)은 어떤 시기에도 증가(20 mg/mL 이상)하며, PT, aPTT, TT가 연장되고 혈소판 소모로 혈소판감소증이 발생한다.
- 이차적으로 섬유소중합체나 혈전 용해 등의 섬유소용해가 발생하면 혈장 내 D-이합체(D-dimer)가 증가하고 말초혈액 도말표본에서 분열적혈구가 관찰된다.
- 다발골수종에서 감마글로불린(γ-globulin) 확인을 위해 면역전기영동(IEP)을 실시한다.

참고문헌

1. Shirlyn B. McKenzie, *Clinical Laboratory Hematology.* New Jersey, Pearson Education, 2004.
2. 권현영, 박상묵 외, *임상병리혈액학. (제3판),* 범문에듀케이션, 2020.
3. Rodak, B. F., & Carr, J. H., *Clinical Hematology Atlas. (4th ed.),* St. Louis: Elsevier, 2019.
4. 대한혈액학회, *혈액학. (제3판),* 범문에듀케이션, 2018.
5. Ernest, B. et al., *William's Hematology. (6th ed.),* Mc Graw Hill, 2001.
6. Dessypris, E. N., Sawyer, S. T., Erythrocyte. In Greer, J. P., Foerster, G. M., et al., *Wintrobe's Clinical Hematology. (12th ed.),* Philadelphia, Wolters Kluwer Health, Lippincott Williams & Wilkins, 2009.
7. Hoffman, R., et al., *Hematology: Basic Principles and Practis. (6th ed.),* Philadelphia, Sanunders, an imprint of Elsevier, 2013.

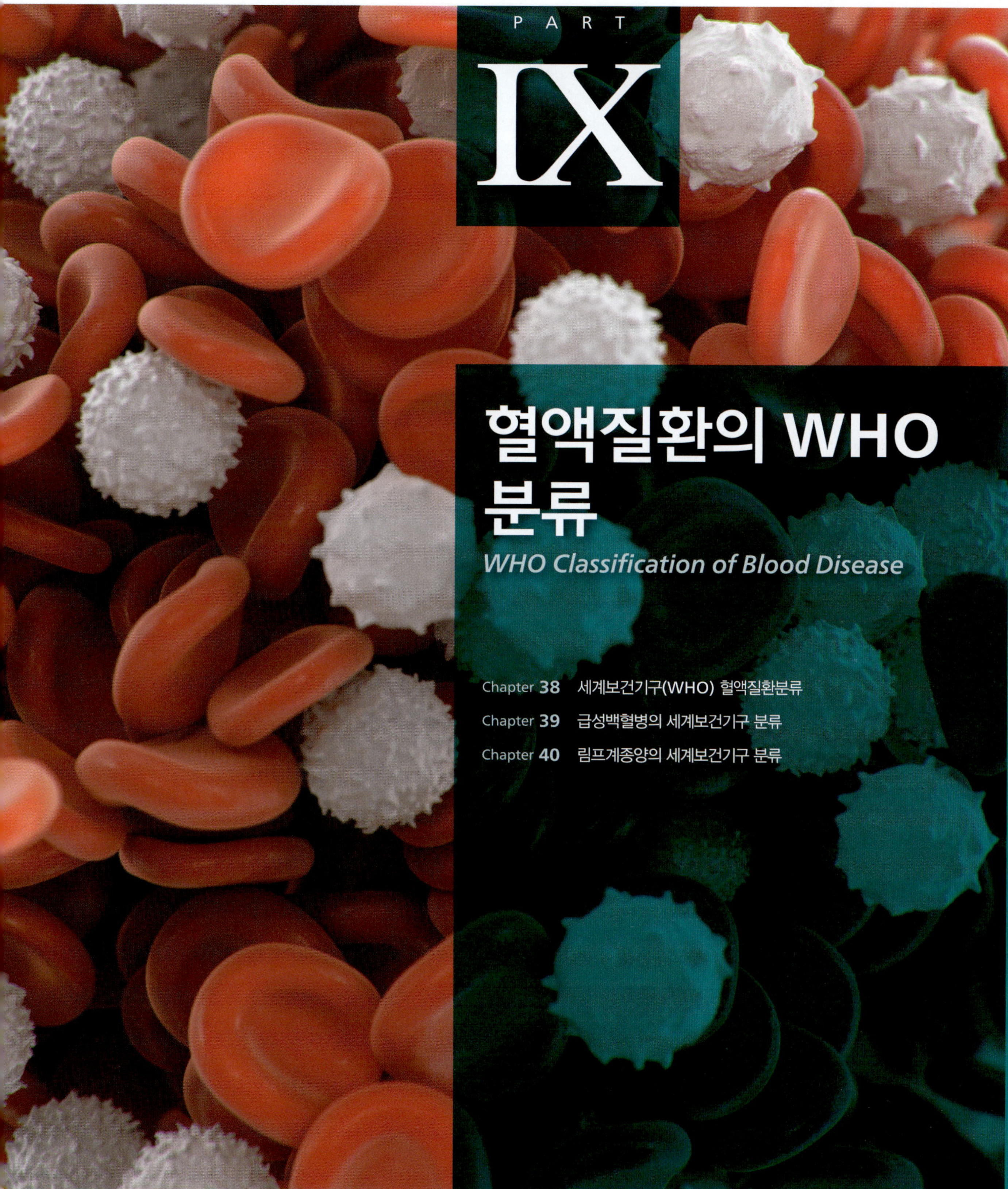

PART IX

혈액질환의 WHO 분류

WHO Classification of Blood Disease

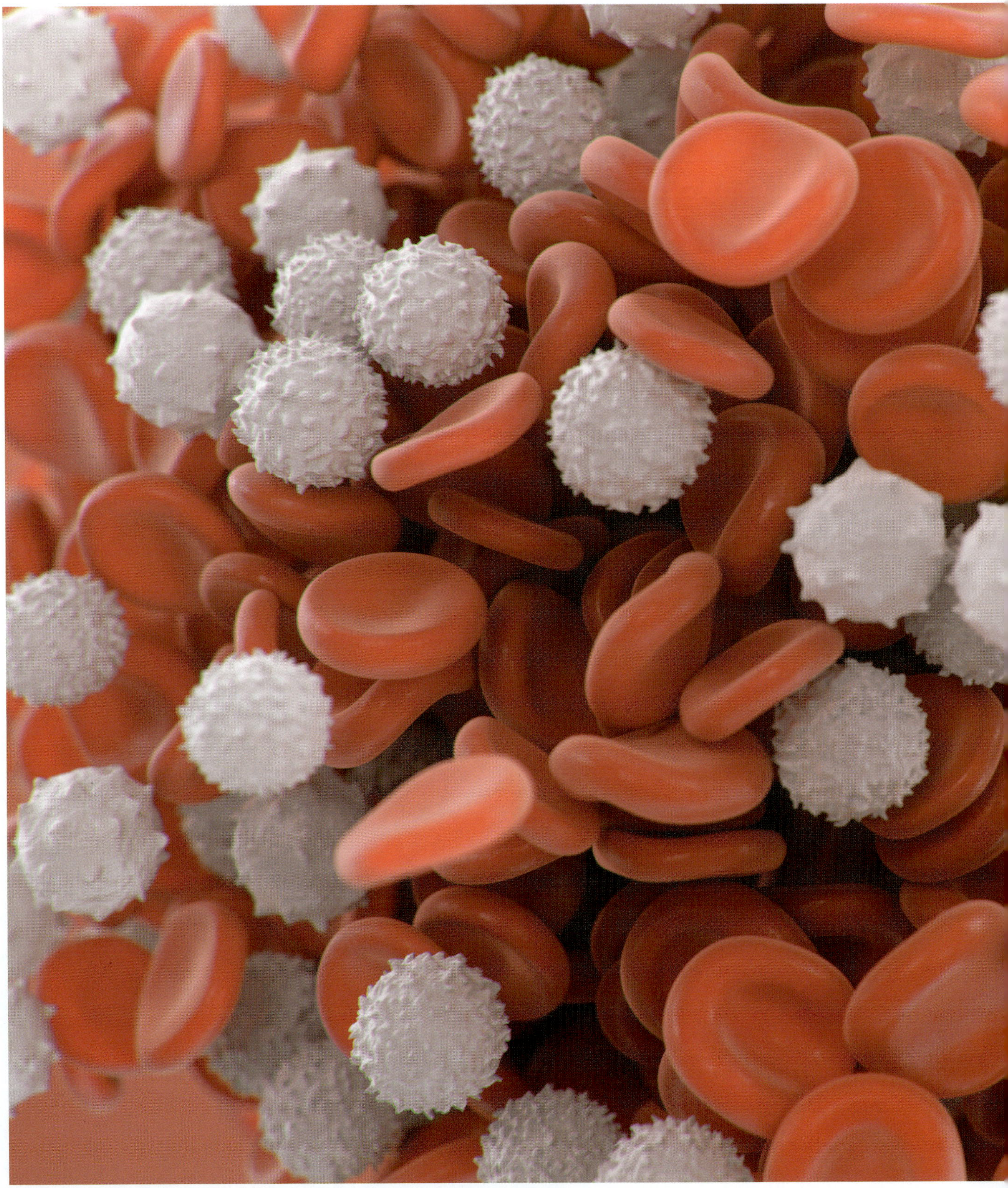

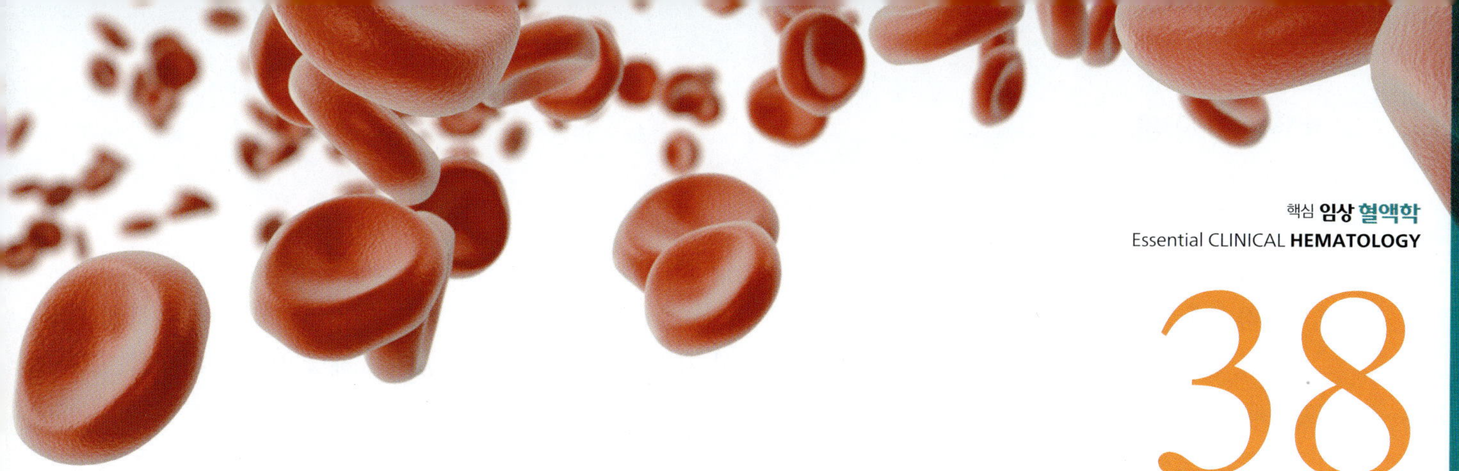

38

세계보건기구(WHO) 혈액질환분류

혈액질환에 관하여 2001년 세계보건기구(WHO)에서 체계화된 분류기준을 제시하였고 2008년 개정을 시작하여 주기적으로 개정을 진행하고 있으며, 이 책에는 2017년 개정된 분류 중심으로 정리하였다. 현재 세계보건기구에서 분류한 백혈구질환 분류의 큰 범주는 비종양성혈액질환(nonmalignant blood disease)과 백혈병(leukemia)을 비롯한 혈액종양(blood tumor) 및 림프종(lymphoma)이다.

기본적인 분류는 다음과 같다.

1. 비종양성백혈구질환(Nonmalignant leukocyte disorder)
  1) 백혈구 증가와 감소(Leukocytosis & leukopenia)
  2) 백혈구 핵과 세포질 비정상(Abnormal nuclear and cytoplasm of leukocyte)
  3) 만성육아종병(Chronic granulomatous disease)
  4) 비정상과립구(Abnormal granulocyte)
  5) 고쉐병(Gaucher disease)
  6) 니만-픽병(Niemann-Pick disease)
  7) 테이-삭스병(Tay-Sachs disease)
  8) 점액다당류증(Mucopolysaccharidoses)

2. 혈액 종양(Hematologic Malignancies)
  1) 급성백혈병(Acute leukemia)
    (1) 급성골수세포백혈병(Acute myelocytic leukemia, AML)
    (2) 계열모호급성백혈병(Acute leukemia of ambiguous lineage)
  2) 골수형성이상증후군(Myelodysplastic syndrome)
    (1) 골수형성이상/골수증식종양(Myelodysplastic syndrome/Myeloproliferative neoplasm, MDS/MPN)
    (2) 소아기골수단핵구백혈병(Juvenile myelomonocytic leukemia, JMML)
  3) 골수증식종양(Myeloproliferative neoplasm)
    (1) 만성골수세포백혈병(Chronic myelogeneous leukemia, CML)
    (2) 만성호중구백혈병(Chronic neutrophilic leukemia, CNL)
    (3) 진성적혈구증가증(Polycythemia vera, PV)
    (4) 일차골수섬유증(Primary myelofibrosis, PM)
    (5) 진성혈소판증가증(Essential thrombocythemia, ET)
    (6) 상세불명만성호산구백혈병(Chronic eosinophilic leukemia Not otherwise specified, CEL NOT)

(7) 비만세포증(Mastcytosis)
(8) 미분류골수증식종양(Myeloproliferative neoplasm, Unclassifiable)

4) 림프구백혈병(Lymphoid leukemia)
(1) 급성림프모세포백혈병(Acute lymphoblast leukemia, ALL)
(2) 만성림프구백혈병(Chronic lymphocytic leukemia, CLL)
(3) 털세포백혈병(Hair cell leukemia, HCL)
(4) 전림프구백혈병(Prolymphocytic leukemia, PLL)

5) 림프구계종양(Lymphoid neoplasm)
(1) 비호지킨림프종(Non Hodgkin's lymphoma, NHL)
(2) 호지킨림프종(Hodgkin's lymphoma, HL)
(3) 다발골수종(Multiple myeloma, MM)
(4) 형질세포질환(Plasma cell disease, PCD)

6) 조직구 및 가지세포신생물(Histiocytic and Dendritic neoplasm)

38.1 혈액종양
Hematologic Malignancies

1 혈액종양의 발생

정상적인 혈구형성(hematopoiesis)은 조혈줄기세포(hematopoietic stem cell)로부터 혈구들이 생성되는 조혈과정에서 각각의 세포로 분화(differentiation)와 세포의 수를 증가시키는 증식(proliferation) 및 다음 단계로 발달해가는 세포 성숙(maturation)이 진행되는 균형은 항상성(homeostasis)에 의해 유지된다. 혈액종양은 조혈과정에서 항상성이 무너지면서 분화가 정지되고 비정상적인 증식이 암으로 진행되는 과정에서 발생하는 질환이다. 혈액종양의 발생기전에 관한 이론에는 백혈병세포들 중 일부만이 백혈병유발세포라는 연구결과를 근거로 제시한 '종양줄기세포가설(cancer stem cell hypothesis)'과 발암물질에 노출된 골수영역의 세포에서 유전자 불안정성이 발생하여 해당 세포들이 암화가 가능한 상태로 전환된다고 하는 '영역백혈병유발가설(field leukemogenic hypothesis)'이 있다. 종양줄기세포가설의 핵심은 많은 암세포들 중에서 극히 일부분만이 줄기세포 역할을 하여 암세포들을 생산한다는 것이다. Southam 등은 이 가설을 뒷받침하는 최초의 실험으로 35명의 암환자에게 자신의 암세포 100만 개를 자기 팔 피부밑(subcutaneous)에 주사한 결과 7명만이 주사 부위에서 암이 발생한 사실을 확인하였다. 그리고 혈액종양에 대한 연구에서 Lapidot 등은 급성골수세포백혈병(acute myelocytic leukemia, AML) 세포를 면역 억제된 쥐에 주사하고 관찰한 결과 주입된 급성골수세포백혈병 세포 중 0.1~1%만이 백혈병유발세포라는 것을 실험을 통해 증명하였다. 이후 21세기 들어 진행된 줄기세포 연구가 발전됨에 따라 이 가설은 종양발생의 중요한 기전(mechanism)의 하나로 그 타당성이 증명되고 있다. 예를 들면, 급성골수세포백혈병 FAB 분류(French-America-British classification) M0-M5의 경우 백혈병줄기세포(leukemic stem cell, LSC)의 표지자로 CD34, CD38, CD90, HLA-DR, CD117, CD123의 발현이 확인되었고, 특히 CD90, CD117, CD123은 정상 조혈모세포에서는 발현되지 않는 백혈병줄기세포의 특징적인 소견인 것으로 밝혀졌다. 그리고 대부분의 백혈병줄기세포는 정상 조혈모세포와 마찬가지로 휴지기에 있음도 증명하였다. 혈액종양의 원인으로 종양줄기세포 이론의 타당성이 알려지면서 조혈모세포 자체의 비정상 또는 역분화(dedifferentiation)를 통해 발생하는 종양줄기세포로의 전환을 일으키는 기전 및 표지자를 밝히려는 연구가 활발하게 진행되고 있다. 영역백혈병유발가설의 예로 중증 재생불량빈혈(aplastic anemia)의 사례에서 항-림프구 면역글로불린(anti-lymphocyte immunoglobulin) 등의 면역 치료 후 10년까지 10~15%의 경우에서 골수형성이상증후군(myelodysplastic syndrome, MDS)이나 급성골수세포백혈병 등의 이차 혈액질환이 발생하는 사실로 그 타당성이 입증되고 있다. 최근에 혈액종양의 표적치료제로 개발된 올-트랜스-레티노산(all-trans-retinoic acid, ATRA) 및 이마티닙(imatinib)이 급성전골수구백혈병(acute promyelocytic leukemia, APL, FAB AML M3) 및 만성골수세포백혈병(chronic myelogenous leukemia, CML) 치료에 적용되면서 기저질환의 치료에도 불구하고 급성전골수구백혈병의 경우 올-트랜스-레티노산 투여 몇 년 안에 골수형성이상증후군이 발생할 확률이 1~7%로 그렇지 않은 경우보다 높고, 만성골수세포백혈병의 경우 15%에서 이마티닙 투여 후 12개월 내에 필라델피아염색체(Ph chromosome) 음성의 비정상세포가 발견되었다는 보고가 있었다. 이러한 결과는 올-트랜스-레티노산 및 이마티닙이 치료와 관련해서 이차적 혈액질환을 일으키는 비특이적 세포독성화학제가 아니라는 것을 장점으로 개발된 약제이기 때문에 약물치료와 관련된 현상이 아닌 또 다른 이론으로 설명되어야 한다. 따라서 발암물질에 노출된 골수 내 조혈모세포 등 여러 세포들에서 유전자불안정성이 발생하여 암화가 가능한 상태로 전화됨으로써 그들 중 클론성을 획득한 세포에서 혈액종양이 발생하고, 이에 대한 표적치료로 종양이 없어지면 유전자불안정성이 발생한 다른 세포들이 또 다른 클론성을 획득하여 혈액종양이 재발한다는 '영역백혈병유발가설'이 주목받는 이유이다. 혈액종양의 대표적인 두 종류는 골수계종양(myeloid malignancies)과 림프계종양(lymphoid malignancies)이며 종양발생의 결정적인 직접원인은 유전자의 비정상이다. 그리고 방사선이나 벤젠 또는 흡연 같은 것들이 환경적 요인으로 작용하여 조혈계종양을 유발할 수 있고, 버킷림프종(Burkitt lymphoma)에서는 엡스타인-바바이러스(Epstein-Barr virus, EBV)가 그리고 성인T-세포백혈병/림프종(adult T-cell leukemia/lymphoma)은 사람T-림프영양성바이러스 I형(human T-cell lymphotropic virus type I, HTLV-I)이 발생 원인이다. 암치료를 위한 알킬화제(alkylating agent)를 비롯한 몇 가지 화학요법 항암제들도 조혈세포의 DNA를 손상시켜 혈액종양을 일으킬 수 있다는 것이 밝혀졌다.

38.2 혈액종양의 특징

Character of Blood Tumor

혈액암은 일반적인 고형암과 구별되는 몇 가지 특징이 있는데 첫째, 종양세포의 4가지 특성이다.

① 클론성(clonality)

② 자동성(autonomy)

③ 형성이상(dysplasia)

④ 침윤전이(invasion and metastasis) 등이다.

혈액질환의 경우에는 클론성 등 종양의 특징을 완전히 지니고 있는 종양과 비슷한 특징을 가지고 있거나 종양으로 진행할 가능성이 높은 질환들이 다수 존재한다. 예를 들면, 골수형성이상증후군(MDS)은 형성이상을 지닌 세포들이 골수에서 자동적으로 생성되어 혈액을 순환하지만 클론성이 완전하게 형성되지 않은 질환이며, 골수증식질환(myeloproliferative disease)의 하나인 진성적혈구증가증(polycythemia vera, PV)은 골수에서 기능적으로 적혈구가 많이 만들어져서 혈액을 순환하고 있지만 형성이상은 나타나지 않으며 클론성 역시 완전하게 형성되어 있지 않은 질환이다. 하지만 이 질환들 자체가 종양과 유사한 임상적 경과를 보이거나 종양으로 진행할 가능성이 높기 때문에 혈액종양과 같은 범주로 취급한다. 그 예로 만성골수세포백혈병은 기본적으로 골수증식질환이지만 혈액종양으로 분류하는 이유는, 발병 초 만성기(chronic phase)에서는 말초혈액에 백혈구의 과도한 증식만 발견되어 골수증식질환의 양상을 나타내지만 최종적으로는 모두 가속기(accelerated phase)를 거쳐 급성기(acute phase) 그리고 모세포위기(blast crisis)로 진행함으로써 급성백혈병으로 전환하기 때문이다.

둘째, 진단과 질병단계(stage)이다. 고형암의 진단을 위해서는 영상의학적 검사 또는 내시경 등을 통하여 병변이 의심되는 부위의 조직검사를 시행한다. 그리고 진단 후에는 영상의학적 검사 등을 기초로 하여 질병단계를 분류한다.

① 1기(localized): 종양이 해당 장기의 한 구획에만 한정된다.

② 2기(regional): 종양이 해당 장기의 여러 구획에 존재하지만 그 장기 내에만 국한된다.

③ 3기(invasion): 종양이 해당 장기뿐만 아니라 주위 조직으로 침범한다.

④ 4기(metastasis): 종양이 혈액순환을 통하여 전신으로 퍼져나간다(전이)라는 일반적인 개념을 적용한다.

하지만 림프종(lymphoma)을 제외한 혈액종양의 경우는 말초혈액 검사 결과를 토대로 종양발생이 의심되면 골수흡인과 생검(bone marrow aspiration & biopsy)을 시행한 후 진단한다. 그 이유는 혈액종양의 대부분이 말초혈액과 직접적인 연결망을 지닌 골수에서 발생하기 때문이다. 그러므로 림프종을 제외한 혈액종양의 발견은 대부분 말초혈액검사 결과에 의해 이루어지며, 고형암(solid tumor)의 질병단계 개념으로 분류한다면 4기에 해당된다. 따라서 혈액종양에서는 고형암의 질병단계 개념을 적용하지 않고 있으며, 각 질환의 특징에 맞게 치료방침을 정하고 예후 예측기준에 초점을 맞춰 질병단계를 구별하고 있다. 특히 급성백혈병의 경우는 진단 당시 대부분의 사례에서 백혈병세포들이 말초혈액을 통해 전신을 순환하고 있어서 즉각적인 치료를 필요로 하기 때문에 질병단계 분류의 의미가 없다.

셋째, 치료적 접근이다. 고형암은 1~3기 등 절제가 가능한 경우에는 대부분 수술이 기본적 치료법이며, 국소방사선요법이나 화학요법이 병용되기도 한다. 물론 3~4기에 화학요법이 시도되기는 하지만 완전치료(complete cure)를 목표로 하는 경우는 드물다. 하지만 혈액종양은 진단 당시 대부분 국소절제가 불가능한 고형암 4기에 해당되고, 림프종을 포함한 혈액종양이 화학제제에 잘 반응하기 때문에 화학요법치료가 기본이다. 상황에 따라서는 국소방사선요법이 병행될 수 있으며 드물지만 완화(palliation)를 목적으로 수술적 접근이 시도되기도 한다. 혈액종양의 경우 화학제제에 잘 반응하고 완치를 기대할 수 있기 때문에 고형암과는 구별되는 화학요법의 개념이 적용된다. 그 예로 급성백혈병에 적용되는 관해유도화학요법이다. 급성백혈병은 급격하게 진행되기 때문에 완전관해(complete remission, CR)를 목표로 공격적인 화학요법(aggressive chemotherapy)이 우선적으로 적용되며, 완전관해에 도달하면 병의 경과와 환자전신 상태를 고려하여 다음 치료를 계획한다. 다음으로 완전관해에 도달하였거나 근접한 환자에게 시도하는 고용량화학요법(high dosage chemotherapy) 및 조혈모세포이식(hematopoietic stem cell transplantation, HPSCT)이다. 이때 가장 중요한 전제조건은 화학제제의 투여량만큼 항암효과가 비례하여야 한다는 것이다. 다시 말해 종양이 화학제제에 잘 반응을 하지만 종양을 완전히 제거하기 위해 결정한 화학제제의 투여량이 환자의 정상 조혈기능을 과도하게 억제하거나 사멸시키기 때문에 화학제제의 투여량을 적절히 늘릴 수 없을 경우에 행하는 것이다. 결론적으로 조혈모세포이식의 기본은 고용량화학요법 후 불가피하게 발생하는 조혈기능상실을 해결하기 위한 구제요법(rescue therapy)이며, 일부 화학제제에 반응이 좋은 고형암에서도 시도되고 있다. 그러나 고용량화학요법을 전제로 하고 있기 때문에 환자의 전신 상태가 양호하고 화학제제에 대한 반응이 좋은 경우에만 시도할 수 있다는 한계점이 있다.

끝으로 관해(remission)의 개념이다. 고형암에서 관해란 선택적 치료 후 암덩어리가 줄어든 정도를 의미한다. 그러나 림프종(lymphoma)을 제외하고 혈액종양은 대부분 덩어리를 이루지 않는다. 따라서 림프종을 제외한 혈액종양에서는 골수 조직생검과 흡인 및 말초혈액 소견을 기준으로 관해 정도를 판정해 왔다. 혈액종양의 관해를 정의하면 암세포의 증가 혹은 감소를 판정하는 의학적 판단이라 할 수 있다. 과거에는 관해판정을 주로 혈액 및 골수에 대한 현미경적 검사에 의존하였으나 현재는 염색체 및 유전자검사 등의 기법을 이용해 관해판정을 하고 있다. 그 대표적인 예가 만성골수세포백혈병이다. 과거에는 말초혈액 및 골수 소견에만 의존하는 혈액학적 소견으로 관해(hematological remission)를 판정하였으나 이제는 형광제자리부합법(fluorescence in situ hybridization, FISH) 분석으로 염색체 t(9:22) 소견에 의한 세포유전학관해(cytogenetic remission) 판정 또는 *BCR/ABL 1*융합유전자소견에 따른 분자관해(molecular remission) 판정을 하게 되었다.

38.3 혈액종양과 세포유전학

Cytogenetics and Blood Tumor

1 염색체분석

백혈병(leukemia)과 골수형성이상증후군(myelodysplastic syndrome), 골수증식종양(myeloproliferative neoplasm) 그리고 림프계악성종양(lymphoma) 등 대부분의 혈액종양에서는 염색체비정상을 나타내고, 그중 몇몇 비정상들은 특정한 혈액종양에서 특징적으로 출현하거나 밀접하게 관련이 있으며 특이한 생물학적 특징을 보인다. 말초혈액이나 골수는 다른 고형조직보다 검체 채취가 쉽고 검체의 처리과정도 비교적 간단하다. 혈액암들은 다른 악성고형암에 비하여 세포유전학적 이상과 발병기전 등에 대해 많이 밝혀져 있다.

혈액종양에서 세포유전학적 비정상의 확인이 의미하는 것은 다음과 같다.

1) 만성골수세포백혈병의 필라델피아염색체(Ph1 chromosome)와 급성전골수구백혈병(acute promyelocytic leukemia, APL)의 t(15:17)(q22:q12)처럼 특정 질환과 연관성을 갖는 염색체비정상(abnormal chromosome)을 확인하여 진단에 이용하고,
2) 세포형태학적으로 양성(benign)과 악성(malignancy)의 구분이 명확하지 않은 경우 악성증식의 클론성을 확인할 수 있으며,
3) 질병의 원인에 대한 이해와 세포성장 및 백혈병 발생과 관련된 유전자의 증명에 도움이 되고,
4) 특정 치료에 대한 반응과 연관성이 있는 염색체비정상의 사례에서는 치료방침을 결정하는 데 도움이 될 수 있고,
5) 치료효과의 판정과 질환의 추적, 관찰 및 예후 판단 등에 도움을 줄 수 있다.

혈액종양에서 유전자재배열을 측정하는 방법에는 염색체검사(chromosome analysis), 역전사-중합효소연쇄반응(reverse transcriptional polymerase chain reaction, RT-PCR), 서던블롯(southern blot), 형광제자리부합법(fluorescence in situ hybridization, FISH) 등이 있으며 최근에는 자동염기서열분석기를 이용한 염기서열분석법과 차세대시퀀싱(next generation sequencing, NGS) 기법도 유전자변이의 확진에 사용되고 있다.

2 혈액종양에서 흔히 나타나는 염색체비정상

현재 혈액종양의 분류에 사용되는 세계보건기구(WHO)의 분류는 형태학적, 세포화학적, 면역학적 검사뿐만 아니라 유전학적 비정상과 임상양상 등 환자로부터 얻어지는 모든 정보를 이용하고 있다. 특히 골수검체나 말초혈액 도말표본 관찰에서 모세포(blast)가 20% 미만일지라도 유전학적비정상은 질병의 고유한 특성을 나타내는 중요한 기준이다. 따라서 세포유전학적 검사기법은 이러한 유전학적비정상을 규명하는 의미 있는 방법이다. 일반적으로 염색체비정상은 염색체 수가 부족하거나 남는 수적이상과 자리옮김(translocation), 결실(deletion), 자리바꿈(inversion), 중복(duplication), 삽입(insertion), 등완(iso), 환형(ring formation)으로 표현하는 구조적이상이 있다. 혈액종양에서 흔히 관찰되는 자리옮김(translocation)은 대부분 상호자리옮김(reciprocal translocation)으로 새로운 융합단백(fusion protein)을 생성하거나 종양유전자(oncogene)를 전사(transcription)가 많이 일어나는 부위로 이동시켜 백혈병 발병에 영향을 주게 된다. 그리고 자리바꿈은 del(5q), del(6q), del(7q), del(13q), del(20q) 등이 있으며, 혈액종양의 약

0.5% 정도에서 드물게 나타나는 이상으로 급성백혈병에서 inv(3)(q21,q26), inv(16)(p13q22)과 T-전림프구백혈병(T-prolymphocytic leukemia, T-PLL)에서 나타나는 inv(14)(q11q32) 등도 있다.

1) 골수계열 혈액종양에서 염색체비정상

(1) 필라델피아염색체

만성골수세포백혈병(chronic myelocytic leukemia, CML)에서 나타나는 필라델피아염색체(Philadelphia chromosome, Ph)는 사람의 혈액종양에서 가장 먼저 발견된 염색체비정상이며, 전형적인 t(9:22)(q34:q11.2)는 진단 시 만성골수세포백혈병 환자의 90~95%에서 나타난다는 것이 G-분염법(G-banding)에 의해 밝혀졌다. 필라델피아염색체는 일반적으로 9번과 22번 염색체 장완부위의 균형자리옮김(blanced translocation)에 의해 짧아진 22번 염색체를 말하며 분자수준에서 9q34의 *ABL1* 종양유전자가 22q11.21의 *BCR* 유전자에 재결합되어 *BCR/ABL 1* 융합유전자(fusion gene)를 만들고 [그림 38-1] 결과적으로 정상적인 세포의 조절기전을 벗어나 성장과 촉진(growth-promoting) 능력을 지닌 새로운 융합단백질 p210을 생산한다. t(9:22)는 급성림프모세포백혈병(ALL)에서도 흔히 나타나는 유전자재배열로 성인급성림프모세포백혈병의 약 20% 그리고 소아급성림프모세포백혈병의 2~5%에서 발견된다. 이 환자들은 말초혈액 백혈구 수가 증가되어 있고, CD13, CD33과 같은 골수구계 항원을 발현하는 공통급성림프모세포백혈병(common acute lymphocytic leukemia, CALL) 세포표현형을 나타내며 대부분 치료경과가 나쁘다. 염색체분석에서 절단점(breaking point)은 만성골수세포백혈병과 일치하지만 분자유전학적으로 Ph양성급성림프모세

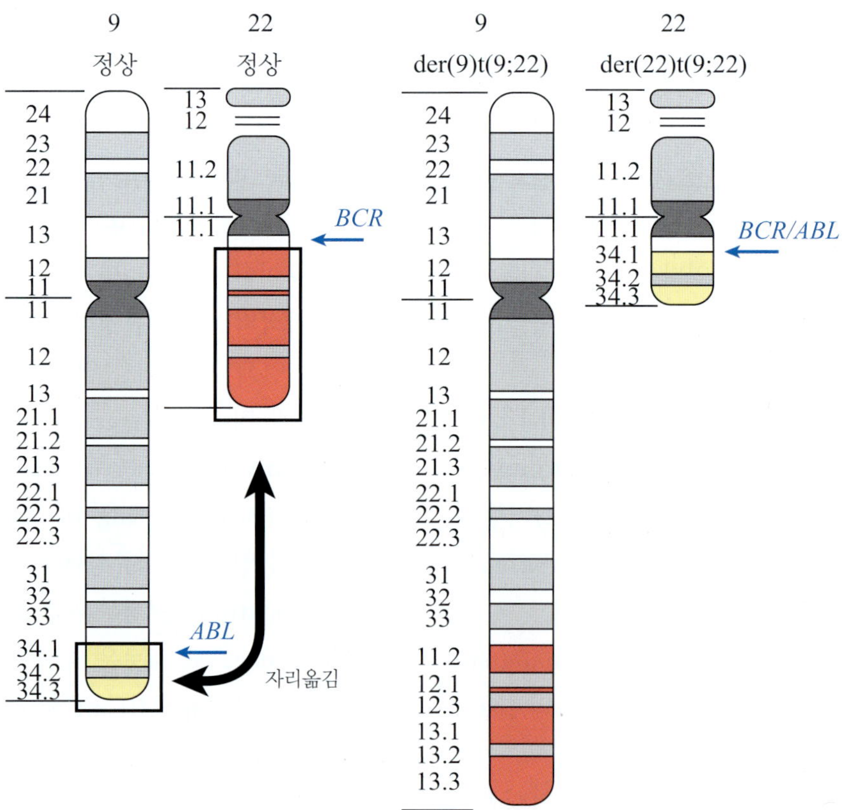

그림 38-1 만성골수세포백혈병, CML t(9:22) 자리옮김과 *BCR/ABL1* 융합유전자

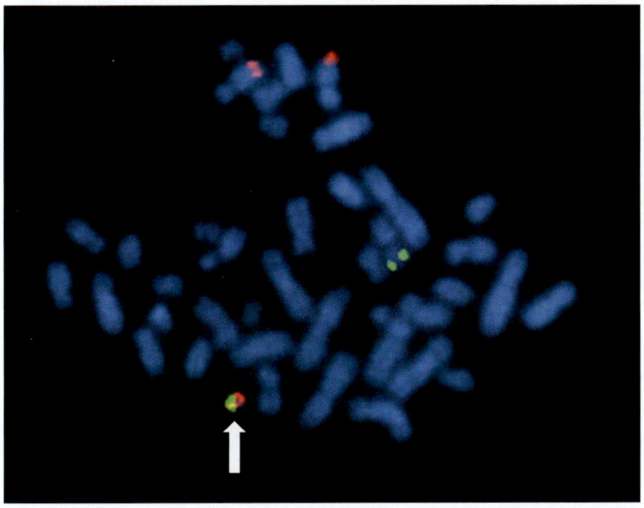

그림 38-2 만성골수세포백혈병의 *BCR/ABL1* 융합유전자(형광제자리부합법, FISH)

포백혈병 사례의 약 50%에서 22번 염색체의 *BCR* 유전자 절단점이 만성골수세포백혈병에 비해 먼 위치에 자리한다. *BCR/ABL 1* 융합유전자를 확인하기 위해서는 형광제자리부합법, 역전사-중합효소연쇄반응, 서던블롯과 같은 검사방법을 시행한다[그림 38-2].

(2) t(8:21) 자리옮김

염색체의 구조적비정상 중에서 가장 먼저 밝혀진 것은 8번과 21번 염색체 간의 자리옮김[t(8:21)(q22:q22)]이다. t(8:21)은 성인급성골수세포백혈병(adult acute myelocytic leukemia, AAML)의 약 5~12% 사례에서 나타나고, 소아급성골수세포백혈병에서는 약 19% 사례에서 나타난다고 보고되었다. 형태학적으로는 FAB 분류에서 대부분 AML-M2(성숙급성골수세포백혈병) 아형(subgroup)의 형태로 나타나지만 일부 환자들은 AML-M4(급성골수단핵구백혈병) 아형으로 분류되기도 한다. t(8:21)이 있는 경우 급성골수세포백혈병의 다른 아형에서는 드물게 성염색체의 소실이 약 75%의 환자에서 동반된다. 급성골수세포백혈병 사례에서 t(8:21)이 출현하는 성인 환자들은 치료에 좋은 반응을 보이지만 어린이 환자들에서는 일반적으로 나쁜 예후를 보인다. t(8:21)에는 21번 염색체의 *RUNX1(AML1)* 유전자와 8번 염색체의 *RUNX1T1(ETO)* 유전자가 관여한다. *RUNX1* 유전자서열이 8q로 자리옮김으로 결합유전자(chimeric gene)와 mRNA가 생성된다. *RUNX1* 유전자는 *CBFα* (core binding factor-α)를 생성하고, *CBFα*는 *CBFβ* (core binding factor-β)라는 단백과 결합하여 전사인자를 합성한다. 이 전사인자가 인터루킨-3(IL-3), 과립구·대식세포-집락자극인자(GM-CSF), 골수세포과산화효소(myeloperoxidase, MPO)의 정보를 가지고 있는 골수계 세포의 성장과 분화 및 기능에 중요한 유전자의 발현을 조절한다.

(3) t(15:17) 자리옮김

FAB 분류의 급성전골수구백혈병(APL)에서 전형적으로 나타나는 염색체비정상으로, 17번 염색체에 관련된 유전자는 *RARα* (retinoic acid receptor-α)이고, 15번 염색체에서는 *PML* 유전자이다. 올-트랜스-레티노산(all trans retinoic acid, ATRA) 치료에 잘 반응하며 예후가 좋다. 전형적인 급성전골수구백혈병뿐만 아니라 비전형미세과립(atypical microgranular) 전골수구백혈병에서도 발견된다. 현재까지 *RARα* 유전자와 융합하는 상대 유전자는 *PML* 외에 11q23의 *ZBTB16*, 5q35의 *NPM1*, 11q13의 *NuMA*, 17q11의 *STAT5b* 등이 있으며 *ZBTB16/RARα* 재배열을 보일 경우 올-트랜스-레티노산 치료에는 반응이 없는 것으로 알려졌다.

(4) 1q23 이상

11q23는 80개 이상의 다양한 염색체 부위의 자리옮김이 나타나고 일차급성골수세포백혈병, 골수형성이상, 치료관련골수종양, 급성림프모세포백혈병에서 염색체비정상이 관찰될 수 있다. 급성골수세포백혈병에서는 형태학적으로 급성단핵구백혈병(AML-M5)으로 가장 흔히 나타나며 염색체비정상은 t(9:11)(p22:q23)이 가장 흔하다. 예후는 융합이 일어나는 상태의 유전자에 따라 결정되며 동일한 유전자비정상이라 하더라도 성인과 어린이

에서 서로 다른 예후를 보인다. 급성림프모세포백혈병에서 가장 흔한 *MLL* 재배열은 t(4:11)(q21:q23) 자리옮김에 따른 *MLL/FF1* 융합유전자이며 나쁜 예후인자이다. t(9:11)(p23:q23)은 급성골수세포백혈병에서 흔히 관찰되며 어린이에서는 상대적으로 좋거나 보통의 예후를 보이고 성인에서는 중등도 내지는 나쁜 예후를 보이는 것으로 알려져 있다.

(5) 16번염색체비정상

비정상호산구의 증식을 동반하는 급성골수세포백혈병에서 관찰되며, 주로 16번염색체의 자리바꿈[inv(16)(p13q22)]이 나타나지만 드물게 16번염색체 간 t(16:16)(p13:q22)도 발견된다. 16q22의 절단점은 *AML1* 유전자산물과 결합하여 전사인자를 합성하는 단백의 유전정보를 가지고 있는 *CBFB* 유전자와 관련이 있다. *CBFB* 유전자와 16p에 있는 미오신(myosin) 무거운사슬 유전자인 *MYF11*이 결합하여 결합유전자를 형성한다. inv(16)/t(16:16)이 나타나는 급성골수세포백혈병 환자의 약 50%는 또 다른 염색체비정상을 동반하며 흔히 8, 21, 22번 삼염색체(trisomy) 등이 나타난다. 이들 비정상은 inv(16)/t(16:16)이 단독으로 나타났을 때에 비해 전체적으로 예후에 영향을 주지 않지만, 만성골수세포백혈병에서 t(9:22)와 inv(16)이 동시에 나타났을 경우는 모세포위기(blast crisis)로의 전환이 빠른 것과 관련이 있다.

(6) del(5q)

5q 단독결실은 골수형성이상증후군(MDS)과 급성골수세포백혈병(AML)에서 주로 나타나지만 모세포성형질세포모양가지세포종양(blastic plasmacytoid dendritic cell neoplasms)과 같은 혈액종양에서 그리고 드물지만 급성림프모세포백혈병(ALL)에서도 관찰된다. 골수형성이상증후군에서 단독으로 나타났을 경우에는 좋은 예후를 보이나 다른 염색체비정상을 동반한 복잡한 핵형일 경우에는 나쁜 예후를 보인다. 골수형성이상증후군에서 5q 결실증후군은 단독으로 나타나는 5q 결실과 5% 미만의 골수모세포(myeloblast) 출현이 특징이며 급성골수세포백혈병으로 전환될 확률이 낮은 특이한 형태이다. 급성골수세포백혈병에서 5번 단일염색체(monosomy 5), 또는 결실 del(5q)는 모든 하위집단에서 나타나지만 급성적혈구계백혈병(acute erythroid leukemia, FAB-M6)에서 조금 더 흔하게 나타나고 나쁜 예후그룹과 관련이 있다. 단일염색체 5/del(5q)와 단일염색체 7/del(7q)는 치료관련급성골수세포백혈병/골수형성이상증후군에서 가장 흔하게 나타나는 염색체비정상 중 하나로 알킬화제(alkylating agent) 치료 도중에 잘 나타난다.

(7) del(7q)

del(7q) 또는 7번 단일염색체(monosomy 7)는 모든 종류의 골수세포종양에서 나타나며 특히 급성골수세포백혈병과 골수형성이상증후군 환자에서는 치료에 대해 좋지 않은 반응 및 나쁜 예후와 관련이 있다. 7번 단일염색체는 소아골수형성이상증후군에서 나타나는 가장 흔한 염색체비정상이다. 7q결실은 지라변연부B-세포림프종(splenic B-cell marginal zone lymphoma)에서 나타나서 나쁜 예후 및 높은 큰세포전환(large cell transformation) 위험도와 관련이 있으며 del(7q)를 가지고 있는 림프종의 경우에 형질세포 형태가 흔히 관찰된다.

2) 림프구계열 혈액종양

(1) 만성림프구백혈병/소림프구림프종

만성림프구백혈병(chronic lymphocytic leukemia, CLL)은 우리나라를 포함한 동양에서는 발생 빈도가 낮지만 유럽과 미국에서는 전체 백혈병의 약 30%를 차지한다. 환자의 1/3은 정상 핵형을 보이고, 1/3은 염색체검사를 위한 검체에서 분열중기세포를 얻을 수 없으며, 1/3은 세포군의 이상을 보인다. 핵형비정상 중 +12가 약 30%, t(14q32)는 약 20% 그리고 del(13q)가 약 20%를 차지한다. 만성림프구백혈병/소림프구림프종에서 염색체비정상은 두 가지 형태의 자리옮김이 밝혀졌다. 그중 하나는 *IGH*(14q32)와 *CCND1*(cyclin D1, 11q13) 유전자와 관련된 t(11:14)(q13:q32)이며, t(11:14)는 외투세포림프종(mantle cell lymphoma)의 30~50%에서 발견된다. 다른 하나는 *IGH*와 *BCL3*와 관련된 t(14:19)(q32:q13)이다. *BCL3*는 *IKB*군에 속하고, *NFkB*군 단백의 억제인자 역할을 하며, 조혈세포의 유전자들 중에서 특히 B-세포의 *IGK*를 활성화시키는 전사인자로 작용한다.

(2) 다발골수종

염색체분석에서 형광제자리부합법(FISH)을 이용할 경우 다발골수종(multiple myeloma)의 90% 이상에서 유전자비정상을 발견할 수 있다. 다발골수종에서 유전자비정상은 수적 이상과 구조적 이상 모두 흔하게 나타난다. 그중 가장 흔한 염색체비정상은 14q32 *IGH* 유전자의 재배열로 약 55~70%에서 관찰된다. 형광제자리부합법으로 분석했을 경우 사례의 절반에서 13번 염색체 일부 또는 전체 소실이 관찰되어 질환 발생에 중요한 역할을 하는 것으로 알려졌다.

(3) 급성림프모세포백혈병과 악성림프종

FAB 분류에서 급성림프모세포백혈병(acute lymphocytic leukemia, ALL)은 형태학적 및 면역표현형 기준에 의해 분류가 이루어져 왔으나 2001년과 2008년에 정리된 세계보건기구(WHO) 분류체계에서는 유전학적비정상에 따른 분류가 추가되었다. 여기에 해당하는 염색체비정상으로는 t(9:22)(q34:q12.2), 11q23 재배열, t(12:21)(p13:q22), 과다이배수체(hyperdiploidy), t(5:14)(q31:q32), t(1:19)(q23:q13.3) 등이 있다. 11q23의 재배열에서 t(4:11)(q21:q23)을 동반한 급성백혈병은 급성림프모세포백혈병 전체의 2~6%를 차지하며, 영아에서는 훨씬 빈번하게 나타나서 영아 급성림프모세포백혈병 사례의 30%를 차지한다. 이 자리옮김이 확인된 경우는 백혈구 수 증가가 심하고, FAB 분류의 ALL L1 또는 L2 형태와 관련이 있다. Pre-B표현형(세포질 면역글로불린)을 갖는 환자의 약 25%에서 t(1:19)(q23:p23) 자리옮김이 확인되었다. 그리고 t(12:21)(p13:q22)은 어린이 B-세포급성림프모세포백혈병 사례의 약 25%에서 나타나고 이때는 12p13의 *TEL(ETV6)* 유전자와 21q22의 *AML1(RUNX1)* 유전자가 결합한다. t(12:21)은 RT-PCR이나 FISH를 이용해야만 검출할 수 있다. T-세포종양에서도 많은 수의 염색체비정상이 알려져 있으며, 재배열은 Ig 유전자자리(gene loci)의 재배열이 일어나는 B-세포종양과 유사하게 TCRα-사슬(chain)과 δ-사슬의 유전자(*TCRA, TCRD*) 부위인 14번 염색체의 q11에서 자주 일어난다. 그리고 낮은 빈도이기는 하지만 7q34-35의 TCRβ-사슬 유전자(*TCRB*)와 7p15의 TCR γ-사슬 유전자(*TCRG*)에서도 재배열이 일어난다. 1p32 부위의 자리옮김과 결실에 의한 *TAL1* 유전자 재배열이 중요한 역할을 하고 있으며, *TAL1*과 *TCRD*가 관련된 t(1:14)(p32:q11)은 T-세포급성림프모세포백혈병 환자의 5%에서 관찰된다. 14q32의 자리옮김은 림프구종양에서 가장 흔한 이상이며, 그중 t(14:18)(q32:q21)이 림프종에서 가장 빈번한 이상이다. t(14:18)은 소포림프종(follicular lymphoma) 사례에서 약 80%로 가장 자주 관찰된다. 18번 염색체의 *BCL2* 유전자가 14q32의 *IGH* 유전자와 재배열되어 림프종세포에서는 정상 유전자의 발현이 억제되고, 세포사멸을 차단하는 비정상적 *BCL2-IGH* mRNA를 발현하게 된다. 비호지킨림프종(non-Hodgkin's lymphoma)에서 나타나는 자리옮김은 3q28 재배열과 t(2:5)가 있다. 3q27 부위의 자리옮김인 t(3:14)(q27:q32), t(3:22)(q27:q11), t(2:3)(p12:q27)이 림프종 환자의 약 5%에서 발견되었으며, 이 림프종들은 큰B-세포림프종(large B-cell lymphoma)으로 밝혀졌다. 3q27 유전자는 *BCL6*로 *Ig* 유전자에 의해서 발현이 조절되는 전사인자의 유전정보를 갖는 것으로 알려졌다.

① t(8:14)

모든 버킷림프종(Burkitt lymphoma)에서 8q24에 존재하는 *c-MYC* 유전자의 면역글로불린 유전자 위치로 자리옮김이 나타난다. *IGH* 유전자가 있는 14q32 부위의 t(8:14)(q24:q32)가 가장 흔하게 나타나는 비정상이다. *c-MYC* 자리옮김은 버킷림프종의 특징이기는 하지만 광범위큰B-세포림프종의 약 6%에서 관찰되며, 그 외 비정형버킷림프종(atypical Burkitt lymphoma/Burkitt-like lymphoma), 소포림프종(follicular lymphoma), 외투세포림프종(mantle cell lymphoma), 다발골수종, ALK양성역형성큰세포림프종(anaplastic large cell lymphoma ALKT, ALCL) 등과 같은 혈액종양에서도 나타난다.

② t(1:14)

t(11:18)(q21:q21)과 t(14:18)(q32:q21) 그리고 t(1:14)(p22:q32) 등의 염색체비정상이 점막관련림프조직림프절외변연부B-세포림프종(extranodal marginal zone B-cell lymphoma of mucosa-associated lymphoid tissue, MALT-lymphoma)에서 나타난다. t(1:14)(p22:q32)는 NFkB 활성화와 작용을 하는 *BCL10* 유전자를 *IGH* 유전자부위로 이동시켜 *BCL10*의 과다발현을 유도한다. 폐점막관련 림프조직의림프절외변연부B-세포림프종의 약 4%와 위점막관련 림프조직의림프절외변연부B-세포림프종의 약 8%에서 나타난다. 3, 12, 18번 삼염색체(trisomy)와 같은 다른 염색체비정상도 흔히 동반하여 나타낸다.

③ t(2:5)

t(2:5)(p23:q35)는 역형성큰세포림프종(anaplastic large cell lymphoma, ALCL)에서 나타나며 *NPM/ALK* 융합과 관련이 있다. 대부분의 *ALK* 재배열은 t(2:5)에 따른 *NPM/ALK*를 보이나, 1q25의 *TPM3*, 3q35의 *TFG*, 2q25의 *ATIC*, 17q23의 *CLTC* 유전자와도 융합한다. 드문 경우지만 t(2:5) 없이도 면역표현형검사에서 *ALK*를 발현하기도 하지만 대부분의 *ALK1/BCL*은 t(2:17)(p23:q23)을 나타낸다.

3) 염색체 자리옮김과 종양유전자 활성화

종양유전자(oncogene)는 정상세포성 동종유전자인 전암유전자(proto-oncogene) 돌연변이(mutation)를 일으키거나 활성화된 대립유전(allelic gene)인 경우가 많으며 세포자멸사(apoptosis)를 억제하는 유전자들의 돌연변이 대립유전자일 수도 있다. 최초의 종양유전자는 레트로바이러스(retrovirus)를 빠른 속도로 형질전환시키는 유전자로 밝혀졌으며 현재 종양유전자의 개념은 우세-작용종양돌연변이(dominant-acting cancer mutation)를 일으키는 유전자이다. 사람의 악성종양에서 종양유전자는 우성형질의 종양성변이가 발생한 유전자를 의미한다. 현재까지 변형된 레트로바이러스에 의해 형성된 바이러스성종양유전자는 30여 종이 보고되었는데 이들 모두 세포성동종유전자임이 밝혀졌다. 그리고 모든 바이러스성종양유전자는 정상 유전체(genome)에 존재하는 변이전암유전자와 동종관계이므로 바이러스와 재조합(recombination) 과정을 거쳐 종양유전자로 발현된다. 그 예로 *AKT, CBI, CRK, CSF1R(FMS), FOS, JUN, RAS* 등이며 이 유전자들은 사람에게서 장기간 생존하면서 암을 유발하는 돌연변이의 대상이다. 유전자의 돌연변이는 전암유전자를 활성화시키는 다양한 기전의 하나다.

(1) 융합유전자

만성골수세포백혈병(CML)에서 나타나는 필라델피아 염색체(Ph)는 9번과 22번 염색체 장완 부위의 균형자리옮김(blanced translocation)에 의해 짧아진 22번 염색체를 말한다. 유전자융합의 전형인 t(9:22)(q34:q11.2)는 9q34의 *ABL* 유전자가 22q11.21의 *BCR* 유전자에 재결합되어 *BCR/ABL* 융합유전자(fusion gene)를 만든다. 융합유전자는 *BCR* 촉진자(promotor)의 조절에 의해 8kb의 *BCR/ABL* 융합 m-RNA로 전사되고, 융합 m-RNA가 210 kb의 P210 *BCR/ABL* 융합단백질로 번역되면 정상적인 *ABL* 단백보다 강력한 티로신활성효소(tyrosine kinase)로 인해 만성골수세포백혈병을 일으킨다.

(2) 촉진제 대체

촉진제(promotor) 대체는 림프종에서 흔히 나타나는 현상을 예로 설명할 수 있는데, 염색체 자리옮김으로 인하여 *BCR2*와 같은 전사인자 유전자가 면역글로불린 무거운사슬(heavy chain) 유전자 부위나 T-세포 유전자의 강력한 촉진제와 증강자 등의 전사가 활발한 부위 옆으로 이동함으로써 이들 유전자가 과다하게 발현되어 림프종을 일으킨다. B-세포림프종(B-cell lymphoma)의 경우 *BCL2*를 활성화시켜 면역증강자 옆에 위치한 유전자의 발현이 지속적으로 유도되어 B-세포의 수가 급격히 증가하여 발생하는 t(14:18) 림프종이 대표적인 사례이다. 그리고 B-세포림프종과 다발골수종 등에서 흔히 관찰되는 현상으로, 항원수용체유전자(antigen receptor gene) 부위에 발생한 염색체 자리옮김은 세포분화의 최종단계를 억제하여 유전자 재배열이 일어난 단계에서 분화가 정지하도록 유도한다.

4) 급성골수세포백혈병의 돌연변이 검사

(1) *FLT3* 유전자 돌연변이

FLT3 (fms-related tyrosine kinase 3) 유전자는 조혈모세포의 분화 및 증식에 관여하는 티로신활성효소 단백을 생산하며, 염색체 13번의 장완(13q12)에 위치한다. *FLT3* 유전자 돌연변이의 형태는 크게 *ITD* (internal tandem duplication) 돌연변이와 *TKD* (tyrosine kinase constitutive activation)가 있다. *FLT3* 돌연변이의 약 3/4은 *ITD* 돌연변이이고, 1/4이 *TKD* 돌연변이이다. *FLT3/ITD* 돌연변이의 경우는 결막영역(juxtamembrane domain)에서 발생하는데, 급성골수세포백혈병의 약 20~30% 정도에서 나타나며 예후가 나쁘다. *FLT3/ITD* 돌연변이 확인을 위해서는 예민한 분자유전학적 기법인 유전자스캔(gene scan) 방법을 이용한 절편크기분석을 실시하면 정량적으로 검출할 수 있다. *FLT3/TKD* 돌연변이의 경우 티로신활성효소(tyrosine kinase) 영역에 위치하는 D835 및 I836의 아미노산이 바뀌는 점돌연변이(point mutation)로 나타나고, 예후에 대한 의미는 크지 않지만 직접염기서열분석법(direct sequncing)으로 확인 가능하다.

(2) *CEBPA* 유전자 돌연변이

CEBPA (CCAAT/enhancer binding protein alpha) 유전자는 19q13에 위치하며 골수 전구세포의 증식과 분화 과정 조절에 관여하는 전사인자(transcription factor) 기능의 단백질을 생성하는 것으로 알려져 있다. *CEBPA* 유전자 돌연변이는 *FLT/ITD* 돌연변이가 없는 것이 급성골수세포백혈병의 경우 좋은 예후인자로 보고되고 있다. *CEBPA* 유전자는 쌍맞섬(쌍대립)돌연변이(biallelic mutation)를 특징으로 나타나는데, 돌연변이 범주는 N-terminus 쪽의 out-of-frame 삽입/결실(incertion/deltion) 돌연변이와 C-terminus 쪽의 in-frame incertion/deltion 돌연변이이다. 분자유전학적으로 *CEBPA* 유전자 돌연변이의 경우, in-incertion/deltion의 길이가 다양하며, 직접염기서열분석법으로 확인할 수 있다.

(3) *KIT* 유전자 돌연변이

KIT 유전자는 고양이바이러스육종종양유전자(felin sarcoma viral oncogene)의 동종(homolog)인 제3형 티로신활성효소계에 속하는 운반막(transmembrane) 당단백질을 생성하며, 4q12에 위치한다. *KIT* 유전자 돌연변이는 급성골수세포백혈병 외에도 위장관버팀질세포종(gastrointestinal stromal tumor)과 비만세포질환(mast cell disease) 등에서도 발생하는 것으로 알려져 있으며, *CBF* (core binding factor)양성 급성골수세포백혈병의 t(8:21)9q22:q22) 및 inv(16)(p13.1q22)/t(16:16)(q13.1:q22) 양성 사례에서 자주 발생하는 나쁜 예후인자이다. *KIT* 유전자 돌연변이는 단백활성도의 구조활성(constitutive activation)을 일으키는 과오돌연변이(missense mutation)이며, 엑손 8과 17 등 돌연변이가 자주 발생하는 엑손(exon)을 표적 삼아 직접염기서열분석법으로 확인할 수 있다.

(4) *NPM1* 유전자 돌연변이

NPM1 (nucleophosmin 1) 유전자는 *ARF/p53* 경로 조절과 리보솜생합성(ribosome biosynthesis) 등의 기능에 관여하는 인단백질(phosphoprotein)을 생산하며, 55q35에 위치한다. *NPM1* 유전자의 돌연변이는 급성골수세포백혈병에서 약 30%로 발현 빈도가 높은 편이며, 명확하게 정립되어 있지는 않지만 예후는 양호하다는 보고가 있다. *NPM1* 점돌연변이는 지금까지 40여 종 이상이 밝혀져 있으며, 가장 흔한 돌연변이형은 'A형'이라고 불리는 엑손12(exon 12)의 956-959 위치의 TCTG 염기서열 복제이다. 분자유전학적으로 *NPM1* 유전자 돌연변이 역시 *FLT3/ITD* 돌연변이 경우처럼 유전자스캔 방법을 이용한 절편크기분석법으로 돌연변이를 확인할 수 있다.

참고문헌

1. Swerdlow, S.H., Campo, E., Harris, N.L. et al., *WHO Classification of Tumors of Hematopoietic and Lymphoid Tissues, 4th ed. vol 2,* International Agency for Research on Cancer(IARC), Lyon. 2017.
2. 권현영, 박상묵 외, *임상병리혈액학. (제3판),* 범문에듀케이션, 2020.
3. 대한혈액학회, *혈액학. (제3판),* 범문에듀케이션, 2018.

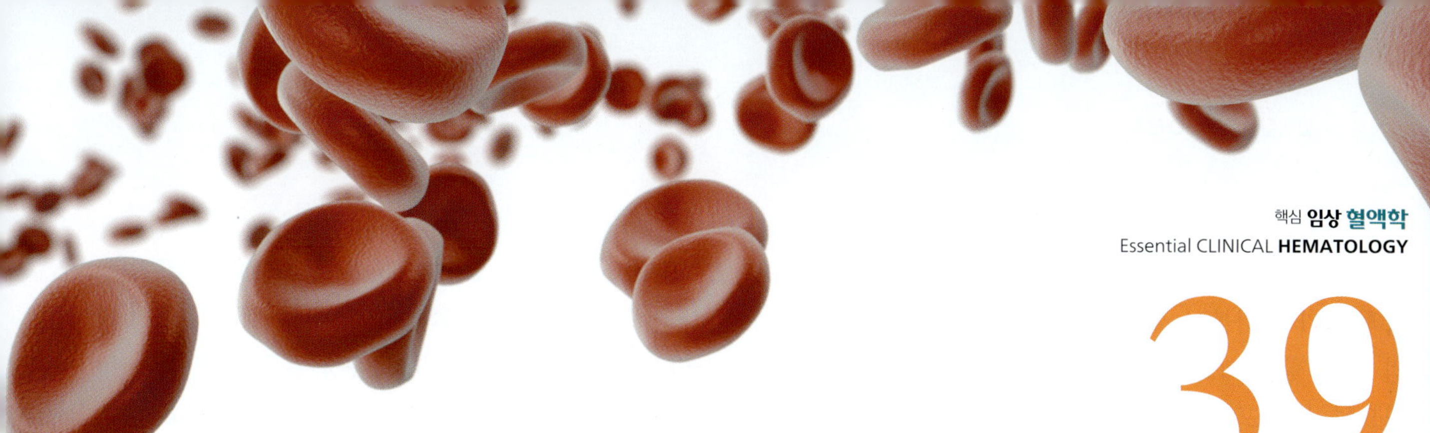

39

급성백혈병의 세계보건기구 분류

WHO Classification of Acute Leukemia

혈액종양을 계통학적 발생에 따라 학문적으로 체계화하고 표준화하여 분류한 것이 세계보건기구(WHO) 분류체계이다. WHO 분류는 2001년과 2008년, 2012년 그리고 2017년 네 번에 걸쳐서 개정되었는데 그 기본은 주로 혈액세포의 증식(proliferation)을 나타내는 질환과 혈액세포의 형성이상(dysplasia)을 주로 나타내는 질환으로 나누면서 크게 백혈구 종양인 급성백혈병(FAB 일부를 포함)과 림프구 종양인 림프종으로 구분하였고 그 외 조직구(histiocyte)와 가지세포(수지상세포, dendritic cell)종양 및 비만세포증(mastocytosis)도 포함되었다. 현재 진단에 사용하고 있는 조혈계 및 림프구계 그리고 기타 종양의 2017 WHO 분류는 다음과 같다.

39.1 백혈병

Leukemia

백혈병은 혈액이나 골수 또는 그 외 조직에서 골수(bone marrow) 모세포(blast)의 클론성 증식에 의해 발생하는 혈액종양이며 임상적, 형태학적, 유전학적인 특성이 매우 다양한 질환이다. 그러나 드물게는 백혈병세포(leukemic cell)가 말초혈액 관찰에서는 거의 보이지 않는 비백혈백혈병(aleukemic leukemia)이라고 부르는 질환도 있다. 백혈병은 암세포로 알려진 백혈병세포가 골수에서 과잉증가하기 때문에 정상적으로 성숙된 과립구, 적혈구 및 혈소판의 생산 감소로 인해 감염에 노출되기 쉽고, 빈혈이 나타나며 출혈경향을 동반하는 기능상실과 간이나 지라, 림프절, 뇌척수막, 뇌, 피부 등에 침윤을 유발하는 악성질환(malignant disorder)이다. 치료가 제대로 이루어지지 않으면 심각한 감염, 빈혈, 출혈로 인해 사망에 이를 수 있다. 과거에는 완치가 어려운 질환으로 분류되었으나 현재는 백혈병의 종류와 환자의 발병연령 및 치료 방법에 따라 완치되는 경우도 많다. 혈액종양의 근본적인 치료방법(radical treatment)은 조혈줄기세포이식(hematopoietic stem cell transplantation, HPSCT)이며, 골수이식(bone marrow transplantation), 제대혈조혈줄기세포이식(cord blood hematopoietic stem cell transplantation), 말초혈액조혈줄기세포이식(peripheral hematopoietic stem cell transplantation) 등이 시행되고 있다. 백혈병의 정확한 발생 원인은 매우 다양하고 규명이 어렵지만, 백혈병 발병 위험인자로는 다음과 같다.

① 유전적소인(identical sibling with leukemia)
② 방사선에 노출(exposed radiation)
③ 화학약품(benzene, alkylating agents, chloramphenicol, phenylbutazone) 등

백혈병의 진단을 위해서는 골수 및 말초혈액의 형태학적 평가와 더불어 세포화학염색(cytochemical stain)의 반응 및 면역표현형검사(immunophenotyping)가 필요하며, 세포유전학(cytogenetics) 검사와 분자유전(molecular genetics) 검사를 통한 비정상 염색체 확인이 필수적이다. 백혈병 발병연령은 어린 아이에서부터 노령에 이르기까지 다양한 연령층에 걸쳐 발병하지만, 급성림프모세포백혈병(acute lymphoblastic leukemia, ALL)은 성인들보다는 주로 어린이들에서 자주 발생하고 만성림프모세포백혈병(chronic lymphoblastic leukemia, CLL)은 50대 이후에 많이 발생한다. 급성골수세포백혈병(acute myelocytic leukemia, AML)의 경우는 1세 미만의 영아에서 흔히 발생하지만, 어린이나 청소년들에서는 드물게 발생하고 나이 든 성인들에서는 가장 일반적인 백혈병의 형태이다. 그리고 만성골수세포백혈병(chronic myelocytic leukemia, CML)은 모든 연령에서 발생할 수 있지만 특히 40~50대 중·장년층에서 많이 발생한다. 1990년대에 혈액종양 분류의 프랑스-미국-영국(FAB) 체계에 대한 문제점이 거론되었고, 병리학자와 임상의사들이 참여하여 논의한 결과 1997년 세계보건기구(WHO) 분류를 새롭게 제안하였다. 2001년에는 급성골수세포백혈병에 대한 FAB 분류 기준에서 골수나 말초혈액에 출현하는 모세포의 비율이 30% 이상이었던 것을 WHO 분류에서는 20% 이상으로 조정하고 세포유전학적 및 분자유전학적 검사 결과와 임상양상을 추가하는 WHO 분류 체계가 발표되었으며, 2008년에 혈액종양을 급성백혈병과 림프종으로 나누고 기타 조직구, 가지세포(수지상세포) 및 비만세포증을 포함하는 새로운 WHO 분류 체계가 발표되어 진단에 이용되다가 2012년과 2017년에 또다시 개정되었다[표 39-1].

표 39-1 조혈계 및 림프구계 종양의 WHO 분류(2017)

Myeloproliferative neoplasms	**골수증식종양**
Chronic myeloid leukemia, *BCR/ABL 1* positive	만성골수성백혈병, *BCR/ABL 1* 양성
Chronic neutrophilic leukemia	만성중성구백혈병
Polycythemia vera	진성적혈구증가증
Primary myelofibrosis	일차골수섬유증
Prefibrotic/early stage primary myelofibrosis	전섬유화/초기일차골수섬유증
Overt primary myelofibrosis	현성일차골수섬유증
Essential thrombocythemia	진성혈소판증가증
Chronic eosinophilic leukemia, not otherwise specified	상세불명만성호산구백혈병
Myeloproliferative neoplasm, unclassifiable	미분류골수증식종양
Mastocytosis	**비만세포증가증**
Cutaneous mastocytosis	피부비만세포증가증
Systemic mastocytosis	전신비만세포증가증
Mast cell sarcoma	비만세포육종
Myeloid/lymphoid neoplasms with eosinophilia and gene rearrangement	**호산구증가증과 유전자재배열을 동반한 골수계/림프구계 종양**
Myeloid/lymphoid neoplasms with *PDGFRA* rearrangement	*PDGFRA*재배열 골수계/림프구계 종양
Myeloid/lymphoid neoplasms with *PDGFRB* rearrangement	*PDGFRB*재배열 골수계/림프구계 종양
Myeloid/lymphoid neoplasms with *FGFR1* rearrangement	*FGFR1*재배열 골수계/림프구계 종양
Myeloid/lymphoid neoplasms with *PCM1-JAK2*	*PCM1-JAK2* 골수계/림프구계 종양
Myelodysplastic/myeloproliferative neoplasms	**골수형성이상/골수증식종양**
Chronic myelomonocytic leukemia	만성골수단핵구백혈병
Atypical chronic myeloid leukemia, *BCR/ABL 1* negative	비정형만성골수성백혈병, *BCR/ABL 1* 음성
Juvenile myelomonocytic leukemia	연소기골수단핵구백혈병

표 39-1 조혈계 및 림프구계 종양의 WHO 분류(2017)(계속)

MDS/MPN with ring sideroblasts and thrombocytosis	환상철적모구 및 혈소판증가증 동반 골수형성이상/골수증식종양
MDS/MPN, unclassifiable	미분류골수형성이상/골수증식종양
Myelodysplastic syndromes	**골수형성이상증후군**
MDS with single lineage dysplasia	단계열골수형성이상증후군
MDS with ring sideroblasts	환상철적모구골수형성이상증후군
MDS with multilineage dysplasia	다계열골수형성이상증후군
MDS with excess blasts	모세포증가골수형성이상증후군
MDS with excess blasts and erythroid predominance	적혈구계우위모세포증가골수형성이상증후군
MDS with excess blasts and fibrosis	섬유화동반모세포증가골수형성이상증후군
MDS with isolated del(5q)	5q단독결손골수형성이상증후군
MDS, unclassifiable	미분류골수형성이상증후군
Childhood myelodysplastic syndrome	소아골수형성이상증후군
Refractory cytopenia of childhood	소아불응혈구감소증
Myeloid neoplasms with germline predisposition	**배선경향골수계종양**
Myeloid neoplasms with germ line predisposition without a pre-existing disorder or organ dysfunction	기존 질환 및 장기기능장애 비동반 배선경향골수계종양
Acute myeloid leukemia with germline *CEBPA* mutation	배선*CEBPA*돌연변이급성골수성백혈병
Myeloid neoplasms with germline *DDX41* mutation	배선*DDX41*돌연변이골수계종양
Myeloid neoplasms with germline predisposition and pre-existing platelet disorders	기존의 혈소판질환 동반 배선경향골수계종양
Myeloid neoplasms with germline *RUNX1* mutation	배선*RUNX1*돌연변이골수계종양
Myeloid neoplasms with germline *ANKRD26* mutation	배선*ANKRD26*돌연변이골수계종양
Myeloid neoplasms with germline *ETV6* mutation	배선*ETV6*돌연변이골수계종양
Myeloid neoplasms with germline predisposition associated with other organ dysfunction	다른 장기기능장애 동반 배선경향골수계종양
Myeloid neoplasms with germline *GATA2* mutation	배선*GATA2*돌연변이골수계종양
Myeloid neoplasms with germline predisposition associated with inherited bone marrow failure syndromes and telomere biology disorders	선천성골수부전증후군 및 텔로미어 생물학 장애 관련 배선경향 골수계종양
Acute myeloid leukemia and related precursor neoplasms	**급성골수성백혈병 및 관련 전구세포종양**
AML with recurrent genetic abnormalities	반복유전자이상급성골수성백혈병
AML with t(8:21)(q22:q22.1);*RUNX1-RUNX1T1*	t(8:21)(q22:q22.1)급성골수성백혈병;*RUNX1-RUNX1T1*
AML with inv(16)(p13.1q22) or t(16:16)(p13.1:q22);*CBFB-MYH11*	inv(16)(p13.1q22)/t(16:16)(p13.1:q22)급성골수성백혈병;*CBFB-MYH11*
APL with *PML-RARA*	PML-RARA재배열급성전골수구백혈병
AML with t(9:11)(p21.3:q23.3);*KMT2A-MLLT3*	t(9:11)(p21.3:q23.3)급성골수성백혈병;*KMT2A-MLLT3*
AML with t(6:9)(p23:q34.1);*DEK-NUP214*	t(6:9)(p23:q34.1)급성골수성백혈병;*DEK-NUP214*
AML with inv(3)(q21.3q26.2) or t(3:3)(q21.3:q26.2); *GATA2, MECOM*	inv(3)(q21.3q26.2)/t(3:3)(q21.3:q26.2)급성골수성백혈병;*GATA2,MECOM*
AML (megakaryoblastic) with t(1:22)(p13.3:q13.1);*RBM15-MKL1*	t(1:22)(p13.3:q13.1)급성골수성백혈병;*RBM15-MKL1*
AML with *BCR/ABL 1*	*BCR/ABL 1*재배열급성골수성백혈병
AML with gene mutations	유전자돌연변이급성골수성백혈병
AML with mutated *NPM1*	*NPM1*돌연변이급성골수성백혈병
AML with biallelic mutations of *CEBPA*	이중대립유전자*CEBPA*돌연변이급성골수성백혈병
AML with mutated *RUNX1*	*RUNX1*돌연변이급성골수성백혈병
AML with myelodysplasia-related changes	골수형성이상관련급성골수성백혈병
Therapy-related myeloid neoplasms	치료관련골수계종양

표 39-1 조혈계 및 림프구계 종양의 WHO 분류(2017)(계속)

AML, NOS	상세불명급성골수성백혈병
AML with minimal differentiation	최소분화급성골수성백혈병
AML without maturation	미성숙급성골수성백혈병
AML with maturation	성숙급성골수성백혈병
Acute myelomonocytic leukemia	급성골수단핵구백혈병
Acute monoblastic and monocytic leukemia	급성단핵모구/단핵구백혈병
Pure erythroid leukemia	순수적혈구계백혈병
Acute megakaryoblastic leukemia	급성거대핵모세포백혈병
Acute basophilic leukemia	급성호염기구백혈병
Acute panmyelosis with myelofibrosis	골수섬유증 동반 급성범골수증
Myeloid sarcoma	골수육종
Myeloid proliferations associated with Down syndrome	다운증후군 관련 골수계증식
Transient abnormal myelopoiesis (TAM) associated with Down syndrome	다운증후군 관련 일과성골수계조혈이상
Myeloid leukemia associated with Down syndrome	다운증후군 관련 골수성백혈병
Blastic plasmacytoid dendritic cell neoplasm	**모구형질세포양수지상세포종양**
Acute leukemias of ambiguous lineage	**계열모호급성백혈병**
Acute undifferentiated leukemia	급성미분화백혈병
Mixed phenotype acute leukemia with t(9:22)(q34.1:q11.2); *BCR/ABL 1*	t(9:22)(q34.1:q11.2)혼합형급성백혈병; *BCR/ABL 1*
MPAL with t(v:11q23.3); *KMT2A*-rearranged	t(v:11q23)혼합형급성백혈병; *KMT2A*-재배열
MPAL, B/myeloid, NOS	상세불명혼합형급성백혈병, B/골수계
MPAL, T/myeloid, NOS	상세불명혼합형급성백혈병, T/골수계
MPAL, NOS, rare types	상세불명혼합형급성백혈병, 희귀형
Acute leukemias of ambiguous lineage, NOS	상세불명계열모호급성백혈병
Precursor Lymphoid Neoplasms	**림프구계 전구세포종양**
B-lymphoblastic leukemia/lymphoma, NOS	상세불명B림프모구백혈병/림프종
B-lymphoblastic leukemia/lymphoma with recurrent genetic abnormalities	반복유전자이상B림프모구백혈병/림프종
B-lymphoblastic leukemia/lymphoma with t(9:22)(q34.1:q11.2); *BCR/ABL 1*	t(9:22)(q34.1:q11.2)B림프모구백혈병/림프종;*BCR/ABL 1*
B-lymphoblastic leukemia/lymphoma with t(v:11q23.3); *KMT2A*-rearranged	t(v:11q23)B림프모구백혈병/림프종;*KMT2A*재배열
B-lymphoblastic leukemia/lymphoma with t(12:21)(p13.2:q22.1); *ETV6-RUNX1*	t(12:21)(p13.2:q22.1)B림프모구백혈병/림프종;*ETV6-RUNX1*
B-lymphoblastic leukemia/lymphoma with hyperdiploidy	고두배수체B림프모구백혈병/림프종
B-lymphoblastic leukemia/lymphoma with hypodiploidy	저두배수체B림프모구백혈병/림프종
B-lymphoblastic leukemia/lymphoma with t(5:14)(q31.1:q32.3); *IL3-IGH*	t(5:14)(q31.1:q32.3)B림프모구백혈병/림프종;*IGH-IL3*
B-lymphoblastic leukemia/lymphoma with t(1:19)(q23:p13.3);*TCF3-PBX1*	t(1:19)(q23:p13.3)B림프모구백혈병/림프종;*TCF-PBX1*
B-lymphoblastic leukemia/lymphoma, *BCR/ABL 1*–like	*BCR/ABL 1*유사B림프모구백혈병/림프종
B-lymphoblastic leukemia/lymphoma with iAMP21	iAMP21B림프모구백혈병/림프종
T-lymphoblastic leukemia/lymphoma	T림프모구백혈병/림프종
Early T-cell precursor lymphoblastic leukemia	초기T림프모구백혈병/림프종
Natural killer cell lymphoblastic leukemia/lymphoma	NK세포림프모구백혈병/림프종
Mature B-cell neoplasms	**성숙B세포종양**
Chronic lymphocytic leukemia/small lymphocytic lymphoma	만성림프구백혈병/소림프구림프종
Monoclonal B-cell lymphocytosis	단클론B세포림프구증식증
B-cell prolymphocytic leukemia	B세포전림프구백혈병
Splenic marginal zone lymphoma	비장변연부림프종

표 39-1 조혈계 및 림프구계 종양의 WHO 분류(2017)(계속)

Hairy cell leukemia	털세포백혈병
Splenic B-cell lymphoma/leukemia, unclassifiable	미분류비장B세포림프종/백혈병
Splenic diffuse red pulp small B-cell lymphoma	비장광범위적색속질B형소세포림프종
Hairy cell leukemia-variant	변이형털세포백혈병
Lymphoplasmacytic lymphoma	림프형질세포림프종
IgM Monoclonal gammopathy of undetermined significance	IgM의미불명단클론감마병증
Heavy chain disease	중쇄질환
Mu heavy-chain disease	뮤중쇄질환
Gamma heavy-chain disease	감마중쇄질환
Alpha heavy-chain disease	알파중쇄질환
Plasma cell neoplasms	형질세포종양
Non-IgM monoclonal gammopathy of undetermined significance	비IgM의미불명단클론감마병증
Plasma cell myeloma	형질세포골수종
Plasma cell myeloma variants	변이형질세포골수종
Smouldering (asymptomatic) plasma cell myeloma	무증상형질세포골수종
Non-secretory myeloma	비분리골수종
Plasma cell leukemia	형질세포백혈병
Plasmacytoma	형질세포종
Solitary plasmacytoma of bone	골단발형질세포종
Extraosseous plasmacytoma	골외형질세포종
Monoclonal immunoglobulin deposition diseases	단클론면역글로불린침착병
Primary amyloidosis	원발아밀로이드증
Light chain and heavy chain deposition disease	경쇄 및 중쇄침착병
Plasma cell neoplasms with associated paraneoplastic syndrome	신생물딸림증후군을 동반한 형질세포종양
POEMS syndrome	POEMS 증후군
TEMPI syndrome	TEMPI 증후군
Extranodal marginal zone lymphoma of mucosa-associated lymphoid tissue (MALT lymphoma)	점막관련림프조직림프절외변연부림프종(MALT 림프종)
Nodal marginal zone lymphoma	림프절변연부림프종
Pediatric nodal marginal zone lymphoma	소아림프절변연부림프종
Follicular lymphoma	소포림프종
Testicular follicular lymphoma	고환소포림프종
In situ follicular neoplasia	제자리소포종양
Duodenal-type follicular lymphoma	십이지장형소포림프종
Pediatric-type follicular lymphoma	소아형소포림프종
Large B-cell lymphoma with *IRF4* rearrangement	*IRF4*재배열큰B세포림프종
Primary cutaneous follicle center lymphoma	원발피부소포중심림프종
Mantle cell lymphoma	외투세포림프종
Leukemic non-nodal mantle cell lymphoma	백혈병성비림프절외투세포림프종
In situ mantle cell neoplasia	제자리외투세포종양
Diffuse large B-cell lymphoma (DLBCL), NOS	상세불명광범위큰B세포림프종
T-cell/histiocyte-rich large B-cell lymphoma	T세포/조직구풍부큰B세포림프종
Primary diffuse large B-cell lymphoma of the central nervous system	원발중추신경계광범위큰B세포림프종
Primary cutaneous diffuse large B-cell lymphoma, leg type	원발피부광범위큰B세포림프종, 다리형
EBV positive diffuse large B-cell lymphoma, NOS	상세불명EBV양성광범위큰B세포림프종
EBV positive mucocutaneous ulcer	EBV양성점막피부궤양

표 39-1 조혈계 및 림프구계 종양의 WHO 분류(2017)(계속)

Diffuse large B-cell lymphoma associated with chronic inflammation	만성염증관련광범위큰B세포림프종
Fibrin-associated diffuse large B-cell lymphoma	섬유소관련광범위큰B세포림프종
Lymphomatoid granulomatosis	림프종양육아종증
Primary mediastinal (thymic) large B-cell lymphoma	원발종격동(흉선)큰B세포림프종
Intravascular large B-cell lymphoma	혈관내큰B세포림프종
ALK positive large B-cell lymphoma	ALK양성큰B세포림프종
Plasmablastic lymphoma	형질모구림프종
Primary effusion lymphoma	원발삼출림프종
HHV-8 associated lymphoproliferative disorders	HHV-8관련림프증식질환
Multicentric Castleman disease	다중심캐슬만병
HHV-8+ diffuse large B-cell lymphoma, NOS	HHV-8양성 상세불명광범위큰B세포림프종
HHV-8+ germinotropic lymphoproliferative disorder	HHV-8양성 배중심친화림프증식질환
Burkitt lymphoma	버킷림프종
Burkitt-like lymphoma with 11q aberration	11q변이 동반 버킷유사림프종
High grade B cell lymphoma	고등급B세포림프종
High-grade B-cell lymphoma, with *MYC* and *BCL2* and/or *BCL6* rearrangements	*MYC* 및 *BCL2* 및/또는 *BCL6*재배열고등급B세포림프종
High-grade B-cell lymphoma, NOS	상세불명고등급B세포림프종
B-cell lymphoma, unclassifiable, with features intermediate between DLBCL and classical Hodgkin lymphoma	미분류B세포림프종, 광범위큰B세포림프종과 전형호지킨림프종의 중간형
Mature T and NK neoplasms	**성숙T세포 및 NK세포 종양**
T-cell prolymphocytic leukemia	T세포전림프구백혈병
T-cell large granular lymphocytic leukemia	T세포큰과립림프구백혈병
Chronic lymphoproliferative disorder of NK cells	만성NK세포림프증식질환
Aggressive NK-cell leukemia	공격성NK세포백혈병
EBV positive T-cell and NK-cell lymphoproliferative diseases of childhood	EBV양성 소아 T세포 및 NK세포 림프증식질환
Systemic EBV positive T-cell lymphoma of childhood	전신EBV양성 소아T세포림프종
Chronic active EBV infection of T- and NK-cell type, systemic form	T세포 및 NK세포형 만성활동성EBV감염, 전신형
Hydroa vacciniforme–like lymphoproliferative disorder	종두상수포증모양림프증식질환
Severe mosquito bite allergy	중증모기물림알러지
Adult T-cell leukemia/lymphoma	성인T세포백혈병/림프종
Extranodal NK-/T-cell lymphoma, nasal type	림프절외NK/T세포림프종, 비강형
Intestinal T-cell lymphoma	장T세포림프종
Enteropathy-associated T-cell lymphoma	장병증관련T세포림프종
Monomorphic epitheliotropic intestinal T-cell lymphoma	단형상피친화장T세포림프종
Intestinal T-cell lymphoma, not otherwise specified	상세불명장T세포림프종
Indolent T-cell lymphoproliferative disorder of the gastrointestinal tract	위장관지연형T세포림프증식질환
Hepatosplenic T-cell lymphoma	간비장T세포림프종
Subcutaneous panniculitis-like T-cell lymphoma	피하지방층염유사T세포림프종
Mycosis fungoides	균상식육종
Sézary syndrome	Sézary 증후군
Primary cutaneous CD30+ T-cell lymphoproliferative disorders	원발피부CD30양성T세포림프증식질환
Lymphomatoid papulosis	림프종양구진증
Primary cutaneous anaplastic large cell lymphoma	원발피부역형성큰세포림프종
Primary cutaneous peripheral T-cell lymphomas, rare types	원발피부말초T세포림프종, 희귀형
Primary cutaneous gamma delta T-cell lymphoma	원발피부감마델타T세포림프종

표 39-1 조혈계 및 림프구계 종양의 WHO 분류(2017)(계속)

Primary cutaneous CD8+ aggressive epidermotropic cytotoxic T-cell lymphoma	원발피부CD8양성공격성표피친화세포독성T세포림프종
Primary cutaneous acral CD8+ T-cell lymphoma	원발피부말단CD8양성T세포림프종
Primary cutaneous CD4+ small/medium T-cell lymphoproliferative disorder	원발피부CD4양성 소/중T세포림프증식질환
Peripheral T-cell lymphoma, NOS	상세불명말초T세포림프종
Angioimmunoblastic T-cell lymphoma and other nodal lymphomas of T follicular helper (TFH) cell origin	혈관면역모구T세포림프종 및 기타 TFH세포기원림프절림프종
Angioimmunoblastic T-cell lymphoma	혈관면역모구T세포림프종
Follicular T-cell lymphoma	소포T세포림프종
Nodal peripheral T-cell lymphoma with TFH phenotype	TFH형림프절말초T세포림프종
Anaplastic large-cell lymphoma, ALK positive	ALK양성역형성큰세포림프종
Anaplastic large-cell lymphoma, ALK negative	ALK음성역형성큰세포림프종
Breast implant–associated anaplastic large-cell lymphoma	유방삽입물 관련 역형성큰세포림프종
Hodgkin lymphoma	**호지킨림프종**
Nodular lymphocyte predominant Hodgkin lymphoma	결절림프구현저호지킨림프종
Classic Hodgkin lymphoma	전형호지킨림프종
Nodular sclerosis classic Hodgkin lymphoma	결절경화전형호지킨림프종
Lymphocyte-rich classic Hodgkin lymphoma	림프구풍부전형호지킨림프종
Mixed cellularity classic Hodgkin lymphoma	혼합세포전형호지킨림프종
Lymphocyte-depleted classic Hodgkin lymphoma	림프구결핍전형호지킨림프종
Immunodeficiency-associated lymphoproliferative disorders	**면역결핍관련 림프증식질환**
Lymphoproliferative diseases associated with primary immune disorders	원발면역질환관련림프증식질환
Lymphomas associated with HIV infection	HIV감염 관련 림프종
Post-transplant lymphoproliferative disorders (PTLD)	이식후림프증식질환
Non-destructive PTLD	비파괴이식후림프증식질환
Polymorphic PTLD	다형성이식후림프증식질환
Monomorphic PTLD (B- and T/NK-cell types)	단형성이식후림프증식질환
Monomorphic B-cell PTLD	단형성B세포이식후림프증식질환
Monomorphic T/NK-cell PTLD	단형성T/NK세포이식후림프증식질환
Classic Hodgkin Lymphoma PTLD	전형호지킨림프종이식후림프증식질환
Other iatrogenic immunodeficiency-associated lymphoproliferative disorders	기타 의인면역결핍 관련 림프증식질환
Histiocytic and dendritic cell neoplasms	**조직구 및 수지상세포종양**
Histiocytic sarcoma	조직구육종
Tumors derived from Langerhans cells	랑게르한스세포유래종양
Langerhans cell histiocytosis	랑게르한스세포조직구증
Langerhans cell sarcoma	랑게르한스세포육종
Indeterminate dendritic cell tumor	부정형수지상세포종양
Interdigitating dendritic cell sarcoma	상호교차수지상세포육종
Follicular dendritic cell sarcoma	소포수지상세포육종
Inflammatory pseudotumor-like follicular/fibroblastic dendritic cell sarcoma	염증성거짓종양유사소포/섬유모세포수지상세포육종
Fibroblastic reticular cell tumor	섬유모세포그물세포종양
Disseminated juvenile xanthogranuloma	미만성연소기황색육아종
Erdheim-Chester disease	Erdheim-Chester 질환

임상에서 사용하는 혈액종양에 대한 2008년 WHO 분류 체계의 특징은 첫째, 골수나 말초혈액에 출현하는 모세포의 비율을 FAB 분류에서는 30% 이상이었던 것을 WHO 분류에서는 20% 이상으로 조정하면서, FAB 분류의 변이형모세포증가불응빈혈(refractory anemia with excess blast in transformation)이 삭제되었다. 둘째, 세포유전학 검사와 분자유전학 검사 결과가 분류에 도입되었다. 셋째, 다계열형성이상(mulilinege dysplasia), 과거 치료경력 그리고 골수형성이상증후군(myelodysplastic syndrome) 경력 등의 임상양상을 분류에 이용한다. 그리고 말초혈액이나 골수에 출현하는 모세포의 비율이 20% 미만이더라도 유전자의 비정상이 확인될 경우는 백혈병 진단이 가능하다. 림프종에 대한 WHO 분류체계는 1994년 국제림프종연구그룹(International Lymphoma Study Group, ILSG)이 발표한 림프계종양의 유럽-미국 분류 개정(Revised European-American Classification of Lymphoid neoplasm, REAL)에 의한 분류를 기초로 한다. 2017년 WHO 분류에 의한 조혈계 및 림프구계 관련 질환 중 29~32장(chapter)에서 다룬 질환을 제외하고 일부를 소개한다.

39.2 급성골수세포백혈병 및 관련 전구세포종양

Acute Myeloid Leukemia, AML and Related Precursor Neoplasm

급성골수세포백혈병(acute myeloid leukemia, AML)은 혈액, 골수 기타 조직에서 골수모세포의 클론성 증식에 의해 발생하는 혈액종양이다. 1976년 프랑스, 미국, 영국의 연구자들(French-American-British, FAB)에 의해 처음 체계적으로 분류(M1-M6)가 이루어진 후 1985년 M7이 그리고 1991년 M0가 추가되어 급성백혈병, 골수증식질환, 골수형성이상증후군 등 혈액종양을 구분하고 진단하는 데 이용되어 왔다. FAB 분류의 기본은 혈구형태학과 세포화학염색(cytochemical stain) 결과에 따른 것이다. 그러나 FAB 분류의 M3(급성전골수구백혈병)를 제외한 아형에서 유전자검사 결과나 치료약제에 대한 반응 및 예후판정 등이 일치하지 않아 문제가 제기되었고 1995년 세계보건기구(World Health Organization, WHO)의 주도로 병리학자와 임상의사들이 참여하여 연구와 논의 결과 2001년 'WHO Classification of Tumors of Hematopoietic and Lymphoid Tissues'를 통해 새로운 분류체계를 발표하게 되었다. FAB 분류에서 말초혈액이나 골수에 모세포가 30% 이상일 때 AML로 진단하던 기준을 WHO에서는 20% 이상으로 조정하고 임상양상과 세포유전학 및 분자유전학 분석결과를 진단에 포함시켰다. 그리고 2008년 일부를 개정한 분류체계가 사용되어 오다가 2012년과 2017년에 다시 개정이 되어 진단에 이용되고 있다.

WHO 분류에 의한 급성골수세포백혈병 및 관련종양은 7개 그룹으로 나누고 있다[표 39-2].

① 반복유전자비정상급성골수세포백혈병
② 골수형성이상관련급성골수세포백혈병
③ 치료관련골수계종양
④ 상세불명급성골수세포백혈병
⑤ 골수육종
⑥ 다운증후군관련골수계증식
⑦ 모세포성형질세포모양가지세포종양 등

기본적으로 골수나 말초혈액에 모세포가 20% 이상일 때 AML로 진단하지만, t(8:21), t(16:16), inv(16), t(15:17) 같은 유전자비정상이 관찰되면 모세포가 20%를 넘지 않더라도 AML로 진단이 가능하다. 이러한 진단을 위해서는 혈구형태학 검사, 세포화학염색, 면역표지자 검사, 세포유전 검사, 분자유전 검사 등이 필수적이고 기법으로는 G-banding, 형광제자리부합법(FISH), 역전사-중합효소연쇄반응(RT-PCR), 유세포분석(FC) 및 DNA미세분석(DNA microarray) 등이 이용된다. 혈액종양 관련 혈구사진은 특별한 기록이 없으면 골수 라이트염색, 1,000×이다.

표 39-2 급성골수세포백혈병 및 관련 전구세포종양(Acute myeloid leukemia, AML and related precursor neoplasm)

반복유전자비정상급성골수세포백혈병	**AML with recurrent genetic abnormalities**
t(8:21)급성골수세포백혈병	AML with t(8:21)(q22:q22);***RUNX1-RUX1T1***
inv(16)/t(16:16)급성골수세포백혈병	AML with inv(16)(p13q22) or t(16:16)(p13:q22);***CBFB-MYH11***
t(15:17)급성전골수세포백혈병	Acute promyelocytic leukemia with t(15:17)(q22:q12);***PML-RARA***
t(9:11)급성골수세포백혈병	AML with t(9:11)(p22:q23); ***MLLT3-MLL***
t(6:9)급성골수세포백혈병	AML with t(6:9)(p23:q34); ***DEK-NUP214***
inv(3)/t(3:3)급성골수세포백혈병	AML with inv(3)(q21:q26.2) or t(3:3)(q21:q26.2);***PN1-EVI1***
t(1:22)급성골수세포백혈병	AML(megakaryoblastic) with t(1:22)(p13:q13);***RBM15-MKL1***
NPM1돌연변이급성골수세포백혈병	AML with mutated ***NPM1***
CEBPA돌연변이급성골수세포백혈병	AML with mutated ***CEBPA***
골수형성이상관련급성골수세포백혈병	**AML with myelodysplasia-related changes**
치료관련골수계종양	**Therapy-related myeloid neoplasms**
상세불명급성골수세포백혈병	**Acute myeloid leukemia, not otherwise specified**
최소분화급성골수세포백혈병	AML with minimal differentiation
미성숙급성골수세포백혈병	AML without maturation
성숙급성골수세포백혈병	AML with maturation
급성골수단핵구백혈병	Acute myelomonocytic leukemia
급성단핵모세포및단핵구백혈병	Acute monoblastic and monocytic leukemia
급성적혈구계백혈병	Acute erythroid leukemia
적혈구계백혈병, 적혈구계/골수계	Erythroleukemia, erythroid/myeloid leukemia
급성거핵모세포백혈병	Acute megakaryoblastic leukemia
급성호염기구백혈병	Acute basophilic leukemia
골수섬유증동반급성범골수증	Acute panmyelosis with myelofibrosis
골수육종	**Myeloid sarcoma**
다운증후군관련골수계증식	**Myeloid proliferation related to Down syndrome**
일과성골수계조혈이상	Transient abnormal myelopoiesis
다운증후군관련골수세포백혈병	Myeloid leukemia associated with Down syndrome
모세포성형질세포모양가지세포종양	**Blastic plasmacytoid dendritic cell neoplasms**

1 반복유전자비정상급성골수세포백혈병

AML with Recurrent Genetic Abnormalities

1) t(8:21)급성골수세포백혈병

AML with t(8:21)(q22:q22) ; RUNX1(AML1)-RUX1T1(ETO)

전체 급성골수세포백혈병의 5%를 차지하며 FAB M2 (acute myeloblastic leukemia with mutation) 사례에서는 10%를 차지하고 주로 젊은 나이에서 많이 발생한다. 8번과 21번 염색체에서 균형자리옮김(balanced translocation)이 나타나고 8번 *RUNX1T1*과 21번 *RUNX1* 유전자 사이에서 새로운 융합유전자가 생성된다. 유전자비정상이 발견되면 골수나 말초혈액의 모세포가 20% 미만이더라도 급성골수세포백혈병으로 진단한다[그림 39-1].

① 일반적으로 모세포는 크며, 세포질은 풍부하고 염기성에 아주르과립(azurophilic granule)을 갖는다.

② 일부 모세포에서는 아주 큰 과립(거짓 체디악-히가시 과립)을 나타내는 경우도 있다.

③ 성숙한 호중구에서 아우어 소체(Auer rod)가 관찰되고, 말초혈액에 큰 모세포나 약간 작은 모세포가 출현한다.

④ 골수에서 호중구 감소가 있다.

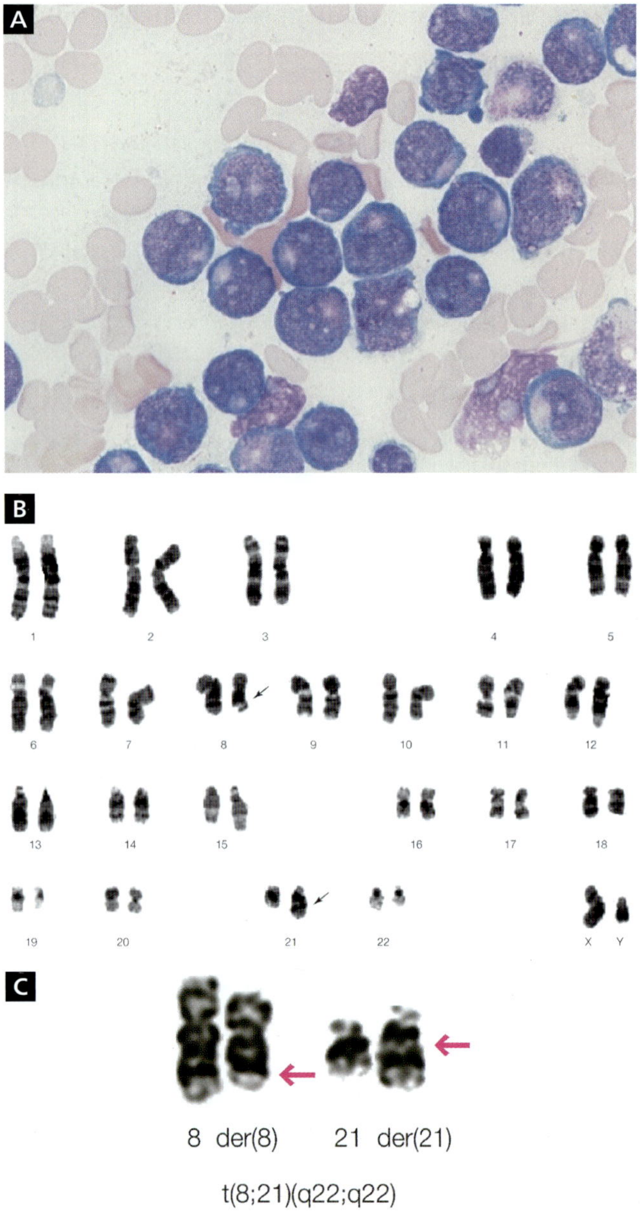

그림 39-1 A. t(8:21)급성골수세포백혈병 골수, B. t(8:21) 염색체 분석, C. t(8:21)(q22:q22)

⑤ 골수에서는 전골수구(promyelocyte), 골수구(myelocyte)를 비롯한 호중구(neutrophil) 계열의 세포들이 핵분엽의 이상 또는 세포질의 염색이상 등의 다양한 형성이상이 나타난다.

⑥ 호산구(eosinophil) 전구세포들의 증가도 있다. 단핵구(monocyte) 계열의 세포는 감소 또는 전혀 보이지 않는다.

⑦ 적혈모구(normoblast)나 거대핵세포(megakaryocyte)는 정상이다.

⑧ 면역표현형 검사에서 CD13, CD33, CD34, 골수세포과산화효소(myeloperoxidase, MPO) 염색에 양성이며 종종 CD56 양성도 나타나는데 이 경우에 예후가 나쁘다. 소수의 사례이지만 모세포가 20% 미만이고 형성이상이 나타나더라도 유전자비정상이 관찰되면 골수형성이상증후군이 아닌 급성골수세포백혈병으로 진단한다.

2) inv(16)/t(16:16)급성골수세포백혈병

AML with inv(16)(p13q22) or t(16:16)(p13:q22) ; CBFB-MYH11

전체 급성골수세포백혈병의 5~8%를 차지하며, 모든 나이에서 발생할 수 있지만 특히 젊은 나이에서 많이 발생한다. 염색체비정상은 16번 염색체의 자리바꿈(inversion) 또는 16번 사이의 균형자리옮김(balanced translocation)이며, inv(16)과 t(16:16) 경우에서 16q22의 *CBFB*와 16p13의 *MYH11* 유전자 사이에서 융합유전자가 생성된다. 형태학적으로는 호산구증가급성골수단핵구백혈병(AMMoL Eo)과 연관이 있다. 때로는 모세포가 20%에 훨씬 부족해도 유전자비정상이 있으면 급성골수세포백혈병으로 진단한다[그림 39-2].

① 모세포는 골수계(myeloid)와 단핵구 계열이다.

② 모세포에서 아우어 소체가 관찰되기도 한다.

③ 자주색이나 보라색의 과립을 갖는 비정상 미성숙 호산구가 관찰된다.

④ 보통 호산구증가(eosinophil)가 나타나지만 가끔은 5% 미만이다.

⑤ 모세포들은 골수세포과산화효소염색 양성이 3% 이하이다.

⑥ 핵분엽이상 또는 세포질의 염색이상이 관찰된다.

⑦ 면역표현형 검사에서 CD13, CD33, MPO 등 골수계 표지자와 CD4, CD11c, CD11c, CD14, CD36, CD64 등의 단핵구계 표지자에 양성이다.

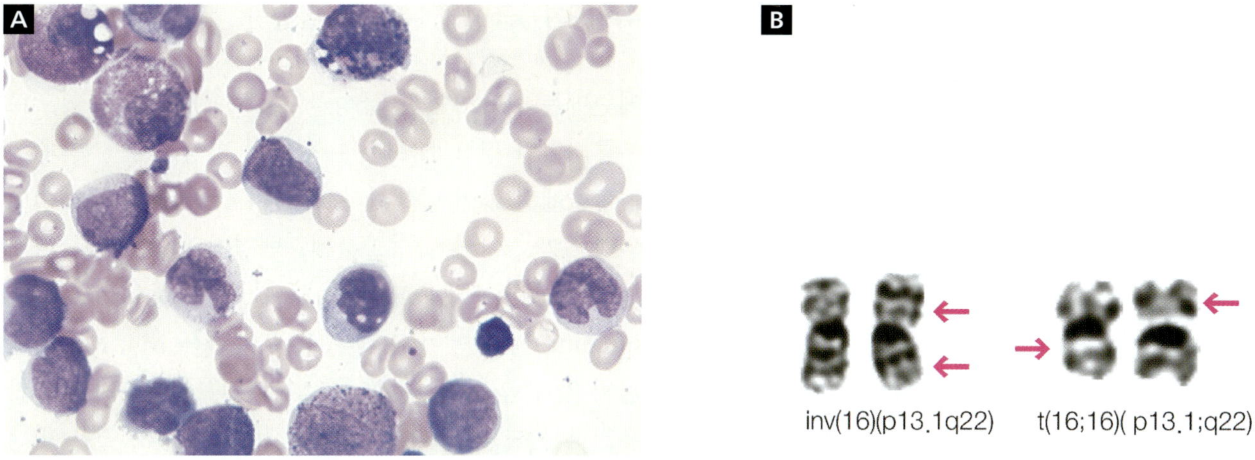

그림 39-2 A. inv(16) 급성골수세포백혈병, 골수, B. inv(16), t(16:16)

3) t(15:17)급성전골수구백혈병

Acute Promyelocytic Leukemia with t(15:17) (q22:q12) ; PML-RARA

급성전골수구백혈병(APL)은 FAB 분류에서 M3이었으며, 전체 급성골수세포백혈병의 5~10%를 차지하고, 모든 나이에서 발생할 수 있지만 특히 중년 어른에서 많이 발생한다. 전골수구(promyelocyte)의 비정상 증식을 나타내며, 전형적인 과다과립(hypergranulation/typical)형과 미세과립(microgrnular)형이 있다. 급성전골수구백혈병의 경우는 파종혈관내응고(disseminated intravascular coagulation, DIC)를 자주 동반한다. 일부 변이형을 제외한 급성전골수구백혈병세포는 올-트랜스-레티노산(all-trans-retinoic acid, ATRA)에 잘 반응한다. 염색체비정상은 17q12의 *RARα* (retinoic acid receptor alpha)와 15q22의 *PML* (promyelocytic leukemia) 유전자 사이에서 *PML-RARα* 융합유전자가 생성된다[그림 39-3].

① 미세과립급성전골수구백혈병은 전형적인 과다과립형보다 분열속도가 빨라 심한 백혈구 수 증가가 있다.
② 백혈병세포의 핵은 콩팥 모양 또는 2분엽(bilobed) 형태이다(나비모양이거나 동전이 겹쳐진 모양).
③ 세포질에는 밝은 핑크색, 빨강 또는 자주색의 매우 많은 과립이 존재한다(미세과립형에서는 과립을 발견할 수 없다).

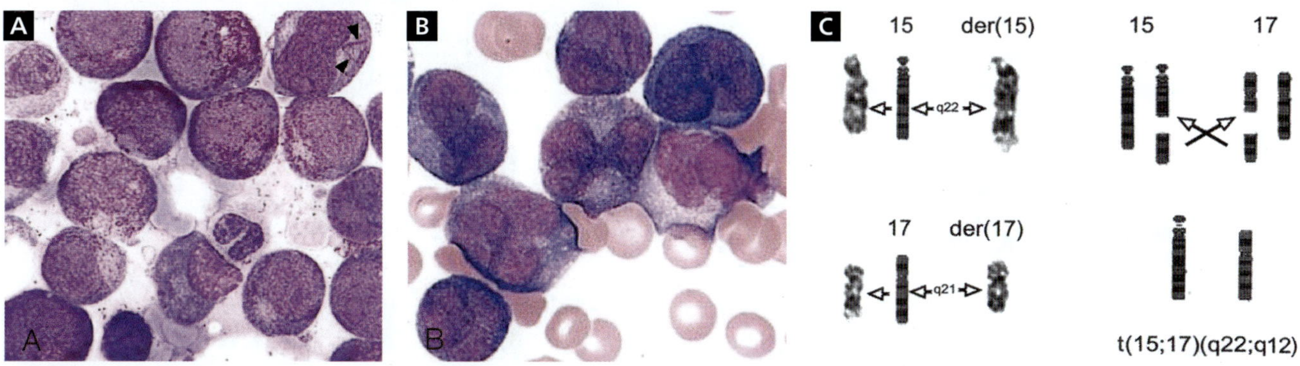

그림 39-3 A. t(15:17)급성골수세포백혈병 골수, 과다과립 비정상 전골수구, B. t(15:17)급성골수세포백혈병 골수, 비정상(2분엽) 핵, 풍부한 세포질, 저과립 전골수구, C. t(15:17)(q22:q12)

④ 1개의 세포에서 아우어 소체가 6개 이상 다발(Faggot cell)로 관찰된다.

⑤ 골수세포과산화효소염색에 강한 양성이다.

⑥ 25%의 사례에서 비특이에스테르분해효소(NSE) 염색에 약한 양성이다.

⑦ 진한 염기성 세포질의 비정상 전골수구는 올-트랜스-레티노산 치료 관해 때 나타난다.

⑧ 면역표현형은 CD13 양성, CD33 양성, CD15 음성, CD34 음성, HLA-DR 음성이다. *RARA* 유전자를 포함하는 변이형 자리옮김은 5q35의 *NPM1* (nucleophosmin 1), 11q13의 *NUMA1* (nuclear matrix associated gene1), 11q23의 *ZBTB16* 그리고 17q11.2의 *STAT5B* 4종류로 *RARα*와 균형자리옮김으로 새로운 융합유전자를 생성한다. 이 중 *STAT5B-RARα*나 *ZBTB16/RARα* 융합유전자가 나타나는 백혈병의 경우 올-트랜스-레티노산 치료에 반응하지 않기 때문에 예후가 나쁘다.

4) t(9:11)급성골수세포백혈병

AML with t(9:11)(p22:q23) ; MLLT3-MLL

예전에는 11q23이상 급성골수세포백혈병의 아형으로 분류되었던 것으로, 모든 나이에서 발생하지만 특히 어린이들에서 많이 발생한다. 어린이 급성골수세포백혈병의 9~12%, 어른 급성골수세포백혈병의 약 2%를 차지한다. 파종혈관내응고(DIC)와 단핵구육종(monocytic sarcoma)의 동반이 흔하다. FAB 분류의 M4, M5와 연관이 있다. 염색체 9번의 *MLLT1*과 *MLL* 유전자의 융합유전자가 생성되며 8번 삼염색체(trisomy 8) 같은 비정상이 동반되기도 한다[그림 39-4].

① 단핵모세포(monoblast)와 전단핵구(promonocyte)가 우세하다.

② 단핵모세포는 크고, 중간 정도 염기성의 풍부한 세포질을 나타낸다.

③ 핵은 보통 원형이며 미세하게 주름 잡힌 염색질과 하나 이상의 뚜렷한 핵소체가 있다.

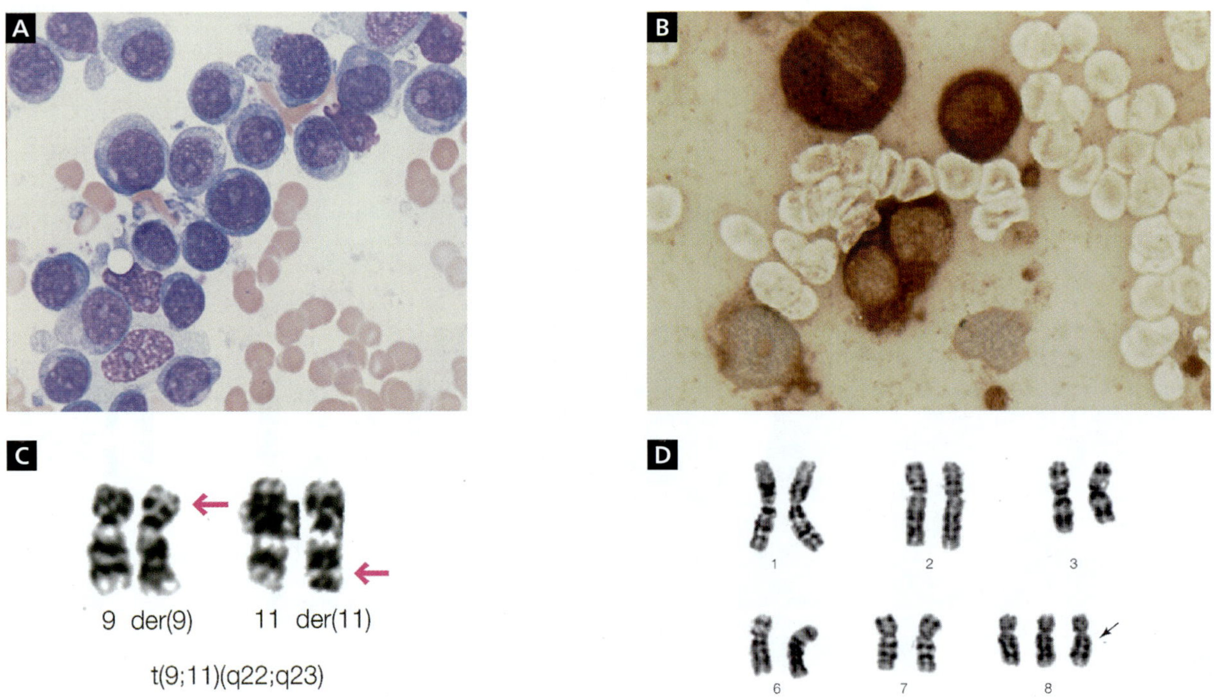

그림 39-4 A. t(9:11)급성골수세포백혈병 골수, B. t(9:11)(p22:q23)급성골수세포백혈병 골수, ANAE 양성, C. AML with t(9:11)(p22:q23), D. AML with t(9:11) 8번 삼염색체

④ 세포질에 거짓다리(pseudopodium)가 형성되기도 하며, 섬세한 아주르과립(fine azurophilic granule)과 공포(vacuoles)가 관찰되기도 한다.
⑤ 전단핵구(promonocyte)의 핵은 좀 더 불규칙하고 미세하게 접힌 듯한 형태이다.
⑥ 세포질은 염기성이 약하며, 가끔 큰 아주르과립과 공포가 출현한다.
⑦ 단핵모세포(monoblast)와 전단핵구는 비특이에스테르분해효소(α-Naphthol acetate esterase) 염색에 강한 양성이다.
⑧ 면역표현형은 CD34 음성이고 CD11b, CD11c, CD14, CD36, CD64 등에 양성이다.

5) t(6:9)급성골수세포백혈병

AML with t(6:9)(p23:q34) ; DEK-NUP214

급성골수세포백혈병의 0.7~1.8%를 차지하는 희귀질환으로 어린이와 어른에서 발생하는데 발병 중앙 나이는 어린이의 경우 13세, 어른에서는 37세이다. 단핵구 형태의 모세포와 호염기구증가(basophilia) 및 혈구 3계열의 형태이상을 동반한다. 빈혈과 혈소판감소(thrombocytopenia)를 보이고 때로는 온혈구감소(pancytopenia)가 나타나기도 한다. 성인에서 발병하는 경우 평균 백혈구 수가 12 × 10^9/L 정도로 다른 급성골수세포백혈병보다 낮은 편이며 예후가 나쁘다. 염색체비정상은 t(6:9)가 유일하고 흔히 *FLT3-ITD* 돌연변이를 동반한다[그림 39-5].

① 단핵구 형태의 모세포가 출현한다.
② 아우어 소체는 환자의 1/3 정도 사례에서 관찰된다.
③ 모세포는 골수세포과산화효소(MPO) 염색에 양성이다.
④ 비특이에스테르분해효소(ANAE) 염색에서는 양성이거나 음성일 수 있다.
⑤ 골수와 말초혈액에서 2%를 초과하는 호염기구 증가가 나타날 수 있다.
⑥ 일부 사례에서 모세포는 20% 이하이다.
⑦ 면역표현형 CD13, CD33, CD38, HLA-DR 등에 양성이다.
⑧ CD34 및 CD117은 대부분 사례에서 양성이고, 50% 정도에서는 종말데옥시뉴클레오티딜전달효소(terminal deoxynucleotidyl transferase, TdT) 양성이다.

6) inv(3)/t(3:3)급성골수세포백혈병

AML with inv(3)(q21:q26.2) or t(3:3)(q21:q26.2) ; PN1-EVI1

유전자돌연변이가 처음 나타나거나(De novo) 골수형성이상증후군 후에 발생할 수 있으며, 일반적으로 어른에서 발생한다. 급성골수세포백혈병의 1~2%를 차지하고 예후가 매우 나쁘다. 환자들은 빈혈이 나타나고 혈소판 수는 대부분 정상이지만, 환자의 7~22%에서는 심한 혈소판혈증(thrombocythemia)이 관찰된다. 7번 단일염색체(monosomy 7)와 del(5q)가 흔히 동반된다[그림 39-6].

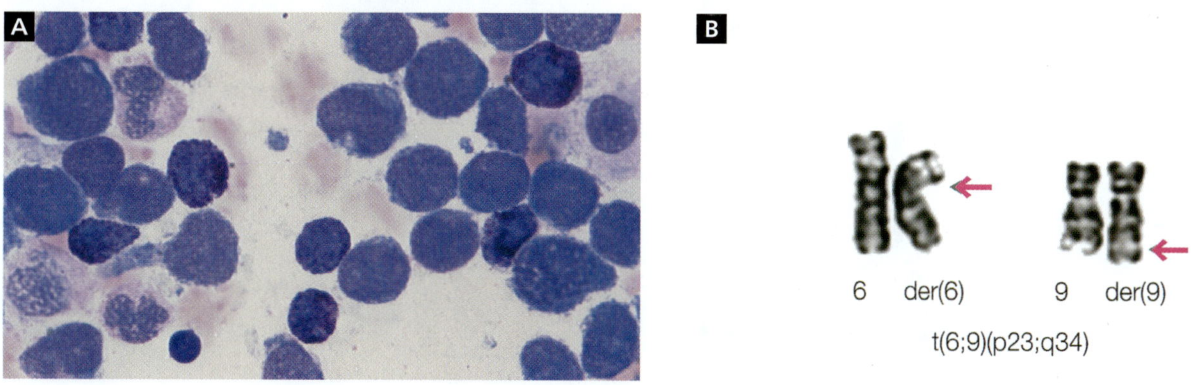

그림 39-5 A. t(6:9)급성골수세포백혈병 골수, B. t(6:9)(p23:q34)

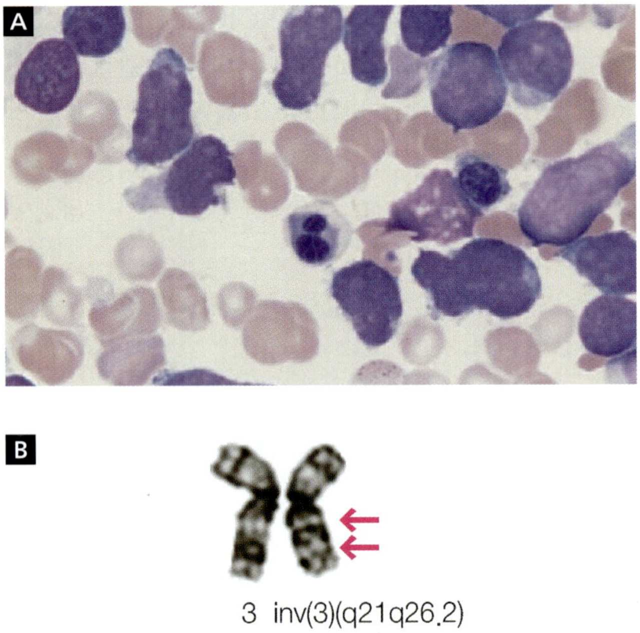

그림 39-6 A. inv(3)/t(3:3)급성골수세포백혈병 골수, B. inv(3)(q21:q26.2)

① 말초혈액에 거짓펠거-휴에트이상(pseudo Pelger-Huët anomaly)을 동반한 저과립 중성구가 나타나고 눈물적혈구(dacrocyte, tear drop cell)가 보인다.

② 거대혈소판(giant platelet)이나 괴상한(bizarre) 형태의 혈소판 또는 거대핵세포성 핵만 남은 비정상세포가 나타나기도 한다.

③ 골수에는 거대핵세포형성이상(dysmegakaryopoiesis) 또는 혈소판증가가 있을 수 있다.

④ 모세포들은 CD13, CD33, CD34, CD38 그리고 HLA-DR 등에 양성이다.

7) t(1:22)급성골수세포백혈병

AML (megakaryoblastic) with t(1:22)(p13:q13) ; RBM15-MKL1

급성골수세포백혈병의 1% 미만인 매우 희귀한 질환이며, 3세 이하 어린이에서 발생하고 특히 1세 미만 영아 및 다운증후군(Down syndrome) 환자에서 더 잘 발생한다[그림 39-7A]. 환자들은 빈혈과 종종 혈소판감소 및 중등도의 백혈구 수 증가가 나타난다. 골수와 말초혈액에 나타나는 모세포는 급성거대핵모세포백혈병(FAB M7)과 형태가 비슷하다. 골수섬유화(myelofibrosis)가 있는 경우에는 골수흡인이 건성천자(dry tap)가 흔하다.

① 모세포는 전형적인 거대핵모세포의 특징을 갖는다[그림 39-7B].

② 거대핵모세포 크기는 다양해서 작거나 중간 또는 크고(12~18 μm), 핵은 둥글거나 약간 불규칙하며 그물 형태의 염색질을 보이고 핵소체는 1~3개가 뚜렷하다.

③ 세포질은 호염기성이며 때로는 과립이 없는 것들도 관찰된다.

④ 과립구나 적혈구계 형성이상은 드물게 관찰된다.

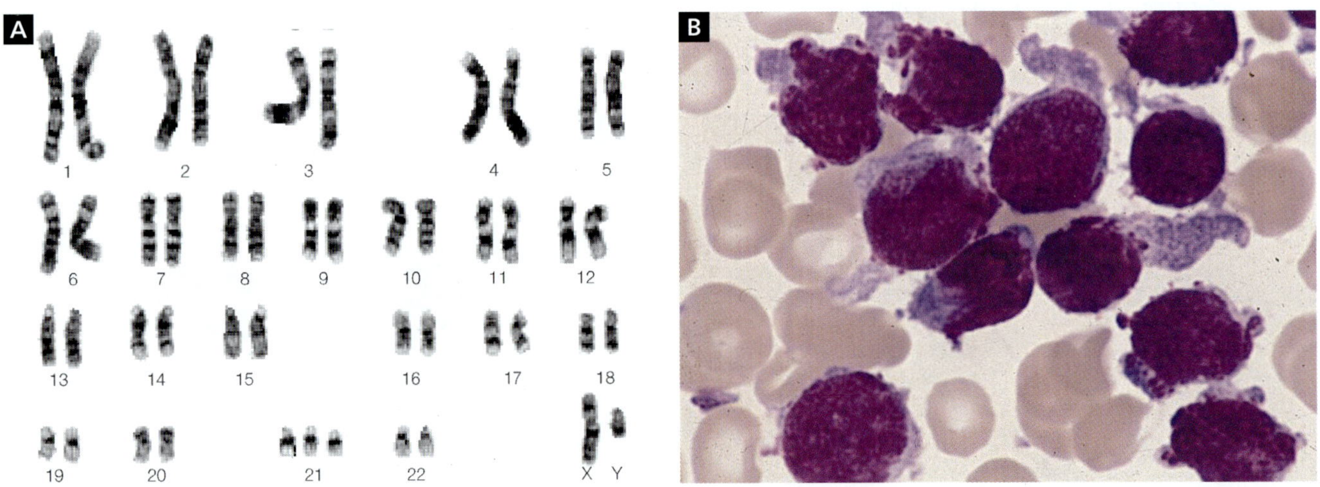

그림 39-7 A. 다운증후군 환자의 염색체분석(47,XY,47), B. 급성거대핵모세포백혈병(Acute megakaryoblastic leukemia)

⑤ 골수 세포충실성은 정상이거나 약간 증가되어 있고, 섬유화가 흔하다.

⑥ 거대핵모세포는 Sudan Black B (SBB)와 Myeloperoxidase (MPO) 염색에 음성이다.

⑦ 면역표현형은 CD41, CD61, CD 42 중 하나 이상에 양성이다.

⑧ CD34, CD45, HLA-DR은 음성이고 CD36에는 양성이다.

8) NPM1돌연변이급성골수세포백혈병

AML with Mutations NPM1

어린이 급성골수세포백혈병의 2~8%와 성인 급성골수세포백혈병의 27~35%를 차지하며, *NPM1* (nucleophosmin 1) 돌연변이는 정상 핵형을 갖는 급성골수세포백혈병의 45~64%에서 발견되고, 흔히 골수형성이상증후군 또는 골수증식종양의 과거력이 있는 경우에 나타난다. 골수단핵구성(myelomocytic) 또는 단핵구성(monocytic) 특징을 나타낸다. CD13, CD33, MPO에 양성이고 CD14, CD11b, CD68 등에도 양성이다.

9) CEBPA돌연변이급성골수세포백혈병

AML with Mutations CEBPA

새로 발생한(De novo) 급성골수세포백혈병의 6~15%와 정상핵형을 갖는 급성골수세포백혈병의 15~18%에서 발견된다. 혈색소가 높은 경향이 있고, 혈소판 수와 젖산탈수소효소(LDH)가 낮다. *CEBPA* 돌연변이가 없는 급성골수세포백혈병의 경우보다 말초혈액에 모세포 비율이 더 높다. SBB와 MPO 염색에 양성인 모세포는 3% 이상이고 대부분 사례에서 비특이에스테르분해효소 염색은 음성이다. 백혈병모세포는 CD13, CD33, CD65, CD11b, CD15 중에서 하나 이상이 양성이고, 대부분의 모세포는 CD34와 HLA-DR에 양성이다.

2 골수형성이상관련급성골수세포백혈병

AML with Myelodysplasia-Related Changes

골수형성이상관련급성골수세포백혈병은 과거에 다계열형성이상급성골수세포백혈병(acute myeloid leukemia with multilineage dysplasia)으로 불렸으며, 세포독성치료(cytotoxic therapy)의 과거력이 없고, 반복유전자비정상급성골수세포백혈병(acute myeloid leukemia with recurrent genetic abnormalities)에 관련된 반복유전자비정상을 나타내지 않는 급성골수세포백혈병 중에서 다음의 3가지 경우에 해당하면 진단된다.

① 골수형성이상증후군(MDS) 또는 골수형성이상증후군/골수증식종양(MDS/MPN) 발병 후에 2차적으로 발생하는 급성골수세포백혈병

② 골수형성이상증후군과 관련 있는 비정상 염색체가 나타나는 급성골수세포백혈병

③ 다계열형성이상을 나타내는 급성골수세포백혈병

골수형성이상증후군과 다른 점은 골수나 말초혈액에 모세포 비율이 20%를 초과한다. 어린이에서 발병하는 경우는 매우 드물고 노인들에서 주로 발생하며 예후가 나쁘다. 골수나 말초혈액에 2계열 이상의 세포에서 50% 이상의 형성이상이 관찰되어야 한다.

① 과립구계 형성이상은 과립이 감소된 호중구나 반대로 과다과립 호중구가 나타나고 온혈구감소를 동반한다.

② 거짓펠거 – 휴에트 이상과 과다분엽 호중구도 관찰된다.

③ 적혈구 전구세포들은 공포를 형성하거나 핵이 붕괴되기도 하고 1개의 세포에 2개의 핵이 실로 연결한 것 같은 핵 이상 그리고 거대적혈모세포성 특징과 환상철적혈모세포(ringed sideroblast)가 관찰된다.

④ 작은거대핵모세포(micromegakaryoblast)와 형성이상을 보이는 거대핵세포가 나타난다.

⑤ 모세포는 대부분 CD34, CD13, TdT에 양성이며, CD56과 CD7에도 흔히 양성이다.

⑥ 불균형염색체비정상은 del(5q), del(7q), del(9q), del(12p)/t(12p), isochromosome(17q)/t(17q), idic(X)(q13) 등이 나타난다.

⑦ 균형자리옮김은 t(1:3), t(2:11), t(3:5), t(3:21), t(5:7), t(5:10), t(5:12), t(5:17), t(11:16) 등의 유전자비정상

이 나타난다.

⑧ ⑥과 ⑦의 유전자비정상이 나타나면 *NPM1, CEBPA, FLT3* 유전자 돌연변이와는 관계없이 골수형성이상 관련급성골수세포백혈병으로 진단한다.

3 치료관련골수계종양

Therapy-Related Myeloid Neoplasms

치료관련골수계종양은 치료관련급성골수세포백혈병으로 불렸으나 현재는 세포독성화학요법 또는 방사선치료 후 2차적으로 발생하는 치료관련급성골수세포백혈병(therapy-related AML), 치료관련골수형성이상증후군(therapy-related MDS), 치료관련골수형성이상증후군/골수증식종양(therapy-related MDS/MPN) 등을 포함한 혈액종양의 용어이다. 치료관련급성골수세포백혈병/치료관련골수형성이상증후군과 치료관련급성골수세포백혈병/치료관련골수형성이상증후군/골수증식종양은 급성골수세포백혈병, 골수형성이상증후군, 골수형상이상증후군/골수증식종양 전체의 10~20%를 차지한다. 치료 원인에 따라 2가지 아형(subtype)이 있다. 첫째, 시클로포스파미드(cyclophosphamide) 같은 알킬화제(alkylating agents) 또는 이온화방사선(ionizing radiation) 치료와 관련되어 발생하는 형이다. 이 경우는 대부분 치료 5~10회 후에 치료제 용량과 환자의 나이에 비례하여 발생하며, 초기에 골수에서 정상적인 적혈구형성(erythropoiesis)을 못하거나 여러 계열에서 형성이상이 나타나고 골수모세포 비율은 5% 이하이며 흔히 5번과 7번 염색체비정상이 발견된다. 치료제에 잘 반응하지 않는 이유로 생존기간이 짧다. 둘째, 다우노루비신(daunorubicin) 등의 국소이성화효소II억제제(topoisomerase II inhibitors) 치료와 연관되어 모든 나이에서 발생할 수 있다. 이 형에서 잠복기는 1~5년이며, 대부분 골수형성이상증후군이 선행되지 않고 급성백혈병이 발병하며, 흔히 11q23을 포함한 균형자리옮김이 나타나고 t(8:21)이나 inv(16), t(3:21) 등도 관찰된다. 치료관련골수종양 사례의 세포들은 골수형성이상급성골수세포백혈병, 단핵모세포/단핵구백혈병(monoblast/monocytic leukemia) 및 성숙급성골수세포백혈병 등과 형태학적으로 유사한 특징을 보인다.

4 상세불명급성골수세포백혈병

Acute Myeloid Leukemia, Not Otherwise Specified

상세불명급성골수세포백혈병(AML, NOS)은 WHO 분류에서 반복유전자비정상급성골수세포백혈병, 골수형성이상관련급성골수세포백혈병 및 치료관련골수종양에 속하지 않은 급성골수세포백혈병들이다. 이 범주에는 FAB 분류(M0~M7)에서 M3는 제외되고 추가로 급성호염기구백혈병(acute basophilic leukemia)과 골수섬유증동반급성범골수증(acute panmyelosis with myelofibrosis)이 포함되었다. 상세불명급성골수세포백혈병의 진단을 위해서는 말초혈액이나 골수에 모세포가 20% 이상의 비율이 필요하고, 백혈병세포들의 형태와 세포화학염색 결과를 근거로 분류한다. 하지만 이 분류에서도 유전자 비정상이나 면역표현형(immunophenotype) 등의 검사는 여전히 중요하며 백혈병 세포들의 형태학적 평가를 위해서 최소한 말초혈액 백혈구감별계산은 200개 그리고 골수는 500개의 세포를 평가해야 한다. 만약 골수섬유증으로 골수흡인 검체가 부적절한 경우는 백혈구연층(buffy coat) 도말표본을 이용한 평가도 유용하고, 진단을 위한 말초혈액이나 골수검체는 화학요법치료(chemotherapy) 전에 채취하는 것이 추천된다.

1) 최소분화급성골수세포백혈병

Acute Myeloid Leukemia with Minimal Differentiation

급성골수세포백혈병 사례의 5% 미만을 차지하며, 유아나 나이 든 성인에서 발생한다. 모세포는 주름 잡힌 세포질(cytoplasmic budding)이며, 형태학적으로 림프모세포와 비슷한 작은 모세포가 출현하는 경우 급성림프구백혈병(ALL) FAB L1 또는 L2 type과 구별이 쉽지 않으며, FAB AML M7의 거대핵모세포(megakaryoblast)나 M5a의 미분화 단핵모세포(undifferentiated monoblasts)와도 구별이 잘 안 되기 때문에 골수계항원(myeloid antigens)이나 초미세구조세포화학분석(ultrastructural cytochemical analysis)을 통해 분류한다. CD13과 CD33이 발현되고 출현하는 모세포들은 골수세포과산화효소(myeloperoxidase, MPO) 염색과 Sudan Black B 염색에서 양성세포가 3% 미만이다[그림 39-8].

※ 최소분화급성골수세포백혈병

① 모세포 20% 이상.
② 핵 염색질이 분산되고, 중간 크기의 모세포 출현.
③ 세포질에 과립이 없다(무과립성).
④ 세포화학염색 골수세포과산화효소(myeloperoxidase, MPO)염색과 수단블랙비(Sudan Black B, SBB) 염색 및 naphthol AS-D chloroacetate esterase(특이에스테라제) 염색에서 양성인 모세포가 3% 미만.
⑤ Alpha-naphthyl acetate 또는 butyrate esterase(비특이에스테라제) 염색 음성.
⑥ 확실한 과다세포충실성(hypercellularity) 골수.
⑦ $CD33^{+}$, $CD34^{+}$, $CD117^{+}$을 나타낸다.

2) 미성숙급성골수세포백혈병

Acute Myeloid Leukemia without Maturation

골수 내 모세포에 아우어 소체(Auer body)가 출현하며, POD와 SBB 염색에서 양성세포가 3% 이상으로 ALL과 구별된다. CD33+, CD34+, CD117+ 세포들이 70% 이상이다. 전골수구(promyelocyte)가 3% 이하로 골수모세포(myeloblast)가 대부분을 차지하며 성숙능력이 거의 없다. 대부분이 골수모세포이고 그 외에 소수(10% 이하)의 전골수구와 더 성숙한 과립백혈구가 보이지만 중간형의 골수구(myelocyte)나 후골수구(metamyelocyte)는 거의 보이지 않는다. 이 같은 골수형태를 백혈병성열공(hiatus leukemicus)이라고 한다. 만성골수세포백혈병(CML)과 구별이 된다[그림 39-9].

※ 미성숙급성골수세포백혈병

① 모세포 20% 이상.
② 비적혈구계 세포 중에서 90% 이상이 모세포일 것.
③ 세포질에 아우어 소체를 동반하기도 하는 호아주르과립(azurephilic granule)의 존재.
④ 세포화학염색 MPO, SBB 양성 모세포가 3% 이상.
⑤ 전형적인 과다세포충실성 골수.
⑥ 림프모세포와 비슷한 골수모세포도 존재.
⑦ CD33+, CD34+, CD117+을 나타낸다.

3) 성숙급성골수세포백혈병

Acute Myeloid Leukemia with Maturation

미성숙급성골수세포백혈병보다 성숙능력이 있어서 골수모세포 외에 전골수구 이상의 성숙과립백혈구가 보이

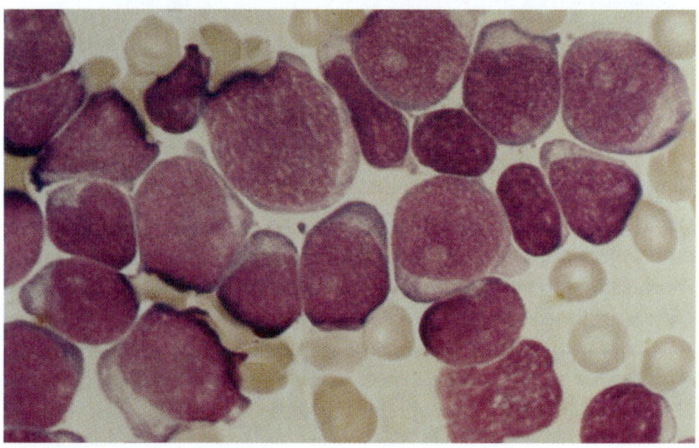

그림 39-8 최소분화급성골수세포백혈병

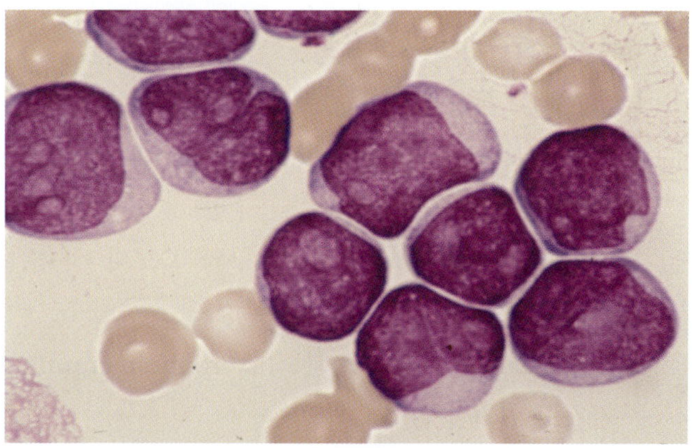

그림 39-9 미성숙급성골수세포백혈병

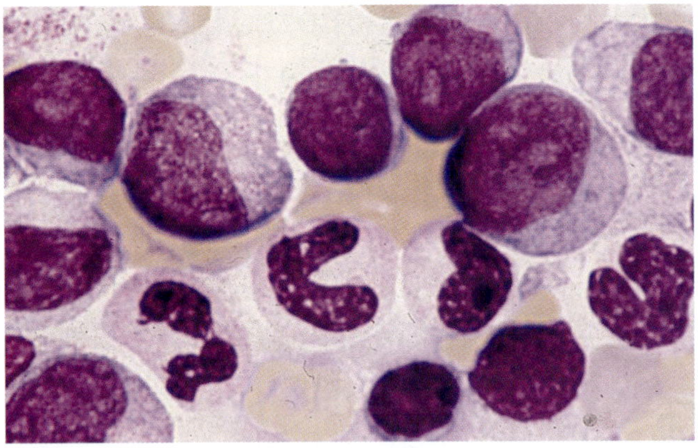

그림 39-10 성숙급성골수세포백혈병

지만 백혈병열공(leukemia lacunar; 백혈병 환자 골수에서 원래세포 위주의 유핵세포가 현저히 증가 현상)을 나타내며 골수모세포가 20% 이상을 차지하고 골수계 세포 중에 전골수구는 3~20% 정도를 차지한다[그림 39-10]. 만성골수세포백혈병이나 골수형성이상증후군과는 다르다. 성숙중성구는 점차적으로 거짓펠거-휴에트 핵이상 등이 보이고 아우어 소체가 발견된다. MPO와 SBB 염색에서 강한 양성이다. 약 1/3의 사례에서는 백혈구알칼리인산분해효소(LAP) 활성의 감소가 있고 특이에스테르분해효소(specific esterase) 염색 결과는 양성이지만, 비특이에스테르분해효소(non specific esterase) 염색에서는 음성이다. 50% 이상의 환자에서 염색체 8번과 21번 사이에서 자리옮김이 발견된다[t(8:21)(q22:q22)]. 어른들보다 어린이에서 많이 발견된다.

※ 성숙급성골수세포백혈병

① 모세포 20% 이상, 아우어 소체 출현.

② 세포화학염색 Myeloperroxidase, Sudan Black B 양성인 모세포가 3% 이상.

③ 골수세포의 10% 이상이 전골수구와 그보다 성숙한 중성구 계열.

④ 모세포 세포질에 호아주르과립(azurophilic granule)을 가지고 있거나 없다.

⑤ 호산구 계열 전구세포의 증식이 빈번하게 관찰된다.

⑥ 중성구의 비정상적인 핵분절이 관찰된다.

⑦ 과다세포충실성 골수.

4) 급성골수단핵구백혈병 *Acute Myelomonocytic Leukemia*

과립백혈구계의 골수모세포나 전골수구 그리고 단핵구계의 단핵모세포나 단핵구 모두가 동시에 출현하는 경우 급성골수단핵구백혈병(acute myelomonocytic leukemia, AMML)이다. 형태학적으로 FAB AML M2 type과 비슷한 점이 많으나 단핵모세포(monoblast)와 전골수구(promonocyte)가 20% 이상을 차지하는 것이 특징이다. 말초혈액 내 단핵구계세포 수가 5 × 10^9개/L 이상이다(전단핵구와 단핵구가 유핵세포의 20% 이상). FAB AML M4의 경우는 과립구계세포와 단핵구계세포가 같이 나타나기 때문에 형태학적으로 감별을 위해 세포화학적 특성을 이용한 염색 결과로 구별한다. 과립구계세포는 특이에스테르분해효소(AS-D chloroacetate esterase)에 양성 반응이며, 단핵구계세포들은 비특이에스테르분해효소(α-naphthol acetate 또는 butyrate esterase) 염색 결과 양성 반응이므로 이중에스테라제(dual esterase)염색 양성이다. 16번 염색체비정상으로 inv(16)(p13q22)이 발견되고 중추신경계백혈병이 발생하는 경우가 많다[그림 39-11].

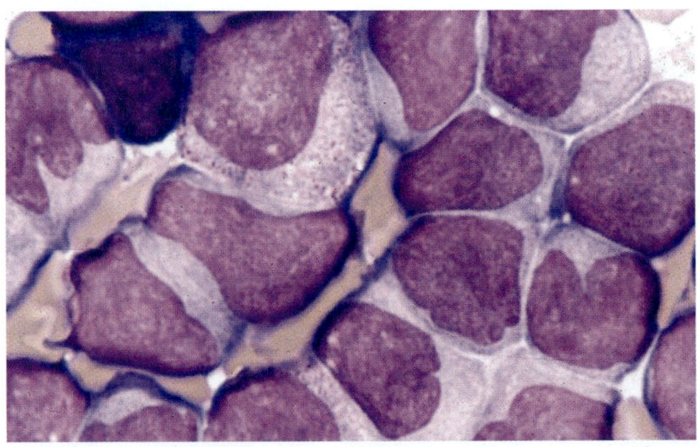

그림 39-11 급성골수단핵구백혈병

※ 급성골수단핵구백혈병

① 골수모세포(myeloblast), 단핵모세포(monoblast), 전단핵구(promonocyte)가 20% 이상.
② 호중구 20% 이상.
③ 단핵구계 세포 20% 이상.
④ 단핵모세포는 크고, 핵은 둥글며 풍부한 세포질.
⑤ 아우어 소체 출현.
⑥ 골수세포과산화효소(MPO) 염색에 양성인 모세포는 3% 미만.
⑦ 말초혈액 단핵구 수 5×10^9개/L 이상.
⑧ 특이 및 비특이에스테르분해효소 염색에 양성, 이중 에스테르분해효소(dual esterase) 염색 양성.
⑨ 골수구계 항원 CD13+, CD33+이며, 단핵구계 CD14+, CD4+, CD11b+, CD11c+, CD64+, CD36+이다.

5) 급성단핵모세포 및 단핵구백혈병 *Acute Monoblast and Monocytic Leukemia*

단핵구계의 세포가 주를 이루는 급성백혈병이다. FAB 분류에서는 단핵모세포(monoblast)가 종양화한 미분화급성단핵구백혈병 AML M5a와 전단핵구(promonocyte)와 단핵구(monocyte)가 종양화된 분화급성단핵구백혈병 AML M5b로 나눈다. FAB AML M5a에서 발견되는 단핵모세포는 과립은 거의 보이지 않으며 세포질 내에 공포(vacuole)가 출현한다. 형태학적으로 FAB ALL L2 type의 림프모세포와 구별이 필요하다. FAB AML M5b에서는 분화가 더 진행되고 핵은 다분엽성을 보이며 세포질은 청회색(gray blue)으로 보인다[그림 39-12]. 특이에스테라제염색은 음성이고 비특이에스테르분해효소[alpha-naphtyl acetate(또는 butyrate) esterase] 염색에서 양성반응이지만 불화나트륨(NaF)을 첨가하면 염색이 억제된다. MPO와 SBB 염색에서 모세포는 음성을 보이지만 좀 더 성숙한 세포에서는 약한 양성반응을 나타낸다. 단핵구계백혈병에서는 CD14+, CD64+, CD68+, CD11b+ 반응을 보인다. t(9:11)(p22:q23)에서 염색체 자리옮김에 의한 유전자비정상이 소아에서는 75% 정도 성인에서는 30% 정도 발견된다. 혈청뮤라미드분해효소[serum muramidase (lysozyme)]의 활성이 증가한다.

※ 급성단핵모세포 및 단핵구백혈병

① 골수모세포, 단핵모세포, 전단핵구 3가지 세포합이 20% 이상.
② 그중 단핵구계 세포가 80% 이상.
③ FAB AML M5a 단핵모세포는 둥근 핵과 뚜렷한 핵소체와 염기성의 풍부한 세포질(거짓발 형성).
④ 특이에스테라제 음성, 비특이에스테르분해효소 염색에 강양성, 골수세포과산화효소염색 음성.

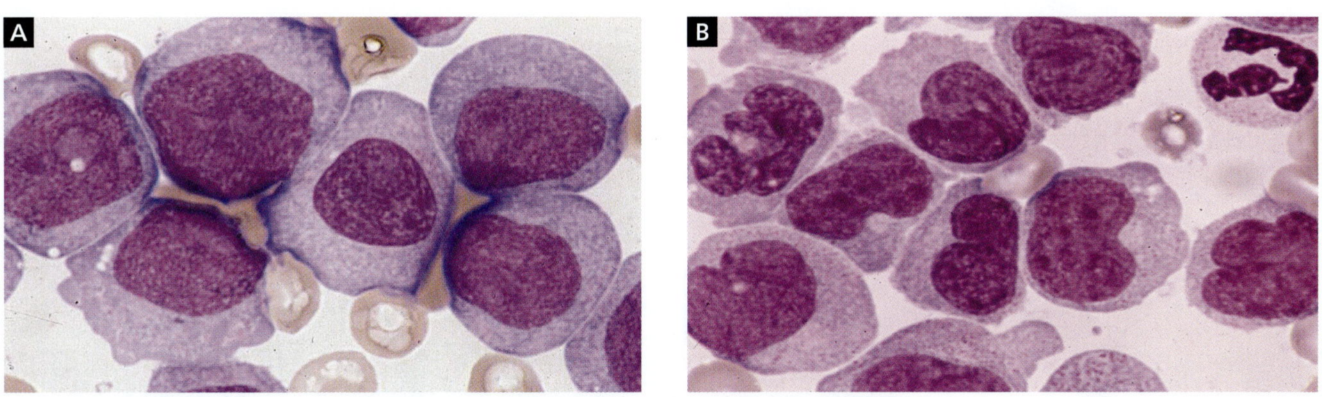

그림 39-12 급성단핵모세포 및 단핵구백혈병. A. FAB AML M5a, B. FAB AML M5b

⑤ 과다세포충실성(주로 단핵모세포로 구성).
⑥ 용해소체(lysozyme) 항체 양성.
⑦ FAB AML M5b 전단핵구는 불규칙한 모양의 핵, 아주르과립이 있는 호염기성 세포질, 비특이에스테르분해효소 염색 양성(NaF에 억제), MPO 염색 가끔 양성.
⑧ 용해소체(lysozyme) 양성.
⑨ 적혈구포식세포(erythrophagocytosis) 관찰.
⑩ 단핵구계 세포는 CD14+, CD4+, CD11b+, CD11c+, CD64+, CD36+이다.

6) 급성적혈구계백혈병 *Acute Erythroid Leukemia*

골수 내에 종양세포 중 적혈모구계가 50% 이상 차지하는 경우 적백혈병(erythroleukemia)이라고 부른다. 적혈모구는 거대적혈모구빈혈(megaloblastic anemia)에서 출현하는 거대적혈모구(megaloblast)와 유사하고 핵이 2개 이상 보이는 형성이상(dysplasia)을 나타내는 비정상 적혈모구가 관찰된다[그림 39-13A]. WHO 분류에서는 FAB AML M6 type을 M6a와 M6b로 분류한다. M6a형은 적혈모구계 세포와 골수계세포가 혼재되어 출현하는 적혈구계백혈병이며, M6b형은 순수적혈구계백혈병(pure erythroid leukemia)이고 골수모세포의 증거가 없는 적혈모구계 세포가 80%를 초과할 때이다. 철염색(prussian blue stain)을 하면 환상철적혈모세포(ringed sideroblast)가 관찰된다. PAS (periodic acid schiff) 염색에서 거대적혈모구빈혈의 거대적혈모구는 음성이고, 급성적혈구계백혈병 세포는 양성반응이다[그림 39-13B].

※ 급성적혈구계백혈병

① 골수 유핵세포 중 적혈구계가 50% 이상.
② 비적혈구계세포 중에서는 모세포가 20% 이상.
③ 적혈구 전구세포의 핵은 거대핵이고 형성이상을 나타냄.
④ 유핵적혈구의 핵은 다핵인 것들이 관찰.
⑤ 환상철적혈모세포 출현.
⑥ 적혈구 전구세포는 PAS 염색 양성.
⑦ 과다세포충실성 골수, 거대핵세포 형성이상.

7) 급성거대핵모세포백혈병 *Acute Megakaryoblastic Leukemia*

급성거대핵모세포백혈병 FAB 분류에서는 AML M7으로, 거대핵세포가 전체 골수 유핵세포의 50% 이상 출현하며, 많은 사례에서 골수섬유증(myelofibrosis)을 동반한다. 모세포들은 림프모세포와 비슷하고 골수세포과산화효소염색 음성이지만, 전자현미경 관찰에서 혈소판은 골수세포과산화효소염색 양성이다. 혈소판 당단백질(glycoprotein) GPIIb/IIIa 항체를 이용한 형광항체염색에서 양성으로 나타나므로 급성림프모세포백혈병과 구별된다[그림 39-14].

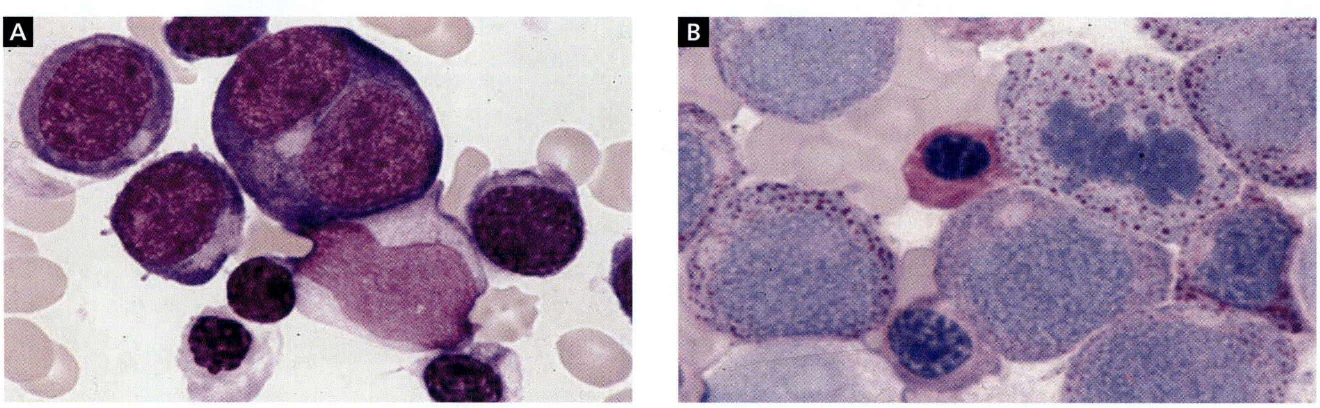

그림 39-13 급성적혈구계백혈병. A. 라이트염색, B. PAS 양성 적혈구계세포

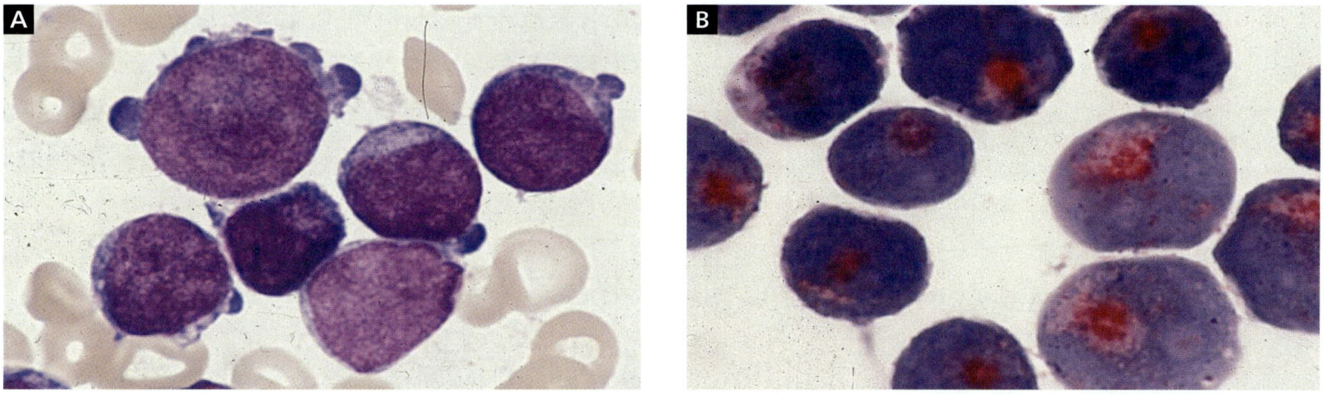

그림 39-14 급성거대핵모세포백혈병. A. 라이트염색, B. ACP 양성

※ 급성거대핵모세포백혈병

① 모세포 20% 이상.

② 면역표현형 검사나 전자현미경 검사에서 거대핵세포가 50% 이상.

③ 거대핵모세포는 크기가 중간에서 큰 크기, 핵이 둥글거나 굴곡이 있으며 핵소체 있음.

④ 세포질은 과립이 없고, 염기성(거짓발 형성).

⑤ 말초혈액에서 작은거대핵세포(small megakaryocyte, micromegakaryocyte), 거대핵모세포 조각과 형성이상의 거대혈소판(giant platelet), 미세과립 중성구 출현

⑥ MPO, SBB 염색 음성.

⑦ 모세포는 PAS, ACP (acid phosphatase), NSE (non specific esterase) 양성.

⑧ 거대핵세포계는 CD41+, CD42b+, CD61+ 등으로 구별된다.

8) 급성호염기구백혈병 *Acute Basophilic Leukemia*

급성호염기구백혈병은 급성골수세포백혈병 중 1% 미만의 희귀질환이다. 말초혈액이나 골수에서 발견되는 모세포는 핵:세포질 비율(N/C ratio)이 높은 중간 크기이며 톨루이딘블루(toluidine blue) 염색 결과에서 이염색성(metachromatic)이다. 모세포의 핵은 둥글거나 타원형이며 이분엽(bilobed)이고 1~3개의 뚜렷한 핵소체를 갖는다. 세포질은 중간 정도의 염기성며, 과립은 진한 염기성이다. 성숙한 호염기구는 드물며 형성이상 특징을 나타내는 적혈구계 전구세포들이 관찰된다. 과다세포충실성 골수이며, 세포화학염색은 산성인산분해효소(ACP)는 양성이고 골수세포과산화효소(MPO), 수단블랙비(SBB) 비특이에스테르분해효소(non specific esterase) 등에서는 음성반응이다.

※ 급성호염기구백혈병

① 모세포의 크기는 중간, 핵:세포질 비율이 높다.

② 모세포 핵의 형태는 둥글거나 타원형이거나 이분엽, 1~3개의 뚜렷한 핵소체.

③ 세포질은 중간 정도 염기성, 과립은 진한 염기성.

④ 성숙형 호염기구는 드물고 적혈구 전구세포들은 형성이상.

⑤ ACP 양성 및 MPO, SBB, NSE 음성.

9) 골수섬유증동반급성범골수증 *Acute Panmyelosis with Myelofibrosis*

① 말초혈액에 심한 범혈구감소(pancytopenia).

② 부동변형적혈구증가증(anisopokilocytosis).

③ 적혈구계, 거대핵세포계 및 과립구계 전구세포들의 과다증식.

④ 골수세포의 형성이상과 과다세포충실성.

⑤ 중성구가 특이에스테르분해효소(Naphthol AS-D

chloroacetate esterase) 염색에 양성.

5 골수육종

Myeloid Sarcoma

① 골수육종백혈병모세포 증식이 말초혈액이나 골수 이외 조직에서 발생한다.

② 급성단핵모세포백혈병 발생 전이나 또는 동시에 단핵모세포육종이 발생한다.

③ 골수증식종양에서 전환된 경우 3계열의 조혈모세포의 종양으로 발생하기도 한다.

⑤ MPO, 특이에스테라제 염색에 양성이다.

6 다운증후군관련골수계증식

Myeloid Proliferation Related to Down Syndrome

다운증후군은 21번 3염색체(trysomy 21)의 염색체비정상을 나타난다[그림 39-15]. 다운증후군 환자들은 백혈병 발생 위험이 정상인들에 비해 10~100배 더 높으며, 특히 5세 이하 어린이 다운증후군에서 급성골수세포백혈병 발병률은 정상 어린이에 비해 150배 정도 높다. 4세 이하의 어린이백혈병 환자들에서 급성림프모세포백혈병:급성골수세포백혈병의 비율이 4:1이고, 다운증후군과 관련 백혈병의 경우 1:1.2로 비슷한 비율이, *GATA-1* 유전자변이를 비롯해서 형태학적으로나 면역표현형 등이 독특한 특성을 나타낸다. 신생아 다운증후군 환자들의 약 10%는 일과성골수계조혈(transient myeloid hematopoiesis) 비정상을 보이며 대부분 3개월 이내에 자연적으로 없어지기도 하지만 몇 년 안에 백혈병이 발생하기도 한다.

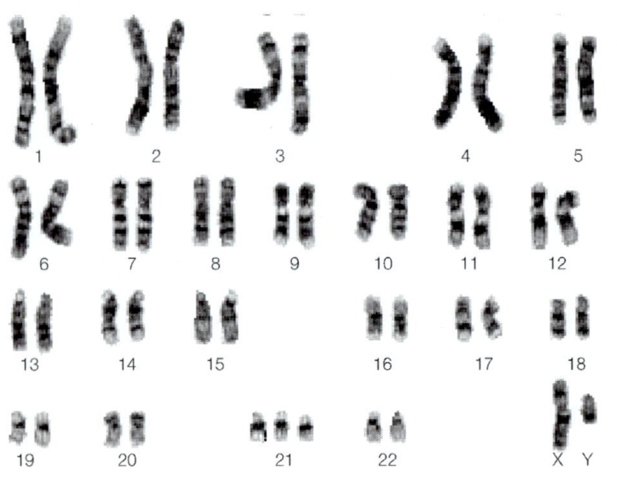

그림 39-15 다운증후군의 3염색체(47,XY,21+)

1) 다운증후군 관련 일과성골수계조혈이상

Transient Abnormal Myelopoiesis(TAM) with Down Syndrome

① 골수와 말초혈액 모세포는 둥글거나 약간 불규칙한 핵과 진한 염기성 과립을 갖는 염기성 세포질이 관찰된다.

② 일부 사례에서 말초혈액 호염기구증가(basophilia)와 골수에서 적혈구계 및 거대핵세포계의 형성이상이 나타난다.

③ 모세포 대부분은 CD4dim+, CD13+, CD33+, CD34+, CD36+, CD41+, CD42+, CD61+, CD71+, CD117+이다.

④ CD14와 CD15 및 MPO는 음성이다.

2) 다운증후군관련골수세포백혈병

Myeloid Leukemia Associated with Down Syndrome

① 말초혈액에서 모세포와 적혈구 전구세포가 나타나고 부동변형적혈구증가증이 관찰된다.

② 혈소판 수가 감소하고 거대혈소판이 나타나기도 한다.

③ 골수에서 레티큘린(reticulin)이 증가하고 크거나 작은 거대핵모세포들의 형성이상이 관찰된다.

④ 골수에서 전거대핵세포(promegakaryocyte)의 증식이 관찰된다.

⑤ 모세포 대부분은 CD4dim+, CD13+, CD33+, CD34+, CD36+, CD41+, CD42+, CD61+, CD71+, CD117+이다.

⑤ CD14와 CD15 및 MPO는 음성이다.

7 모세포성형질세포모양가지세포종양

Blastic Plasmacytoid Dendritic Cell Neoplasms

모세포성형질세포모양가지세포종양(BPDCN)은 주로

골수와 말초혈액 및 피부를 침범하고 임상적으로 공격적인 종양으로 매우 드문 질환이며, 형질세포모양가지세포의 전구세포에서 유래한다.

① 종양세포들은 비특이에스테르분해효소(NSE) 염색과 골수세포과산화효소(MPO) 염색 음성이다.

② CD4+, CD43+, CD45RA+, CD56+, CD123+, TCL1+이다.

③ 기타 림프계와 골수계 표지자 및 Epstein-Barr Virus (EBV) 표지자에 음성이다.

④ T-세포와 B-세포 유전자는 종자계(germ line) 상태를 나타낸다.

⑤ 많은 경우 복합유전자비정상을 나타낸다.

39.3 계열모호급성백혈병
Acute Leukemia of Ambiguous Lineage

세계보건기구(WHO)는 급성백혈병 중에서 면역표현형 분석결과 하나의 혈구 계열에서 분화된 분명한 증거가 없는 급성미분화백혈병(acute undifferentiated leukemia)과 특정 계열의 백혈병으로 구별할 수 없게 2개 이상 계열의 세포표면 항원이 발현되는 혼합형급성백혈병을 계열모호급성백혈병으로 분류하였다[표 39-3]. 흔한 질환은 아니며, 혼합형의 경우 골수구계와 림프구계가 섞여 있거나, 한 계열로 분화된 것과 아직 분화되지 않는 세포들이 혼합 존재하기도 한다. 진단을 위해서는 면역표현형의 확인이 중요하며 다항목흐름세포측정(multiparameter flow cytometry)이 추천된다.

표 39-3 계열모호급성백혈병(Acute leukemia of ambiguous lineage)

미분화급성백혈병 (Acute undifferentiated leukemia)
t(9:22)(q34.1:q11.2)혼합형급성백혈병; *BCR/ABL1* (Mixed phenotype acute leukemia with t(9:22)(q34.1:q11..2); *BCR/ABL1*)
t(v:11q23)혼합형급성백혈병; *KMT2A*-재배열 (Mixed phenotype acute leukemia with t(v:11q23); *KMT2A*-rearranged)
상세불명혼합형급성백혈병, B/골수계 (Mixed phenotype acute leukemia with B/myeloid, NOS)
상세불명혼합형급성백혈병, T/골수계 (Mixed phenotype acute leukemia with T/myeloid, NOS)
상세불명혼합형급성백혈병, 희귀형 (Mixed phenotype acute leukemia with NOS, rare type)
상세불명계열모호급성백혈병 (Acute leukemia of ambiguous lineage, NOS)

참고문헌

1. 대한혈액학회, *혈액학. (제3판),* 범문에듀케이션, 2018.
2. 권현영, 박상묵 외, *임상병리혈액학. (제3판),* 범문에듀케이션, 2020.
3. Swerdlow, S.H., Campo, E., Harris, N.L. et al., *WHO Classification of Tumors of Hematopoietic and Lymphoid Tissues, 4th ed. vol 2,* International Agency for Research on Cancer(IARC), Lyon. 2017.

40

림프계종양의 세계보건기구 분류

WHO Classification of Lymphoid Neoplasm

림프모세포백혈병(lymphoblastic leukemia)은 B-세포 및 T-세포 계열의 모세포종양으로 주로 골수와 혈액을 침범하지만 때로는 림프절(lymph node) 또는 림프절 주변에서 발생하기도 한다. 림프종(lymphoma)과 림프모세포백혈병을 혼용해서 부르고 있으나 종괴병변(lump lesion)에 국한되고 골수나 혈액으로 침범하지 않은 경우 림프모세포림프종(lymphoblastic lymphoma)이고, 골수나 혈액에 광범위하게 침범한 경우 림프모세포백혈병이며, 골수에서 림프모세포가 20% 미만일 때는 백혈병으로 진단하지 않는다. WHO는 급성림프모세포백혈병(ALL) 분류 때 세포유전이나 분자유전을 적용하면서 염색체비정상이나 유전자비정상이 확인되고 그에 따라 치료효과와 예후가 다르다는 것을 밝혀냈다. 이 경우 대부분 B-림프모세포백혈병(B-ALL)이 반복되므로 WHO 분류에서는 반복유전자이상B-림프모세포백혈병으로 아형(subtype)을 나누고 있으며 2017년 개정 때는 더 많은 아형들이 추가되었다.

여기에 수록된 혈구사진들은 특별한 서술이 없으면 골수 라이트염색, 1,000×이다.

40.1 상세불명B-림프모세포백혈병/림프종

B Lymphoblastic Leukemia/Lymphoma, NOS

급성림프모세포백혈병(acute lymphoblastic leukemia, ALL) 환자들의 약 75%는 6세 이하 어린이에서 발생하고 그중 B-림프모세포백혈병(B-lymphoblastic leukemia, B-LBL)은 림프모세포림프종(lymphoblastic lymphoma)의 10% 정도를 차지한다. 대부분의 급성B-림프모세포백혈병(B-ALL) 환자들은 골수기능상실(bone marrow failure)로 인해 혈소판감소(thrombocytopenia)나 빈혈(anemia) 및 중성구감소(neutropenia)가 나타난다. 총 백혈구 수는 감소, 정상 또는 심한 증가 등으로 다양하고 림프절병증(lymphadenopathy)과 간비대나 지라비대가 관찰된다.

① 모세포들은 선명하지 못한 핵소체를 갖는 작은 것과 확실한 핵소체와 공포를 갖는 큰 것까지 다양하다[그림 40-1].
② 10% 정도에서는 진한 아주르과립이 관찰된다.
③ 핵염색질은 응축되고 세포질은 양이 적다.
④ 림프모세포는 MPO와 SBB에 음성이고 PAS (periodic acid schiff)에 양성이다.

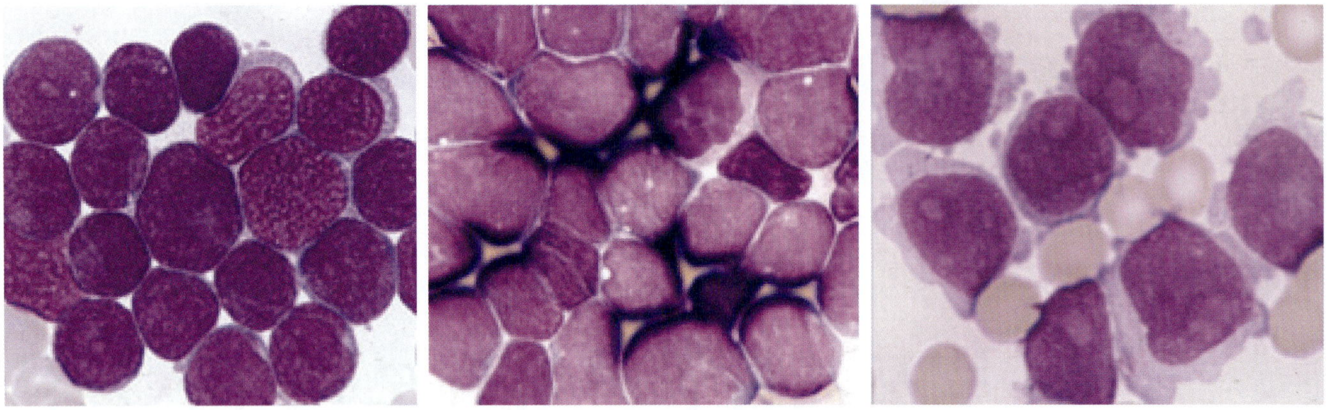

그림 40-1 급성B-림프모세포백혈병(B-ALL, 오른쪽은 말초혈액; 확실한 핵소체)

⑤ CD19+, CD79α+, CD22+이고 많은 경우에서 CD10+, CD24+이다.

⑥ TdT (terminal deoxynucleotidyl transferase) 양성이다.

40.2 반복유전자비정상B-림프모세포백혈병/림프종

B-Lymphoblastic Leukemia/Lymphoma with Recurrent Genetic Abnormalities

급성림프모세포백혈병의 경우 환자의 65~90%에서 유전자비정상이 발생하는데 균형자리옮김(balanced translocation)을 비롯하여 염색체의 반복유전자비정상이 나타난다. 염색체비정상 소견은 t(9:22), t(4:11), t(12:21), t(1:19), t(8:14), t(2:8), t(8:22) 등이다.

1 t(9:22)(q34:q11.2); *BCR/ABL1*양성B-림프모세포백혈병/림프종

B-Lymphoblasticleukemia/Lymphoma with t(9:22)(q34:q11.2); BCR/ABL1

① 성인 ALL의 25%와 어린이 ALL의 2~4%를 차지한다.

② 다른 ALL과 구별되는 뚜렷한 형태학적 특징 없다.

③ TdT, CD10, CD19 양성이다.

④ 골수구계 항원인 CD13, CD33에 양성인 경우가 많고 CD117 음성이다.

⑤ CD25 양성은 성인 t(9:22) B-ALL과 관계 있다.

2 t(v:11q23)(q34:q11.2); *MLL*재배열B-림프모세포백혈병/림프종

B-Lymphoblastic Leukemia/Lymphoma with t(v:11q23)(q34:q11.2); MLL Rearranged

① 1세 미만 영아에서 흔히 발생한다.

② 말초혈액 백혈구 수가 100 × 10^3/μL 이상으로 증가한다.

③ 다른 ALL과 구별되는 형태학적 특징 없다.

④ CD10과 CD24 음성, CD15 양성이다.

⑤ 유전자 재배열은 *FLT-3* 과다발현과 관련 있다.

3 t(12:21)(p13:q22); *TEL-AML1(ETV6-RUNX1)*B-림프모세포백혈병/림프종

B-Lymphoblastic Leukemia/Lymphoma with t(12:21)(p13:q22); TEL-AML1(ETV6-RUNX1)

① 어린이 B-ALL의 25% 정도에서 나타난다.

② 염색체 수가 50개를 넘는 경우로 대부분 66개보다 많고 구조적 이상은 없다.

③ 다른 ALL과 구별되는 형태학적 특징 없다.

④ CD19, CD10, CD34 양성이고 CD9, CD20, CD66c는 음성이다.

4 고두배수체B-림프모세포백혈병/림프종

B-Lymphoblastic Leukemia/Lymphoma with Hyperdiploidy

① 어린이 B-ALL의 20%에서 나타난다.

② 다른 ALL과 구별되는 형태학적 특징 없다.
③ CD19, CD10에 양성이고 대부분 CD34 양성이며 CD45는 음성이다.
④ 추가되는 염색체는 21, X, 14, 4번이 가장 많고 1, 2, 3은 드물다.

5 저두배수체B-림프모세포백혈병/림프종

B-Lymphoblastic Leukemia/Lymphoma with Hypodiploidy

① LL의 5% 미만에서 발견된다.
② 다른 ALL과 구별되는 형태학적 특징 없다.
③ CD19, CD10 양성이다.

6 t(5:14)(q31:q32); *IL3-IGH*동반B-림프모세포백혈병/림프종

B-Lymphoblastic Leukemia/Lymphoma with t(5:14)(q31:q32); IL3-IGH

① 아주 드물게 ALL의 1% 미만에서 나타난다.
② 말초혈액에 호산구가 증가한다.
③ CD19, CD10 양성이다.
④ 유전자 재배열로 IL3이 과다 표현된다.

7 t(1:19)(p23:q13.3); *E2A-PBX1(TCF3-PBX1)*동반B-림프모세포백혈병/림프종

B-Lymphoblastic Leukemia/Lymphoma with T(1:19)(p23:q13.3); E2A-PBX1(TCF3-PBX1)

① 어린이 B-ALL의 6% 정도에서 나타나고 성인에서는 드물게 나타난다.
② 다른 ALL과 구별되는 형태학적 특징 없다.
③ CD19, CD10, CD9 양성이고 세포질μ무거운사슬 양성인 pre-B 표현형을 나타낸다.

40.3 T-림프모세포백혈병/림프종

T-Lymphoblastic Leukemia/Lymphoma

급성T-림프모세포백혈병(T-ALL)은 어린이 ALL의 15%를 차지하고 여자보다 남자에서 잘 발생하며 성인의 경우 ALL의 25% 정도이다. T-ALL의 모든 사례에서 골수와 깊은 관계가 있고, T-모세포(T-lymphoblast) 세로칸림프절(mediastinal lymph node) 또는 림프절 외 세로칸과 연관이 있다. T-ALL은 높은 백혈구 수를 나타내고, 종종 큰 세로칸종양이나 기타 조직에서 종양이 발견된다. 일반적으로 림프절병증과 간·지라비대(hepatosplenomegaly)가 나타나고 염색체비정상은 50~70%에서 발견된다. 급성T-림프모세포백혈병의 세포들은 B-ALL에 비해 형태학적 특징이 뚜렷하지 않다. 많은 세포표면항원이 발현되지만 CD3만이 특이적이다.

① 림프모세포는 핵:세포질 비율이 높고, 진한 핵염색질과 핵소체가 확실하지 않은 중간 크기부터 섬세한 핵염색질과 뚜렷한 핵소체를 갖는 큰 것들도 관찰된다[그림 40-2].
② TdT, CD1a, CD2, CD3, CD4, CD5, CD7, CD8 등이 발현된다.
③ 염색체비정상은 14q11.2의 TCR (T cell receptor) α-사슬과 TCR δ-사슬에서 가장 흔히 나타난다.
④ 7q35의 TCR β-사슬과 7p14-15의 TCR γ-사슬 재배열도 흔하다.
⑤ *HOX11*, *HOX11L2*, *MYC*, *TAL1*, *RBTN1*, *RBTN2*, *LYL1*, *LCK* 변이도 자주 나타난다.
⑥ 버킷림프종(Bukitt lymphoma)에서 관찰되는 별이풍

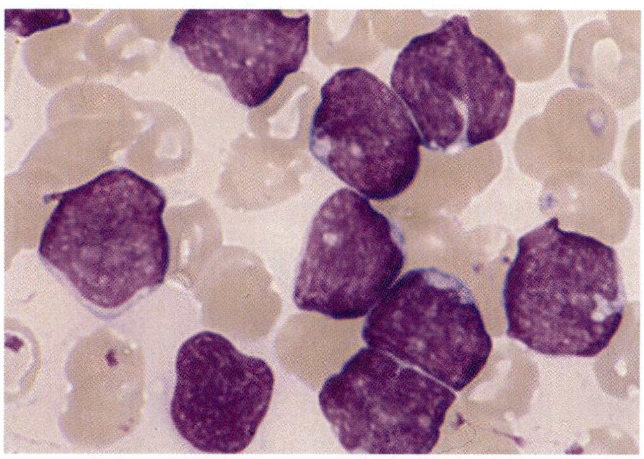

그림 40-2 급성T-림프모세포백혈병(T-ALL)

부한하늘(starry sky) 패턴을 보일 수도 있다.

40.4 성숙B-세포종양
Mature B-Cell Neoplasms

성숙B-세포종양은 B-림프세포의 분화과정에서 발생하는 종양으로 2008년 WHO에 의해서 분류에 의하면 30종이 넘는다. 그리고 2011년 대한병리학회 혈액병리연구회에서 발표한 우리나라 림프종의 통계조사 결과에 의하면 발생하는 전체 비호지킨림프종(NHL) 중에서 광범위큰B-세포림프종(diffuse large B-cell lymphoma, DLBCL)이 거의 절반 정도를 차지하며 이어서 점막관련림프조직림프절외변연부B-세포림프종(extranodal marginal zone B-cell lymphoma of mucosa-associated lymphoid tissue)이 20% 정도이다.

1 광범위큰B-세포림프종
Diffuse Large B-Cell Lymphoma, DLBCL

광범위큰B-세포림프종(DLBCL)에서 나타나는 종양세포들은 정상 림프구보다 더 크고, 핵이 다른 림프증식종양의 종양세포들보다 두 배 정도 크며, 어떤 것은 정상적인 대식세포(macrophage)의 핵 크기와 비슷하고 대부분 조직에서 광범위하게 산재하여 성장하는 패턴을 보인다. 핵염색질은 수포형으로 보이거나 핵소체가 2~3개 뚜렷하게 관찰되기도 하며 대부 세포질은 비교적 풍부한 편이다[그림 40-3]. 진단 나이는 대부분 60대이지만 종종 젊은 층이나 어린이에게서 발생하기도 한다. 발병초기에 골수와 연관성이 없으나 말기에는 골수와 연관하여 발병되기도 한다. 종양세포들은 CD19, CD20, CD22, CD79a 등의 범B-세포표지자에 양성을 나타낸다. 일부 환자들은 CD5, CD10과 *IRF4/MUM1*에도 양성이며, 60~90%에서는 *BCL6* 양성을 보인다. 환자들의 30% 정도에서 *BCL6* 유전자변이와 연관된 3q27 부위 염색체비정상이 관찰될 수 있으며 소포림프종(follicular lymphoma) 환자에서 특징적으로 나타나는 자리옮김 t(14:18)

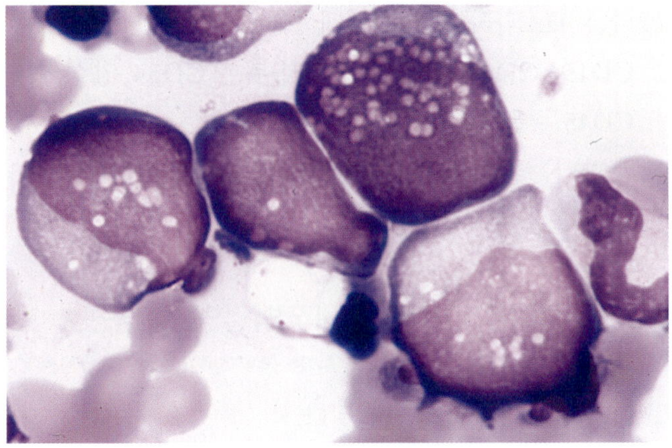

그림 40-3 광범위큰B-세포림프종(DLBCL)

이 나타나고 그 결과 *BCL2* 단백이 발현한다.

형태학적, 생물학적 특징과 임상양상 그리고 면역표현형 분석 등을 종합하여 다음 4개의 아형으로 분류한다.

1. T-세포/조직구풍부큰B-세포림프종(T-cell/histiocyte rich large B-cell lymphoma)
2. 일차중추신경계광범위큰B-세포림프종(Primary DLBCL of the CNS)
3. 일차피부광범위큰B-세포림프종(Primary cutaneous DLBCL, leg type)
4. 노인EBV양성광범위큰B-세포림프종(EBV positive DLBCL of the elderly)

2 점막관련림프조직림프절외변연부B-세포림프종
Extranodal Marginal Zone B-Cell Lymphoma of Mucosa-Associated Lymphoid Tissue, MALT-Lymphoma

점막관련림프조직림프절외변연부B-세포림프종은 모든 B-세포림프종의 7~8%를 차지하며 일반적으로 위장관계(gastrointestinal tract)에서 가장 흔하게 발생한다. 사람 위에는 정상적으로 림프조직이 없으나 *Helicobacter pylori*에 감염되면 개체보호를 위해 후천적으로 점막관련림프조직이 형성된다.

점막관련림프조직림프절외변연부B-세포림프종은 위뿐만 아니라 폐, 갑상샘, 침샘, 눈 및 피부와 관련해서도 발생한다. 종양세포들의 형태는 다양하여 작은림프구

(small lymphocyte), 중간크기림프구(lymphocyte), 큰림프구(large lymphocyte) 및 형질세포(plasma cell) 등이 다양하게 증식한다.

핵붕괴세포(smudge cell)와 비슷하게 보이고 세포질은 풍부하고 창백한(pale) 단핵구모양의 형태를 보이기도 하며 지속적인 면역반응에 의해 반응성 과다림프형성을 일으킨다. CD20, CD19, CD22 및 단클론면역글로불린 사슬을 발현하고 CD34는 약 50%의 사례에서 양성을 나타낸다. 유전자비정상은 자가세포억제 유전자 *API2*와 *MLT* 상호간에 t(11:18)(q21:q21) 자리옮김이 발생한다.

3 B-전림프구백혈병

B-Cell Prolymphocytic Leukemia

B-전림프구백혈병(B-PLL)은 림프구백혈병 중에서 1% 정도로 흔하지 않은 질병이며 말초혈액, 골수 및 지라에 B-전림프구 증식에 의한 종양이다.

말초혈액의 림프구계세포의 55% 이상이 전림프구(prolymphocyte)이며 림프구 수의 빠른 증가로 보통 림프구 수가 100 × 10^9/L 정도로 증가하고, 환자의 50%에서 빈혈과 혈소판 감소가 나타난다. 백혈병전림프구들은 정상림프구보다 2배 정도로 크고, 중간 정도로 응축된 핵염색질과 구멍을 파 놓은 듯한(punched-out) 뚜렷한 핵소체 1개가 핵 중앙에 있으며, 약한 염기성(basophilic)의 세포질은 비교적 풍부하다[그림 40-4].

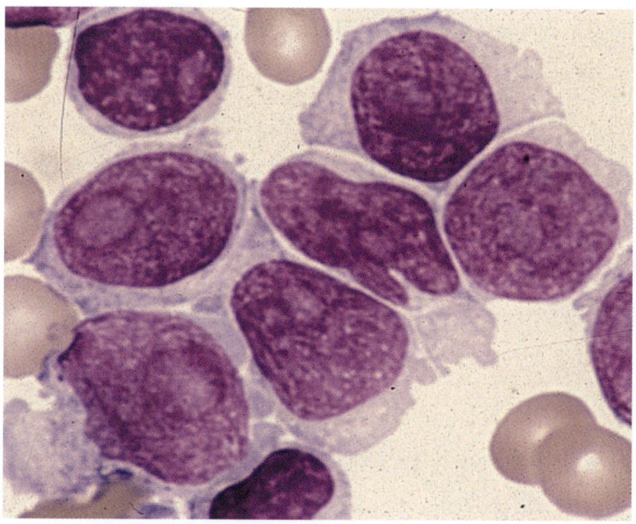

그림 40-4 B-전림프구백혈병(B-PPL)

면역표현형 검사에서는 CD19, CD20, CD22, FMC7 등 범B-세포 표면항원에 양성이며, CD5, CD23도 20% 정도에서 양성을 보인다.

4 림프절변연부림프종

Nodal Marginal Zone Lymphoma

림프절변연부림프종(NMZL)은 림프계종양의 1.5~1.8%이며 예전에는 단핵구모양B-세포림프종(monocyte like B-cell lymphoma)으로 불렸다.

어린이에게서 나타날 수도 있으나 주로 60대에서 발병한다.

단핵구모양B-세포들이 말초림프절(peripheral lymph nodes)을 침범하며 드물게 골수나 말초혈액에도 나타난다. 조직소견은 점막관련림프조직림프절외변연부B-세포림프종이 림프절을 침범했을 때와 유사하지만 림프절변연부림프종은 진단 당시 림프절에만 국한되어 있는 경우이다.

종양세포들은 변연부에 B-세포, 형질세포, 변형B-세포들이 산재해 있다. 면역표현형은 대부분의 경우 범B-세포표지자에 양성이며, CD5, CD23, CD10, BCL6 등은 음성이고 *BCL2*가 양성이다.

5 소포림프종

Follicular Lymphoma

소포림프종(FL)은 정상적인 림프절 구조 대신 종자중심(germinal center)B-세포들이 소포를 형성하는 종양이며, 종양성 증식은 림프절 주변 지방조직까지 침범될 수 있다. 종양세포는 중간 크기 림프계세포로 핵은 각지거나 함입(indented)되고 불규칙하게 균열된 형태이며, 핵염색질은 진하게 응축되어 보이고 핵소체는 분명하지 않다[그림 40-5]. 더 크고 핵이 원형이며 퍼져있는 염색질과 여러 개의 핵소체를 갖는 중심모세포(centroblast)가 같이 존재한다. 소포림프종의 질병단계를 구분하는 기준

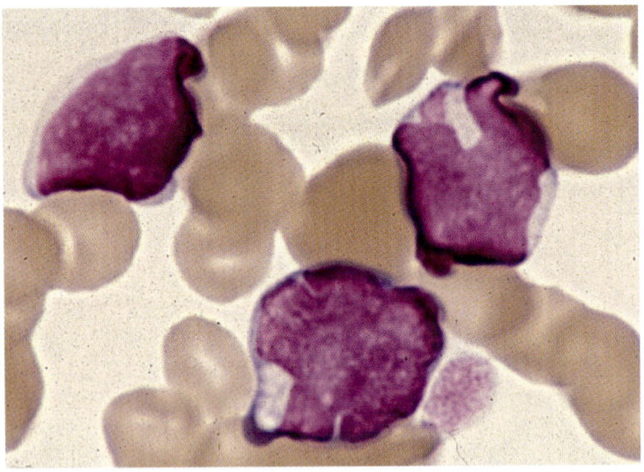

그림 40-5 소포림프종(FL)

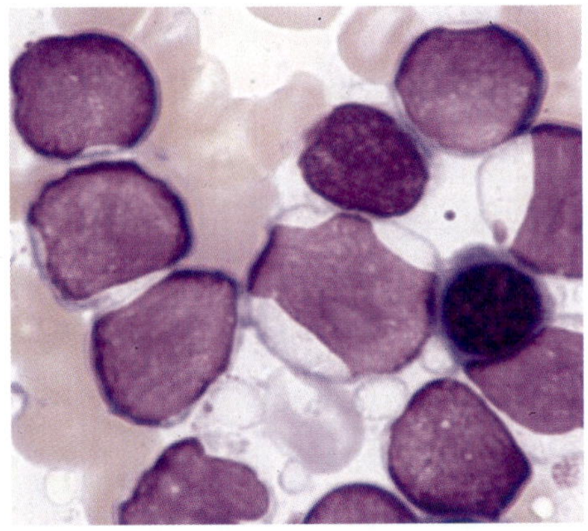

그림 40-6 외투세포림프종(MCL)

은 광학현미경 400×로 관찰했을 때 중심모세포가 시야당 평균 5개 미만이면 1등급, 5~15개는 2등급 그리고 15개 이상일 때는 3등급으로 나누며, 3등급에서 중심세포(centrocyte)와 중심모세포가 섞여서 존재하면 3A로 분류하고 중심세포는 없고 중심모세포만 존재할 때 3B로 평가한다. 면역표현형은 CD10, CD19, CD20, CD21 등과 세포표면 면역글로불린이 발현하며, 정상종자중심세포에서도 나타난다. 하지만 소포림프종의 종자중심세포에서는 *BCL2*가 특이적으로 나타나고, 정상 종자중심세포에서 *BCL2*는 나타나지 않는다. 소포림프종 세포에서는 t(14:18) 염색체 자리옮김이 나타난다.

6 외투세포림프종

Mantle Cell Lymphoma

외투세포림프종(MCL)은 우리나라 비호지킨림프종(NHL)의 2~3%를 차지하는 질환이다. 림프소포의 외투층에서 기원하는 B-세포림프종양으로 종양세포들은 중간 크기로 핵 모양은 불규칙하고 염색질은 진하며 핵소체가 보이지 않고 세포질은 적다[그림 40-6]. *CCND1* 유전자 자리옮김이 관찰되고 종양성변형세포와 파라면역모세포(para immunoblast) 및 중심세포증식은 나타나지 않는다. 흐름세포측정을 실시하면 대부분 환자의 말초혈액에서 종양세포를 확인할 수 있다. 종양세포들은 주로 림프절을 침범하며 골수, 말초혈액, 지라, 위장관도 침범한다. 면역표현형은 B-세포항원을 발현하며 그 외 IgM, IGD, CD5, CD43, FMC7, BCL2 및 Cyclin D1에 양성을 나타내고 CD23은 음성이다. 이 중에서 사이클린 D1 (Cyclin D1)이 외투세포림프종에 특이적이지만 드물게는 음성을 나타내는 경우도 있다. 염색체비정상은 t(11:14)(q13:q32)가 나타난다.

40.5 성숙T-림프구 및 NK-세포종양

Mature T and NK-Cell Neoplasms

1 T-세포전림프구백혈병

T-Cell Prolymphocytic Leukemia

T-세포전림프구백혈병(T-PLL)은 전에는 T-세포만성림프구백혈병(chronic T-cell leukemia)으로 불렸었다. 작거나 중간 크기의 전림프구가 증식질환으로 골수, 말초혈액, 림프절, 간, 지라 및 피부를 침범한다. 대부분의 환자들은 간·지라비대(hepatosplenomegaly)가 있으며, 빈혈과 혈소판감소가 나타나고 림프구 수는 100×10^9/L 이상으로 증가한다. 림프계세포들은 작거나 중간크기로 핵은 원형 또는 난원형이거나 불규칙하고 핵소체가 관찰되며, 염기성 세포질에 과립은 없다[그림 40-7]. 면역표현형검사에서 TdT와 CD1a는 음성이고 CD2, CD3, CD7은 양성이며 CD3은 발현이 약하다. 환자의 60%는 CD4+/CD8−이고, 25%는 CD4+/CD8+이며, 15%

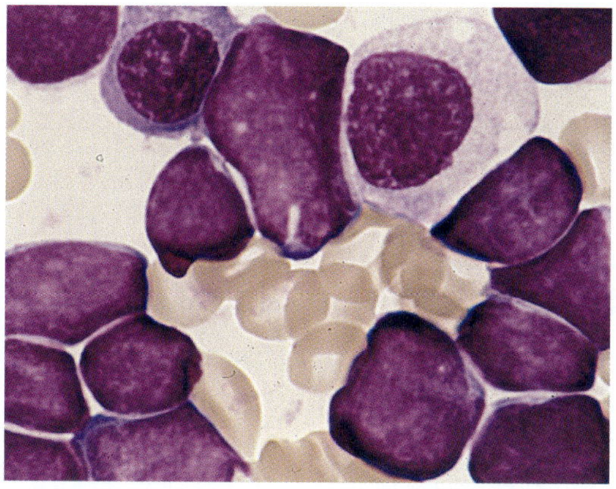

그림 40-7 T-세포전림프구백혈병(T-PLL)

의 경우 CD4−/CD81+이다. 환자의 80%에서 inv(14)(q11q32) 유전자비정상을 보이며 혈청 면역글로불린은 정상이고 사람T-림프영야성바이러스I형(HTLV-I)은 음성이다.

2 T-세포큰과립림프구백혈병

T-Cell Large Granular Lymphocytic Leukemia

T-세포큰과립림프구백혈병(T-LGL)은 골수나 말초혈액 도말검사에서 중간 정도부터 풍부한 세포질에 진한 호아주르과립의 T-림프구가 출현하는 백혈병이다[그림 40-8]. 골수, 말초혈액, 간, 지라 등을 침범하며, 매우 드물게 림프절병이 나타나는 질환이다. 말초혈액에 백혈병세포(leukemic cell)가 대부분 5×10^9/L 이상으로 증가한다. 면역표현형은 환자들 80% 사례에서 CD31+, CD81+, αβ1+ 그리고 CD42−, TCR2−이다.

3 림프절외NK/T-세포림프종, 비강형

Extranodal NK/T-Cell Lymphoma, Nasal Type

림프절외NK/T-세포림프종, 비강형은 미국이나 유럽보다는 아시아에 더 흔한 림프종으로 우리나라에서는 비호지킨림프종의 6~7%를 차지한다. 종양세포들은 대부분 자연살해세포(NK-cell)이지만 10~30% 사례에서는 감마−델타T-세포(γ-δT-cell)로 구성되어 있다. 엡스타인−바바이러스(EBV)와 연관 있으며 비강에서 발생하는 경우 종양세포의 90% 이상에서 EBV가 발견된다. 조직검사에서 비정형림프구(atypical lymphocyte)들이 다양한 수의 호산구(eosinophil), 형질세포(plasma cell), 조직구(histiocyte) 등의 반응성세포(reactive cell)와 섞여서 관찰되며 환자의 약 60%에서는 종양세포들이 혈관을 침범하고 혈관 내강을 막아 광범위한 괴사(necrosis)를 보인다. 일반적으로 응고괴사(coagulative necrosis)와 혼합된 세포자멸사 소체들이 관찰된다. 면역표현형은 CD2, CD56 양성이고 표면 CD3은 음성 그리고 세포질 CD3ε 양성이다. CD4와 CD8은 대부분 음성이며 세포독성과립 관련 항원들인 TIA-1, 그랜자임 B(granzyme B), 페로포틴(ferroportin) 등에 양성이다.

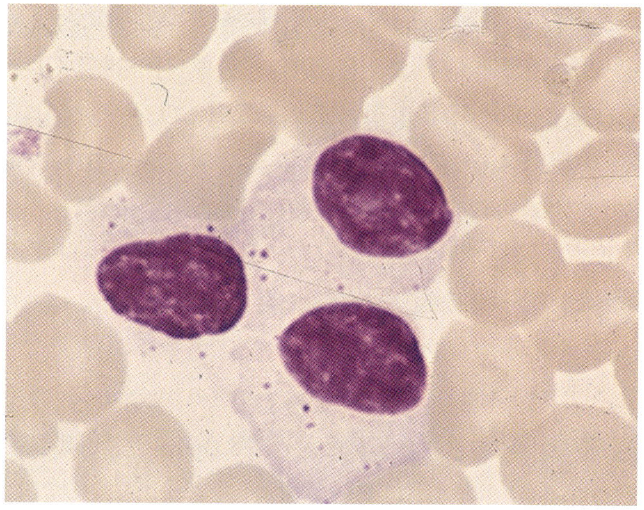

그림 40-8 T-세포큰과립림프구백혈병(T-LGL)

4 공격성NK-세포백혈병

Aggressive NK-Cell Leukemia

공격성NK-세포백혈병/림프종으로도 불리는 이 질환은 환자 거의 대부분이 EBV와 연관되어 자연살해세포가 전신에 증식하는 종양이며, 종양세포들은 주로 골수, 말초혈액, 지라 및 간 등을 침범한다. 림프절외NK/T-세포림프종비강형과 세포형태나 면역표현형이 비슷하므로 종양세포의 침범유형으로 구별한다. 환자의 말초혈액에서 관찰되는 종양세포는 큰과립림프구백혈병세포보다 조금 더 크고 핵은 불규칙하게 겹친 모양이며 세포질에서는 호아주르과립이 보인다. 면역표현형 검사에서 CD2, CD3ε, CD 56 등에 양성이고 세포표면 CD3은 음성이다. 종양세포들이 NK계열이므로 T-세포수용체(TCR) 재배열 검사 결과에서 다클론성(polyclonal)을 나타낸다.

5 성인T-세포백혈병/림프종

Adult T-Cell Leukemia/Lymphoma

성인T-세포백혈병/림프종은 성인에서 발병하며 백혈병세포는 특유한 형태의 도움T-세포(helper-T-cell, T_H, CD4+)로 이루어진 백혈병이다[그림 40-9]. 사람T-세포림프친화성바이러스I형(HTLV-I)과 관련이 있으며 HTLV-1감염률이 높은 일본과 카리브 연안에서 많이 발생한다. 백혈병세포에는 레트로바이러스(retrovirus) 일종인 HTLV-I이 출현하므로 환자 혈청에서는 항 HTLV-I 항체가 양성을 나타낸다. 간, 지라와 림프절 증대 외에도 피부침윤을 보인다. 질병의 진행은 급성으로 진행되거나 완만하게 진행되는 등 다양하게 나타난다.

① 백혈구 수는 정상 또는 증가한다.
② 세포형태는 핵 1개에서 여러 개로 분절된 클로버 잎 모양의 꽃세포(flower cell)가 특징적으로 관찰된다.
③ 중등도의 빈혈이 있고, 혈소판 수가 감소한다.
④ 백혈병세포의 표면표지자는 CD4와 CD25에 양성이다.
⑤ 세포성면역 능력이 저하한다.

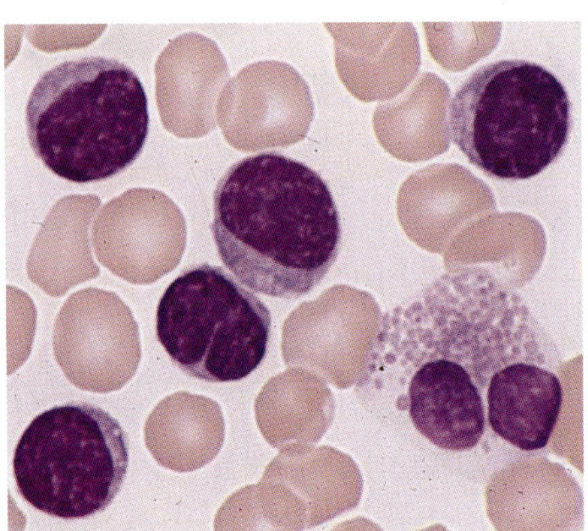

그림 40-9 성인T-세포백혈병(A-TLL)

⑥ 혈청 항HTLV-I 항체 양성이다.

6 역형성큰세포림프종, ALK양성

Anaplastic Large Cell Lymphoma, ALK Positive

ALK양성역형성큰세포림프종은 다양한 형태의 세포들이 관찰되기도 하지만 전형적인 역형성큰세포림프종은 여러 가지 형태의 핵과 풍부한 세포질을 갖는 큰비정형세포(atypical large cell)가 특징이며, CD30 항원과 ALK단백질을 발현하는 역형성종양세포로 이루어진 T-세포종양(T-cell neoplasm)이다.

역형성세포는 크기가 크고, 핵의 모양은 다분엽성(polysegmantation)으로 말발굽 또는 화환 모양 등 다양하게 불규칙하고 핵염색질은 진하며 뚜렷한 핵소체가 있고, 염기성의 풍부한 세포질은 때로 공포를 형성하기도 한다(hallmark cell). 종양세포들은 대부분 T-세포계열이지만, 범T-세포 표지자에 음성을 나타내는 경우가 많다. *ALK* 유전자 재배열로 *NPM*, *TPM3*, *ATIC* 및 *CLTC* 융합유전자가 나타난다. t(2:5)(p23:q35) 결과로 형성된 *NPM-ALK* 융합유전자는 종양세포의 핵과 세포질에서 발현한다.

7 상세불명말초T-세포림프종

Peripheral T-Cell Lymphoma, Not Otherwise Specified

상세불명말초T-세포림프종은 말초T-세포종양 중에서 임상양상 및 형태학적 소견이 특정 유형의 림프종으로 분류할 수 없는 경우로 이질적인 T-세포 종양들이 섞여 있는 종양집단이며, 우리나라 비호지킨림프종의 6~7%를 차지한다. 일반적으로 림프절병증은 광범위하게 나타나고 혈관증식이 두드러진다. 크기가 대·중·소로 다양한 림프구들은 핵모양도 다양하며 형질세포, 호산구, 대식세포 등의 염증세포(inflammatory cell) 침윤을 동반한다. 종양세포들의 면역표현은 TdT 음성이고 CD2, CD3, CD5, CD7 등의 범T-세포표지자에 양성을 나타내는데 CD5와 CD7은 음성을 나타내는 경우도 있다. 림프절에 발생한 종양세포는 CD4 양성 그리고 CD8에는 음성인 사례가 많으며 염색체 7q, 8q, 17q, 22q의 획득과 4q, 5q, 6q, 9q, 10q, 12q, 13q 결손(s)이 반복적으로 관찰된다. EBV가 반응림프구(reactive lymphocyte)에서 발견되는 경우가 있다.

40.6 호지킨림프종

Hodgkin's Lymphoma

호지킨림프종(HL)은 종양세포인 Hodgkin/Reed-Sternberg (HRS)세포의 확인으로 진단되는 질환으로 종양세포가 전체 병변세포 중 0.1~1% 정도로 소수이고 반응성 염증세포가 종양세포의 대부분을 차지한다[그림 40-10]. 성숙한 B-세포에서 기원한 HRS세포는 큰 2개의 핵과 커다란 호산성 핵소체를 갖고 있으며, 그 모양이 올빼미 눈을 닮았다고 해서, 즉 올빼미눈핵(Owl-eye nucleus)이라고 한다[그림 40-11]. H-R-S세포 주변에는 T-림프구가 둘러싸고 있어서 T-장미(T-rosette)라고 부르며, 반응성 염증세포들은 림프구, 조직구, 호중구, 호산구, 형질세포와 섬유모세포 등으로 구성되어 있다.

1 결절림프구풍부호지킨림프종

Nodular Lymphocyte Predominant Hodgkin Lymphoma

결절림프구풍부(현저)호지킨림프종(NLPHL)은 호지킨림프종의 5%를 차지하며, 종양세포는 극소수만 존재하고 형태에 따라 L & H cell (lymphocytic and/ or histiocytic HRS cell variant) 팝콘세포(popcorn cell) 등으로 불린다[그림 40-12]. 결절 주위에는 $CD20^+$ 작은림프구와 T-림프구들이 산재해 있다. 종양세포들은 주로 말초림프절을 침윤하며 CD20, CD45, CD79a, BCL6 등은 발현되고 CD30과 CD15는 음성이다.

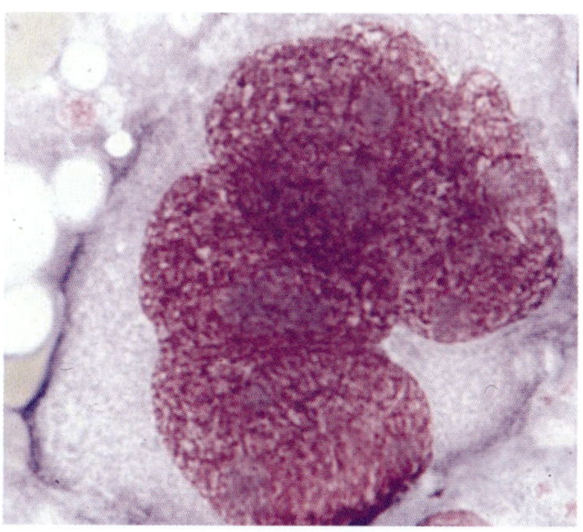

그림 40-10 Hodgkin/Reed-Sternberg (HRS)세포

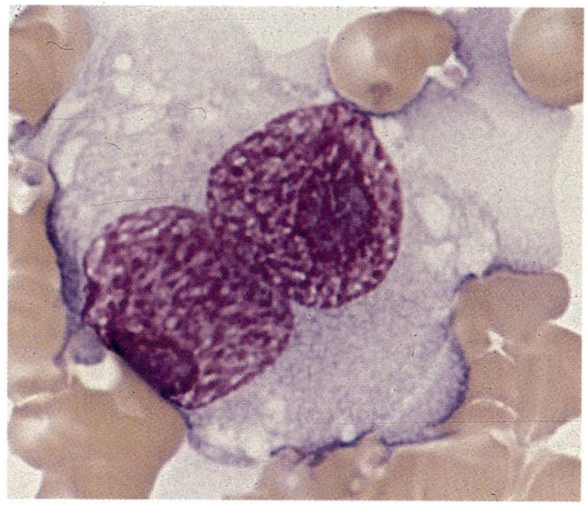

그림 40-11 HRS세포의 올빼미눈핵(Owl-eye nucleus)

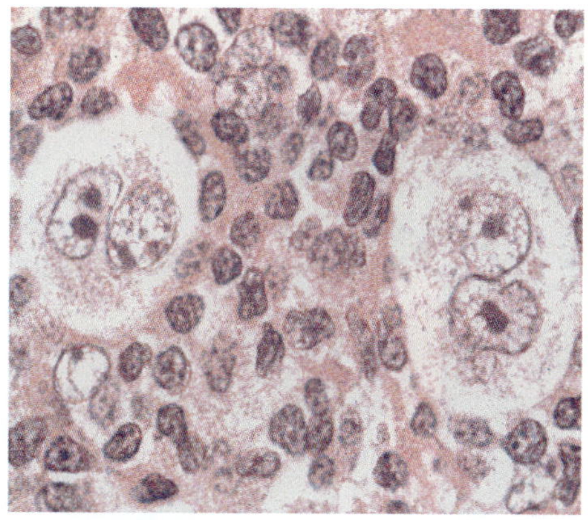

그림 40-12 결절림프구풍부호지킨림프종(NLPHL)

2 전형호지킨림프종

Classic Hodgkin Lymphoma

호지킨림프종의 95%를 차지하는 전형호지킨림프종(CHL)은 종자중심에서 유래한 여러 이질적인 림프종 질환으로 반응성림프구는 많지만 종양세포인 Reed-Sternberg세포는 상대적으로 적은 수가 존재한다. 대부분의

경우에서 CD30은 양성이고 CD15는 75~85% 사례에서 양성이며 CD45는 대부분 음성이다. H-R-S세포의 형태와 반응성 염증세포의 종류에 따라 4개의 아형(sub type)으로 분류한다.

1) 림프구풍부전형호지킨림프종

Lymphocyte-Rich Classic Hodgkin Lymphoma

전형적인 H-R-S세포를 보이며 말초림프절을 침윤하고 많은 수의 성숙한 작은림프구가 반응성 염증세포로 존재한다. 림프구들은 결절성이거나 미만성종괴(diffuse mass)를 형성한다[그림 40-13].

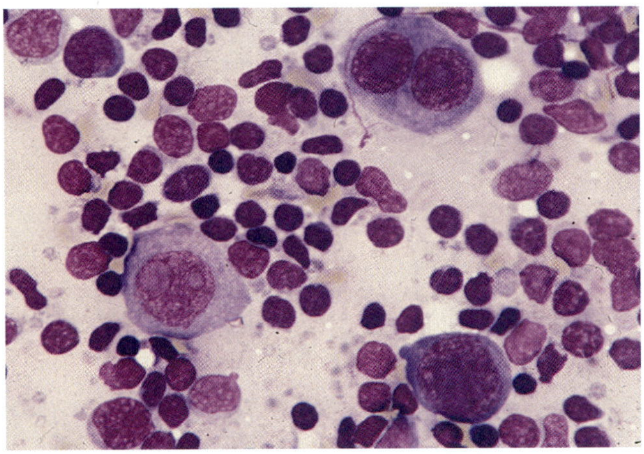

그림 40-13 림프구풍부전형호지킨림프종(LRCHL)

2) 결절경화전형호지킨림프종

Nodular Sclerosis Classic Hodgkin Lymphoma

H-R-S세포가 많이 출현하고 작은 결절형태로 관찰된다. 세포군집(cell clump)을 결절로 나누는 아교질이 굴절띠를 형성하고 H-R-S세포는 포르말린 고정 과정에서 세포질이 위축되어 열공세포(lacunar cell)라고 하며, 젊은 여성들에서 발생하고 가로막 상부의 림프절을 잘 침윤하며, 종격동(mediastinum) 침윤도 흔하다.

3) 혼합세포형전형호지킨림프종

Mixed Cellularity Classic Hodgkin Lymphoma

전형적인 H-R-S세포가 자주 발견되고 림프구, 형질세포, 호중구, 호산구, 조직구 등의 다양한 세포들이 반응성 염증세포로 존재한다. 림프구가 그물모양 섬유화 양상을 보일 수 있다.

4) 림프구결핍전형호지킨림프종

Lymphocyte Depletion Classic Hodgkin Lymphoma

전형호지킨림프종 중 드문 질환이며, 면역결핍환자들과 노인들 그리고 개발도상국가에서 발생한다. H-R-S세포가 많고 종양 주위에 반응성세포는 적다. 광범위한 섬유화와 괴사가 나타날 수 있으며 대부분의 종양세포들은 EBV 감염의 증거가 보인다.

참고문헌

1. 권현영, 박상묵 외, *임상병리혈액학. (제3판),* 범문에듀케이션, 2020.
2. 대한혈액학회, *혈액학. (제3판),* 범문에듀케이션, 2018.
3. Swerdlow, S.H., Campo, E., Harris, N.L. et al., *WHO Classification of Tumors of Hematopoietic and Lymphoid Tissues, 4th ed. vol 2,* International Agency for Research on Cancer (IARC), Lyon. 2017.

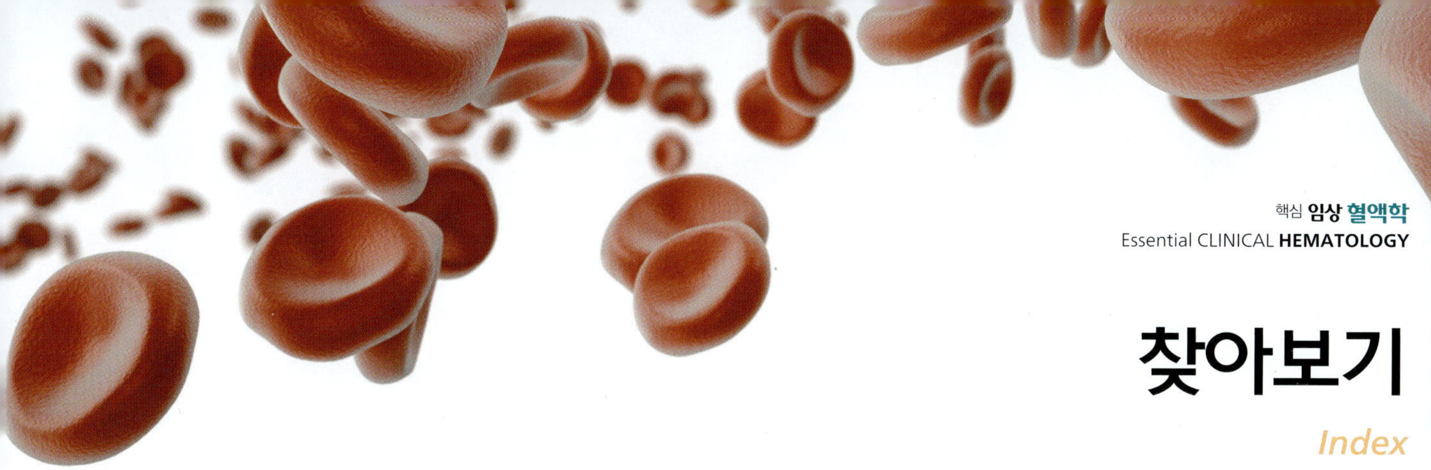

찾아보기

Index

한글 찾아보기

ㄱ

ㄴ

ㄷ

ㄹ

ㅁ

ㅂ

ㅅ

ㅇ

ㅍ

영문 찾아보기

A

B

C

D

E

G

I

J

K

L

M

N

O

P

Q

R

S

T

Y

Z

기타

핵심 임상 혈액학 Essential CLINICAL HEMATOLOGY

초판 1쇄 : 2025년 3월 4일

저　　자 : 박상묵
펴 낸 이 : 유성권
편 집 장 : 이재선
기 획 자 : 이경민
마 케 팅 : 김호철, 최성규, 김진형, 정명한, 김모란, 노예련,
한태수, 임예설, 김지현, 김채환, 박수경
사 이 즈 : 215 × 275 mm

펴 낸 곳 : **범문에듀케이션**
주　　소 : 서울시 양천구 목동서로 211 범문빌딩 (우: 07995)
전　　화 : 02)2654-5131　　팩　　스 : 02)2652-1500
홈페이지 : www.medicalplus.co.kr

등　　록 : 제 2011-000001호
ISBN : 979-11-5943-474-7 (93510)

편집 · 디자인 : 우일미디어디지텍

* 잘못된 책은 교환하여 드립니다.